循環器内科専門医バイブル
The Bible for Specialist of Cardiovascular Medicine

1

心不全
Heart Failure

識る・診る・治す

<small>総編集・専門編集</small>
小室一成

中山書店

[総編集]

小室　一成　東京大学大学院医学系研究科循環器内科学

[専門編集]

小室　一成　東京大学大学院医学系研究科循環器内科学

循環器内科専門医バイブル
シリーズ刊行にあたって

　高齢者人口の増加に伴い，循環器疾患を有する患者数は増え続けている．厚生労働省による平成26年（2014年）の「患者調査」によると，高血圧性疾患で継続的に治療を受けている総患者数は約1,010万人，高血圧性のものを除いた心疾患の総患者数は約173万人と推計されている．また日本循環器学会による2016年度の「循環器疾患診療実態調査」によると心不全の入院患者は約24万8千人おり，この4年間で約3万5千人増え，急性心筋梗塞の患者は約7万2千人で，この5年間で約3千人増えている．

　これに対し，日本循環器学会の会員は約2万6千名，循環器専門医はその半数の約1万3千5百名であるが，急増する循環器疾患の患者を診療するには，さらなる専門医の育成が急務である．平成31年度からは新しい専門医制度が開始されるが，診断・治療ともに日進月歩の循環器病学において修得すべき情報量は増え続けており，より効率的な学習が求められている．

　そこでこの度，循環器専門医を主たる読者として，これから専門医を目指す若手医師の育成にも役立つ『循環器内科専門医バイブル』シリーズを企画し刊行することになった．本シリーズの特色は，以下の5点である．

1. 循環器領域を網羅的に扱うのではなく，専門医が関心の高いテーマや重要な領域を取り上げる．
2. 各巻ごとにその領域を代表する専門編集者を立ててコンテンツを練り上げ，相応しい執筆者をご選考いただく．
3. 各巻のテーマは疾患をベースとし，関連する診断，検査・手技，薬物治療・非薬物治療，予防法などを盛り込む．
4. 臨床に重点を置きつつ必要に応じて基礎研究にも触れ，病態の深い理解を実臨床に活かす．
5. 循環器専門医として知っておくべき知識，身につけておくべき技術，さらに最新の診断・治療の動向を，わかりやすく，具体的に解説する．

　シリーズ最初の3巻は，代表的循環器疾患である「心不全」「虚血性心疾患」「不整脈」を取り上げる．循環器専門医が常に座右において実臨床の指針を仰ぐ，まさにバイブルとよべる実践書となることを目指すものである．

2018年　3月

シリーズ総編集　小室一成

心不全 — 識る・診る・治す

序

　ある地域の調査研究からの推計によると我が国における心不全患者数は現在約100万人であり，総人口が減少しているにもかかわらず2035年までは増え続け，少なくとも132万人に達すると推定されている．55歳以上の3人に1人は心不全になるとも言われており，心不全患者数や死亡者数の増加は，今や世界中で大きな問題になっている．この心不全を理解するには，まずは心不全の本質を「識る」ことが重要である．しかし心不全はあらゆる循環器疾患の終末像であることから，発症原因はさまざまであり，その理解は決して容易ではない．そこで本書においては，まず心不全の病態の本質を把握していただくために，基礎研究・臨床研究の最新の成果を示した．

　循環器疾患は一般に臨床所見が明瞭であることが多く，心不全も例外ではない．身体所見，血液検査，心電図や画像検査など，特異的なものを含めて，いずれも高率に異常所見が認められる．したがって，まずは正確に「診る」ことが重要であるが，単一の異常所見だけで診断できることは少なく，多くの結果を総合的に判断する必要がある．

　心不全ほど，診断学や諸検査，臨床研究の結果から治療法が大きな変遷を経てきた疾患はない．心不全は当初，肺水腫や下腿浮腫などの身体所見から水分貯留疾患という概念で捉えられ，利尿薬による治療が始まった．その後，心エコーやカテーテル検査によって，その原因が心臓の収縮機能低下にあることが判明し，ジギタリスやカテコラミンなどの強心薬により「治す」ことができると考えられた．しかし強心薬による治療は一時的に心臓の収縮機能を改善するものの，生命予後をむしろ悪化させた．さらにその後，心機能低下に対して代償的に活性化する交感神経やレニン−アンジオテンシン系を抑制することより予後が改善するといった大規模臨床試験の結果が出されて，治療法のパラダイムシフトが起こった．心不全の治療法は，急性期・慢性期とも病態やステージによって確定しているのでシステマティックに覚えることが肝要である．

　本書は，心不全の基礎，診断，治療について，「識る・診る・治す」といった縦串と，さまざまな種類の心不全とその治療法といった横串からなる．通読しても，またどこから読んでもわかりやすく，深い理解が得られるように工夫されている．Expert AdviceやCurrent Topicsは技量向上につながる．多忙な合間にこれらの力作をご執筆くださった全国のエキスパートの先生方に，この場を借りて篤く御礼申し上げる．

　現在すでに大きな問題になっており，超高齢化を迎える我が国において今後益々重要となる心不全について，専門医としての知識を効率よく身につけていただく一助になれば，本書を編集したものとして幸甚である．

2018年　3月

「心不全」専門編集　小室一成

循環器内科専門医バイブル **心不全**

目次

序章 心不全オーバービュー

心不全の歴史	堀 正二	2
日本心不全学会の歩みと心不全診療の展望	磯部光章	14

第1章 心不全を識る―心不全の基礎

分類	河野隆志, 福田恵一	20
疫学	眞茅みゆき, 筒井裕之	26
基礎研究の進歩	瀧本英樹, 小室一成	31
臨床研究のエビデンス	安斉俊久	39

第2章 心不全を診る―心不全の診断

臨床症状と診断のフローチャート	千村美里, 坂田泰史	50
問診／身体所見の取り方	三浦哲嗣	55
血液検査から何がわかるか	鈴木 聡, 竹石恭知	62
コラム 複数の指標を用いたマルチプルスコアリングモデル		67
心電図と胸部X線写真から何がわかるか	小菅雅美	69
コラム Cabrera配列		72
画像診断の進歩		
a. 心エコー	山本昌良, 瀬尾由広	76
b. CT/MRI	北川覚也	84
c. 核医学/PET	田原宣広, 戸次宗久, 福本義弘	91
カテーテル検査	中村裕一, 安田 聡	101
Advanced Lecture 右室梗塞と右心カテーテル		105
心筋生検	竹村元三	106
遺伝子診断	永田庸二, 山岸正和	114
鑑別診断のポイント	北岡裕章	120

第3章 心不全を治す──薬物治療と非薬物治療

急性心不全と急性増悪の治療
- a. 急性期の病態 ………………………………………………………… 吉川　勉　126
- b. 治療のフローチャート ……………………………………………… 佐藤直樹　133

慢性心不全の治療
- a. 慢性期の治療 ………………………………………… 川上利香, 斎藤能彦　138
- b. 心臓リハビリテーション …………………………………………… 安達　仁　146
- c. 在宅医療と緩和ケア ………………………………………………… 弓野　大　153
- d. 地域連携 …………………………………………… 北川知郎, 木原康樹　159

重症心不全への対応 ………………………………………………… 絹川弘一郎　165
超高齢者の心不全 …………………………………………………… 原田和昌　170
チーム医療 …………………………………………………………… 佐藤幸人　176

第4章 Expert Advice ──治療薬やデバイスの一歩進んだ使い方・使いこなし方

- β遮断薬 …………………………………………………… 岡田　基, 長谷部直幸　184
- ACE阻害薬/ARB/抗アルドステロン薬 …………………… 川井　真, 吉村道博　190
- 利尿薬 …………………………………………… 安藤友孝, 朝倉正紀, 増山　理　195
  - コラム　ループ利尿薬の効果を最大限にするためには …………………… 199
- カテコラミン/PDEIII阻害薬 …………………………………………… 猪又孝元　201
- hANP ……………………………………………………………………… 北風政史　204
- CRT/ICD ………………………………………………… 柳下大悟, 萩原誠久　208
- IABP/PCPS ……………………………………………………………… 松宮護郎　214
  - コラム　離床可能なIABP補助──鎖骨下動脈から挿入するIABP ……… 215
- 補助人工心臓 …………………………………………………………… 小野　稔　219
- 心臓移植 ………………………………………… 岡田　厚, 安斉俊久, 福嶌教偉　228

第5章 さまざまな心不全──病態に応じた治療の実際

不整脈を伴った心不全
- a. 心房細動 ……………………………………………… 関口幸夫, 野上昭彦　238

  b. 心室頻拍/心室細動 ································· 劔 卓夫, 奥村 謙 246
  コラム 非虚血性心疾患における一次予防 ···························· 249
  コラム 外科的アブレーション ······································· 255
弁膜症による心不全 ·· 高谷陽一, 伊藤 浩 258
HFpEF ·· 大手信之 266
右心不全 ·· 波多野 将 274
  コラム central ECMO ··· 279
  Advanced Lecture PH-LHD に肺血管拡張薬を使用するべきか？ ········· 280
心臓サルコイドーシス ······················· 藤田修一, 寺﨑文生, 石坂信和 282
  コラム ^{18}F-FDG PET と組織学的所見の一致 ························ 284
心臓アミロイドーシス ··· 小山 潤 293
Fabry 病 ·· 竹中俊宏 300
先天性心疾患（CHD）における心不全 ················· 高橋 生, 赤木禎治 307
睡眠呼吸障害（SDB）を伴った心不全 ································· 百村伸一 314
  コラム 睡眠呼吸障害と睡眠時無呼吸, 睡眠時無呼吸症候群 ········· 315
  コラム AHI ·· 317
  コラム CANPAP ··· 319
  コラム SERVE-HF ··· 321
がん治療による心不全 ··· 向井幹夫 323

第6章 Current Topics
―これから登場する新しい治療薬と治療法

ARNI ··· 室原豊明 332
If チャネル阻害薬（イバブラジン） ·································· 安村良男 336
経皮的僧帽弁接合不全修復システム（MitraClip®） ············ 山本一博 340
循環補助用心内留置型ポンプカテーテル（IMPELLA®） ······ 深町大介, 平山篤志 344
重症心不全に対する細胞シートを用いた心筋再生治療 ········· 澤 芳樹 349

略語一覧 ·· 357
索引 ·· 362

執筆者一覧 (執筆順)

堀　　正二	大阪国際がんセンター	安田　　聡	国立循環器病研究センター心臓血管内科部門
磯部光章	榊原記念病院	竹村元三	朝日大学歯学部総合医科学講座内科学分野
河野隆志	慶應義塾大学医学部循環器内科	永田庸二	金沢大学大学院医薬保健学総合研究科循環医学領域循環器病態内科学
福田恵一	慶應義塾大学医学部循環器内科	山岸正和	金沢大学大学院医薬保健学総合研究科循環医学領域循環器病態内科学
眞茅みゆき	北里大学看護学部看護システム学	北岡裕章	高知大学医学部老年病・循環器内科学
筒井裕之	九州大学大学院医学研究院臨床医学部門内科学講座循環器内科学	吉川　勉	榊原記念クリニック・記念病院
瀧本英樹	東京大学大学院医学系研究科循環器内科	佐藤直樹	日本医科大学武蔵小杉病院循環器内科
小室一成	東京大学大学院医学系研究科循環器内科	川上利香	奈良県立医科大学大学院生体情報・病態制御医学専攻器官病態制御医学領域循環器・腎臓病態制御医学
安斉俊久	北海道大学大学院医学研究院循環病態内科学教室	斎藤能彦	奈良県立医科大学大学院生体情報・病態制御医学専攻器官病態制御医学領域循環器・腎臓病態制御医学
千村美里	大阪大学大学院医学系研究科医学専攻内科学講座循環器内科学	安達　仁	群馬県立心臓血管センター循環器内科
坂田泰史	大阪大学大学院医学系研究科医学専攻内科学講座循環器内科学	弓野　大	ゆみのハートクリニック
三浦哲嗣	札幌医科大学医学部医学科臨床医学系循環器・腎臓・代謝内分泌内科学講座	北川知郎	広島大学大学院医歯薬保健学研究科医歯薬学専攻医学講座循環器内科学
鈴木　聡	福島県立医科大学医学部	木原康樹	広島大学大学院医歯薬保健学研究科医歯薬学専攻医学講座循環器内科学
竹石恭知	福島県立医科大学医学部循環器内科学講座	絹川弘一郎	富山大学大学院医学薬学研究部循環器・腎臓内科学
小菅雅美	横浜市立大学附属市民総合医療センター心臓血管センター	原田和昌	東京都健康長寿医療センター循環器内科
山本昌良	筑波大学医学医療系循環器内科	佐藤幸人	兵庫県立尼崎総合医療センター循環器センター循環器内科
瀬尾由広	筑波大学医学医療系循環器内科	岡田　基	旭川医科大学救急医学講座
北川覚也	三重大学医学部附属病院中央放射線部	長谷部直幸	旭川医科大学内科学講座循環・呼吸・神経病態内科学分野
田原宣広	久留米大学医学部内科学講座心臓・血管内科部門	川井　真	東京慈恵会医科大学内科学講座循環器内科
戸次宗久	久留米大学医学部内科学講座心臓・血管内科部門	吉村道博	東京慈恵会医科大学内科学講座循環器内科
福本義弘	久留米大学医学部内科学講座心臓・血管内科部門	安藤友孝	兵庫医科大学医学部医学科臨床医学系講座内科学 (循環器学科)
中村裕一	竹田綜合病院循環器内科	朝倉正紀	兵庫医科大学医学部医学科臨床医学系講座内科学 (循環器学科)

増山　理	兵庫医科大学医学部医学科臨床医学系講座内科学（循環器学科）	波多野　将	東京大学大学院医学研究科重症心不全治療開発講座
猪又孝元	北里大学北里研究所病院循環器内科	藤田修一	大阪医科大学大学院医学研究科医学専攻内科学（Ⅲ）教室・循環器内科
北風政史	国立循環器病研究センター研究開発基盤センター臨床研究部	寺﨑文生	大阪医科大学医学研究センター循環器内科
柳下大悟	東京女子医科大学循環器内科	石坂信和	大阪医科大学大学院医学研究科医学専攻内科学（Ⅲ）教室・循環器内科
萩原誠久	東京女子医科大学循環器内科	小山　潤	丸子中央病院循環器内科
松宮護郎	千葉大学大学院医学研究院心臓血管外科学	竹中俊宏	垂水市立医療センター垂水中央病院
小野　稔	東京大学大学院医学研究科外科学専攻臓器病態外科学講座心臓外科学	高橋　生	岡山大学病院循環器内科
岡田　厚	国立循環器病研究センター病院心臓血管内科部門	赤木禎治	岡山大学病院循環器内科
福嶌教偉	国立循環器病研究センター病院移植部門移植医療部	百村伸一	自治医科大学附属さいたま医療センター循環器内科
関口幸夫	筑波大学医学医療系循環器内科学	向井幹夫	大阪国際がんセンター検診部成人病ドック科
野上昭彦	筑波大学医学医療系循環器内科学	室原豊明	名古屋大学大学院医学系研究科循環器内科学
劔　卓夫	済生会熊本病院循環器内科	安村良男	尼崎中央病院循環器内科
奥村　謙	済生会熊本病院循環器内科	山本一博	鳥取大学医学部総合内科医学講座病態情報内科学分野
高谷陽一	岡山大学大学院医歯薬学総合研究科生体制御科学専攻循環器内科学	深町大介	日本大学医学部内科学系循環器内科学
伊藤　浩	岡山大学大学院医歯薬学総合研究科生体制御科学専攻循環器内科学	平山篤志	日本大学医学部内科学系循環器内科学
大手信之	名古屋市立大学大学院医学研究科生体総合医療学講座心臓・腎高血圧内科学	澤　芳樹	大阪大学医学系研究科外科学講座心臓血管外科学

▶ 本書で参考とした主な日本のガイドラインなど ―――――――――――――（2018年2月閲覧）

拡張型心筋症ならびに関連する二次性心筋症の診療に関するガイドライン
Guidelines for Management of Dilated Cardiomyopathy and Secondary Cardiomyopathy（JCS 2011）
日本循環器学会
http://www.j-circ.or.jp/guideline/pdf/JCS2011_tomoike_h.pdf

急性心不全治療ガイドライン（2011年改訂版）
Guidelines for Treatment of Acute Heart Failure（JCS 2011）
日本循環器学会
http://www.j-circ.or.jp/guideline/pdf/JCS2011_izumi_h.pdf

高齢心不全患者の治療に関するステートメント
日本心不全学会
http://www.asas.or.jp/jhfs/pdf/Statement_HeartFailurel.pdf

循環器領域における睡眠呼吸障害の診断・治療に関するガイドライン
Guidelines for Diagnosis and Treatment of Sleep Disordered Breathing in Cardiovascular Disease（JCS 2010）
日本循環器学会
http://www.j-circ.or.jp/guideline/pdf/JCS2010,momomura.h.pdf

心臓移植に関する提言（2016年版）
Statement for heart transplantation（JCS 2016）
日本循環器学会
http://www.j-circ.or.jp/guideline/pdf/JCS2016_isobe_h.pdf

心臓サルコイドーシスの診療ガイドライン（2016年版）
Guidelines for Diagnosis and Treatment of Cardiac Sarcoidosis（JCS 2016）
日本循環器学会
http://www.j-circ.or.jp/guideline/pdf/JCS2016_terasaki_h.pdf

心不全症例におけるASV適正使用に関するステートメント（第2報）（2016年10月19日）
日本循環器学会，日本心不全学会
http://www.asas.or.jp/jhfs/pdf/info_20161024.pdf

心房細動治療（薬物）ガイドライン（2013年改訂版）
Guidelines for Pharmacotherapy of Atrial Fibrillation（JCS 2013）
日本循環器学会
http://www.j-circ.or.jp/guideline/pdf/JCS2013_inoue_h.pdf

着用型自動除細動器（WCD）の臨床使用に関するステートメント（2017 年 9 月改訂）
日本不整脈心電学会 WCD ワーキンググループ
http://new.jhrs.or.jp/pdf/guideline/statement201709_02.pdf

肥大型心筋症の診療に関するガイドライン（2012 年改訂版）
Guidelines for Diagnosis and Treatment of Patients with Hypertrophic Cardiomyopathy (JCS 2012)
日本循環器学会
http://www.j-circ.or.jp/guideline/pdf/JCS2012_doi_h.pdf

不整脈の非薬物治療ガイドライン（2011 年改訂版）
Guidelines for Non-Pharmacotherapy of Cardiac Arrhythmias (JCS 2011)
日本循環器学会
http://www.j-circ.or.jp/guideline/pdf/JCS2011_okumura_h.pdf

不整脈薬物治療に関するガイドライン（2009 年改訂版）
Guidelines for Drug Treatment of Arrhythmias (JCS 2009)
日本循環器学会
http://www.j-circ.or.jp/guideline/pdf/JCS2009_kodama_h.pdf

弁膜疾患の非薬物治療に関するガイドライン（2012 年改訂版）
Guidelines for Surgical and Interventional Treatment of Valvular Haert Disease (JCS 2012)
日本循環器学会
http://www.j-circ.or.jp/guideline/pdf/JCS2012_ookita_h.pdf

慢性虚血性心疾患の診断と病態把握のための検査法の選択基準に関するガイドライン（2010 年改訂版）
Guidelines for Diagnostic Evaluation of Patients with Chronic Ischemic Heart Disease (JCS 2010)
日本循環器学会
http://www.j-circ.or.jp/guideline/pdf/JCS2010_yamagishi_h.pdf

慢性心不全治療ガイドライン（2010 年改訂版）
Guidelines for Treatment of Chronic Heart Failure (JCS 2010)
日本循環器学会
http://www.j-circ.or.jp/guideline/pdf/JCS2010_matsuzaki_h.pdf

�章

心不全オーバービュー

心不全の歴史

堀　正二

1. 心不全の概念の変遷

Point!
- 17世紀（1628年）にW Harveyが循環の概念を提唱した．その後，R Vieussens, GM Lancisiらが心臓弁膜症による心不全を記述．
- E StarlingがStarling則を発表（1918年）し，心不全は心機能曲線の下行脚と考える．
- S Sarnoffは犬の実験で心不全は心収縮性の低下状態と提唱（1955年）．
- CONSENSUS試験（1986年）が契機となり心不全は神経体液性因子の異常と考えられるようになる．
- 2000年ごろより左室駆出率（EF）が低下しないHFpEFが高齢者や女性に多くみられ，EFによってHFrEFとHFpEFに分類される．

1 古代エジプト，ギリシャ・ローマ時代
- 古代エジプトでは，最古の医学書とされるEdwin Smithパピルス（紀元前5000年ごろ）に脈拍のことが書かれているが，心臓の拍動と関連づけられていたかは不明である[1]．紀元前1500年ごろのエジプトの遺跡から発見されたミイラに，心不全によると考えられる肺水腫の形跡が認められている．これはイタリアのエジプト学者によって発見されたが，ドイツの病理学者も肺の組織学的検索から心不全による肺浮腫の存在を示唆している[2]．
- ギリシャ・ローマ時代にも，心不全によると考えられる浮腫・呼吸困難・るいそうが記録されており，紀元前400年ごろヒポクラテスも「耳を患者の胸に当てると酢が沸騰しているような音が聴かれる」との記述を残している[2]．さらに治療として肋間にドリルで孔を開け胸水を排液したとの記録も残っている．しかし，心臓が循環の中心臓器であるとの認識はなく，ギリシャの医師ガレノスでさえ，心臓は熱（体温）の源であると考えていたようである（紀元前150年ごろ）．ガレノスは，心臓が全身に熱を伝播する臓器と考えており，心臓と呼吸困難との関連は見抜けなかったようである．

2 中世～1900年
循環の概念を提唱
　この熱源の概念を打ち破ったのが，W Harveyである．Harveyは1628年，心臓を中心とした循環の概念を打ち出し，心不全は循環の異

常であると記述している．イギリスからイタリアのパドヴァ大学に留学し，当時盛んに行われていた人体解剖に基づき，血管が心臓から血液を運ぶことを発見したのである．また，"De Motu Cordis"を著し，心臓は発熱の源になる炉ではなく，血液ポンプであることを記述した[3]．しかし，優れた臨床医であったにもかかわらず心不全の兆候や症状についてはごくわずかしか述べていない．

心不全と血行動態の関連づけ

"De Motu Cordis"が出版されたあと，L Rivière, J Mayow, R Lower, R Vieussens, GM Lancisiらが心不全症状と循環動態の異常との関連に気づき始めたが，当時は知見が広まってから出版をすることが多かったので，誰がpriorityをもつかは明らかでなかった．

そのようななかで，心不全と血行動態異常を明確に結びつけたのはVieussensであった[4]．彼は，当時多くみられた僧帽弁狭窄症における病理解剖の所見を詳細に記述している．しかし，当時はあまり注目されることはなかった．

3 1900年以降

Starling則の発表―心機能の概念の混乱

Lancisiは弁逆流により心拡大が生じるが大動脈弁狭窄では心内腔の拡大が生じないことを，すでに1700年ごろ報告している．弁膜症患者の解剖所見から心臓のリモデリングと心不全症状を結びつけ，「心拡大が心臓を弱らせる」と考えた．しかしこの考えは，1918年，E StarlingがLinacre Lectureで"Law of the Heart"の講義[5]をしたことによって心機能の概念に混乱を生じることになった．このStarling則によれば，「拡張末期容積の増大が心収縮を増大させる」わけで，Lancisiらの考え方と一見相反する考えであったからである．Starling則には，心臓のリモデリングの概念は入っていなかったためであるが，急性反応として心臓の大きさと心機能は，Starling則に従うが，長期の適応現象としては，Lancisiのリモデリング説に従うと考えられるようになった．多くの臨床医は心臓の拡大は予後不良の徴候と考えていたので，リモデリング説を受け入れたと考えられる*．

Starling則が発表になって以来，心臓の容積と心拍出量の関係が定量的に論じられるようになり，心機能の理解が進んだが，当時，不全心はStarling曲線の下行脚で作動していると考えられていた．しかし，心臓がその容積の増大とともに心拍出量が低下する場合は，定常状態ではありえないと明言していたため混乱が生じていた．

心不全は心収縮性の低下状態と提唱

この議論に終止符を打ったのが，S Sarnoffである．彼は1955年，心収縮性が変化すればStarling曲線はシフトすること，すなわち心収縮性が上昇すれば，曲線は上方に，心収縮性が低下すれば曲線は下方に偏

*1892年にW Oslerは，心肥大(hypertrophy)のプロセスを3段階に分類し，第1相は肥大の形成期，第2相は全面的代償期，第3相は代償破綻期とし，心不全期とした[6]．ロシアのFZ Meersonも同様の考えに同調している．

❶ 心収縮性と心機能曲線（文献8より改変）

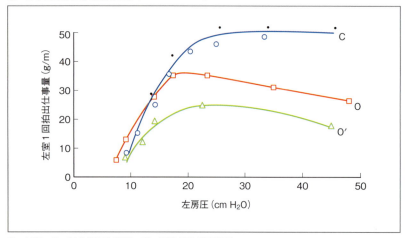

C：対照，O：冠血流軽度抑制，O′：冠血流中等度抑制．

位することを明らかにした[7]．また，Sarnoffは麻酔犬を用い左室容積と心拍出量の関係を導くため，虚血により心収縮性を低下させたときの左室圧－容積関係のシフトを実験的に明らかにした（❶）[8]．この提唱のあと，心不全は，心収縮性の低下状態であると考えられるようになった．

V max（心収縮性の指標）の提唱

1960年代に入ると，AV Hillが骨格筋で求めた筋収縮速度と負荷量との関係が双曲線状になることを示し[9]，これを心筋に適用することにより，心収縮性の指標としてV maxが提唱された．すなわち，負荷が0の場合の最大収縮速度（V max）が，心収縮性を表す．しかし，負荷0の条件下における収縮速度を臨床的に測定することは可能ではなく，V maxは理論上の概念として実臨床で使われることはなかった．

心筋の力学特性が評価可能に

心筋の力学特性を心筋長と負荷の関係から表すことが可能になり，心室の乳頭筋を用いて実験が行われ，前負荷・後負荷・収縮性が定量的に評価されるようになった．さらに，前負荷として心室拡張末期容積を，後負荷として心室収縮末期圧を，whole heartに適用すると，心臓の力学特性として心室の力学挙動が測定可能な指標で論じられるようになった．ここで，心不全は，心収縮の低下した状態と位置づけられ，主に薬剤の収縮性に与える作用を評価することに広く用いられた．

E max（新たな心収縮性の指標）の提唱

1971年，菅は，犬摘出心標本を用い左室容積をサーボ制御して左室圧－容量曲線を解析し，心収縮性の指標としてE maxを提唱した[10]．この概念は，左室を弾性特性をもった容器とみなし，収縮末期の圧－容積関係から得られる最大弾性率が直線関係になることから，この最大収縮末期圧－容積関係の傾きをE maxと定義すると，E maxは心収縮性を

示すという考えである．理論的にも矛盾がなく，臨床的にも左室内圧と容積の測定が心臓カテーテル造影検査で得られることから注目されたが，E max を求めるには左室容積を変化させるために心収縮性に影響を与えない血管拡張薬の投与や容積負荷（急速生理的食塩水の静注など）などの介入が必要であり，臨床現場ではその施行が困難であるため，現在はあまり用いられていない．

EF の普及

1980 年代の半ばから，心エコー検査が普及し，非侵襲的に左室造影法に代わる検査法となった．心臓の挙動として心室容積，壁厚，局所壁運動（asynergy など）が簡便にベッドサイドで計測できるようになり，心収縮能の指標として左室駆出率（LVEF）が広く用いられるようになった．

駆出率（EF）は，前負荷・後負荷の影響を受けにくい簡便な指標であり，心疾患の予後と相関することが報告されているため，現在，最もよく用いられている指標となっている．

拡張能の指標として，左室圧拡張期弛緩速度（τ）が求められたものの，カテーテル法による左室圧測定が必要なため主として研究目的にのみ限定的に用いられている．

一方，EF は，心不全の重症度や予後と粗な相関があるため，心機能の指標として広く用いられているが，2000 年ごろから収縮能（EF）の低下していない心不全が HFpEF として認識されるようになり，EF の低下は必ずしも心不全の指標にならないことが明らかになってきた[11]．

LVEF：left ventricular ejection fraction

EF：ejection fraction

HFpEF：heart failure with preserved EF

4 神経体液性因子の異常としての心不全[12]

● 1970 年代後半から血管拡張薬が降圧薬として開発された．心不全患者においては，前負荷・後負荷を軽減する目的で，いくつかの血管拡張薬の臨床試験が行われた．

RAA 系の効果が判明

V-HeFT 試験では，高用量の硝酸薬に予後改善効果が認められたが，一連の血管拡張薬の大規模臨床試験のなかでは CONSENSUS 試験（ACE 阻害薬；エナラプリル）がきわめて優れた予後改善効果を示した．さらに，これに引き続く予防試験（SOLVD 試験）でも予後の改善が確かめられ，これらの試験で逆リモデリング効果が得られることが明らかになった．その後，アンジオテンシン II 受容体拮抗薬（ARB）でも同様の優れた効果が認められること，またアルドステロン受容体拮抗薬（MRA）も重症心不全患者の予後を改善することから，レニン・アンジオテンシン・アルドステロン（RAA）系が，心不全で活性化されており，RAA 系の抑制が心不全患者の予後を改善することが示された．

V-HeFT：vasodilator heart failure trial
CONSENSUS：cooperative north scandinavian enalapril survival study
ACE：angiotensin converting enzyme
SOLVD：studies of left ventricular dysfunction
ARB：angiotensin II receptor blocker
MRA：mineralocorticoid receptor antagonist
RAA：renin-angiotensin-aldosterone

β 遮断薬の効果が確立

一方で，心不全には禁忌とされてきた β 遮断薬が，慢性心不全の症状

改善に有効な症例があることが，1975年に報告された．その後，それを支持する小規模な臨床試験や基礎研究が行われたものの，決定的なエビデンスが得られたのは，1999年に発表されたMERIT-HF試験とCIBIS II試験および軽症の慢性心不全患者を対象に実施されたCAPRICORN試験（2000年）である．これらの大規模臨床試験でβ遮断薬の予後改善効果，心機能改善効果が確立した．β遮断薬の有効性が最初に示唆されてから約20年かかって，ようやくその信憑性が実証されたことになる[13]．

MERIT-HF：metoprolol extended-release randomized intervention trial in heart failure
CIBIS II：cardiac insufficiency bisoprolol study II
CAPRICORN：carvedilol post-infarct survival control in left ventricular dysfunction

慢性心不全のパラダイムが確立

これらの一連の臨床試験および各種心不全動物モデルによる基礎研究の結果，慢性心不全は神経体液因子（交感神経・RAA系）の過剰活性化が，その病態の本質であると考えられるに至った．すなわち，心筋炎・心筋症，高血圧，心筋虚血など，心筋への負荷が持続すると，2次的に神経・体液因子が賦活化され，その結果，心筋障害，体液・血行力学的変化，および心臓リモデリングが加速され，悪循環を形成するパラダイムが確立した．

5 HFrEFとHFpEF[14]

- 神経体液因子の異常としての心不全の概念は，収縮能の低下した心不全には適用されるが，2000年ごろより収縮能の低下しない慢性心不全が多く存在することが報告されるようになった．最近になり，前者をHFrEF，後者をHFpEFとよぶようになった*．
- HFpEFは高齢者や女性に多く，高血圧，糖尿病，CKD，貧血などの合併症が多いことが特徴であり，HFrEFに有効性が実証されたACE阻害薬/ARBやβ遮断薬の有効性は否定的である．病態の本質は心筋スティフネスの上昇による拡張不全にあると考えられており，線維性蛋白（タイチンやコラーゲンなど）の硬化（クロスリンクの増強）がその原因ではないかとの報告が多いが，その原因についてはいまだわかっていない．
- HFpEFの頻度はHFrEFとほとんど同程度に存在すること，その予後も決して良好でないこと，今後，超高齢社会で増加する可能性が高いことから大きな社会的負担になることが予想されており，治療法の開発が喫緊の課題となっている．

HFrEF：heart failure with reduced ejection fraction
*EF≧50％をHFpEF，40〜50％をHFmrEF，40％以下をHFrEFとする分類も提唱されている．
HFmrEF：HF with mildly reduced EF
CKD：chronic kidney disease

2. 心不全治療の変遷

Point!
- 古くはあらゆる疾患の治療に瀉血が行われていた.
- 18世紀後半：心不全に対する薬物治療の始まりはW Witheringによるジギタリスの導入であった.
- 1930〜1960年：サイアザイド系利尿薬，ループ利尿薬に続いてMRAが開発され，注射薬としてアドレナリン，ノルアドレナリンが開発された.
- 1980〜2000年：経口強心薬が次々に開発されたが，いずれも予後を悪化させるため多くが撤退した.
- 1980年代後半〜：臨床試験でRAA系阻害薬の有効性が確立した.
- 1990〜2000年：β遮断薬の有効性が確立した.
- 1980年〜：心臓移植，補助循環（IABP，PCPS，LVAD）が普及した.
- 2000年〜：再生医療の試みが進行中.

1 古代〜近世の心不全治療

- 心不全によると考えられる肺水腫の治療のために肋間に孔を開けて胸水を排液したとする記録が紀元前のギリシャ時代にみられるが，心不全の治療についてはほとんど記録が残っていない.

瀉血

　民間療法としての瀉血はギリシャからヨーロッパに広がり，主に修道士の施療に用いられていたようであるが，12世紀初頭になってローマ法王が施療を禁止したため，理髪師が瀉血用のランセットを開発して引き継いだとされている．しかし，当時の瀉血は，いわゆるうっ血性心不全の減負荷療法としてではなく，あらゆる病気の治療法として理髪外科医が銭湯の軒先で瀉血を行っていたのが実態で，うっ血性心不全の治療として位置づけられていたかどうかは不明である．

　瀉血療法は近世まで長く行われており，イギリスのチャールズ2世やアメリカの初代大統領ジョージ・ワシントンの最期にも大量の瀉血が行われたことが記録に残されている．

ジギタリスの登場

　ジギタリスを心不全の治療に導入したのは，W Withering（1741〜1799年）である．心不全の水腫（浮腫）患者を治療していた「魔女の秘薬」から，ジギタリスの成分（ジギタリス末）が主要有効成分であることをつきとめ，自身でも心不全患者の治療にジギタリスを処方した．1785年に"An Account of the Foxglove and Some of its Medical Uses with Practical Remarks on Dropsy, and Other Diseases"を著し，広く世に知られることになった[15]．ジギタリスの活性成分であるジギトキシンは1875年，ドイツのO Schmiedebergにより分離され，その化学構造は1929年，ゲッティンゲン大学のA Windausにより決定された．

利尿薬の登場

一方,浮腫の治療に用いられている利尿薬の歴史をみると,16世紀ごろに水銀が用いられたが,副作用が強く使用が困難であった.1930〜1940年代に,サイアザイド系利尿薬が開発され,引き続いてループ利尿薬が開発された.両薬剤は現在,心不全のうっ血や浮腫の治療に欠かせない薬剤となっている[16).しかし,その開発が20世紀初頭であったため,2011年にGM Felkerらが報告したDOSE試験を除いて大規模な臨床試験はほとんど行われていない.

DOSE：Diuretic Optimization Strategies Evaluation

2 1950年以降の心不全薬物治療

● 19世紀に入って心不全治療の中心はジギタリスとなり,それに利尿薬を加えるのが一般的な治療法であり,症状の改善が主要な目的とされた*.

＊急性心不全には必要に応じて瀉血も行われていた.

利尿薬

利尿薬の主流は,ループ利尿薬とサイアザイド系利尿薬であるが,その後ミネラルコルチコイド受容体拮抗薬やバソプレシン受容体拮抗薬が開発された[17).

MRA（アルドステロン受容体拮抗薬）：利尿薬・降圧薬として1960年に開発された比較的古い薬剤であるが,RALES試験（1999年）により,多面的な心保護作用により慢性心不全患者の予後を改善することが証明された.さらに選択的MRAとしてエプレレノンが開発され,EPHESUS試験（2003年）で予後改善効果が認められ,診療ガイドラインに反映されている.また最近発表されたTOPCAT試験で,HFpEFにおいても心不全入院が抑制されることが報告されている.

トルバプタン：バソプレシン受容体拮抗薬として比較的最近（1998年）に開発された水利尿薬である.欧州ではSIADH（ADH不適切分泌症候群）に,北米では低ナトリウム血症とSIADHの治療薬として使用されており,日本では「ループ利尿薬など,ほかの利尿薬で効果不十分な心不全における体液貯留」の治療に適応がある.慢性心不全に対する長期予後をみたEVEREST試験においては予後の改善は認められなかったため抗心不全薬としての位置づけはない.

カルペリチド：心房性ナトリウム利尿ペプチド（ANP）製剤であり,日本で心不全に対する治療薬として1995年に承認され広く用いられているが,心不全患者の予後を改善するエビデンスはない.一方,アメリカでは脳性ナトリウム利尿ペプチド（BNP）製剤であるnesiritideが用いられてきたが,VMACやADHERE登録研究,またASCEND-HF試験でもその有用性が示せず,欧米のガイドラインではnesiritideは推奨されていない.

RALES：Randomized Aldactone Evaluation Study
EPHESUS：Eplerenone Post-Acute Myocardial Infarction Heart Failure Efficacy and Survival Study
TOPCAT：Treatment of Preserved Cardiac Function Heart Failure with an Aldosterone Antagonist
SIADH：syndrome of inappropriate antidiuretic hormone secretion
ADH：antidiuretic hormone
EVEREST：efficacy of vasopressin antagonist in heart failure outcome study with tolvaptan
ANP：atrial natriuretic peptide
BNP：brain natriuretic peptide
VMAC：Vasodilation in the Management of Acute CHF
ADHERE：Acute Decompensated Heart Failure National Registry
ASCEND-HF：Acute Study of Clinical Effectiveness of Nesiritide in Decompensated Heart Failure

急性心不全に対する強心薬—カテコラミンとPDE Ⅲ阻害薬

副腎から分泌される昇圧ホルモンとしてアドレナリン,ノルアドレナ

❷ 強心薬の作用メカニズムによる分類[18]

Ca^{2+} mobilisers		Ca^{2+} sensitisers		
Upstream mechanism		Central mechanism	Downstream mechanism	
cAMP/PKA (＋)	cAMP/PKA (－)	Class Ⅰ (troponin C)	Class Ⅱ (thin filament)	Class Ⅲ (crossbridge myosin)
Sympathomimetic amines: Dopamine Dobutamine Xamoterol Noradrenaline Isoprenaline Prenalterol Denopamine	Digitalis	Pimobendan EMD-57033[‡] Levosimendan	Agents with [pH, cAMP] action[§]: MCI-154 (?) Caffeine (?)	EMD-57033 Org-30029 CK-1827452 SCH-00013 CGP-48506
AC activators: Forskolin NKH-477 Colforsin daropate	Ca^{2+} promoters: Bay-k-8644 Bay-y-5959			
PDE3 inhibitors: Amrinone Milrinone Olprinone Enoximone Vesnarinone Piroximone UK-1745 Pimobendan* MCI-154* Levosimendan*	SR Ca^{2+}-ATPase activator: Gingerol			

* These agents share the PDE3 inhibitory action and Ca^{2+}-sensitising action.
‡ EMD-57033 shares the class Ⅰ and class Ⅲ action.
§ Acidosis and cAMP act primarily on TnI; thereby modulating (decreasing) the Ca^{2+} binding affinity to TnC. The Ca^{2+} sensitiser that acts primarily on thin filaments to modulate Ca^{2+}-TnC interaction (class Ⅱ) is presently not unequivocally identified. However, MCI-154 and caffeine may act through this mechanism.

AC: adenylate cyclase; cAMP: cyclic adenosine monophosphate; PDE: phosphodiesterase; PKA: protein kinase A; SR: sarcoplasmic reticulum; TnI: troponin I

リン,ドパミンが1900年代初頭に発見され,その静脈内投与が強力な強心薬としてショックや重症急性心不全の治療に用いられるようになった.また合成カテコラミンとしてドブタミンが開発され,その後もアドレナリンβ受容体刺激薬やアデニレートシクラーゼ(AC)刺激薬が次々と開発された(❷)[18].このうち経口投与製剤は,慢性心不全患者の治療薬として多くの臨床試験が行われたが,QOLの改善はみられても予後の改善が得られず,慢性心不全の治療薬としては認められていない.

一方で,cAMPを分解するPDEの阻害薬が「細胞内Ca^{2+}濃度を高め強心作用を発揮するがβ受容体のダウンレギュレーションが起こらない強心薬」として1980年以降に開発された.また,アムリノン,ミルリノンなどの経口薬が慢性心不全の治療薬として臨床開発が進められたが,カテコラミン製剤と同様に,予後の改善はみられず,その多くは開発が中止された[19].しかし,一部の静注薬は急性心不全の初期治療に用

AC: adenylate cyclase

PDE: phosphodiesterase

いられている．また日本で使用可能な経口強心薬はデノパミン，ピモベンダンのみであり，慢性心不全の非代償期に短期的に用いられることが多い．

慢性心不全に対する神経体液因子抑制治療

RAA系阻害薬，MRA：1986年，CONSENSUS試験でACE阻害薬の予後改善効果が示され，続いてSOLVD試験で予防効果も実証された．その後の多くのACE阻害薬およびARBはいずれも慢性心不全患者の予後を改善し，逆心リモデリング作用により心機能の改善も得られることが実証され，慢性心不全の治療薬としての位置を確立した[20]．エンドセリン阻害薬も臨床試験が実施されたが，予後改善効果は得られず，抗心不全薬としては認められていない．近年，アンジオテンシン受容体ネプリライシン阻害薬（ARNI；LCZ696®）の有効性が示されたPARADIGMHF試験の結果が報告された．

β遮断薬：1975年，F WaagsteinがF慢性心不全に対してβ遮断薬の有用性を報告して以来，小規模の臨床試験は行われていたが，これまで禁忌であったβ遮断薬を受け入れるのに時間がかかり，大規模臨床試験でその有用性が確認されたのは1999～2000年であった（MERIT-HF，CIBIS II試験，CAPRICORN試験）．現在では，ACE阻害薬/ARBと並んで慢性心不全の薬物治療の中心薬となっている[21]．さらに，心拍数を選択的に抑えるIfチャネル阻害薬のイバブラジンが開発され，海外ではβ遮断薬を投与しても十分に心拍数が制御できない慢性心不全に用いられている．

ARNI：angiotensin receptor-neprilysin inhibitor
PARADIGMHF：Prospective Comparison of ARNI with ACEI to Determine Impact on Global Mortality and Morbidity in Heart Failure

3 心不全に対するデバイス治療・外科治療

CRT（心臓再同期療法）

心臓ペースメーカは，1932年にAS Hymanが体外式心臓刺激装置を開発し心蘇生に用いたことに始まる．その後1958年にS Furmanらが心内膜ペーシングを行い，1963年にH LagergrenらによりVVI型ペースメーカが開発された．1960年，心臓突然死の予防のために植込み型除細動器（ICD）の臨床応用が始まったが，1980年代になり，重症心不全の突然死予防のためICDが普及し始めた．一方，VVIペーシングによる種々の血行動態の不具合を是正する目的で，房室順次ペーシングが可能な機能（DDD型ペースメーカ）が付加され，M Hochleitnerら（1990年）により両心室同期性の改善による心不全治療が試みられるようになった．

1996年，S Cazeanらは，心不全患者に対して両室ペーシングを試み，急性効果として心拍出量の増加，肺動脈楔入圧の低下および僧帽弁逆流の減少を認め，慢性効果として症状およびNYHA分類の改善を報告した．

その後，両室ペーシングの有用性はPATH-CHF，MIRACLE，

CRT：cardiac resynchronization therapy

ICD：implantable cardioverter defibrillator

PATH-CHF：The Pacing Therapies for Congestive Heart Failure
MIRACLE：Multicenter In-Sync Randomized Clinical Evaluation

COMPANION, CARE-HF など多くの臨床試験で実証され，QOL のみならず心機能，運動能，死亡率も改善することが明らかになった[22]．その適応は，薬剤耐性の症状を有する class Ⅲ～Ⅳ の心不全（DCM または ICM），QRS≧130（または 120）msec，LVEF≦35％とされている．心不全の改善は約 70％に認められるが，non-responder（無効例）も約 30％にみられる．最近は，超音波エネルギーを用いたリードレス左室心内膜ペーシング装置も開発されている．

CARE-HF：Cardiac Resynchronization-Heart Failure Study
DCM：dilated cardiomyopathy
ICM：ischemic cardiomyopathy

心室補助循環装置 — IABP, PCPS, LVAD

急性心筋梗塞や急性冠症候群で急性心不全に陥った患者には，後負荷を減らし拡張期の冠血流量を増大させるために大動脈バルーンパンピング（IABP）が開発され広く用いられている．また，心原性ショックなど循環が確保できない状態では迅速に対応できる PCPS（経皮的心肺補助装置）が用いられているが，長期的な循環維持能力はない．最近，カテーテル先端に小型軸流ポンプを設置した Impella が開発され実用化されつつある．

IABP：intra aortic balloon pumping
PCPS：percutaneous cardiopulmonary support

これに対して，やや長期の循環維持が可能な左室補助循環装置（人工心臓）が開発され，現在，普及段階に入っている．人工心臓の開発は 1935 年の「カレル・リンドバーグポンプ」に始まるが，1960 年代からアメリカの国家プロジェクトとなり，1963 年に初めての臨床応用がなされた．1980 年代から体外設置型 VAD が短期使用を目的として普及し始めたものの，完全置換型人工心臓（TAH）から補助循環装置開発に力が注がれ，アメリカでは 2000 年以降，第Ⅰおよび第Ⅱ世代植込み型 VAD が恒久治療（destination therapy）として承認されている（❸）[23]．現在，連続流ポンプが小型化に成功し，耐久性の利点で第Ⅲ世代 VAD の主流となっている．

VAD：ventricular assist device
TAH：total artificial heart

心臓移植

1967 年に南アフリカ連邦で世界で初めての心臓移植が C Bernard により実施され，現在では年間 4,500～5,000 例の心臓移植が行われている[24]．心臓移植が普及したのは免疫抑制薬としてのシクロスポリンの登場による．

日本では 1968 年の和田移植が最初である．脳死下移植法の制定（1997 年）以後は，1 例目が 1999 年に実施され，以来，実施症例数は増えており，最近は年間約 60 例のペースで行われている．

再生医療

心不全に対する再生医療はまだ確立していないが，自家骨髄由来単核球の移植が 2000 年ごろより海外で盛んに行われ，数多くの臨床試験が報告されている．メタ解析では，おおむね有効性が示されているように考えられるが，投与法（細胞の種類，投与量，投与タイミング，投与回数など）により成績が異なる可能性があり，最適の方法は確立されてい

❸ 恒久治療としての LVAD のトライアル[23]

Trial First Author (Ref. #)	Device	Enrollment Period	Patients	Primary Outcome	Freedom From Primary Outcome
REMATCH Rose et al. (3)	HMVE	May 1998-July 2001	1:1 randomization HMVE, $n=68$; medical therapy, $n=61$	Death of any cause	1 yr: HMVE 52%; medical therapy 25%; $p=0.001$
INTrEPID Rogers et al. (4)	NovaCor LVAD	March 2000-May 2003	Nonrandomized 2-arm trial NovaCor, $n=37$; medical therapy, $n=18$	All-cause mortality at 6 months	1 yr: NovaCor 27%; medical therapy 11%; $p=0.02$
HeartMate II DT trial Slaughter et al. (5)	HM II	March 2005-May 2007	2:1 randomization HM II, $n=134$; HM XVE, $n=66$	Survival at 2 yrs free of disabling stroke and device replacement	HM II 46% HM XVE 11%; $p<0.001$
Early vs. late HM II DT Park et al. (6)	HM II	May 2007-March 2009	Midtrial (May 2007-March 2009) $n=281$ vs. ealry trial (March 2005-May 2007) $n=133$	Survival at 2 yrs free of disabling stroke and device replacement	Mid trial 59%; early trial 50%; $p=0.073$
HM II post-approval Jorde et al. (7)	HM II	January 2010-September 2010	First 247 HM II DT patients in INTERMACS databese vs. 133 HM II DT trial	Survival at 2 yrs free of disabling stroke and device replacement	Post-approval 54%; HM II DT trial 44%; $p=0.042$
ENDURANCE Rogers et al. (8)	HeartWare HVAD	2010-2012	2:1 randomization: HVAD, $n=297$; HM II, $n=148$	Survival at 2 yrs free of disabling stroke and device replacement	HVAD 55.0%; HM II 57.4% $p=0.67$
ROADMAP Estep et al. (9)	HM II	October 2011-July 2013	Observational study of DT in INTERMACS profile 4-7 HM II, $n=97$; medical therapy, $n=103$	Survial on original device and increase in 6-min walk ≧75 m at 1 yr	HM II 39%; medical therapy 21%; $p=0.012$
INTERMACS 7th report Kirklin et al. (10)	Continuous-flow devices implanted as DT	2012-2014	DT patients entered into INTERMACS $n=3,243$	Survival	1 yr: 75%; 3 yrs: 57%
MOMENTUM 3* Mehra et al. (11)	HM3	October 2014-September 2015	1:1 randomization HM3, $n=152$; HM II, $n=142$	Survival free of disabling stroke on original device	6 months; HM3 86.2%; HM II 76.8%; $p<0.001$ noninferiority

*MOMENTUM included patients irrespective of therapeutic intent and 55% would have qualified as DT. tp for superiority (0.19 one-tailed or 0.038 two-tailed).

DT = destination therapy; ENDURANCE = A Prospective, Randomized, Controlled, Un-blinded, Multi-Center Clinical Trial to Evaluate the HeartWare® Ventricular Assist System (VAS) for Destination Therapy of Advanced Heart Failure; HM3 = HearMate3; HM II = HeartMate II; HMVE = HearMate VE; INTERMACS = Interagency Registry for Mechanically Assisted Circulation; INTrEPID = Investigation of Nontransplant-Eligible Patients Who Are Inotrope Dependent; LVAD = left ventricular assist device; MOMENTUM3 = Multicenter Study of MagLev Technology in Patients Undergoing Mechanical Circulatory Support Therapy With HeartMate3; REMATCH = Randomized Evaluation of Mechanical Assistance for the Treatment of Congestive Heart Failure; ROADMAP = Risk Assessment and Comparative Effectiveness of Left Ventricular Assist Device and Medical Management in Ambulatory Heart Failure Patients; XVE = HeartMate XVE

ない[25]．また，骨髄由来間葉系幹細胞の移植（静脈内投与）も試みられており，日本では心筋シートによる左室補助も検討されている．

● 引用文献

1) Katz AM. Knowledge of the circulation before William Harvey. Circulation 1957；15：726-34.
2) Ferrari R, et al. Heart Failure：An historical perspective. Eur Heart J 2016；18(supple)：G3-10.
3) Harvey W. Exercitatio anatomica de motu cordis et sanguinis in animalibus. Sumptibus Guilielmi Fitzeri；1628.
4) Katz AM. Heart Failure：From Hippocrates and Harvey to molecular biology. Dialogu Cardiovasc Med 2006；11：91-9.
5) Starling EH. The Linacre Lecture on the Law of the Heart. London Longmans, Green & Co；1918.
6) Osler W. The Principles and Practice of Medicine. Appleton & CO；1892.
7) Sarnoff SJ. Myocardial contractility as described by ventricular function curves；observations on Starling's law of the heart. Physiol Rev 1955；35：107-22.
8) Case RB, et al. Ventricular function. II. Quantitative relationship between coronary flow and ventricular function with observations on unilateral failure. Circ Res 1954；2：319-25.
9) Hill AV, et al. Muscular Exercise, Lactic Acid, and the Supply and Utilisation of Oxygen. Proceedings of the Royal Society B：Biological Sciences 1924；96：438-75.
10) Suga H. Left ventricular time-varying pressure-volume ratio in systole as an index of myocardial inotropism. Jpn Heart J 1974；12：153-60.
11) Zile MR, Brutsaert DL. New concepts in diastolic dysfunction and diastolic heart failure：Part I：diagnosis, prognosis, and measurements of diastolic function. Circulation 2002；105：1387-93.
12) Neuroendocrine Response in Heart Failure. Dialog Cardiovasc Med 1999；4：61-1112 (entire issue).
13) Cleland JG. Beta-blockers for heart failure：Why, which, when, and where. Med Clin North Am 2003；87：339-71.
14) Tawil J, Gelzinis TA. Differential diagnosis and clinical management of diastolic heart failure：Current best practice. Research Reports in Clinical Cardiology 2016；7：117-35.
15) Silverman ME. William Withering and An Account of the Foxglove. Clin Cardiol 1989；12：415-18.
16) Anand IS, et al. Edema of cardiac origin. Studies of body water and sodium, renal function, hemodynamic indexes, and plasma hormones in untreated congestive cardiac failure. Circulation 1989；80：299-305.
17) 斉藤能彦，中尾一和．利尿薬の進歩．日本医師会雑誌 1999；121：1759-63.
18) Endoh M, Hori M. Acute heart failure：Inotropic agents and their clinical uses. Expert Opin Pharmacother 2006；7：2179-202.
19) Yusuf S, Teo K. Inotropic agents increase mortality in patients with congestive heart failure. Circulation 1990；82：111-673.
20) Garg R, Yusuf S. Overview of randomized trials of angiotensin-converting enzyme inhibitors on mortality and morbidity in patients with heart failure. Collaborative Group on ACE Inhibitor Trials. JAMA 1995；273：1450-6.
21) Brophy JM, et al. Beta-blockers in congestive heart failure. A Bayesian meta-analysis. Ann Intern Med 2001；134：550-60.
22) Cleland JG, et al. An individual patient meta-analysis of five randomized trials assessing the effects of cardiac resynchronization therapy on morbidity and mortality in patients with symptomatic heart failure. Eur Heart J 2013；34：3547-56.
23) Pinney SP, et al. Left Ventricular Assist Devices for Lifelong Support. J Am Coll Cardiol 2017；69：2845-61.
24) Lund LH, et al. International Society for Heart and Lung Transplantation, The Registry of the International Society for Heart and Lung Transplantation：Thirty-third Adult Heart Transplantation Report-2016；Focus Theme：Primary Diagnostic Indications for Transplant. J Heart Lung Transplant 2016；35：1158-69.
25) Katarzyna R. Adult Stem Cell Therapy for Cardiac Repair in Patients After Acute Myocardial Infarction Leading to Ischemic Heart Failure：An Overview of Evidence from the Recent Clinical Trials. Curr Cardiol Rev 2017；13：223-31.

日本心不全学会の歩みと心不全診療の展望

磯部光章

Point!

- 心不全学会は1990年代半ばに欧州，アメリカ，日本でほぼ同時に設立された．
- 日本心不全学会の会員数は2000年代半ばから急速に増加している．
- 日本心不全学会の演題は徐々に基礎研究中心から臨床的・疫学的内容中心に移行している．
- 2015年に日本心筋症研究会が分科会として設立された．
- 心不全患者数の急増と病像の変化に伴い日本心不全学会の役割は増している．
- 日本心不全学会の最近の活動は社会啓発，国際化を含めて多岐にわたっている．
- 高齢心不全患者の増加に伴い，治療の目標は健康寿命の延長や再入院の回避，生活の質の改善に移りつつある．

1. 心不全学会の背景

- 心不全は古くから基礎研究の対象となってきた疾患である．しかしその臨床的な重要性が認識され，多くの新しい治療法が開発されたのは1970〜80年代ではないかと思われる．実際Waagsteinのβ遮断薬治療が発表されたのが1975年，CONSENSUS試験でACE阻害薬の有効性がエビデンスとして示されたのは1987年であり，多様な薬物治療，手術治療が発表されエビデンスとして積み上がっていった．
- さらに患者数の増加から医療上の大きな問題と認識されるに至り，2010年代には日本においても心不全パンデミックという概念が提唱されるなど，社会・経済的な課題として認知されるに至っている．

CONSENSUS：Cooperative North Scandinavian Enalapril Survival Study
ACE：angiotensin converting enzyme（アンジオテンシン変換酵素）

2. 欧米および日本心不全学会の発足

- このような状況下で，心不全に関して臨床・基礎の両面でさらに充実した研究を推進するための新しい体制づくりに向けた動きが世界各国で，ほぼ期を同じくして始まっている．
- 1995年には欧州心臓病学会のタスクフォースとして心不全が取り上げられ，Remmeを中心にアムステルダムで，翌年にはケルンで会がもたれた．以後毎年，臨床家，疫学者，基礎研究者，その他の医療従事者らが一堂に会して議論をするに至っている．

❶ 日本心不全学会歴代学術集会長

年	回	氏名	所属	年	回	氏名	所属
1997年	第1回	篠山重威	京都大学	2009年	第13回	今泉 勉	久留米大学
1998年	第2回	北畠 顕	北海道大学	2010年	第14回	磯部光章	東京医科歯科大学
1999年	第3回	竹下 彰	九州大学	2011年	第15回	鄭 忠和	鹿児島大学
2000年	第4回	横山光宏	神戸大学	2012年	第16回	下川宏明	東北大学
2001年	第5回	白土邦男	東北大学	2013年	第17回	百村伸一	自治医科大学さいたま医療センター
2002年	第6回	永井良三	東京大学	2014年	第18回	北風政史	国立循環器病研究センター
2003年	第7回	堀 正二	大阪大学	2015年	第19回	澤 芳樹	大阪大学
2004年	第8回	藤原久義	岐阜大学	2016年	第20回	筒井裕之	北海道大学
2005年	第9回	松﨑益德	山口大学	2017年	第21回	伊藤 宏	秋田大学
2006年	第10回	和泉 徹	北里大学	以下予定			
2007年	第11回	友池仁暢	国立循環器病研究センター	2018年	第22回	小室一成	東京大学
2008年	第12回	小川 聡	慶応義塾大学	2019年	第23回	木原康樹	広島大学

- 一方アメリカにおいても1995年にJN CohnらがHeart Failure Society of America（アメリカ心不全学会）を組織し，その第1回集会が1997年に開催されている．
- これらの動きと呼応するように，日本においても1997年3月に京都大学の篠山重威教授を理事長として日本心不全学会が設立された．理事として本会の設立にあたったのは，北畠　顕，木全心一，白土邦男，杉下靖郎，竹下　彰，藤原久義，松尾裕英，松﨑益德，矢崎義雄，横山光宏（敬称略），各氏であり，当時日本を代表する循環器内科の教授たちであった．
- 第1回学術集会は同年の10月に3日間，国立京都国際会館で開催されている．当時のプログラムを見ると，特別講演が真崎知生，外国人招聘者はW Remme，JN Cohn，A Katz，R Walshらであり，その意気込みが伝わってくる．その後❶のように毎年，学術集会が開催されてきた．理事長は，篠山教授から北畠　顕，堀　正二，和泉　徹，筆者（磯部光章），各教授へと引き継がれ，2016年秋から筒井裕之教授が現理事長として陣頭にあたっている．
- 当初，会員数は，1,000人前後の時期が続いたが，2006年にコメディカルを対象としたB会員制度を導入し，また時代の要請も後押しをして，急増している状況である．2016年度における会員数は医師を中心としたA会員が2,361人，B会員が1,022人，総計3,383人である（❷）．
- 第1回学術集会でのプレナリーセッションのトピックスは，①心筋リモデリングの情報伝達，②心不全とサイトカイン・NO，③心不全とレニン・アンジオテンシン系，④心肥大から心不全へ，となっており，基礎研究に重点がおかれていたことがわかる．学会の機関誌も，"Journal of Cardiac Failure"をアメリカ心不全学会と共通の機関誌として発行しており，発表も英語でのセッションで行うことが多かった．
- その後は患者数の急増，高齢化をふまえて，コメディカルの参加も増

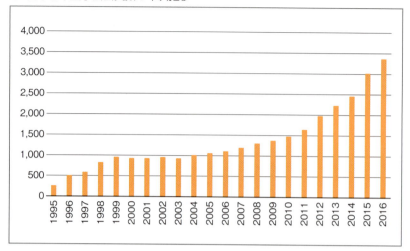

❷ 日本心不全学会会員数の年次推移

え，より臨床的・疫学的側面に重点が移ってきている．一般演題数は第1回が239題であったが，近年では500題を超える一般応募があり，その内容も多様化している．

● 学会の活動は，臨床的なニーズの増加を反映して広がりを増している．学術面では，心不全に関するトピックスに対するステートメントを発出するとともに，BNPやASV，新薬の使用法など，あるいは高齢者心不全に関する提言を出している．また国際化に努め，同時期に発足した欧州，アメリカの心不全学会とのjoint symposiumを定期的に開催し，アジア諸国との交流も深めている．一方，コメディカル向きの教育講座，市民のための心不全市民公開講座，心臓移植の普及を目指す市民公開講座など，啓発活動にも注力している．さらに，2015年に第1回日本心筋症研究会を本学会の分科会として開催し，毎年の開催が定着した．

BNP：brain natriuretic peptide（B型〈脳性〉ナトリウム利尿ペプチド
ASV：adaptive servo ventilation

3. 心不全の急増と病像の変化

● さて，さまざまな方向性をもって発展している心不全学会であるが，今後とくに重要な柱となるのは，基礎研究と同時に社会との接点を意識した活動と考えられる．とくに超高齢社会を迎え，高齢者の心不全が急増する現状にあって，診療提供体制の大きな制度改革は避けて通れない国民的課題である．その点を中心に今後の展望を述べたい．

● ❸のとおり，これまでの心不全診療の主な対象は，比較的若年者の心不全であった．その場合の治療の目標は寿命の延長であり，治療には薬物やデバイスが用いられ，診療の主体は病院における医師・看護師であった．この視点を失うことはできないが，これからの日本における心不全診療の重要な対象は，さまざまな合併疾患をもつ高齢者であり，そ

❸ 心不全診療の変遷

	従来	今後
年齢	若年者	→高齢者
生活環境	有職者・家族	→独居，高齢夫婦
左室機能	駆出率低下	→正常駆出率，拡張不全
合併症	なし	→多様な疾患の合併
再入院の原因	運動耐容能低下	→管理不十分・他疾患
死亡の理由	駆出率低下・うっ血・突然死	→他疾患・全身衰弱
治療の目標	社会復帰・寿命延長	→健康寿命延伸，QOL改善
治療の主導権	医療サイド	→患者サイド
治療者の主体	医師・看護師	→多職種・医療チーム
治療の場所	入院	→外来・在宅

❹ 今後の脳卒中・循環器疾患診療提供体制[1]

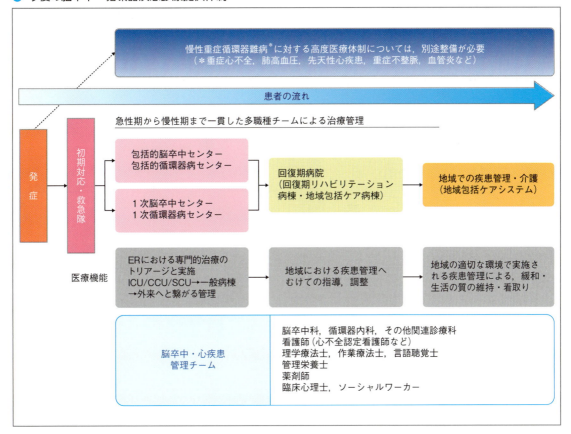

の場合，治療の目標は健康寿命の延長や再入院の回避，QOLの改善におかれるべきである．また治療の手段の主体は，教育，リハビリなどの疾病管理や，場合によっては緩和ケアとなるであろう．診療は医師主導ではなく，患者が主体となりそれを多職種の医療チームが地域で支えるという構図を目指すことが求められているといえよう．

● 現在の救急診療，急性期診療を主体とした循環器診療の提供体制にも

大きな変革が求められている．
- 日本循環器学会では日本心不全学会も含めた多くの学会の協力を得て，❹のような診療体制の提案を「脳卒中と循環器病克服5ヵ年計画」のなかで行っている．すなわち，①脳卒中を含めた循環器急性期診療施設から回復期の診療施設，そして慢性期診療施設への患者のシームレスな流れの構築，②多職種によるチーム医療の推進，③ガイドラインではなく，疾病管理プログラムによる患者管理の普及である．現在この構想は，厚生労働省において施策に反映させるべく検討が行われているところである．
- 今後は急性期および回復の見込める患者診療の進歩を図るとともに，より豊かな高齢化社会を迎えるための心不全診療体制の確立が求められる．

● 引用文献

1) 日本脳卒中学会，日本循環器学会．脳卒中と循環器病克服5ヵ年計画．http://www.j-circ.or.jp/five_year/files/five_year_plan.pdf. p.38.

第1章

心不全を識る
心不全の基礎

分類

河野隆志，福田恵一

1. 左室駆出率による分類

Point!

- 収縮能が正常で拡張能だけが低下している心不全患者が，全体の約半分を占めていることが示され，収縮能低下症例と同様に予後が不良であることが明らかにされている．
- 左室駆出率 40〜49％の境界領域の収縮障害が，HFmrEF あるいは HFpEF borderline と最近定義されるようになったが，独立した疾患概念としてとらえるべきか今後の議論が待たれる．

- 左室駆出率（LVEF）が保たれている症例でも心不全を発症することが明らかにされてから，LVEF による分類が広く使用されている（❶）．
- 正常 EF（LVEF≧50％）の心不全は，"左室駆出率の保たれた心不全"（HFpEF）と分類され，"拡張障害" や "拡張不全" と従来よばれたものを包括する概念として理解が深まっている．
- 収縮能が低下した心不全は，"左室駆出率の低下した心不全"（HFrEF）と分類される．
- HFrEF とは異なる HFpEF の臨床的特徴は，高齢者や女性に多く，高血圧や心房細動の合併が多くみられる点である．
- 治療に対する反応性も HFrEF と HFpEF で異なる．HFrEF で予後改善効果が示されている ACE 阻害薬，ARB，β遮断薬，ミネラルコルチコイド受容体拮抗薬の有効性が，HFpEF では証明されておらず，この領域のエビデンス構築は喫緊の課題である*．
- LVEF 40〜49％の境界領域の心不全は，2016 年の欧州心臓病学会（ESC）ガイドライン[1]では HFmrEF と，また 2013 年のアメリカの

LVEF：left ventricular ejection fraction

HFpEF：heart failure with preserved ejection fraction

HFrEF：heart failure with reduced ejection fraction

ACE：angiotensin converting enzyme（アンジオテンシン変換酵素）

ARB：angiotensin Ⅱ receptor blocker（アンジオテンシンⅡ受容体拮抗薬）

*左室収縮能が改善した心不全（HFpEF with improved EF）：LVEF が改善する（左室リバースリモデリング）心不全のグループ．LVEF が 40％ないしは 50％以上まで回復するグループと定義する報告が多い．LVEF が改善しなかった症例と比較して予後が良好であるが，初診時に改善するか否かを判断することは難しく，さまざまな予測因子の検討がなされている．

ESC：European Society of Cardiology

HFmrEF：heart failure with midrange ejection fraction

❶ 左室駆出率による分類（文献 1 を参照して作成）

LVEFによる分類		HFrEF	HFmrEF	HFpEF
基準	1	症状±症候[*1]		
	2	LVEF＜40％	LVEF 40〜49％	LVEF≧50
	3	—	BNP（NT-pro BNP）の上昇[*2] 構造的な心異常（左室肥大／左房拡大）±拡張障害	

[*1] 症候は，早期ステージ心不全（とくにHFpEF）や利尿薬使用例では明らかでないこともある．
[*2] BNP＞35 pg/mL±NT-proBNP＞125 pg/mL
BNP：B-type (brain) natriuretic peptide，NT-proBNP：N-terminal pro-B-type (brain) natriuretic peptide

ACCF/AHA ガイドライン[2]ではHFpEF borderlineとそれぞれ定義された．軽度の収縮障害と拡張障害をあわせもった病態を有するグループと考えられるが，独立した疾患概念として考えるべきかは意見が分かれ，今後の疫学的検討が待たれる．

ACCF/AHA：American College of Cardiology Foundation/American Heart Association

2. ステージ分類

Point!
- 心不全の重症度を4つの病期（stage）に分けて考え，心不全の発症・進展が，時間とともに進行していくことを示した分類である．
- ステージB（心臓の構造的異常のみを呈している無症候群）およびA（心不全高リスク群）を提唱し，早期からの心不全予防のための介入を重要視している．

- アメリカより出されたガイドラインで，心不全を4つのステージに分類する概念が提唱され汎用されている[2,3]（❷）．
- 治療によりダイナミックに変化しうる従来の分類（NYHA心機能分類〈後述〉など）とは異なり，ステージ分類は時間とともに不可逆的に進行していく．癌の進行を示すステージ分類になぞらえることで，進行・悪化する心不全の特性を強調している．
- 心不全という症候群の概念を超えて，心不全リスク因子や心臓の構造的異常をもった時点から心不全ととらえた分類である．心不全の発症・進展予防のためにも，早期から予防的介入をする必要性がメッセージとして込められている．

NYHA：NewYork Heart Association

❷ ステージ分類と治療目標（文献2, 3を参照して作成）

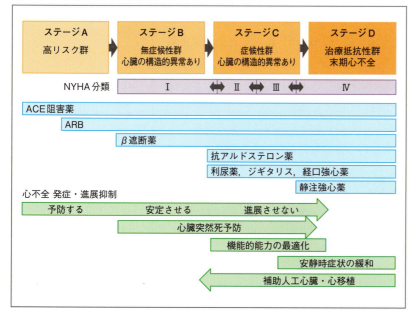

1 ステージA―心臓の構造的異常を有さないが心不全発症リスクの高い患者

- 厳密な意味での心不全ではないが，高血圧，糖尿病，肥満，メタボリックシンドローム，動脈硬化，遺伝的な家族歴などの心不全発症の素因がある患者が分類される．したがって，構造的な心異常すらない段階ではあるが，リスクが高いことから心不全のステージとして分類される．
- 治療標的は，心肥大や動脈硬化の予防であり，リスク因子に対する薬物治療に加えて，食事療法，禁煙，運動といった生活習慣への介入が重要となる．遺伝的な心筋症の家族歴をもっている場合には，定期的な病院受診をするよう指導する．

2 ステージB―心臓の構造的異常はあるが，日常生活における症状は認めない患者

- 具体的には陳旧性心筋梗塞，左室機能障害，無症候性弁膜症などの患者が分類される．症候性心不全への移行を予防するための治療が必要な段階である．
- 心臓の構造的異常をきたす原因に対する治療介入が重要である．
- HFrEFの場合は，ACE阻害薬，ARBやβ遮断薬の投与が推奨される．しかしながら，無症候性であるがゆえに，実際には見逃されやすいことに加え，治療アドヒアランスが不十分となりがちである点には十分な注意が必要である．

3 ステージC―心臓の構造的異常があり，心不全症状の既往のある患者

- HFrEFでは，予後改善効果が確立されているACE阻害薬，ARB，β遮断薬，抗アルドステロン薬を導入して，レニン・アンジオテンシン系と交感神経系を抑制するのが基本治療となる．そのうえで症状コントロールが十分でない場合に，適応があれば心臓再同期療法を施行する．新たな介入方法として，ARNI（ネプリライシン阻害薬とARBの合剤）やivabradine（2017年現在日本未承認）のHFrEFに対する予後改善効果が示された．
- HFpEFは予後改善が証明された薬剤はこれまでになく，現状では，血圧・体液量のコントロールが治療の中心となる．
- ステージB同様に，心臓の構造的異常をきたす原因に対する治療介入が重要であることはいうまでもない．体液貯留が明らかな場合は利尿薬を用いる．
- 急性増悪が起きるステージであり，すみやかな治療を行えるかが鍵となる．すなわち早期に臓器うっ血を改善させ臓器障害を予防することが重要であるが，長期予後の改善が証明された急性期治療は，いまだ明らかにされていない．

ARNI：angiotensin receptor-neprilysin inhibitor

4 ステージ D ─ガイドライン推奨治療を行ったうえでも安静時に心不全症状が出現する患者

- いわゆる治療抵抗性心不全（末期心不全）の患者が分類される．
- 詳細の記述は他項に譲るが，補助循環や心臓移植のみが唯一予後を改善する治療となる．補助循環は，日本において現時点では移植医療を念頭においた適応となるため，ステージ D においては，年齢（65 歳未満）・心臓・非心臓・社会的背景を十分に考慮して，適応の可否を判断するのが最も重要である．
- 適応外であった場合，緩和ケアの実践が治療ゴールとなることからも，多職種チームによる治療介入の重要性が必然的に高いステージである．

3. 自覚症状・身体所見・血行動態による分類

1 NYHA 分類

- 自覚症状をある程度客観的に比較するために，"症状の重症度または運動耐容能"を 4 群に分類している（❸）．簡便であることから，日常臨床のみならず大規模臨床試験でも広く用いられている．
- 心不全症状は，心不全治療により消失することもあれば，治療コントロール不十分のため増悪する場合もある．したがって，ステージ分類とは異なり，NYHA 分類は可逆的であるといえる．NYHA Ⅰ度がステージ B～C，NYHA Ⅱ～Ⅲ度がステージ C，NYHA Ⅳ度がステージ C～D に該当する（❷）．

2 クリニカルシナリオ

- 病院前を含む救急診療での急性心不全治療において，クリニカルシナリオ（CS）による簡便な病態把握を行ったうえでの治療が提唱されている（❹）[4]．
- 最初に評価した収縮期血圧に基づいて急性心不全患者を 3 群に層別化

❸ NYHA 分類

Ⅰ度	心疾患はあるが身体活動に制限はない──日常的な身体活動では著しい疲労，動悸，呼吸困難あるいは狭心痛を生じない．
Ⅱ度	軽度の身体活動の制限がある．安静時には無症状──日常的な身体活動で疲労，動悸，呼吸困難あるいは狭心痛を生じる．
Ⅲ度	高度な身体活動の制限がある．安静時には無症状──日常的な身体活動以下の労作で疲労，動悸，呼吸困難あるいは狭心痛を生じる．
Ⅳ度	心疾患のためいかなる身体活動も制限される──心不全症状や狭心痛が安静時にも存在する．わずかな労作でこれらの症状は増悪する．

Ⅱ，Ⅲ度は，下記のように細分化して表現されることもある．
Ⅱs：身体活動に軽度制限のある場合．
Ⅱm：身体活動に中等度制限のある場合．
ⅢA：軽労作でも症状を有するが安静時症状の既往はない．
ⅢB：現在安静時症状はないがその既往があり軽労作で症状はある．

❹ 急性心不全におけるクリニカルシナリオ (CS)（文献4を参照して作成）

	CS1	CS2	CS3
	収縮期血圧＞140	100〜140	＜100
	・急激に発症 ・肺水腫が主病態 ・全身性浮腫は軽度 ・急性の充満圧上昇	・徐々に発症 ・全身性浮腫が主病態 ・肺水腫は軽度 ・慢性の充満圧や肺動脈圧の上昇	・急激あるいは徐々に発症 ・低灌流が主病態 ・全身浮腫や肺水腫は軽度 ・充満圧の上昇

	CS4	CS5
	急性冠症候群	右心不全

CS1	・急速な"血圧上昇→左室充満圧上昇"により発症するため、主病態はびまん性肺水腫である ・必ずしも体液貯留があるわけではなく、体液量が正常または低下している場合もある（末梢から肺へと水分が移動する volume central shift が病態の中心） ・硝酸薬による血管拡張薬の投与が治療の主体となる ・動脈血酸素飽和度の程度に合わせて非侵襲的陽圧換気療法を開始する ・体液貯留の程度を十分に評価して、利尿薬を使用するか否か判断する
CS2	・慢性の左室充満圧、静脈圧や肺動脈圧の上昇により発症し、主病態は全身性浮腫である ・慢性的に全身の水分貯留を認めるため（fluid accumulation が病態の中心）、利尿薬が一般的に適応となる ・血管拡張薬として硝酸薬を開始する
CS3	・急性あるいは徐々に発症し、高度に低下した左室機能不全症例が多い ・主病態は低灌流である ・水分過剰がない場合は水分負荷を試みるとともに、強心薬を投与する ・それでも血圧の改善が認められない場合は、Swan-Ganz カテーテルによる血行動態を正確に把握して治療を行う ・その他
CS4	・急性冠症候群の診断がついた場合には、心不全診療と異なった対応が必要となる
CS5	・右室機能不全により発症するまれな病態であることに加え、管理方法も異なる*

*他項を参照.

し、さらに急性冠症候群と右心不全によるものを別に分類することで、5群に層別化され、シナリオごとの治療戦略が示されている.
● できるだけ早期に急性心不全治療を行うべきという観点から、誰にでも理解できる простой簡便な分類となっているが、初期治療後は柔軟に治療変更する必要がある.

3 Forrester 分類
● 左心機能障害を、"肺うっ血"と"低心拍出"の有無により、4つの subset に分類する（❺ A）. 元来は急性心筋梗塞での予後評価を目的とされた分類であったが、心不全管理においても用いることができる.
● Swan-Ganz カテーテル検査の登場とともに愛用された重症度評価分類であるが、ルーチンの使用が心不全患者管理での総死亡減少や入院期間短縮をもたらさないことが報告され、その使用頻度は減少している.
● ただし、治療判断に難渋する場合は Swan-Ganz カテーテルは必要である. とくに低心拍出の有無の判断に迷う場合には（判断により治療の方向性は大きく変わるので）、その使用が推奨される.

❺ Forrester 分類（A）と Nohria-Stevenson 分類（B）

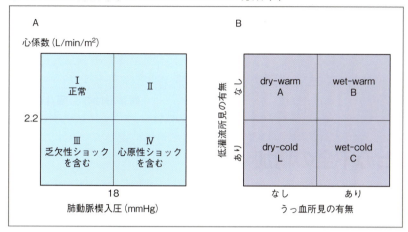

4 Nohria-Stevenson 分類

- Swan-Ganz カテーテルと同じような指標を臨床症状から得るために，聴診器と血圧計を用いて，末梢循環および肺聴診所見に基づいた心不全患者のリスクプロファイルを行う（❺ B）[5]．
- 左室充満圧上昇に基づくうっ血所見と，組織低灌流所見の有無により臨床病型を4群に分類する．
- 低灌流所見を認める場合を cold，認めない場合を warm，うっ血所見を認める場合を wet，認めない場合を dry として，Profile A（dry and warm），B（wet and warm），L（dry and cold），C（wet and cold）と4つのプロファイルに分類される．

> **うっ血所見**：起座呼吸，発作性夜間呼吸困難，頸静脈怒張，浮腫，腹水，肝頸静脈逆流．
>
> **低灌流所見**：小さい脈圧，四肢冷感，傾眠傾向，身のおきどころのない様相，低ナトリウム血症，腎機能悪化．

● 引用文献

1) Ponikowski P, et al. 2016 ESC Guidelines for the diagnosis and treatment of acute and chronic heart failure : The Task Force for the diagnosis and treatment of acute and chronic heart failure of the European Society of Cardiology (ESC) Developed with the special contribution of the Heart Failure Association (HFA) of the ESC. Eur Heart J 2016；37：2129-200.
2) Yancy CW, et al. 2013 ACCF/AHA guideline for the management of heart failure : Executive summary : A report of the American College of Cardiology Foundation/American Heart Association Task Force on practice guidelines. Circulation 2013；128：1810-52.
3) Udelson JE, Stevenson LW. The Future of Heart Failure Diagnosis, Therapy, and Management. Circulation 2016；133：2671-86.
4) Mebazaa A, et al. Practical recommendations for prehospital and early in-hospital management of patients presenting with acute heart failure syndromes. Crit Care Med 2008；36：S129-39.
5) Nohria A, et al. Medical management of advanced heart failure. JAMA 2002；287：628-40.

疫学

眞茅みゆき，筒井裕之

1. 高齢化社会と心不全の増加

Point!

- 高齢化社会の到来により，心不全患者数の増加が予想されている．そのなかでも，高齢心不全患者の増加は循環器医療において重要な課題となっている．

- 心不全患者の多くは高齢者であり，高齢化の進行は心不全の増加に反映する．Framingham Heart Study の結果では，1950 年から 1969 年に発症した心不全患者の平均年齢が 62.7 歳であったのに対し，1990 年から 1999 年に発症した患者では 80 歳と，発症年齢が大幅に上昇しており[1]，高齢化が心不全患者数の増大につながることを示唆している．Rotterdam Study では，男女とも，年齢の上昇に伴い心不全の発症率が上昇することが示されている（❶）[2]．

- 日本でも，日本循環器学会 循環器疾患診療実態調査（JROAD）における心不全入院患者数の推移をみると，2013 年は 212,793 人，2014 年 229,417 人，2015 年 238,840 人，2016 年 247,996 人と着実に増加してお

> 日本循環器学会 循環器疾患診療実態調査（JROAD：The Japanese Registry Of All cardiac and vascular Diseases）：日本循環器学会指定の循環器専門医研修施設・研修関連施設を対象にした，循環器診療の実態調査．診療実態を把握し，得られたデータを循環器診療の質を向上させるための基本的な資料とすることを目的としている．

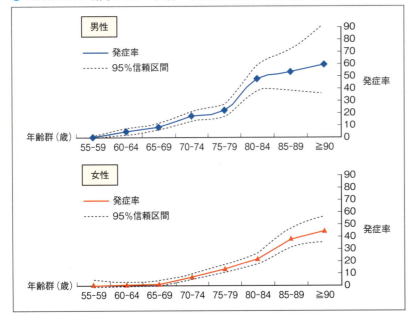

❶ Rotterdam 研究における性別・年齢階級別の心不全発症率（文献2より改変）

❷ 日本循環器学会 循環器疾患診療実態調査（JROAD）における心不全入院患者数の推移[3]

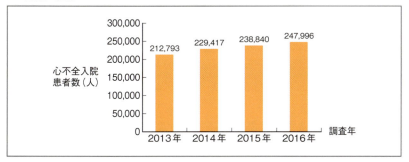

り（❷）[3]．今後も，高齢心不全患者の増加が見込まれ，日本の循環器医療の重要な課題の一つであるといえる．

2. 心不全患者の基礎心疾患，合併疾患

Point!
- 心不全患者を対象とした大規模登録観察研究は国内外で実施されており，心不全患者の臨床像を理解するうえでの基礎資料となっている．
- 心不全患者は高齢者が多く，基礎心疾患として虚血性心疾患が増加している．
- 心不全患者は，高血圧，糖尿病，慢性腎臓病，貧血の合併割合が高い．

- 大規模登録観察研究として，欧米では OPTIMIZE-HF，ADHERE，EHFS Ⅱ があげられ[4-6]，日本では，JCARE-CARD 研究，ATTEND registry，東北地方を中心とした CHART 研究があげられる[7-10]．これらの観察研究の結果は心不全患者の患者背景や臨床像を理解するうえで重要である．これらの観察研究で示された心不全患者の特徴を❸に示す．
- すべての研究において，患者の高齢化が指摘されており，日本における心不全患者の平均年齢は70歳であった．

1 基礎心疾患
- 日本の心不全患者の基礎心疾患として，虚血性心疾患の増加が指摘されている．
- CHART 研究は，登録時期が異なる CHART-1 と CHART-2 を比較することにより，日本における近年の心不全の臨床像の変化を明らかにしているが，虚血性心疾患を基礎とする患者の増加の理由について，80歳以上の虚血性心疾患の発症率の増加とともに，虚血性心疾患治療後の院内死亡率が低下していることが背景にあると推察される．

2 合併疾患
- 合併疾患として，高血圧，糖尿病を有する患者の増加が示されている．日本の登録観察研究 ATTEND registry で登録された 2007 年から 2011

OPTIMIZE-HF：Organized Program to Initiate Life-Saving Treatment in Hospitalized Patients with Heart Failure
ADHERE：the Acute Decompensated Heart Failure National Registry
EHFS Ⅱ：EuroHeart Failure Survey Ⅱ
JCARE-CARD：the Japanese Cardiac Registry of Heart Failure in Cardiology
ATTEND registry：the Acute Decompensated Heart Failure Syndromes registry
CHART：the Chronic Heart Failure Analysis and Registry in the Tohoku District

❸ 心不全患者を対象とした大規模観察研究

研究名	日本				欧米		
	JCARE-CARD	CHART-1	CHART-2 (Stage C/D)	ATTEND	OPTIMIZE-HF	ADHERE	EHFS II
登録期間	2004〜2005	2000〜2005	2006〜2010	2007〜2011	2003〜2004	2001〜2004	2004〜2005
登録症例数	2,675	1,078	4,735	4,842	48,612	105,388	3,580
平均年齢（平均±標準偏差）	71.0±13.4	68.7±13.4	68.9±12.3	73.0±13.8	73.1±14.2	72.4±14.0	69.9±12.5
男性 (%)	60	65	68	58	48	48	61
BMI (kg/m², 平均±標準偏差)	22.3±4.1	23.0±3.7	23.8±3.9	−	−	−	26.8
基礎心疾患 (%)							
虚血性	32	26	47	31	46	−	−
高血圧性	25	18	10	18	23	−	−
弁膜症	28	24	24	19	−	−	−
合併症 (%)							
高血圧	53	47	74	69	71	73	63
糖尿病	30	20	23	34	42	44	33
心房細動	35*	42	31	40*	31	31	39*
CKD	71	50	47	−	20†	30†	17†
左室駆出率 (%, 平均±標準偏差)	42.2±17.6	50.9±16.0	56.9±15.5	−	39.0±17.6		38±15
薬物治療 (%)							
ACE阻害薬	37	57	45	31	53	41	71
ARB	44	13	32	46	12	12	10
β遮断薬	49	28	49	67	64	48	61
ループ利尿薬	79	76	51	81		70	90

*心房粗動も含む.

- 年に心不全の診断により入院した4,842人のデータでは，高血圧を69％，糖尿病を34％の患者が有し，これらの患者の30〜40％が心不全による入院の既往を有していた.
- さらに，慢性腎臓病（CKD）や貧血も心不全患者の重要な合併症であり，JCARE-CARD研究では，eGFR＜60.0 mL・min⁻¹・1.73 m⁻²で定義されるCKDを合併する心不全患者は70％と高率で[11]，血清ヘモグロビン値13.0 g/dL未満（男性），12.0 g/dL未満（女性）で定義される貧血を合併する患者も57％であった[12].
- これらの合併症は，重複していることが多く，患者の高齢化に伴い，合併患者の割合は今後も増加すると予測される.

CKD : chronic kidney disease

3. 左室駆出率が保たれた心不全

> **Point!**
> ● 左室駆出率が保たれた心不全は増加しており，高齢化や高血圧の増加が影響している.

- 近年の心不全患者の特徴として，左室駆出率が保たれた心不全

❹ 心不全患者を対象とした大規模観察研究における心不全患者の予後

研究名	日本				欧米		
	JCARE-CARD	CHART-1	CHART-2 (Stage C/D)	ATTEND	OPTIMIZE-HF	ADHERE	EHFS II
入院期間（日）	15	–	–	21	4	4	9
院内死亡率（%）	5.6	–	–	6.4	3.8	4.0	6.7
長期予後（%）							
全死亡	20.7	23.5	14.6	17.0	8.3	–	20.5
心不全増悪による再入院	35.8	30.0	16.9	–	29.9	–	–
観察期間	平均2.1年	3年	3年	1年	60〜90日	–	1年

（HFpEF）患者の増加があげられる．JCARE-CARD 研究の結果では，左室駆出率が50％以上のHFpEFの割合は26％を占め[7]，CHART 研究におけるCHART-1とCHART-2の比較においては，HFpEFの患者数は増加していることが認められた．

- HFpEF 患者は左室駆出率が低下した（HFrEF）患者と比較し，高齢者が占める割合が高く，原因疾患としての高血圧が44％であることを示しており，HFpEFの増加には，高齢化や高血圧の増加が大きく影響していると考えられる．

HFpEF：heart failure with preserved ejection fraction

HFrEF：heart failure with reduced ejection fraction

4. 心不全患者の予後

Point!
- 心不全患者の院内死亡率は欧米とほぼ同等である．
- 国内の観察研究では，退院後の死亡率，再入院率は改善の傾向がみられるが，依然高いといえ，さらなる効果的治療の確立が求められる．
- 慢性腎臓病や貧血などの合併症を有する心不全患者の予後は不良である．

1 死亡率

- 国内外の登録観察研究における予後を❹に示す．
- 欧米と比較し，日本の心不全患者の入院期間は長い．院内死亡率は国内の報告では，5.6％，6.4％であり，欧米の院内死亡率とほぼ同等である．研究により調査時期や観察期間が異なるため，単純な比較は困難であるが，退院後の死亡率は欧米，日本ともに高いといえる．
- 一方で，CHART 研究の報告では，先行して実施されたCHART-1と続いて実施されたCHART-2の粗死亡率を比較すると，死亡率の改善が認められ，エビデンスに基づく標準治療の普及が効果を表していると考えられる．

2 再入院率

- 心不全増悪による再入院率も，欧米，日本を問わず高率である．

CHART研究の報告では，死亡率同様，再入院率も低下傾向であることが示されているが，心不全増悪による再入院の予防は心不全治療の重要な目標の一つであり，さらなる効果的治療の確立が求められる．

3 合併疾患と予後

- 合併疾患を有する心不全患者の予後は不良であり，JCARE-CARD研究におけるCKD患者と非CKD患者，貧血を合併する患者と合併しない患者の予後を比較した結果，いずれも合併疾患の存在が予後の悪化に影響しており[11, 12]，予後改善を目指した心不全治療においては，心不全の基礎心疾患の治療とともに合併疾患の治療が重要であることを示している．

● 引用文献

1) Levy D, et al. Long-term trends in the incidence of and survival with heart failure. N Engl J Med 2002；347：1397-402.
2) Bleumink GS, et al. Quantifying the heart failure epidemic：Prevalence, incidence rate, lifetime risk and prognosis of heart failure The Rotterdam Study. Eur Heart J 2004；25：1614-9.
3) 日本循環器学会．循環器疾患診療実態調査2015年報告書．2016.
4) Adams KF, et al. Characteristics and outcomes of patients hospitalized for heart failure in the United States：Rationale, design, and preliminary observations from the first 100,000 cases in the Acute Decompensated Heart Failure National Registry（ADHERE）. Am Heart J 2005；149：209-16.
5) Mentz RJ, et al. Association of beta-blocker use and selectivity with outcomes in patients with heart failure and chronic obstructive pulmonary disease (from OPTIMIZE-HF). Am J Cardiol 2013；111：582-7.
6) Nieminen MS, et al；EuroHeart Failure Survey II（EHFS II）：A survey on hospitalized acute heart failure patients：Description of population. Eur Heart J 2006；27：2725-36.
7) Tsuchihashi-Makaya M, et al. Characteristics and outcomes of hospitalized patients with heart failure and reduced vs preserved ejection fraction. A report from the Japanese Cardiac Registry of Heart Failure in Cardiology（JCARE-CARD）. Circ J 2009；73：1893-900.
8) Sato N, et al. Clinical features and outcome in hospitalized heart failure in Japan (From the ATTEND Registry). Circ J 2013；77：944-51.
9) Shiba N, et al. Analysis of chronic heart failure registry in the Tohoku district：Third year follow-up. Circ J 2004；68：427-34.
10) Shiba N, et al. Trend of westernization of etiology and clinical characteristics of heart failure patients in Japan-First report from the CHART-2 study. Circ J 2011；75：823-33.
11) Hamaguchi S, et al. Chronic kidney disease as an independent risk for long-term adverse outcomes in patients hospitalized with heart failure in Japan. Report from the Japanese Cardiac Registry of Heart Failure in Cardiology（JCARE-CARD）. Circ J 2009；73：1442-7.
12) Hamaguchi S, et al. Anemia is an independent predictor of long-term adverse outcomes in patients hospitalized with heart failure in Japan. A report from the Japanese Cardiac Registry of Heart Failure in Cardiology（JCARE-CARD）. Circ J 2009；73：1901-8.

基礎研究の進歩

瀧本英樹，小室一成

1. 心不全治療の進歩と課題

> **Point!**
> - 心不全治療の進歩にもかかわらず心不全患者は増加しており，とりわけ HFpEF の病態解明が喫緊の課題である．
> - オミックス解析や疾患 iPS など最新技術を駆使した研究が行われている．
> - precision medicine の実現に向けて基礎研究はますます重要になっている．

1 HFrEF 治療の進歩

- 心不全は「心臓の機能不全に起因する複雑な症候群」と臨床的に定義され，駆出率の低下した収縮不全（HFrEF）と駆出率の保たれている拡張不全（HFpEF）とに分けられる．
- HFrEF の治療は，この 30 年間で目覚ましい進歩を遂げてきた．アンジオテンシン変換酵素（ACE）阻害薬，β遮断薬，抗アルドステロン薬には生命予後を改善するエビデンスが多数確立され，洞房結節を抑制する選択的 If チャネル阻害薬（Ivabradine）[*1]やアンジオテンシン受容体・ネプリライシン阻害薬の合剤（ARNI）[*2]といった新たな薬が，心不全の標準的治療薬として欧米のガイドラインに登場している．
- また植込み型除細動器（ICD），心臓再同期療法（CRT/CRT-D），心室補助人工心臓（VAD）といった非薬物治療も著しい効果を上げている．

2 課題── HFpEF 病態の解明と新たな治療アプローチ

- しかしながら，これらの進歩によっても心不全の予後は依然として不良であり，心臓移植待機患者も増加の一途である．この理由はわれわれの心不全病態理解がいまだ不十分であるためであり，またもう一つには従来型の治療アプローチでは限界があるためと考えられる．
- 前者については，とくに HFpEF 病態の解明が喫緊の課題であるが，加齢，糖尿病，腎疾患，がん治療後など複雑な要素を考慮した心不全の理解も必要となる．
- 心不全病態の解明に向けて従来の動物モデルを中心とした分子生理学的な研究手法に加え，さまざまなオミックス解析，エピゲノム解析や疾患 iPS など，最先端の技術を駆使した研究が，世界中で精力的に展開されている．

HFrEF：heart failure with reduced ejection fraction
HFpEF：heart failure with preserved ejection fraction
ACE：angiotensin converting enzyme
[*1] If チャネル阻害薬については p.336 を参照．
ARNI：angiotensin receptor neprilysin inhibitor
[*2] ARNI については p.332 を参照．
ICD：implantable cardioverter defibrillator
CRT：cardiac resynchronization therapy
CRT-D：cardiac resynchronization therapy-defibrillator
VAD：ventricular assist device

iPS：induced pluripotent stem cell

❶ precision medicine の実現

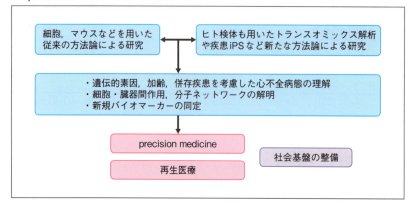

- 一方，新たな治療アプローチとしては，iPS や幹細胞による再生医療のほか，がん領域で先行している precision medicine が重要であろう．
- precision medicine とは，ゲノム情報やライフスタイルを考慮して最適な医療を行うという考え方であるが，すでにがん領域では，遺伝子解析の結果に基づいた最適な治療法が選択されるようになっている．
- 現在，循環器領域でも治療効果・合併症に関連する遺伝子（変異）や臨床情報の蓄積が進められているが，新規遺伝子（変異）や分子，バイオマーカーの同定などが必要であり，基礎研究の重要性はますます高くなっている（❶）．
- 本稿では，多岐にわたる基礎研究の進歩について，そのいくつかを簡単な説明とともに紹介したい．

2. 遺伝子異常と心不全

Point!
- 次世代シーケンサーの登場により DCM の主要な原因としてタイチンの遺伝子異常が見いだされた．
- DCM と HCM のフェノタイプを規定するメカニズムが提唱された．

- 心不全の基礎疾患はさまざまであるが，遺伝子異常が原因となるものに心筋症があり，肥大型心筋症（HCM）では約 6 割，拡張型心筋症（DCM）では約 2 割が遺伝性である．
- 1990 年に Seidman らが β ミオシン重鎖の遺伝子異常を報告して以来，多くの遺伝子異常が同定され，現在も次世代シーケンサーによる原因遺伝子の検索が進められている．

HCM：hypertrophic cardiomyopathy
DCM：dilated cardiomyopathy

1 HCM
- HCM では約 1/6 で心不全を発症するが，HFpEF を呈する場合と，拡張相に移行して HFrEF を呈する場合がある．原因遺伝子の約 8 割がサ

ルコメア構成蛋白やZ帯構成蛋白をコードするものであり，その多くはβミオシン重鎖（MHC）とミオシン結合蛋白（MyBPC）である．ミスセンス変異を中心として1,000種類以上の変異が存在し，複数の変異を有するほど重症であることがわかっている．

2 DCM

- DCMは，サルコメア構成蛋白だけでなく転写因子，細胞骨格蛋白，イオンチャネル，カルシウムハンドリング蛋白など多様な遺伝子変異が原因となる．
- 2012年にHermanらは，次世代シーケンスによる解析から，タイチンの遺伝子変異，とりわけtruncating variantが家族性DCMの25％に存在することを報告し，タイチンがDCMの主要な原因遺伝子であることが明らかとなった[1]．
- タイチンはサルコメアの半分にあたるZ～M帯を繋いで，心筋細胞の長径や拡張能（スティッフネス）を規定する巨大な弾性蛋白であるが，その大きさのため次世代シーケンスの登場以前には解析ができなかった．
- その後，このタイチン遺伝子変異が周産期心筋症患者においても多く存在することが報告され，両疾患に共通の遺伝的素因であることが明らかにされている．
- タイチン遺伝子のスプライシング因子であるRNA結合モチーフ蛋白（RBM20）も，その遺伝子変異はDCMの原因となることがわかっている．
- さらに，RBM20を介したバックスプライシング機構によってタイチン遺伝子から環状RNA（circRNA）が形成されること，DCM患者心臓ではその形成が低下していることも最近報告された．circRNAの生理作用は明らかでないが，心血管領域におけるcircRNAの研究は始まったばかりであり，今後の展開が期待される．

3 フェノタイプの違いが生じるメカニズム

- 同じ遺伝子が原因であっても変異の違いによってDCM，HCMといったフェノタイプの違いが生じるのはなぜであろうか？ 長年このメカニズムは不明であったが，2017年にMolkentinらのグループが，心筋細胞が一回収縮する際に必要な力と時間の積（tension：force×time）がフェノタイプを規定することを提唱した[2]．すなわち，tensionが正常より大きいとHCM，小さいとDCMのフェノタイプが誘導されるというものである．肥大型を誘導するシグナルはMAPキナーゼのERKであり，両フェノタイプともカルシウム依存性のカルシニューリンが病態形成に寄与する．
- この報告では，心筋トロポニンC変異マウスや心筋症患者由来のiPS心筋細胞を用いて，「tension仮説」を証明しているが，このパラダイムの一般性については今後の検証が待たれる．

MAP：mitogen-activated protein
ERK：extracellular signal-regulated kinase

3. エピゲノム変化と心不全

> **Point!**
> - ストレス環境によって惹起されるエピゲノム変化が心不全病態形成に重要である.
> - microRNA や long non-coding RNA の non-coding RNA は蛋白をコードしない機能性 RNA である.
> - non-coding RNA はエピゲノム調節などを介した多彩な機能を有するが, バイオマーカーとしても有用な可能性がある.

1 エピゲノム制御が生じるプロセス

- DNA の塩基配列情報によらない遺伝子制御機構がエピゲノム制御であり, 虚血, 加齢, 糖尿病, 脂質異常, 高血圧などの病的ストレス環境で発症する心不全遺伝子の転写制御に中心的な役割を果たしている.

- 心不全心筋に発現する病的遺伝子は MEF2 などの転写因子によって誘導されるが, 転写因子が遺伝子プロモータ領域に結合するためには, ヒストンがアセチル化されてクロマチンが緩む必要がある. このプロセスは, ヒストンアセチル化酵素 (HAT) やヒストン脱アセチル化酵素 (HDAC) によって制御されており, たとえばストレスにより活性化された CaMK Ⅱ は HDAC4 をリン酸化して核外に移行させて MEF2 の転写を誘導する (HDAC4 による抑制機構が外れる).

- この転写因子とクロマチンの協調的なプロセスに, アセチル化リジンを認識して転写蛋白複合体の形成を誘導する BET ブロモドメイン蛋白質が重要であることが, 近年報告された[3]. その阻害薬 JQ1 は, 主に炎症に関連する遺伝子発現を抑制してマウス心不全病態を改善することが報告され, 新たな心不全治療薬の候補として考えられている.

- ヒストンのアセチル化/脱アセチル化だけでなく, メチル化/脱メチル化, さらには non-coding RNA も, エピゲノミックな制御に重要である. たとえば, ヒストン脱メチル化酵素の JMJD2A は転写因子 SRF などを介した心肥大遺伝子を誘導することが報告されている.

2 可能性を示す non-coding RNA

- non-coding RNA は, 蛋白質をコードしない機能性 RNA であり, 近年の大規模なトランスクリプトーム解析から, ヒトにおいても多数存在することがわかってきた.

- non-coding RNA のうち 23 塩基程度の microRNA は, 相補的配列を有する mRNA と結合してその分解促進と翻訳抑制に働き, miR-34 や miR-208 など心不全病態形成に寄与する microRNA も多く報告されている.

- microRNA はエクソソームとよばれる機構などによって血液中にも存在するため, 心不全のバイオマーカーとなりうる microRNA も多数報告されている.

HAT : histone acetyl transferase
HDAC : histone deacetylase
CaMK Ⅱ : calcium/calmodulin-dependent protein kinase Ⅱ

BET : bromodomain and extra-terminal

JMJD2A : jumonji domain-containing 2

- 数百塩基以上の長さを有する長鎖 non-coding RNA は，ヒストン修飾に関与する蛋白などと結合してその機能を制御するほか，microRNA を吸着する「スポンジ作用」によってエピゲノミック作用を及ぼして，心不全病態に関与することが報告されている．

4. 代謝変化とミトコンドリアの重要性

Point!
- ミトコンドリアはエネルギー代謝や酸化ストレス調節に中心的役割を果たす．
- ミトコンドリアの恒常性維持にはマイトファジーとよばれる分解機構が重要である．

1 代謝とエピゲノム制御の関係

- 前述のエピゲノム変化は，ストレスで活性化される細胞内シグナルや酸化ストレス，代謝変化により誘導されるが，とくに代謝変化の重要性が近年注目されている．
- 心不全心筋では脂肪酸代謝から糖代謝へのシフトが生じるため，細胞内のアセチル CoA や NAD^+ の変化が生じる．前者はアセチル化に必要であり，後者は HDAC のサーチュインを活性化する．
- 脱メチル化反応のコファクターである α ケトグルタル酸やメチル化に必要な S アデノシルメチオニン（SAM）（メチル基供与体 S）がミトコンドリア代謝産物であることからも，代謝とエピゲノム制御が密接に関係していることが想定されており，今後その詳細な制御機構の解明が進むことが期待される．

NAD：nicotinamide adenine dinucleotide

SAM：S-adenosylmethionine

2 ミトコンドリアの役割

- ミトコンドリアはこれら代謝調節のみならず，酸化ストレスの調節においても中心的な役割を果たしており，心不全病態の鍵を握る細胞内オルガネラとして精力的に研究が行われてきている．
- ミトコンドリアは増生（biogenesis）と，分裂（fission），融合（fusion），分解によってダイナミックに変化しており，成人心臓におけるミトコンドリアのターンオーバーは 2 週間程度であると想定されている．これまでに，biogenesis，ATP 産生，細胞内レドックス調節といったミトコンドリアの機能が，転写コファクターの PGC1α，β によって制御されることが明らかにされてきたが，この経路は新規心不全治療薬によって活性化される cGMP シグナルの作用点としても重要である．
- また近年，マイトファジーとよばれる損傷ミトコンドリアを分解する選択的オートファジー機構が，ミトコンドリアの機能維持に重要であることが明らかになった．
- さらに加齢によって老化分子 p53 が増加すると，マイトファジーの抑制を介してミトコンドリア機能不全をきたすことも報告されている．

ATP：adenosine triphosphate

cGMP：cyclic guanosine monophosphate

5. 非心筋細胞が心不全に果たす役割

> **Point!**
> - 非心筋細胞も心臓の恒常性維持，病態形成に重要である．
> - マクロファージ，自然免疫系の関与が明らかにされてきている．

1 心臓組織マクロファージの働き

- 臓器としての心臓は，心筋細胞のほか，線維芽細胞，平滑筋細胞，内皮細胞，免疫細胞によって構成されており，非心筋細胞も心臓の恒常性維持および病態形成に重要な役割を担っている．とくに自然免疫機構の飛躍的な解明に伴って，心臓においても免疫，炎症に関与するマクロファージに対する理解が深まっている．
- マクロファージは血中の単球が組織に移行したものと古典的には定義されるが，組織には単球由来でない組織在住性マクロファージが存在し，これらは組織特有の転写プロフィールを有している．
- 心臓に存在する組織在住性マクロファージ数は心筋細胞数の 10％程度であるが，これらが心臓の正常な機能維持に必要であることが報告された[4]．すなわち，心臓組織マクロファージはギャップ結合蛋白であるコネキシン（Cx43）を発現しており，心筋細胞，房室結節の伝導をサポートしていることが，マウスでの検討により明らかになった．

2 心不全に関与するマクロファージの作用

- 心筋梗塞が原因の心不全ではマクロファージが心臓に集積して無菌性炎症が惹起されるが，この際には骨髄や脾臓からも単球系貪食細胞が動員されている．興味深いことに，心臓以外に脾臓でもリモデリングが生じて持続し，脾臓に存在する免疫細胞が慢性期心臓における炎症の持続に直接寄与することで心不全が進行することが報告された（cardio-splenic axis）．
- 心臓の圧負荷モデルでは，病初期に心腎連関を介して心臓にマクロファージが集積するが，これらは心筋細胞の保護的肥大反応を誘導することが報告されている．
- このように，マクロファージには組織保護的に作用するものと組織障害的に作用するものがあるが，その由来や制御機構は病態において異なる可能性があり単純ではない．
- マクロファージ以外にも，抗原を提示する樹状細胞や抗原を認識する T 細胞も心不全の病態形成に関与することが示唆されている．

3 無菌性炎症を誘発する TLR と NLR

- 無菌性の炎症は Toll 様受容体（TLR）や Nod 様受容体（NLR）によって惹起されるが，これら受容体は心筋細胞などの免疫細胞以外にも存在している．

TLR：Toll-like receptor
NLR：nucleotide-binding oligomerization domain-like receptor

- 心臓病態においては，ストレスに曝露された心筋細胞などから放出されたDAMPsとよばれる多様な物質（蛋白質～核酸など）がTLR4を介して炎症を惹起すると考えられる．
- また，マイトファジーによる分解を受けずに蓄積したミトコンドリアDNAは，細胞内に存在するTLR9を介して炎症（心筋炎）を惹起して心不全を起こすことが報告されている[5]．
- NLRは，インフラマソーム（細胞質に存在する炎症制御蛋白複合体）を構成する要素であるが，線維芽細胞におけるインフラマソームの活性化によって心臓への炎症細胞集積が促進されることが，心筋梗塞マウスモデルによる検討によって示されている．

DAMPs：damage-associated molecular pattern molecules

6. 心臓の再生医療

Point!
- 骨髄幹細胞，心筋幹細胞による臨床治療効果は軽微でありパラクライン効果による．
- iPS細胞，ES細胞，ダイレクトリプログラミングが期待されている．
- 心筋細胞の増殖を制御するメカニズムが報告され，新たな再生医療が期待される．

1 再生医療の現状と課題

- 予後不良の治療抵抗性重症心不全患者については心臓移植が最終手段であるが，世界中でドナー不足が問題となっており，再生医療への期待は大きい．
- これまでに虚血性心不全に対して骨髄由来幹細胞や心筋幹細胞を用いた臨床研究が行われてきたが，改善効果はあっても軽微であった．これらの幹細胞は心筋細胞へ分化する割合が極めて低いため，その効果は血管新生や炎症反応改善などのパラクライン効果によるものと考えられている．
- 上記に対して，ES細胞やiPS細胞などの多能性幹細胞は80％以上を（未熟な）心筋細胞に分化させることが可能である．しかしながら，心筋細胞のデリバリー，生着の改善，不整脈原性や腫瘍原性の評価などの課題が残されており，細胞シート技術の応用などが現在検討されている．
- 心臓の線維芽細胞に直接転写因子を導入して心筋に分化させるダイレクトリプログラミングも臨床応用が期待されているが，ベクター安全性などの課題が残されている．

2 期待される新たな再生医療

- さて一方，心筋細胞が出生後に増殖能を失うメカニズムが，Sadekらのグループによって明らかにされ，注目されている[6]．すなわち，出生後に心筋の代謝が嫌気的代謝から好気的代謝へと切り替わることで，ミトコンドリアから酸化ストレスが産生され，これがDNAを損傷して増殖

能が失われるというものである．
- さらに成体マウス心臓での検討から，幹細胞以外にも増殖能を保っている心筋細胞が，心臓内の低酸素な微小環境に存在しており，これらが低酸素刺激によって増殖可能であることを報告している．この機序に基づく新たな再生医療が開発される可能性が期待される．

● 引用文献

1) Herman DS, et al. Truncations of titin causing dilated cardiomyopathy. N Engl J Med 2012；366：619-28.
2) Davis J, et al. A Tension-Based Model Distinguishes Hypertrophic versus Dilated Cardiomyopathy. Cell 2016；165：1147-59.
3) Anand P, et al. BET bromodomains mediate transcriptional pause release in heart failure. Cell 2013；154：569-82.
4) Hulsmans M, et al. Macrophages Facilitate Electrical Conduction in the Heart. Cell 2017；169：510-22.
5) Oka T, et al. Mitochondrial DNA that escapes from autophagy causes inflammation and heart failure. Nature 2012；485：251-5.
6) Puente BN, et al. The oxygen-rich postnatal environment induces cardiomyocyte cell-cycle arrest through DNA damage response. Cell 2014；157：565-79.

臨床研究のエビデンス

安斉俊久

1. 心不全領域におけるエビデンスの役割

Point!
- 心不全のエビデンスは，HFrEF に対する治療の進展に大きく貢献した．
- HFpEF のエビデンス創出は立ち後れている．
- 今後は，RCT だけでなく，メタ解析，システマティックレビュー，ビッグデータの解析が重要．

- 近年の心不全に関する診療の進歩において，臨床研究が果たした意義はきわめて大きい．かつては心不全に対して禁忌とされていたβ遮断薬が，現在では心不全治療に必須の薬剤として定着したのも，臨床研究が示したエビデンスに基づくものである．さらに，こうした治療法が開発されるに至るには，心不全の病態解明に貢献した数々の臨床研究の成果が背景にある．
- いわゆるエビデンスに基づく医学（EBM）の普及により心不全診療は格段に進歩したが，一方で多くの臨床研究において対象とされた心不全が左室駆出率（EF）の低下した心不全（HFrEF）であったがために，EF の保持された心不全（HFpEF）の領域では，治療法の開発が遅れ，いまだに EBM が構築されていない．
- 無作為化比較試験（RCT）で用いられてきた症例選択における適格基準がエビデンスの幅を狭める結果となろうとは，当時想定されていなかったが，今後はこうした領域をつくらないためにも，実臨床に基づいたエビデンスの構築が必要である．
- また，RCT よりもさらに信頼性の高いエビデンスを得るためのメタ解析やシステマティックレビュー，ビッグデータを用いたコホート解析などが，ガイドラインや診療の質評価指標の策定において，重要な役割を果たすことになるものと予想される．
- 本項では，心不全診療の進歩にこれまで果たしてきた臨床研究の役割と今後の課題について述べることとする．

EBM : evidence-based medicine

EF : ejection fraction
HFrEF : heart failure with reduced ejection fraction
HFpEF : heart failure with preserved ejection fraction
RCT : randomized controlled trial

2. 心不全におけるエビデンスの先駆け —神経体液性因子の関与

> **Point!**
> - 心不全の病態における神経体液性因子の関与を解明したことがエビデンスの先駆けとなった．
> - 交感神経賦活化遷延による悪循環の病態を明らかにしたことが，常識を覆すβ遮断薬のエビデンスにつながった．

- 心不全の原因となる疾患はきわめて多岐にわたるが，その背景には，神経体液性因子の賦活化という共通した病態が存在している．交感神経系，レニン・アンジオテンシン・アルドステロン（RAA）系などの活性化は，本来，生態防御のための代償機構であるが，賦活化が遷延すると代償機構の破綻をきたし，うっ血性心不全の病態はさらに悪化する．
- この神経体液性因子不活化の意義を最初に唱えたのはCohn博士である．彼は，心不全患者において，交感神経活性化の指標ともなる血中ノルエピネフリンの高値が不良な予後と関連することを1984年に報告した[1]（❶）．
- また，交感神経の賦活化遷延が，心筋β受容体の脱感作を生じさせ，さらなる内因性の交感神経活性化を招くことで心筋の障害をもたらす悪循環を形成していることも，主に1990年代の数々の研究によって明らかにされた．
- 慢性心不全に対するβ遮断薬療法の有用性は，1975年にWaagsteinらによって報告されたが[2]，当時の常識からは一般に受け入れられるもの

RAA：renin-angiotensin-aldosterone

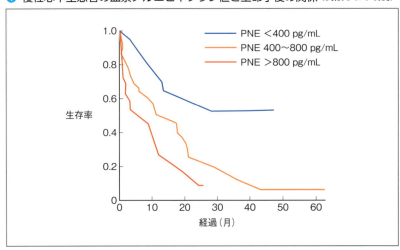

❶ 慢性心不全患者の血漿ノルエピネフリン値と生命予後の関係（文献1より改変）

交感神経活性と予後の関連を見いだした本研究が，その後多くの臨床試験が生まれる契機となった．
PNE：血漿ノルエピネフリン

ではなかった．しかし，その後，多くの基礎研究においてβ遮断薬がβ受容体の感受性を改善させるとともに内因性の交感神経活性を抑制し，結果として心機能を改善させる効果が示され，1990年以降に大規模臨床試験が行われるに至った．
- RAA系の全身における活性化は，心不全の症候を形成する体液貯留によりうっ血をもたらすだけでなく，心血管系の局所においても活性化され，長期的には心血管系を直接障害する作用を有することが多くの基礎研究によって明らかにされた．
- そうしたなかで，RAA系を抑制するアンジオテンシン変換酵素（ACE）阻害薬は，心不全の領域で最初にエビデンスを示した薬剤となった．

ACE：angiotensin converting enzyme

3. 心不全薬物療法のエビデンス

Point!
- RAA系を抑制する薬剤は，HFrEFの治療において多くのエビデンスを示した．
- β遮断薬は，心機能の改善だけでなく，SCDを抑制することが特徴である．
- 今後は，ivabradineやARNIもエビデンスをもとに日常臨床で用いられることが見込まれる．

1 ACE阻害薬，ARB

- CONSENSUS試験[3]では，NYHA Ⅳ度（p.23参照）のうっ血性心不全患者253例を対象として，ACE阻害薬エナラプリルの予後に及ぼす影響が検討され，エナラプリル群でプラセボ群に比し有意な死亡率低下が認められた（❷）．また，エナラプリル群ではNYHA分類による重症度の改善とともに，左室容積の減少，ほかの心不全治療併用薬の減少，ノルエピネフリン，アルドステロン，アンジオテンシンⅡ，心房性ナトリウム利尿ペプチドなど神経体液性因子の抑制が示された[4]．
- SOLVD試験では，EF≦35％で，顕性心不全の既往歴のある左室機能障害患者（治療試験）[5]と顕性心不全の既往歴のない左室機能障害患者（予防試験）[6]にエナラプリルを投与した場合の長期予後に及ぼす効果が検討された．エナラプリルの投与により，心血管死，心不全悪化による入院の軽減とともに，無症候性左室機能障害患者における心不全発症率の低下が示された．また，エナラプリル群では，左室拡張末期容量と左室収縮末期容量，左室重量（左室肥大）の抑制とともに，左室硬直，左室リモデリングの抑制も認められた[7]．
- SAVE試験では，顕性心不全を有さないEF40％以下の急性心筋梗塞患者2,231例を対象とし，カプトプリルの効果が検討され，プラセボ群と比較し，全死亡，心血管死，重症心不全への進展ならびにうっ血性心不全による入院を有意に抑制することが明らかにされた[8]．こうしたエビデンスが次々に報告された時代は，まさに心不全臨床研究の黄金期で

CONSENSUS：Cooperative North Scandinavian Enalapril Survival Study

NHYA：New York Heart Association

SOLVD：Studies of Left Ventricular Dysfunction

SAVE：Survival and Ventricular Enlargement Trial

❷ **ACE 阻害薬による慢性心不全患者の生命予後改善効果** (文献3より改変)

プラセボ群, N	126	102	78	63	59	53	47	42	34	30	24	18	17
エナラプリル群, N	127	111	98	88	82	79	73	64	59	49	42	31	26

CONSENSUS 試験は，慢性心不全の予後が薬物療法によって改善されることを最初に示した臨床研究であった．

あった．
- ACE 阻害薬に次いで RAA 系を抑制する薬剤として一世を風靡したのが，ARB であった．当初は，ACE 阻害薬よりも直接アンジオテンシンタイプ1（AT1）受容体を抑制する ARB は，空咳などの副作用が少ないうえに，ACE 阻害薬と同等あるいはそれ以上の効果を有するのではないかと期待されていた．
- CHARM 試験では，NYHA Ⅱ～Ⅳ度の心不全を対象としてカンデサルタンの効果が検討された．ACE 阻害薬に対して忍容性がなく，EF40％以下の患者を対象とした CHARM-Alternative 試験（$n=2,028$）では，一次エンドポイントである心血管死または心不全による入院をカンデサルタンは23％有意に減少させた．試験中断に至る有害事象の増加は認められず，ACE 阻害薬で認められた血管浮腫もカンデサルタン群では有意に少なかった．
- また，すでに ACE 阻害薬が投与されている EF40％以下を対象とした CHARM-Added 試験（$n=2,548$）では，カンデサルタンと ACE 阻害薬の併用により，一次エンドポイントは15％減少したが，腎機能障害と高カリウム血症が有意に増加した．
- これらの結果より，心不全に対して，ARB は ACE 阻害薬と同等の効果を有し，かつ忍容性の高い薬剤であることが示された．また，ACE 阻害薬と ARB の併用は，副作用を考慮した場合，一般的に控えるべきと考えられた．

ARB：angiotensin II receptor blocker（アンジオテンシンⅡ受容体拮抗薬）

CHARM：Candesartan in Heart failure-Assessment of moRtality and Morbidity

❸ β遮断薬の慢性心不全における心臓突然死抑制効果（文献 11, 12, 13 を参考に作成）

| | β遮断薬群 | プラセボ群 |

メトプロロール（MERIT-HF）LVEF≦40%
ビソプロロール（CIBIS Ⅱ）LVEF≦35%
カルベジロール（COPERNICUS）LVEF≦25%

＊：$p<0.05$

突然死発生率（%）

多くの臨床研究において心臓突然死抑制効果を示したことはβ遮断薬の特徴である．
MERIT-HF：Metoprolol Extended-Release Randomized Intervention Trial in Heart Failure, CIBIS Ⅱ：Cardiac Insufficiency Bisoprolol Study Ⅱ, COPERNICUS：Carvedilol Prospective Randomized Cumulative Survival

2 β遮断薬

- 慢性心不全に対するβ遮断薬療法の臨床イベント抑制効果は，いくつものRCTによって証明されている[9-13]．また進行性の左室容積増大いわゆる左室リモデリングに対する抑制効果や[14]，EFの改善効果[15]についてもこれまでに報告されている．これらの効果のなかでも，古くから慢性心不全に用いられてきたACE阻害薬などと異なる点は，ほとんどの試験においても心臓突然死（SCD）に対する抑制効果が明らかなことである（❸）．

- SCDは，慢性心不全症例における死因の約40%を占めることが知られている．とくにNYHA Ⅱ度・Ⅲ度の症例では，死因のなかでSCDの頻度が最も高い．その誘因は，慢性心不全に伴う交感神経およびRAA系など神経体液性因子の賦活化，心筋の伸展刺激，カリウム，マグネシウムなどの電解質異常，ジギタリス，利尿薬，強心薬あるいは抗不整脈薬などによる催不整脈作用と考えられている．

- 日本人では，多くの薬剤が欧米のエビデンスで示された用量よりも少なく使用されていることが多い．カルベジロールの場合も，欧米では50 mg/日程度の用量が通常であるのに対して，日本では多くても20 mg/日であり，2.5 mg/日程度の少量投与を受けている慢性心不全患者も少なくない．

- こうした低用量のβ遮断薬で日本人に対し十分な有効性が得られるかど

SCD：sudden cardiac death

うかを検討するため MUCHA 試験が行われた[16]．本試験では，日本人の軽度から中等度の慢性心不全患者 174 例を対象として，プラセボ群，カルベジロール 5 mg/日投与群，カルベジロール 20 mg/日投与群に無作為に振り分け，24〜48 週にわたり，経過が観察された．その結果，カルベジロールは，心血管系イベントまたは心不全による入院，死亡または心血管系イベントによる入院を軽減することが明らかとなった．また，NYHA 分類で示される心不全症状に加えて EF に関しても用量依存性に改善することが示された．死亡または心血管系の入院は，5 mg/日投与で 71%，20 mg/日投与で 80% 軽減と非常に良好な結果が得られたが，この効果は，高血圧，糖尿病，高脂血症，心房細動の有無にかかわらず認められることも示された．

MUCHA：Multicenter Carvedilol Heart Failure Dose Assessment

- アメリカで行われた US MOCHA 試験では，カルベジロールの 12.5 mg〜50 mg/日の効果が検討され，やはり用量依存性に EF ならびに予後を改善することが示されていたが[15]，MUCHA 試験の結果は，これにほぼ匹敵するものであった．

MOCHA：Multicenter Oral Carvedilol Heart Failure Assessment

- それではなぜこのような反応性の違いが生じたのであろうか？ アメリカ人と日本人では，成人におけるカルベジロールの薬物代謝に差はないことが知られている．しかしながら，中国人ではアメリカの Caucasian あるいは Afro-American に比べ，β_1 受容体の感受性が高いことが知られており[17]，アジア人の特殊性がこのような結果をもたらした可能性も考えられている．

- したがって日本においては，慢性心不全の患者に対して，少量であってもなるべく β 遮断薬を導入することが望ましいといえる．ただし用量依存性が認められることより，可能な限り増量することが推奨される．このように，日本においては欧米のエビデンスに基づいて医療が行われながらも，実臨床における用量設定の根拠などに関しては，十分なエビデンスが得られていないことも多い．

3 MRA

- 心不全患者では，RAA 系の活性化に伴い，血中のアルドステロン濃度は上昇し，その値が高いほど予後は不良であることが知られ[18]，抗アルドステロン薬のスピロノラクトンあるいは選択的 MRA であるエプレレノンを心不全患者に投与すると予後が改善されることが大規模臨床試験において報告された[19,20]．

MRA：mineralocorticoid receptor antagonist（アルドステロン受容体拮抗薬）

- アルドステロンは，主に副腎皮質において産生されるが，心臓，脳，血管においても生成され，細胞質内の鉱質コルチコイド受容体と結合し，核内に移行して転写から蛋白合成までの反応を変化させ（ゲノム作用），心筋肥大・線維化，血管内皮機能障害，血管傷害・線維化，血栓形成などを促進し，心血管系の障害をもたらす[21]．さらに，腎臓に作用して遠位尿細管，集合管でのナトリウム再吸収を亢進させることから，

- 体液貯留による血圧の上昇とうっ血をもたらし，心不全を悪化させるとともに，腎臓からのカリウム，マグネシウムの喪失，交感神経系の活性化などは，心室性不整脈を誘発し，心臓突然死を引き起こす要因となる．
- また，アルドステロンは主にアンジオテンシンⅡの刺激によって産生されるため，ACE 阻害薬あるいは ARB を投与すると，血中のアルドステロン濃度は低下するが，その効果は 1 か月程度しか続かず，長期間にわたって投与するとアルドステロン濃度は徐々に上昇し，もとのレベルに戻ることがアルドステロンエスケープ現象として知られている[22]．
- この現象は，心不全患者の 40% において認められ，運動耐容能低下とも関連することが報告されている[23]．アルドステロンが，アンジオテンシンⅡ以外に高カリウム，カテコラミン，コルチコトロピン，アルギニン・バソプレッシンなどの刺激によって産生されることが原因と考えられている．
- AT1 受容体のノックアウトマウスに心筋梗塞を作成すると，梗塞後左室リモデリングは，野生型マウスに比較すると抑制されるが，同モデルに対して抗アルドステロン薬を投与すると，左室リモデリングがさらに抑制されることから，アルドステロンエスケープ現象は，心不全発生過程において重要であることが示唆されている[24]．

4 ivabradine

- 頻脈は，心不全患者の予後規定因子であることが知られている[25]．β遮断薬は心拍数を低下させるとともに予後を改善させるが，心拍数を低下させることの直接効果を示した薬剤が選択的心拍数低下薬(ivabradine)(2017 年現在日本未承認)である．ivabradine（イバブラジン）は，洞結節の If 電流を選択的に阻害し，洞調律の患者に対して選択的に心拍数を低下させることが可能である．β遮断薬と異なり，血圧の低下，心収縮力の低下，房室結節あるいは心室内の伝導には影響を及ぼさないため，心不全患者に対する忍容性も高い．
- NYHA Ⅱ〜Ⅳ度の心不全症状を有し，EF が 35% 以下かつ過去 12 か月以内に心不全の増悪により入院の既往があり，洞調律で心拍数 70/ 分以上の患者約 6,558 人を対象として，ivabradine の効果をプラセボ群と比較する大規模研究 SHIFT が行われた[26]．
- その結果，ivabradine の投与は一次複合エンドポイントである心血管死あるいは心不全増悪による入院を有意に低下させ（ハザード比 0.82，$p<0.0001$），なかでも心不全増悪による入院を 26%，心不全死も 26% 有意に低下させることが示された．これらの有効性は虚血性あるいは非虚血性心不全どちらにおいても認められ，β遮断薬内服の有無，NYHA クラス，糖尿病・高血圧の有無などにかかわらず有効であることも明らかにされた．また，投薬中止に至るような有害事象にはプラセボ群と比

SHIFT：Systolic Heart failure treatment with the I_f inhibitor ivabradine Trial

較して有意差を認めず，心不全に対する心拍数をターゲットとした新たな治療法として着目され，今後，日本へも導入される見込みである．

5 ARB/ネプリライシン阻害薬（ARNI）

- ARBのバルサルタンとネプリライシン（中性エンドペプチダーゼ）の阻害薬であるsacubitril（2017年現在日本未承認）との化合物（試験段階での名前はLCZ696）はARNIとよばれる．
- HFrEF患者（NYHA分類Ⅱ～Ⅳ度，EF≦40％：2010年12月のプロトコール改訂後は≦35％，BNP≧150 pg/mLまたはNT-proBNP≧600 pg/mL，追跡期間の中央値27か月，8,442例）を対象にした大規模臨床試験PARADIGM-HFにおいて，ARNIは利尿薬やβ遮断薬，MRAなどの従来治療に追加したLCZ696群で対照薬であるエナラプリル群よりも，主要評価項目（心血管死＋心不全による入院）を20％有意に減少させた[27]．
- この結果を受けて，ARNIは欧州の最新ガイドラインにおいても記載されるに至り，今後，日本への導入も見込まれている．

ARNI：angiotensin receptor-neprilysin inhibitor

BNP：brain natriuretic peptide（脳性ナトリウム利尿ペプチド）
NT-proBNP：N末端プロBNP
PARADIGM-HF：Prospective comparison of ARNI with ACEI to Determine Impact on Global Mortality and morbidity in Heart Failure

4. 心不全の臨床研究の今後の課題

> **Point!**
> - HFrEFに関しては，多くの非薬物療法に関するエビデンスが蓄積されている．
> - 高齢化社会においては生命予後改善効果だけでなく，QOLや費用対効果改善を示すエビデンスが重要である．
> - 糖尿病や慢性腎臓病患者を対象にした心不全の一次予防に関するエビデンスも重要である．

- ここまでHFrEFを対象にした薬物療法のエビデンスを中心に述べてきたが，上記以外にも多くの薬剤に対して臨床試験が行われ，また新規心不全治療薬の開発も進んでいる．また，心臓リハビリテーション，植込み型除細動器や心臓再同期療法などのデバイスを用いた治療，植込み型補助人工心臓，心臓移植などの非薬物療法に関しても，これまでに多くのエビデンスが発表され，実臨床で用いられている．一方で，HFpEFや急性非代償性心不全を対象にした大規模臨床試験では，いまだにガイドラインの記載を更新するに至るようなエビデンスは発表されていないのが現状である．
- また，近年，高齢心不全患者は増加の一途を辿っており，今後は生命予後だけでなく，生活の質（QOL）改善を目指したエビデンスの構築も必要であり，医療資源の有限性を考慮すれば，費用対効果に関するエビデンスも必要となることが予想される．
- この40年間に心不全治療は大きく進歩したが，依然として悪性疾患と同様に予後不良であることに変わりはない．これまでの心不全薬物療法

は，発症後の悪循環をもたらす神経体液性因子の抑制が主体であったが，高齢化社会の進行に伴って増加し続ける心不全の発症を抑制するには至っておらず，予防の観点からみた糖尿病や慢性腎臓病などに対する治療法や神経体液性因子以外の心不全の病態に対する治療法の開発とエビデンスの構築が重要と考えられる．

● 引用文献

1) Cohn JN, et al. Plasma norepinephrine as a guide to prognosis in patients with chronic congestive heart failure. N Engl J Med 1984；311：819-23.
2) Waagstein F, et al. Effect of chronic beta-adrenergic receptor blockade in congestive cardiomyopathy. British Heart J 1975；37：1022-36.
3) CONSENSUS Trial Study Group. Effects of enalapril on mortality in severe congestive heart failure. Results of the Cooperative North Scandinavian Enalapril Survival Study (CONSENSUS). N Engl J Med 1987；316：1429-35.
4) Swedberg K, et al. Effects of enalapril and neuroendocrine activation on prognosis in severe congestive heart failure (follow-up of the CONSENSUS trial). CONSENSUS Trial Study Group. Am J Cardiol 1990；66：40D-4D；discussion 44D-5D.
5) SOLVD Investigators. Effect of enalapril on survival in patients with reduced left ventricular ejection fractions and congestive heart failure. N Engl J Med 1991；325：293-302.
6) The SOLVD Investigattors. Effect of enalapril on mortality and the development of heart failure in asymptomatic patients with reduced left ventricular ejection fractions. N Engl J Med 1992；327：685-91.
7) Konstam MA, et al. Effects of the angiotensin converting enzyme inhibitor enalapril on the long-term progression of left ventricular dysfunction in patients with heart failure. SOLVD Investigators. Circulation 1992；86：431-8.
8) Pfeffer MA, et al. Effect of captopril on mortality and morbidity in patients with left ventricular dysfunction after myocardial infarction. Results of the survival and ventricular enlargement trial. The SAVE Investigators. N Engl J Med 1992；327：669-77.
9) Dargie HJ. Effect of carvedilol on outcome after myocardial infarction in patients with left-ventricular dysfunction：The CAPRICORN randomised trial. Lancet 2001；357：1385-90.
10) Packer M, et al. The effect of carvedilol on morbidity and mortality in patients with chronic heart failure. U.S. Carvedilol Heart Failure Study Group. N Engl J Med 1996；334：1349-55.
11) The Cardiac Insufficiency Bisoprolol Study II (CIBIS-II)：A randomised trial. Lancet 1999；353：9-13.
12) Effect of metoprolol CR/XL in chronic heart failure：Metoprolol CR/XL Randomised Intervention Trial in Congestive Heart Failure (MERIT-HF). Lancet 1999；353：2001-7.
13) Packer M, et al. Effect of carvedilol on survival in severe chronic heart failure. N Engl J Med 2001；344：1651-8.
14) Doughty RN, et al. Effects of carvedilol on left ventricular remodeling after acute myocardial infarction：The CAPRICORN Echo Substudy. Circulation 2004；109：201-6.
15) Bristow MR, et al. Carvedilol produces dose-related improvements in left ventricular function and survival in subjects with chronic heart failure. MOCHA Investigators. Circulation 1996；94：2807-16.
16) Hori M, et al. Low-dose carvedilol improves left ventricular function and reduces cardiovascular hospitalization in Japanese patients with chronic heart failure：the Multicenter Carvedilol Heart Failure Dose Assessment (MUCHA) trial. Am Heart J 2004；147：324-30.
17) Xie HG, et al. Molecular basis of ethnic differences in drug disposition and response. Annu Rev Pharmacol Toxicol 2001；41：815-50.
18) Swedberg K, et al. Hormones regulating cardiovascular function in patients with severe congestive heart failure and their relation to mortality. CONSENSUS Trial Study Group. Circulation 1990；82：1730-6.
19) Pitt B, et al. The effect of spironolactone on morbidity and mortality in patients with severe heart failure. Randomized Aldactone Evaluation Study Investigators. N Engl J Med 1999；341：709-17.

20) Pitt B, et al. Eplerenone, a selective aldosterone blocker, in patients with left ventricular dysfunction after myocardial infarction. N Engl J Med 2003 ; 348 : 1309-21.
21) Struthers AD, MacDonald TM. Review of aldosterone- and angiotensin II-induced target organ damage and prevention. Cardiovasc Res 2004 ; 61 : 663-70.
22) Staessen J, et al. Rise in plasma concentration of aldosterone during long-term angiotensin II suppression. J Endocrinol 1981 ; 91 : 457-65.
23) Cicoira M, et al. Relation of aldosterone "escape" despite angiotensin-converting enzyme inhibitor administration to impaired exercise capacity in chronic congestive heart failure secondary to ischemic or idiopathic dilated cardiomyopathy. Am J Cardiol 2002 ; 89 : 403-7.
24) Katada J, et al. Persistent cardiac aldosterone synthesis in angiotensin II type 1A receptor-knockout mice after myocardial infarction. Circulation 2005 ; 111 : 2157-64.
25) Pocock SJ, et al. Predictors of mortality and morbidity in patients with chronic heart failure. Eur Heart J 2006 ; 27 : 65-75.
26) Swedberg K, et al. Ivabradine and outcomes in chronic heart failure (SHIFT) : A randomised placebo-controlled study. Lancet 2010 ; 376 : 875-85.
27) McMurray JJ, et al. Angiotensin-neprilysin inhibition versus enalapril in heart failure. N Engl J Med 2014 ; 371 : 993-1004.

第2章

心不全を診る
心不全の診断

臨床症状と診断のフローチャート

千村美里, 坂田泰史

1. 心不全の臨床症状

Point!
- 左心不全と右心不全に分けて評価を行う.
- 左心不全では肺うっ血と低心拍出による症状が主体であり,右心不全では体うっ血症状が主体となる.
- カヘキシーは心不全の末期的徴候である.

1 臨床症状の特徴
- 心不全とは,心臓のポンプ機能不全に起因する血液供給と諸臓器の需要の不均衡によって生じる症候群であり,虚血性心疾患,高血圧性心疾患,弁膜症,心筋症など,すべての器質的心疾患が至る末期像である.
- 心不全の自覚症状は多彩であり,息切れや呼吸困難,浮腫といった典型的な症状から動悸,全身倦怠感,食欲不振,四肢冷感,精神症状など非典型的な症状が出現する場合もある(❶).

2 左心不全,右心不全とは
- 症状をきたす原因が,主に左心系の機能不全によるものなのか,右心系の機能不全によるものなのかによって,心不全を左心不全,右心不全に分けて評価する.
- 一方,経過とともに左心不全症状だけにとどまらず,右心不全を合併することもあり,このような場合は多彩な症状が出現する.

3 左心不全では肺うっ血と低心拍出による症状が主体
- 左心不全の原因疾患としては,心筋梗塞,心筋症,心筋炎などによる左室の心筋傷害および弁膜症が大多数を占める.
- 左心不全では,左室拡張終末期圧,肺毛細血管圧の上昇による肺うっ血症状と低心拍出に伴う症状が発現する.肺うっ血症状は呼吸困難が主体となるが,低心拍出に伴う症状は全身倦怠感,精神症状,食欲不振など非特異的な症状が多い.

呼吸困難
呼吸困難は心不全患者に最も多い症状である.本症状の発症機序としては,肺毛細血管圧の上昇における血管内から間質組織への細胞外液露出の増大,吸収の低下および毛細血管壁の透過性亢進などの因子が関与する.その結果,肺の間質組織や肺胞への水分貯留を起こし,肺のコン

❶ 心臓の機能からみた心不全の臨床症状と所見

うっ血症状と所見		
左心不全	症状	呼吸困難, 息切れ, 頻呼吸, 起座呼吸, 咳嗽, 動悸
	所見	喘鳴, ピンク色泡沫痰, 湿性ラ音聴取, Ⅲ音やⅣ音の聴取
右心不全	症状	右季肋部痛, 食欲不振, 腹部膨満感, 体重減少, 下痢, 嘔吐
	所見	肝腫大, 肝胆道系酵素の上昇, 頸静脈怒張
低心拍出量による症状と所見		
症状		意識障害, 精神障害, 記憶障害, 全身倦怠感
所見		四肢冷感, チアノーゼ, 低血圧, 乏尿

プライアンスの低下, ガス拡散障害を生じ呼吸困難を呈するに至る.

労作性呼吸困難：軽症の心不全では安静時には呼吸困難を感じないが, 階段の昇降, 肉体労働などの労作時に呼吸困難感を自覚するようになり, 心不全の進行に伴いごく軽度の労作でも呼吸困難を生じるようになる. これらの労作性呼吸困難は主として労作に伴う左室拡張終末期圧や肺毛細血管圧の上昇に起因する. たとえば, 運動負荷心エコー図検査を施行すると機能性僧帽弁逆流が増え, それに伴って左室拡張終末期圧が上昇する症例があり, このような症例の予後は悪いとの報告もされている[1]．

安静時呼吸困難／発作性夜間呼吸困難：心不全の進行に伴い安静時にも呼吸困難を自覚するようになる. また就寝後数時間してから突然に呼吸困難発作を生じることがあり, これを発作性夜間呼吸困難という. 起座位をとることで症状は軽減するが, 場合によっては症状がなかなか改善せずに急性肺水腫の状態に至ることもある. 夜間に発症する機序として仰臥位では横隔膜が上方へ移動すること, また昼間は立位や座位をとっているために主に下肢に移動していた静脈還流が, 就寝後は体中心部に再分布し中心静脈量が増加することなどから, 肺毛細血管圧が上昇し, 肺うっ血を生じるためと考えられている. また心不全がさらに進行すると起座呼吸を呈するようになる.

咳と痰

肺うっ血に伴い肺胞への漏出が増加するために左心不全では, 咳や痰を認めることがある. また, 体動時や臥位時などでは, 肺毛細血管圧が上昇することによって咳や痰が悪化する傾向にある. 肺うっ血がひどくなれば血性の痰あるいは少量の喀血をきたす. 肺水腫時には多量のピンク色の泡沫状痰が喀出されることがある.

全身倦怠感および易疲労感

心拍出量の低下に由来する全身倦怠感や易疲労性など非特異的な症状を経験することがある. 労作時に見合うだけの心拍出量の増加をもたらすことができないために, 骨格筋への酸素供給が不足し, 代謝産物の蓄積や嫌気性代謝の亢進をきたして, その結果, 易疲労性が認められるよ

うになる．重症心不全になると安静時にも十分な心拍出量が維持できないために，全身倦怠感や易疲労性が容易に認められるようになる．また，下肢の骨格筋への血流が相対的に低下するために，とくに運動時には交感神経緊張亢進によって末梢血管が過剰に収縮し，かつ心不全により血管内皮の一酸化窒素（NO）産生と放出が障害されるために末梢血管血流増加反応が減弱し，その結果，下肢に易疲労感を伴うこともある．

NO：nitric oxide

動悸
心不全に伴う交感神経系の緊張亢進によって洞性頻脈をきたしたり，あるいは心房細動や期外収縮などの不整脈を合併したりすることによって，動悸を感じることがある．動悸の頻度は必ずしも心不全の重症度とは相関しないが，心不全の改善とともに軽快することが多い．

尿症状
日中活動時の腎血流量は心拍出量の低下の代償機序として骨格筋などに血液が再分布されるため減少する．しかし，安静臥位，とくに夜間では腎血管収縮が解除され腎血流が増加するために夜間多尿を認める．さらに重症心不全になり心拍出量の低下が顕著になると日中，夜間を問わず，乏尿となる．

精神神経症状
高齢者，とくに脳動脈硬化の合併症例では，脳血流量の低下により記憶障害，頭痛，不眠，錯乱，意識障害などの精神神経症状をきたすことがある．

その他
末梢循環不全や交感神経緊張状態のために，末梢の血管が収縮し，四肢冷感をきたす．さらに重症心不全症例では，チアノーゼを伴うことがある．

4 右心不全では体うっ血症状が主体
- 右心不全では，全身の静脈圧上昇による体うっ血症状が発現する．三尖弁や肺動脈弁疾患，原発性肺高血圧症，肺塞栓症，肺性心などの疾患では，右心不全のみをきたすことが多い．
- 左心不全に続発して右心系への負荷増大から右心不全を併発し，両心不全の状態を呈することもある．
- 右心不全の主症状である浮腫や消化器症状は多臓器疾患でもみられるため，他疾患と誤診され心不全の診断が遅れることもある．

浮腫
心不全では静脈圧の上昇により血管内から間質組織への細胞外液の露出が常に促進されているため，浮腫が生じる．また，心拍出量の低下により有効循環血液量が減少するため，代償的にレニン・アンジオテンシン系が活性化され，腎臓ではナトリウムや水の貯留を促進させる方向に働いていることもその成因に関与している．心不全が進行すると顔面や

上肢に浮腫を生じるようになる．

消化器症状

消化管や肝臓のうっ血によって食欲不振，嘔気，腹部膨満感などが認められる．さらに腸管浮腫が著しいと下痢や嘔吐を生じることもある．右心不全による肝腫大は無症状のことが多いが，前屈時に上腹部圧迫感や右季肋部痛を認めることもある．肝うっ血が長期にわたると，最終的には心原性の肝硬変の状態となり，腹水や黄疸をきたすこともある．また，ジギタリスの副作用や利尿薬による電解質異常のために嘔気，下痢，腹痛などの消化器症状が出現する場合もあり，注意が必要である．

その他

胸膜静脈は肺静脈および体静脈の両方に還流するため，胸水貯留は左心不全のみならず，右心不全でも出現する．胸水貯留により，呼吸困難や咳の症状が認められる．

5 カヘキシーは心不全の末期的徴候

- 重症心不全が長期にわたると，肝うっ血や消化管のうっ血による食欲不振や吸収障害のために栄養状態が悪化する．また努力性呼吸や心筋の酸素需要の増大のためにエネルギー消費が亢進し体重減少を生じる．ついにはカヘキシーの状態になる．

> カヘキシー：心不全患者に認められるカヘキシーは，炎症の亢進，インスリン抵抗性，蛋白異化の亢進など多くの因子を包括した概念として提唱され，骨格筋のみならず脂肪組織の減少も伴うとされた．カヘキシーは心不全の程度とは相関がなく，独立した危険因子であるが，単純なカロリー補給だけでは緩和しないと考えられている．

2. 心不全診断のフローチャート

> **Point!**
> - フラミンガム研究の心不全診断基準のように自覚症状と他覚症状，身体所見を組み合わせて心不全の診断を行うが，確定診断は必ずしも容易ではない．
> - 心不全は的確な診断と早急な治療を要する病態であるため，疑わしい症状や徴候があれば心不全を念頭におき，スクリーニング検査を進めていく必要がある．

心不全の診断

- 心不全の他覚的身体所見として肺野での湿性ラ音聴取，心音でのⅢ音，Ⅳ音聴取，頸静脈怒張などがあげられる．しかし，これら身体所見単独では，心不全を診断するに十分な所見にならないことが報告されており（❷）[2,3]，フラミンガム研究の心不全診断基準（❸）[4]のように自覚症状と他覚症状，身体所見を組み合わせて心不全を診断することを提唱している．

- ただし，多臓器疾患でも心不全と類似した症状を呈することがあるため，臨床症状，身体所見だけでは確定診断することは必ずしも容易ではない．これら臨床症状と身体所見でも心不全の診断ができない場合は，❹のフローチャートのように適切な病歴聴取から採血，検尿，心電図，胸部X線検査，経胸壁心臓超音波検査などを実施し，診断の妥当性を

❷ 肺うっ血の臨床マーカーの診断価値[2, 3]

所見もしくは症状	感度	特異度	陽性的中率	陰性的中率
労作時呼吸困難	66	52	45	27
起座呼吸	66	47	61	37
浮腫	46	73	79	46
頸静脈怒張	70	79	85	62
Ⅲ音	73	42	66	44
胸部X線				
心拡大	97	10	61	—
肺血管再分布	60	68	75	52
間質浮腫	60	73	78	53
胸水	43	79	76	47

❸ フラミンガム研究の心不全診断基準[4]

大症状
- 発作性夜間呼吸困難または起座呼吸
- 頸静脈怒張
- 肺ラ音
- 心拡大
- 急性肺水腫
- 拡張早期性ギャロップ（Ⅲ音）
- 静脈圧上昇（16 cmH$_2$O以上）
- 循環時間延長（25秒以上）
- 肝頸静脈逆流

小症状
- 下腿浮腫
- 夜間咳嗽
- 労作性呼吸困難
- 肝腫大
- 胸水貯留
- 肺活量減少（最大量の1/3以下）
- 頻脈（120/分以上）

大症状あるいは小症状
- 5日間の治療に反応して4.5 kg以上の体重減少があった場合，それが心不全治療による効果ならば大症状1つ，それ以外の治療ならば小症状1つとみなす

大症状2つか，大症状1つおよび小症状2つ以上を心不全と診断する．

❹ 心不全診断のフローチャート

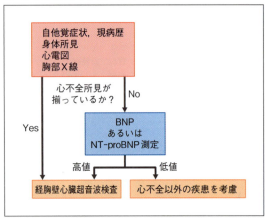

検討して確定診断を行う．諸検査に関する詳細は他項を参照されたい．

◉ 引用文献

1) Lancellotti P, et al. Clinical significance of exercise pulmonary hypertension in secondary mitral regurgitation. Am J Cardiol 2015；115：1454-61.
2) Stevenson LW, Perloff JK. The limited reliability of physical signs for estimating hemodynamics in chronic heart failure. JAMA 1989；261：884-8.
3) Gheorghiade M, et al. Assessing and grading congestion in acute heart failure：A scientific statement from the acute heart failure committee of the heart failure association of the European Society of Cardiology and endorsed by the European Society of Intensive Care Medicine. Eur J Heart Fail 2010；12：423-33.
4) McKee PA, et al. The natural history of congestive heart failure：The Framingham study. N Engl J Med 1971；285：1441-6.

問診 / 身体所見の取り方

三浦哲嗣

1. 問診

> **Point!**
> - 心不全に特異的な自覚症状はなく，心不全と関連する複数の症状とそれらの時間経過を明確にすることが呼吸器疾患やほかの浮腫を伴う疾患との鑑別に重要．
> - HFrEFとHFpEFは，問診で区別できない．
> - 心不全の原因疾患，鑑別を要する疾患についても問診で可能な限り明らかにする．

- 心不全を診断する基準としてフラミンガム基準*が汎用されている．しかし，その感度，特異度はともに約60％にとどまり，この基準のみでは心不全の診断に十分とはいえない．フラミンガム基準に含まれない症状や身体徴候も考慮し，心不全以外の疾患を除外し，また臨床検査を適切に選択することが，心不全診断に不可欠である．
- 心不全の症状は，体液貯留と心拍出量の低下による．体液貯留の症状に，浮腫，腹水による腹部膨満感，呼吸困難，夜間の咳，起座呼吸があり，心拍出量低下の症状として，労作によって増悪する疲労感，倦怠感がある．
- 病態としては，心拍出低下によるレニン・アンジオテンシン系や交感神経系の活性化，心腎連関による腎障害が，体液貯留を進行させて悪循環を形成する．
- 急性〜亜急性に心不全が出現する場合は，労作時あるいは安静時の息切れ，夜間の発作性呼吸困難や起座呼吸，肝うっ血による右上腹部の痛みなどが症状の主体となる．
- 慢性の経過で心不全が進行する場合は，呼吸困難よりも，倦怠感，腹部膨満感，浮腫などが主体となる場合が多い．

1 慢性心不全における問診
- 症状が慢性に経過しており，緊急対応が必要でない場合には，心不全以外の疾患との鑑別，心不全の原因（❶）検索のため，症状の経過と既往歴，家族歴について詳細に問診を行う．

2 症状
① 浮腫
- 慢性心不全による浮腫は，立位〜座位で活動しているあいだに下腿〜

*フラミンガム基準については p.54を参照．

❶ 心不全の原因

心筋障害
・虚血性心疾患
・薬剤：β遮断薬，カルシウム拮抗薬，抗不整脈薬，心毒性のある薬剤（ドキソルビシンなど）
・化学物質：アルコール，コカイン，水銀，コバルト，砒素など
・炎症・感染：心筋炎，細菌感染，ウイルス感染，真菌感染，Chagas病，自己免疫疾患
・浸潤性疾患：サルコイドーシス，アミロイドーシス
・内分泌疾患：甲状腺機能異常，Cushing症候群，副腎不全，成長ホルモン過剰分泌，褐色細胞腫
・代謝疾患：糖尿病，Fabry病，ヘモクロマトーシス，Pompe病，Hurler症候群，Hunter症候群など
・遺伝性疾患：肥大型心筋症，拡張型心筋症，拘束型心筋症，不整脈原性右室心筋症
・栄養障害：ビタミンB_1（脚気心），カルニチン，セレニウムなどの欠乏症
・その他：産褥心筋症，たこつぼ心筋症
心負荷の異常
・高血圧
・弁膜症
・心膜疾患：収縮性心膜炎，心タンポナーデなど
・高心拍出量症候群：敗血症，甲状腺中毒症，貧血，短絡疾患，脚気心，Paget病
・血管内容量負荷：腎不全，医原性容量負荷
・肺高血圧
不整脈
・頻脈性不整脈：心房細動，心房頻拍，心室頻拍等頻拍誘発性
・徐脈性不整脈：洞機能不全症候群，完全房室ブロックなど

足背に出現し就寝まで増悪する pitting edema として現れることが多い．就寝後は臥床に伴う下肢静脈圧の低下により，下肢の細胞外液は血管内に戻って尿として排泄される結果，起床時には浮腫が軽減していることがしばしばある．つまり，日中増悪する下肢の浮腫と夜間尿（nocturia）の組み合わせは，慢性心不全の症状の一つである．
- 右心不全が重症になると，肝うっ血による腹部膨満感や腹水が出現し，肝機能障害と消化管の浮腫による食欲不振が相まって栄養障害の誘因となる．
- 下肢の浮腫は，下肢静脈血栓症や静脈機能不全，また低蛋白血症をもたらす多くの疾患（ネフローゼ症候群，肝硬変ほか）の特徴でもあり，これらの疾患それぞれに特徴的な症状や関連因子についても確認する．

② 呼吸困難
- 労作に伴う呼吸困難の原因が，心不全か呼吸器疾患であるのかを問診から鑑別することは容易ではない．運動耐容能は，年齢や生活習慣により異なるため，労作時の息切れや疲労感を評価する場合には，そのレベル自体よりも病歴の経過での変化が診断に有用である．ことに日常生活（着替えや入浴）での自覚症状の変化に注意する．また，慢性閉塞性肺疾患や間質性肺疾患，アレルギー性肺疾患などの呼吸器疾患に特徴的な自覚症状や危険因子（喀痰，血痰，喫煙歴，発熱，自己免疫疾患の合併，アレルギー性疾患の既往など）の有無を明らかにする．
- 安静時の息切れについては心不全の特徴が認められる場合がある．心

不全患者では，左側臥位よりも右側臥位がより楽であると感じることが多く，胸水貯留が右側により多いことが理由と推測されている．また，夜間に発作性に起こる呼吸困難は心不全が原因である場合が多い．一方，起座呼吸は，心不全だけでなく肺気腫，大量の腹水貯留によって生じる場合があることに注意が必要である．

- 労作時ならびに安静時の息切れや運動制限の程度を，NYHA分類*で明確にしておくことは，生命予後の予測と治療選択の検討に重要である．

③ SDB
- 睡眠呼吸障害（SDB）は，患者本人からの問診で確定することは困難であるが，心不全の予後と関連する合併症であり，薬剤では治療できないため，家族からの情報も合わせて問診する必要がある．
- 心不全とSDBの合併頻度は高く，左室駆出率低下を伴う心不全（HFrEF）の11〜56％に閉塞型無呼吸が，15〜40％に中枢型無呼吸が合併すると報告されている．
- 心不全ではほかのSDBの原因疾患と比較してCheyne-Stokes呼吸を伴う中枢性無呼吸を高率に合併する点に特徴がある．
- SDBの有無については，家族からの情報や，起床時の頭痛や頭重感，日中の眠気，夜間の頻尿などが手がかりになる．

NYHA：New York Heart Association
*NYHA分類についてはp.23参照．
SDB：sleep disordered breathing

HFrEF：heart failure with reduced ejection fraction

3 心不全の原因についての問診
- 心不全の原因には多くのものがあるが，これらは，心筋自体の障害，心負荷の異常，不整脈に分けることができる（❶）．頻度が高い原因として，虚血性疾患，高血圧，心筋症（拡張型心筋症，肥大型心筋症）があげられる．
- こうした疾患に関連した現病歴に加えて，既往歴では，心不全や心筋炎の既往，抗癌薬をはじめ心毒性のある薬剤への曝露の機会について，また家族歴では，心不全，突然死を中心に，遺伝性心筋症や若年発症の冠動脈疾患についても聴取する．

4 発症の危険因子の検索
- 心不全の病態が異なるHFrEF，左室駆出率低下を伴わない心不全（HFpEF）では，発症の危険因子に違いがある．新規心不全の発症危険因子を6,340人の住民を対象に縦断解析した結果では，高齢，糖尿病，弁膜症がHFpEF，HFrEFいずれの新規発症とも関連していた（❷）．
- HFpEFの発症にはさらにBMI高値，喫煙，心房細動が，HFrEFの発症には男性，高コレステロール血症，心拍数の高値，高血圧，心血管疾患，左室肥大，左脚ブロックが特徴的に関連することが示されている[1]．こうした心不全の危険因子の集積について問診で明らかにすることも診断の一助となる．

HFpEF：heart failure with preserved ejection fraction

BMI：body mass index

5 急性心不全における問診
- 急性心不全には，新規に（*de novo*）心不全が発症する場合と慢性心不全

❷ 心不全発症の危険因子―HFpEF vs. HFrEF（文献1より作成）

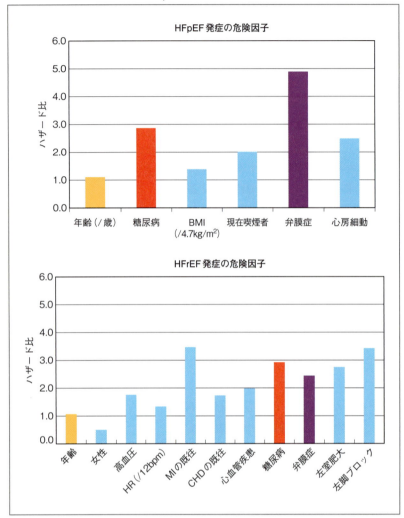

HR：心拍数，MI：心筋梗塞，CHD：うっ血性心不全

の急性増悪が含まれる．

6 de novo 心不全の症状

- *de novo* の心不全を急性に誘発する心血管疾患として，急性冠症候群，不整脈，急性の大動脈弁あるいは僧帽弁の機能不全（感染性心内膜炎による弁破壊，僧帽弁腱索断裂など），高血圧性緊急症，肺血栓塞栓症がある．
- これらの場合は，前述のように，体液貯留による症状よりも，心拍出量低下による症状（意識障害，不穏，倦怠感）や急性うっ血の所見（左心不全の場合は呼吸困難，頻呼吸，起座呼吸，右心不全の場合は右季肋部痛，腹部膨満感，心窩部不快感）が主体となる．

7 慢性心不全の急性増悪の誘因

- 慢性心不全の急性増悪の場合は，原因疾患自体の進行・増悪のほかに，

心臓以外の誘因による心不全の増悪である場合がまれでないため，そうした誘因について問診が必要となる．
- 慢性心不全の急性増悪の誘因には，怠薬，塩分摂取制限や運動制限を守れないこと，頻脈性不整脈（心房細動，心室頻拍など），徐脈性不整脈（洞機能不全，房室ブロックなど），血圧上昇，貧血，感染，心筋虚血発作，甲状腺機能亢進症，妊娠，肺塞栓，薬剤（NSAID，抗不整脈薬など陰性変力作用を有する薬剤，心臓毒性を有する抗癌薬など）がある．

NSAID：non-steroidal anti-inflammatory drug

8 急性心不全の診断
- 急性心不全の場合は，心電図，心エコー検査を含めた臨床検査を用いてすみやかに診断し，治療を開始することが必要である．それと同時に，心不全に関連する疾患の既往歴，治療経過に関する情報収集が治療の精緻化に必要となる．
- 呼吸困難で救急外来へ受診した症例を対象とした 22 の研究を総括した結果からは，心不全の既往（尤度比 [LR] 5.8，95％信頼区間 [CI] 4.1-8.0），夜間の発作性呼吸困難（LR 2.6，95％ CI 1.5-4.5），Ⅲ音の聴取（LR 11，95％ CI 4.9-25），心房細動（LR 3.8，95％ CI 1.7-8.8）が心不全と有意に関連することが示されている[2]．これらのうち夜間の発作性呼吸困難を除けば，いずれも肺疾患の合併した心不全とも有意に関連していた．こうした心不全予測因子に加えて，❷に示した心不全発症危険因子を確認することが診断に有用である．

2. 身体所見の取り方

> **Point!**
> - 身体診察から心不全の診断と重症度評価（予後評価）のための情報を得る．
> - 身体診察では体液貯留と心拍出量の低下の有無を評価する．とくに，心拍出の低下と低灌流の徴候を見落とさないことが最も重要である．
> - 収縮期血圧と脈圧の値は心不全の病態把握と管理に重要な情報である．

1 バイタルサイン
- 交互脈（pulsus alternans）は，重症な左心機能障害を示す．急性心不全症例の場合，超急性期の収縮期血圧は，クリニカルシナリオ（clinical scinario）*を用いた病態把握と管理方針の決定に重要である．敗血症や甲状腺中毒症による高心拍出量症候群の場合は，体温の上昇がある．

2 心拍出量・臓器灌流の評価
- 心拍出量の低下した心不全では，交互脈のほかに，洞性頻脈，脈圧の減少（25 mmHg 未満），発汗，末梢血管の収縮（皮膚の冷感，蒼白，四肢チアノーゼ）は低心拍出・低灌流を示唆する．proportional pulse

*クリニカルシナリオについてはp.24参照．

proportional pulse pressure：（収縮期血圧−拡張期血圧）/ 収縮期血圧として計算され，心係数（r = 0.62）や一回拍出係数（r = 0.78）とよい相関があることが報告されている[3]．

pressure が 25％未満の場合には 90％以上の症例で心係数が 2.2 L/分/m^2 未満であると報告されている．
- 高心拍出量による心不全（高心拍出量症候群）では，脈圧の増加，頸静脈のハム音，Quincke 徴候が認められる．

3 体液量貯留の評価

- 浮腫，頸静脈の怒張（頸静脈圧上昇），肺うっ血の有無を評価する．浮腫は，立位あるいは座位での活動で増悪する下肢の浮腫，肝腫大，脾腫，陰嚢浮腫として認められる．
- 頸静脈圧の推定値が正常値（5〜10 cmH_2O）を超えていること，また肝頸静脈逆流は体液貯留の重要な徴候である．しかし，左室拡張末期圧上昇例のうちの約 1/3 では，頸静脈圧が正常にとどまること，肺高血圧のため右心機能が低下している例や三尖弁逆流がある場合には，肝頸静脈逆流が認められないことに注意が必要である．
- 肺うっ血は，急性〜亜急性の心不全の場合には肺の湿性ラ音を呈することが多い．しかし，慢性心不全の場合には，肺静脈容量の増加と肺リンパからの細胞外液排出の増加により湿性ラ音を聴取しないことがしばしばある．

> 頸静脈圧の推定値：ベッドを 45°の傾斜として胸骨角から頸静脈の拍動が観察される上端までの高さ＋5 cm-H_2O として推定．
>
> 肝頸静脈逆流 (hematojugular reflux)：右上腹部の圧迫による頸静脈拍動部位の上昇．

4 心音

- 過剰心音であるⅢ音とⅣ音は，いずれも左室拡張末期圧の上昇（＞15 mmHg）と関連しており，特異度は 80〜90％程度と高いが，感度はいずれも 40〜50％と低い．また評価者により検出率が大きく異なることも問題となっている．
- 左心不全により二次的に肺高血圧を合併する場合には，肺性Ⅱ音の亢進や肺動脈弁逆流雑音を聴取する．

5 身体所見からの予後予測

- 慢性心不全の症例では，Ⅲ音の聴取あるいは頸静脈圧の上昇が認められる場合，心不全による入院，死亡あるいは心不全による入院，ポンプ不全による死亡，それぞれのリスクが約 30〜40％増大していることが SOLVD 試験対象症例の解析から示されている[4]．そうした予後予測因子としてのⅢ音と頸静脈圧上昇の意義は，心不全症状のない左室機能障害例でも確認されている[5]．
- 急性心不全については，前述の心拍出量・組織灌流の評価，体液量貯留の評価をもとに，うっ血の有無と低灌流の有無により 4 群に分ける Nohria-Stevenson 分類*が，初期治療の方針検討と死亡リスク層別化に有用である．452 例が対象の解析では，1 年間の死亡率が，dry-warm に比較して，wet-cold で約 4 倍，wet-warm と dry-cold で約 2 倍高値であったと報告されている[6]．

> SOLVD 試験：Studies of Left Ventricular Dysfunction Treatment Trial
>
> ＊Nohria-Stevenson 分類については p.25 参照．

● 引用文献

1) Ho JE, et al. Predictors of new-onset heart failure : Differences in preserved versus reduced ejection fraction. Circ Heart Fail 2013 ; 6 : 279-86.
2) Wang CS, et al. Does this dyspneic patient in the emergency department have congestive heart failure? JAMA 2005 ; 294 : 1944-56.
3) Rohde LE, et al. Reliability and prognostic value of traditional signs and symptoms in outpatients with congestive heart failure. Can J Cardiol 2004 ; 20 : 697-702.
4) Drazner MH, et al. Prognostic importance of elevated jugular venous pressure and a third heart sound in patients with heart failure. N Engl J Med 2001 ; 345 : 574-81.
5) Drazner MH, et al. Third heart sound and elevated jugular venous pressure as markers of the subsequent development of heart failure in patients with asymptomatic left ventricular dysfunction. Am J Med 2003 ; 114 : 431-7.
6) Nohria A, et al. Clinical assessment identifies hemodynamic profiles that predict outcomes in patients admitted with heart failure. J Am Coll Cardiol 2003 ; 41 : 1797-804.

血液検査から何がわかるか

鈴木　聡，竹石恭知

> **Point!**
> - 心臓のポンプ機能障害（収縮障害，拡張障害がある）により血行動態の障害をきたす心不全は，交感神経系をはじめ，さまざまな神経体液性因子の活性化が関与する複雑な病態である．その複雑な病態を反映するさまざまな血液検査項目が診断に寄与している．
> - 心不全の診断，重症度の判定に血液検査所見は重要であり，それぞれの項目の特徴を理解して評価すべきである．

1. ナトリウム利尿ペプチド

1 ナトリウム利尿ペプチドの作用機序

- ナトリウム利尿ペプチドは分子内に類似の環状構造を有するペプチドであり，ファミリーを構成している ANP，BNP，CNP（総称して XNP とする）が含まれる．ANP は心房組織，BNP は心室筋，CNP は心室筋や血管内皮細胞を主な起源とし，機械的ストレスにより分泌が亢進する．
- 細胞内ではそれぞれ前駆体の proANP，proBNP，proCNP として存在するが，血中に分泌される際に N 末端側の NT-proXNP と生理活性を有する XNP とに切断され，XNP はそれぞれの受容体と結合することでナトリウム利尿作用，血管拡張作用，そしてレニン・アンジオテンシン・アルドステロン（RAA）系の抑制作用をもたらす．

2 BNP による評価

- ナトリウム利尿ペプチドファミリーの中で臨床的に心不全の診断や重症度判定に頻用されるのは BNP と NT-proBNP であるが，これらの発現は左室収縮力や年齢に影響され，また腎機能が悪いほど血中濃度は高くなる．
- BNP 群は主に左室心筋から分泌されるため左室収縮力が低く左室の充満圧が高いほど左室心筋のテンションが高まり，分泌量が多くなる．したがって，左室収縮能が低下した心不全（HFrEF）患者は左室収縮能が保たれた心不全（HFpEF）患者に比べて高値を示す傾向にある．
- しかし慢性心不全患者においては HFrEF 患者でも HFpEF 患者でも，その値が高いほど予後不良（死亡率および心不全増悪による再入院の増

ANP：atrial natriuretic peptide
BNP：B-type natriuretic peptide
CNP：C-type natriuretic peptide

NT-proXNP：N-terminal proXNP

RAA：rennin-angiotensin-aldosterone

HFrEF：heart failure with reduced ejection fraction
HFpEF：heart failure with preserved ejection fraction

❶ 慢性心不全患者における BNP 値と予後との関連[1]

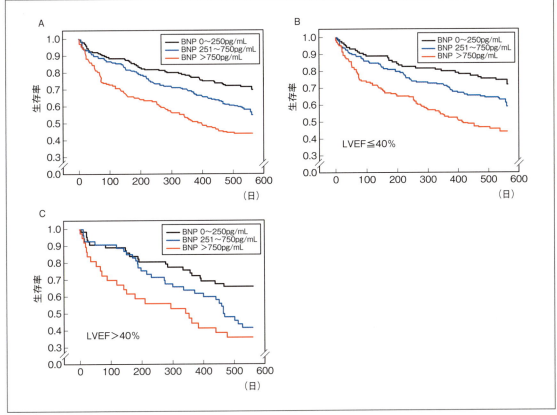

A：全心不全患者，B：HFrEF 患者，C：HFpEF 患者．

加）であることを反映する（❶）[1]．
- 同じ心収縮力でも肥満患者は BNP 値が低くなるため，こういった特徴を理解して評価すべきである．
- BNP，NT-proBNP は値のばらつきが大きく，上記のようにさまざまな要因がその値に影響を及ぼす．したがって異なった症例間で単純に値を比較できないが，同じ症例の病態の変化を判断するには非常に有用であり，ACCF/AHA のガイドラインではナトリウム利尿ペプチドを指標として治療することが推奨されている（エビデンスレベル A）[2]．つまり個々の患者においては，症状が改善するとともにこれらの値の低下がみられれば，治療が奏効していると判断してよい．
- BNP と NT-proBNP のどちらも心不全診断にはゴールドスタンダードであるが，どちらがより有用であるかについては一定の見解はない．NT-proBNP は生理活性をもたず血中半減期が長く（BNP が約 20 分に対して NT-proBNP は約 120 分），また BNP の分解酵素であるネプリライシンによって分解されないために BNP に比べて血中濃度が高いという特徴がある．最新の ESC ガイドラインでは，急激な呼吸苦を自覚

ACCF/AHA：American College of Cardiology Foundation / American Heart Association

ESC：European Society of Cardiology

した患者において，BNP 100 pg/mL，NT-proBNP 300 pg/mL 以下であれば，非心臓性の呼吸苦であると診断してよいとなっている．

3 ANP による評価

- ANP は心房から主に産生され，心不全においては BNP よりも産生量は少ないためその血中濃度は BNP に比較し低い．心不全状態において BNP は定常時より 200～300 倍にもなるが，ANP の産生量は 10～30 倍程度である．
- ヒト ANP のリコンビナント蛋白である hANP はナトリウム利尿作用と血管拡張作用を有しており，心不全治療薬（カルペリチド）として日本国内では頻用されている．
- NT-proANP よりもさらに安定化した MR-proANP は，心不全の診断に有用であるとされ，最新の ESC ガイドラインにおいても BNP，NT-proBNP とともに診断における有用性が明記されている[3]．

MR-proANP：mid-regional proANP

4 CNP による評価

- CNP も近年研究が進められているナトリウム利尿ペプチドであり，NT-proCNP は HFrEF 患者に比べて HFpEF 患者の予後予測においてとくに有用であることが報告されている．どちらも日本国内においては臨床現場で用いられていないが，今後の導入が期待される．

2. トロポニン

- 心筋収縮を調節する蛋白であるトロポニンはさまざまなサブユニットから構成され，心筋細胞の傷害によって血中に放出されることから急性心筋梗塞の鋭敏なマーカーとして用いられているが，近年は心不全患者におけるその有用性が数多く報告されている．
- 急性非代償性心不全患者を対象とした大規模な登録研究である ADHERE によると，入院時のトロポニン陽性患者群は陰性患者群に比較して有意に血圧が低く，また左室駆出率も低下しており，入院期間延長の頻度や入院中累積死亡率が高いことが明らかになった[4]．
- 慢性心不全患者においても高感度トロポニン T 値は全死亡や心不全増悪による入院といった心イベントを鋭敏に反映する．
- トロポニンのサブユニットにはトロポニン T やトロポニン I が頻用されてきたが，近年はトロポニン C についての報告も散見されている．

ADHERE：Acute Decompensated Heart Failure National Registry

3. ガレクチン 3

- ガレクチン 3 は β- ガラクトシドに親和性をもつレクチンファミリーであるガレクチンのなかのサブタイプの一つである．さまざまな細胞に存在し，アポトーシスや血管新生作用のほか，炎症局所における炎症性細

- 胞の走化性因子としての役割や免疫誘導活性，またリガンドを直接的に架橋結合させることによる細胞接着作用などさまざまな作用を有する．
- 心臓組織においてガレクチン3は線維芽細胞の増殖・活性化を刺激してTGF-β1，1型コラーゲンの増殖を促し，リモデリングを進行させる[5]．ガレクチン3による心リモデリング促進効果は免疫系や炎症反応の活性化と関連し，血中ガレクチン3濃度はIL-6やCRPと相関する．
- 心不全患者における心イベント発生のほか，健康な一般住民を対象とした大規模コホート研究においても，ガレクチン3は年齢や腎機能，左室重量などと相関して将来の心不全発症を反映する．
- HFpEFの病態として重要な肥大心における心筋線維化のマーカーになりうることから[5]，ガレクチン3はとくにHFpEFの早期診断やリスク分類，治療効果指標としての有用性が期待されている[6]．

TGF : transforming growth factor

IL-6 : interleukin 6
CRP : C-reactive protein

4. 炎症・酸化ストレスマーカー

1 CRP
- 臨床現場において最も一般的な炎症マーカーであるCRPは全身の非特異的な炎症反応を示し，心不全患者の重症度との関連がこれまで多く報告されている．

2 PTX3
- CRPと同じペントラキシンスーパーファミリーに属しCRPよりも分子構造が長いPTX3は，CRPとは異なり炎症の起きている局所でより急速に産生されるという特徴がある．うっ血性心不全患者における血中PTX3濃度は重症度に応じて上昇し，またその値は予後予測に有用である[7]．

PTX3 : pentraxin 3

3 酸化ストレスマーカー
- 心不全患者においては抗酸化力が低下するために活性酸素種が過剰な酸化ストレス状態となり，活性化した酸化ストレスは心臓組織障害をさらに悪化させるため，酸化ストレスマーカーも心不全の評価には重要である．
- 心不全患者において酸化ストレスの活性化を示す鋭敏なマーカーとして，非酵素的糖化反応によって生じる終末糖化産物（AGE）とその受容体（RAGE）や，核酸酸化マーカーである8-OHdGがある．

AGE : advanced glycation end product
RAGE : receptor of AGEs
8-OHdG : 8-hydroxy-2'-deoxyguanosine

5. 貧血，腎機能の指標，電解質

- 一般的な採血項目のうち心不全患者の予後に影響を及ぼすものとして，貧血の指標であるヘモグロビン値やヘマトクリット値，腎機能の指標であるクレアチニン，BUN，eGFRが報告されている．

BUN : blood urea nitrogen
eGFR : estimated glomerular filtration rate

❷ 急性心不全患者における血清ナトリウム値の推移[8]

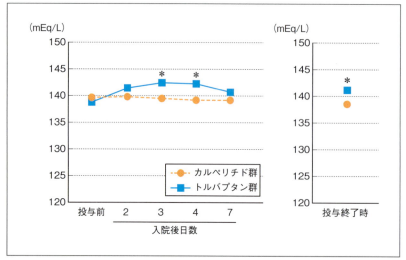

*$p<0.05$ vs. カルペリチド群.

◪ 血清クレアチニン値

- 心不全治療には利尿薬が頻用されるが,過度の利尿薬の使用は腎機能を悪化させる.急性心不全患者における利尿薬での治療経過中に 0.3 mg/dL 以上血清クレアチニン値が上昇することは WRF として定義され,WRF の発生は心不全患者の予後を悪化させることが報告された.したがって,いかに腎機能を悪化させずに心不全治療を行うかが重要であるが,体液貯留の改善には利尿薬が必要な場合が多く,またうっ血所見を残したまま退院すると予後が悪いという報告もある.
- WRF という不利益よりもうっ血を解除するという利益が上回れば,必ずしも WRF は予後悪化につながらないと考えられるが,どの程度の腎機能悪化にとどめるべきかという一定の見解はなく,検討すべき課題である.
- 貧血については腎機能に左右されることもあり,心-腎-貧血症候群として関連づけて考えられている.

WRF：worsening renal function

◪ 血清ナトリウム値

- 低ナトリウム血症もまた,急性,慢性を問わず心不全患者の予後不良因子として広く認識されている.非代償性心不全の状態では体液貯留により希釈性に低ナトリウムとなるうえに,前述のように利尿薬が頻用される心不全治療において,ループ利尿薬やサイアザイド系利尿薬はナトリウムの排出を伴うため低ナトリウム血症をきたしやすい.急性心不全治療に用いられるカルペリチドもナトリウム利尿作用が主体である.
- 近年は低ナトリウム合併心不全患者への治療薬として,水利尿作用があるトルバプタンが用いられるようになった.筆者らの検討では,急性心不全治療においてトルバプタン治療群はカルペリチド治療群に比べて

> **コラム** 複数の指標を用いたマルチプルスコアリングモデル

ビリルビン値やクレアチニン値から算出され，肝硬変患者での肝移植時期の決定に応用されるModel for End-Stage Liver Disease（MELD）スコアをもとにしたMELD-XIスコアは，心移植や補助人工心臓を要する重症心不全患者の予後を鋭敏に反映する[9]．筆者らは以前，慢性心不全患者においてもMELD-XIスコアは予後予測に有用であることを報告した[10]（図）．心不全患者においては腎機能障害とともに慢性的な右心系の容量負荷，圧負荷により静脈圧が高まることで肝機能も悪化するため，MELD-XIスコアは心-腎-肝連関を反映する指標と考える．

心不全は複雑な疾患であり，その予後に影響を及ぼすのは心収縮能で示される心機能だけではなく上述したようなさまざまな因子が関連している．MELD-XIスコアのように，単一の項目ではなく複数の項目を点数化してその予後を評価するといういわゆるマルチプルスコアリングモデルが近年，多く報告されている．

多施設からのメガデータを解析してAHAが報告したGWTG-HF（Get With the Guidelines-Heart Failure）リスクスコアは，年齢，収縮期血圧値，BUN値，心拍数，血清ナトリウム値，慢性閉塞性肺疾患の有無，人種の7つの項目をもとにスコア化してリスク分類する．このスコアは急性心不全患者における院内死亡率を鋭敏に反映し，HFpEF，HFrEF患者ともに有用であることが報告されている[11]．単一の人種である日本人を対象にした臨床研究では，GWTG-HFリスクスコアにBNPを加えることで，さらにその有用性が改善されることが示された．

Heart Failure Scoring System（HFSS）は7つの項目で決められ，そのうち血液検査項目は血清ナトリウム値が，またAHEADスコアはヘモグロビン値が用いられている．それぞれのスコアともに急性期の院内死亡率や退院後の予後評価に関して報告されており，今後はこのように単一の血液検査項目だけではなく，複数の指標を用いたスコアリングモデルによってリスク層別化し，心不全重症度を判断することが必要になっていくことが予想される．欧米人とは体格や食文化が異なる日本人特有の新たなスコアリングモデルの開発も，今後必要である．

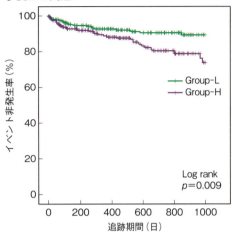

慢性心不全患者におけるMELD-XIスコアと予後との関連

Group-L：MELD-XI<10 （$n=289$）
Group-H：MELD-XI≧10 （$n=273$）

血清ナトリウム値は有意に高かった（❷）[8]．トルバプタンは急性，慢性を問わず心不全患者に広く適応されているが，高ナトリウム血症をきたす可能性もあるため，適切な使用と注意深い観察が必要である．

● 引用文献

1) van Veldhuisen DJ, et al. B-type natriuretic peptide and prognosis in heart failure patients with preserved and reduced ejection fraction. J Am Coll Cardiol 2013；61：1498-506.
2) Yancy CW, et al. 2013 ACCF/AHA guideline for the management of heart failure：A report of the American College of Cardiology Foundation/American Heart Association Task Force on practice guidelines. Circulation 2013；128：e240-327.

3) Ponikowski P, et al. 2016 ESC Guidelines for the diagnosis and treatment of acute and chronic heart failure : The Task Force for the diagnosis and treatment of acute and chronic heart failure of the European Society of Cardiology (ESC). Developed with the special contribution of the Heart Failure Association (HFA) of the ESC. Eur J Heart Fail 2016 ; 18 : 891-975.
4) Peacock WF 4th, et al. Cardiac troponin and outcome in acute heart failure. N Engl J Med 2008 ; 358 : 2117-26.
5) Sharma UC, et al. Galectin-3 marks activated macrophages in failure-prone hypertrophied hearts and contributes to cardiac dysfunction. Circulation 2004 ; 110 : 3121-8.
6) de Boer RA, et al. Galectin-3 in heart failure with preserved ejection fraction. Eur J Heart Fail 2013 ; 15 : 1095-101.
7) Suzuki S, et al. Pentraxin 3, a new marker for vascular inflammation, predicts adverse clinical outcomes in patients with heart failure. Am Heart J 2008 ; 155 : 75-81.
8) Suzuki S, et al. Acute heart failure volume control multicenter randomized (AVCMA) trial : Comparison of tolvaptan and carperitide. J Clin Pharmacol 2013 ; 53 : 1277-85.
9) Yang JA, et al. Liver dysfunction as a predictor of outcomes in patients with advanced heart failure requiring ventricular assist device support : Use of the Model of End-stage Liver Disease (MELD) and MELD eXcluding INR (MELD-XI) scoring system. J Heart Lung Transplant 2012 ; 31 : 601-10.
10) Abe S, et al. Liver dysfunction assessed by model for end-stage liver disease excluding INR (MELD-XI) scoring system predicts adverse prognosis in heart failure. PLoS One 2014 ; 9 : e100618.
11) Peterson PN, et al. A validated risk score for in-hospital mortality in patients with heart failure from the American Heart Association get with the guidelines program. Circ Cardiovasc Qual Outcomes 2010 ; 3 : 25-32.

心電図と胸部X線写真から何がわかるか

小菅雅美

1. 胸部X線写真の評価

Point!
- 胸部X線写真は，心拡大，肺うっ血，胸水貯留などの有無を評価するのに有用である．
- 胸部X線写真を評価する際には，撮影体位や撮影条件を考慮する．
- ポータブル撮影で得られる情報には限りがあり，正確な評価は難しい．

- 胸部X線写真は，心拡大，肺うっ血，胸水貯留などの有無を評価するのに有用だが，救急患者や重症例ではポータブル撮影，とくに臥位撮影が中心で，また十分な吸気止めもできないことが多い．このような条件下で正確な診断は難しい．
- ポータブル撮影では，一般的にX線の透過方向が前→後となり，管球とX線フィルムの距離も近くなり，立位正面像よりも約10％拡大され，心陰影や大血管は幅広く大きく写る．
- 胸部X線写真の評価は，撮影本体や撮影条件を考慮して行う必要がある．

2. 心電図から病態を読み解く

Point!
- 非ST上昇型急性冠症候群で，広範なST低下とaV_R誘導のST上昇は左主幹部/多枝病変による重症虚血を示唆する．
- 重症急性肺塞栓では，右室下面に面するⅢ誘導，右室前面に面するV_{1-2}誘導を中心に陰性T波を認め，右心不全が高度になるほど広範に陰性T波を認める．
- 前胸部誘導で陰性T波を認める重症急性肺塞栓と左前下行枝病変の急性冠症候群の鑑別で，Ⅲ誘導とV_1誘導でともに陰性T波を認める場合は急性肺塞栓を強く疑う．

- 心電図には，その疾患の病態が反映される[1]．本項では，急性左心不全と急性右心不全の各症例の心電図所見から推測される病態について概説する．

1 重症心筋虚血による急性左心不全
【症例1】
- 70歳代女性．胸部圧迫感が出現し症状が改善しないため6時間後に受

❶ 急性左心不全を合併した多枝病変の非ST上昇型急性冠症候群の1例（症例1）

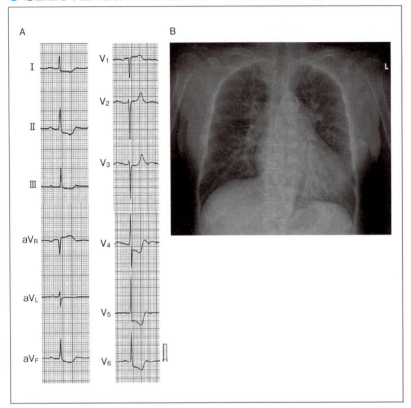

❷ 左主幹部・多枝病変の非ST上昇型急性冠症候群におけるaV_R誘導のST上昇の機序

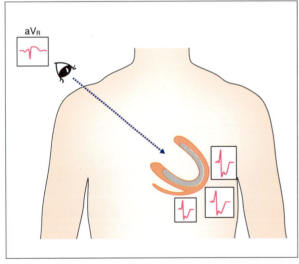

心内膜下虚血を生じると，心内膜面ではSTが上昇し，この対側性変化として心外膜面ではSTが低下して，これが体表面心電図にそのままST低下として反映される．
aV_R誘導以外の11の誘導は心臓を外から眺めるが，aV_R誘導だけは右肩の方向（−150°）から左室内腔を覗き込み，別名"cavity lead"ともよばれ，左室心内膜側の非貫壁性虚血を反映する．左主幹部・多枝病変例では，左室心内膜側に広範に虚血（図中灰色部分）を生じ，このため多くの誘導でSTが低下するが，aV_R誘導ではSTが上昇する．
（Kosuge M, Kimura K. Clinical implications of electrocardiograms for patients with non-ST-segment elevation acute coronary syndromes in the interventional era. Circ J 2009 ; 73 : 798-805[2] より）

診．受診時の心電図（❶A），胸部X線写真（ポータブル，臥位で撮影，❶B）から左主幹部あるいは多枝病変の非ST上昇型急性冠症候群，急性左心不全と診断される．緊急冠動脈造影では，左前下行枝近位部の90％狭窄および左回旋枝近位部の99％狭窄を認めた．

❸ 重症急性肺塞栓による急性右心不全の1例（症例2）

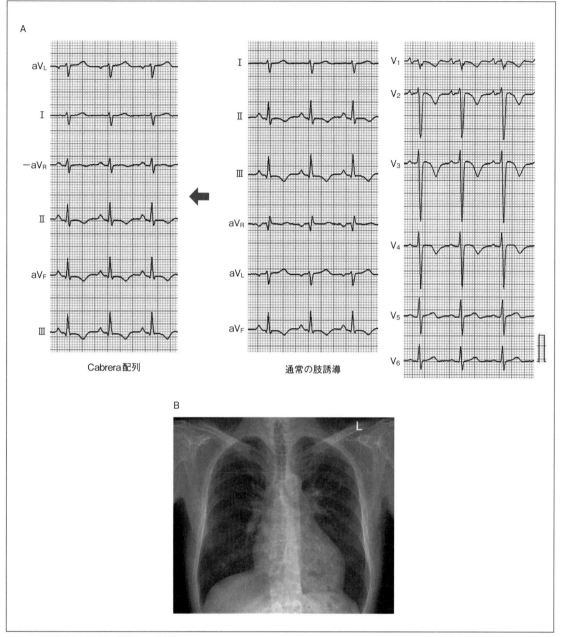

Cabrera配列　　　通常の肢誘導

注：aV_R誘導を上下反転させると$-aV_R$誘導になる．

非ST上昇型急性冠症候群の心電図所見[1]

- **ST低下**：一般的に，右冠動脈，左前下行枝，左回旋枝のどの冠動脈に狭窄病変が存在しても，ST低下は多くの場合，V_{4-6}誘導を中心に認める*．このため，ST低下を認める誘導から虚血責任血管を推測するのは難しい．しかし，ST低下が高度なほど，ST低下を認める誘導数が多いほど，またST低下が遷延するほど高度な虚血を反映し，重症度は

*この理由としてR波の高さとST低下の程度は比例関係にありR波の高いV_{4-6}誘導を中心にST低下を認めるという説もあるが，正確な機序は明らかでない．

> **コラム** **Cabrera 配列**
>
> Cabrera 配列は肢誘導を各誘導が面する心臓の解剖学的部位の順に，左方から右方に向かって"aV_L，Ⅰ，$-aV_R$（aV_R誘導を上下に反転させた誘導），Ⅱ，aV_F，Ⅲ誘導"と並べ替えた配列である（図）．aV_L誘導は左室の上位側壁，Ⅰ誘導は下位側壁，Ⅱ誘導は左方寄りの下壁，Ⅲ誘導は右方寄りの下壁に面し（aV_F誘導はⅡ誘導とⅢ誘導の中間に位置する），aV_R誘導を上下反転させた"$-aV_R$誘導"は心尖部寄りの左室下側壁に面している．Cabrera 配列で考えると，肢誘導と各誘導が面する心臓の解剖学的部位との関係が理解しやすい．
>
>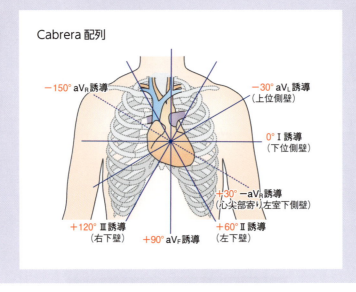

高い．ST 低下は単にその有無だけでなく，ST 低下の程度，広がり，時間的な変化を評価することでさらなるリスク層別が可能となる．

- aV_R誘導の ST 上昇：左主幹部・多枝病変の重症冠動脈病変例の診断には，aV_R誘導の ST 上昇がほかの誘導の ST 低下よりも有用で，強力な予後予測因子である．広範な ST 低下に aV_R誘導の ST 上昇を認めた場合，緊急冠動脈バイパス手術の適応である可能性があり，緊急冠動脈造影検査を考慮する必要がある（❷）[2]．

2 重症急性肺塞栓による急性右心不全

【症例 2】

- 50 歳代男性．労作時の息切れが増悪するため受診．受診時の心電図（❸ A）＊，胸部 X 線写真（立位正面像，❸ B），心臓超音波検査（左室壁運動に異常はなく，右室拡大，心室中隔の圧排像，高度三尖弁逆流を認めた）から重症急性肺塞栓，急性右心不全と診断される．胸部造影 CT 検査では両側肺動脈に血栓像を認めた．

急性肺塞栓における心電図の診断的意義[1]

- 急性肺塞栓で心電図異常（右心負荷所見）を呈するのは重症例に限られ，その頻度は 20～30％にすぎない．急性肺塞栓例の多くは心電図異常を

＊心電図では前胸部誘導を中心に陰性 T 波を認め，一見すると左前下行枝病変の急性冠症候群を疑う．しかし，肢誘導を Cabrera 配列にしてみると急性肺塞栓と診断できる．

❹ 前胸部誘導で陰性T波を認める左前下行枝病変の急性冠症候群の心電図

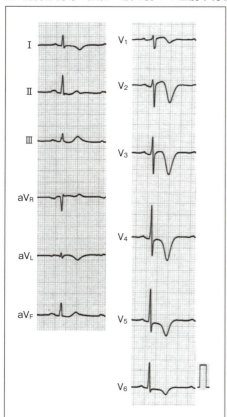

冠動脈造影で左前下行枝病変近位部の99%狭窄を認めた．
(Kosuge M, et al. Differences in negative T waves between acute pulmonary embolism and acute coronary syndrome. Circ J 2014；78：483-489.[3] より)

❺ 急性肺塞栓と左前下行枝病変の急性冠症候群の陰性T波の分布の違い

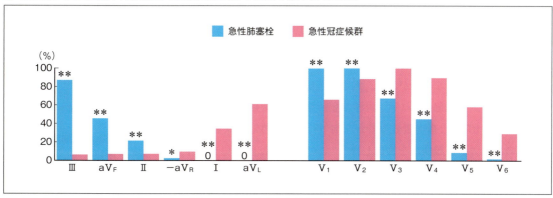

肢誘導はCabrera配列で表示．$*p<0.05$，$**p<0.01$ vs 急性冠症候群．
急性冠症候群の場合：陰性T波はV$_{3-4}$誘導を中心に分布し，左前下行枝の灌流域を反映すると考えられる．下壁誘導，とくに右下壁領域に面するⅢ誘導の陰性T波の頻度は最も低く，この誘導の陰性T波の存在は左前下行枝が下壁にまで灌流することを示唆するが，その頻度は低いためと考えられる．
急性肺塞栓の場合：陰性T波は，Ⅲ誘導およびV$_{1-2}$誘導で高率に認める．Ⅲ誘導は右室下面，V$_{1-2}$誘導は右室前面に面した誘導であり，急激な右室圧負荷，低酸素血症，体血圧低下による右室の貫壁性虚血後の変化*であると推測される．陰性T波の存在は，その誘導が面する領域にまで右室が拡張したことを示唆する．

(Kosuge M, et al. Differences in negative T waves between acute pulmonary embolism and acute coronary syndrome. Circ J 2014；78：483-489.[3] より)

＊右室のST上昇は，左室と違って長く続かないとされている．急性肺塞栓でST上昇を認めるのは超急性期のごく短時間であり院内発症例などに限られる．このため日常診療では，ST上昇の時期を過ぎて陰性T波が出現した急性肺塞栓患者を診察することが多い．

❻ 急性肺塞栓における右室拡張と肢誘導・前胸部の陰性T波の広がり

呈さず心電図の診断的価値は低い．しかし，心電図異常を示す例は非常に重症である．

- 急性肺塞栓の心電図所見として，肺性P波，$S_1Q_3T_3$パターン，低電位，時計方向回転，軸偏位などが知られているが，これらは急性期一過性に認めるだけで，特異度は高いが感度の低い指標である．急性肺塞栓で最も高率かつ長期間にわたり認める心電図所見は前胸部誘導の陰性T波である．

急性肺塞栓の陰性T波

- 重症急性肺塞栓では前胸部誘導で陰性T波を認めるが，鑑別疾患として左前下行枝病変の急性冠症候群があげられる（❹）[3]．両者は，心電図所見だけでなく症状（胸痛，息苦しさ，動悸など）も類似し，心筋マーカーの上昇も認めることがあり，鑑別に苦慮する．
- われわれは，前胸部誘導（V_{1-4}誘導の2誘導以上）で陰性T波を認める急性肺塞栓107例と虚血責任血管が左前下行枝の急性冠症候群248例で，両者の心電図学的鑑別法を検討した[3]．この検討では肢誘導を通常の配列ではなく，Cabrera配列（p.72参照）[1, 4]を用いて検討した．急性肺塞栓と急性冠症候群で，陰性T波の分布（❺）[3]は明らかに異なり，これが判別に有用だった．Ⅲ誘導とV_1誘導でともに陰性T波を認めた場合は急性肺塞栓と診断した場合の感度は87％，特異度は96％であった．
- 急性肺塞栓で右心負荷が高度になるほど右室は左方へと拡張し，これを反映して陰性T波は，肢誘導ではⅢ→aV_F→Ⅱ誘導のほうへ，前胸部誘導ではV_1→V_6誘導のほう*へと広範に分布する（❻）．

急性肺塞栓における胸部X線写真の診断的意義

- 従来報告されている肺塞栓の胸部X線写真所見（❼）は，いずれも感度

* 今回提示した症例2（❸）のように，急性肺塞栓は重症例ほど，前胸部誘導の陰性T波はV_{3-4}誘導が中心となる．このため陰性T波の分布は，左前下行枝病変の急性冠症候と前胸部誘導は非常に似てくるが，逆に肢誘導の違いは顕著となる．

❼ 肺塞栓の胸部X線写真所見

- 肺血管陰影の断絶像（Palla's sign）
- 肺血管陰影の減弱（Westermark's sign）
- 肺動脈の局所的な拡大（Knuckle sign）
- 胸水貯留
- 楔形陰影（Hampton's Hump）
- 肺実質の浸潤性陰影
- 横隔膜挙上
- 心陰影の拡大
- 左第Ⅱ弓の突出

が低いとされている．むしろ呼吸困難や低酸素血症を認めるにもかかわらず，胸部X線写真でその原因がわからない場合に急性肺塞栓を疑うことが重要である．

● 引用文献

1) 木村一雄監．小菅雅美著．心電図で見方が変わる急性冠症候群．文光堂；2015.
2) Kosuge M, Kimura K. Clinical implications of electrocardiograms for patients with non-ST-segment elevation acute coronary syndromes in the interventional era. Circ J 2009；73：798-805.
3) Kosuge M, et al. Differences in negative T waves between acute pulmonary embolism and acute coronary syndrome. Circ J 2014；78：483-9.
4) Kosuge M, Kimura K. Implications of using the Cabrera sequence for diagnosing acute coronary syndrome. Circ J 2016；80：1087-96.

画像診断の進歩
a．心エコー

山本昌良，瀬尾由広

1. 左室収縮機能・内腔評価

Point!
- LVEF および左室容積計測の代表的測定方法は二次元心エコー図法による modified Simpson 法だが，2015 年に改訂された ASE/EACVI の心内腔測定のガイドラインでは三次元心エコー図法による測定が推奨されている[1]．
- 三次元心エコー図法により仮定のない容量計測が可能であるが，二次元心エコー図法と比較し，画質とフレームレートが低いため，状況に応じた使い分けが必要である．

1 modified Simpson 法

- 左室駆出率（LVEF）は代表的な左室収縮機能指標である．しかし，前負荷や後負荷に依存する指標であり，「真の収縮能」を表しているとは限らない．また，LVEF が低下しても左室が拡大することで心拍出量はすぐには低下しない．
- LVEF および左室容積計測の代表的測定方法は二次元心エコー図法による modified Simpson 法である．心尖部四腔像および二腔像においてそれぞれ内腔をトレースし，20 の楕円体のディスクを基部から心尖部方向に積み上げ，それぞれの容量を合算して左室容積を求める（❶）．
- しかし，左室瘤などの存在により「楕円体の集合体」と仮定できない形態の場合はその計測が不正確となる，「真の心尖部」が描出されていなければ容積を過小評価する，トレース部位による検者間誤差が生じるなどの問題が存在する．心臓 MRI と比較した研究では拡張末期容積および収縮末期容積を過小評価することが報告されている[2]．
- これらの問題点を解決するため，2015 年に改訂された ASE/EACVI のガイドラインでは三次元心エコー図法による測定が推奨されている．

2 三次元心エコー図法

- 三次元心エコー図法とは関心領域を容量データとして取得する心エコー図法であり，心臓の構造を立体視できる点のみならず，仮定のない容量計測や二次元心エコー図法における through plane 現象を克服できるなどの利点がある．
- エコー装置によっては自動的に，もしくは一部手動で修正を加えることで左室容積と LVEF が測定される（❷）．二次元心エコー図法と比較

LVEF：Left ventricular ejection fraction

ASE：American Society of Echocardiography
EACVI：European Association of Cardiovascular Imaging

through plane 現象：左室は心尖部に向かい移動し，ねじれながら収縮するため，二次元心エコー図では収縮期と拡張期では描出されている断面が異なってしまう現象．

❶ modified Simpson 法による LVEF 計測

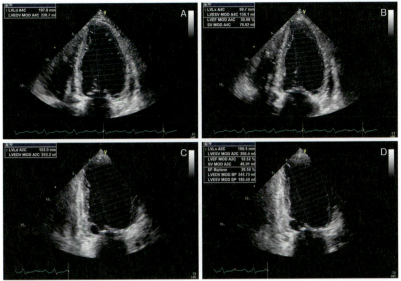

A：四腔像（拡張末期），B：四腔像（収縮末期），C：二腔像（拡張末期），D：二腔像（収縮末期）．

❷ 三次元心エコー図法による LVEF 計測

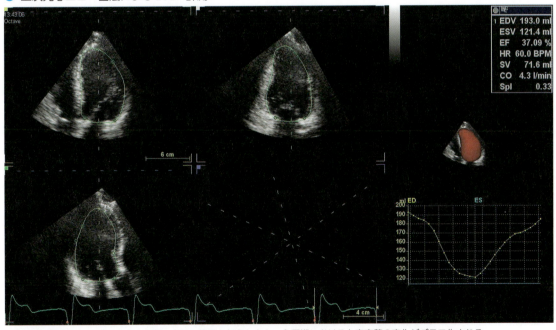

左室内膜が自動でトレースされ，必要に応じて修正を加えたあと，心周期における左室容積の変化がグラフ化される．

した問題点は画質とフレームレートが低いことがあげられる．ゆえに画質不良例や頻脈などの理由でフレームレートが低い場合は計測の正確性が低下する．

2. 左室拡張機能評価

> **Point!**
> - 2016年にASE/EACVIの心エコーによる左室拡張機能評価のガイドラインが改訂された.
> - 拡張障害の有無を判定するフローチャートと，拡張障害があるという前提で（LVEF低下例や器質的心疾患が存在する症例）拡張障害の程度を推定する2つのチャートが存在する.
> - 用いられる指標が簡素化されたがエキスパートコンセンサスに基づいたものであり，その正確性には十分な検証が必要とされる.

- 左室拡張機能とは左室の能動的な弛緩能と受動的スティッフネス（硬さ）から成る指標であり，左室が左房からの血液を充満する機能を表す.
- 左室拡張機能障害が存在する結果として左室の充満に要する圧力である左室充満圧が上昇する．左室充満圧は平均左房圧とほぼ同義であり，その上昇は肺うっ血に直結する.
- 2016年にASE/EACVIの心エコーによる左室拡張機能評価のガイドラインが改訂された[3]．以前のガイドラインと比較し，評価に用いられる心エコー指標が簡素化されている．しかし，エキスパートコンセンサスに基づいたものであり正確性が十分検証されていないと明記されている.
- 新ガイドラインには2種類のチャートが存在し，一つはLVEFが正常で明らかな心疾患が存在しない症例において拡張障害が存在するか否かを判断するチャートである（❸A）．もう一つは，明らかな心疾患が存在する，もしくはLVEFが低下しており臨床的に拡張障害の存在が明らかである症例において用いるチャートである（❸B）.
- 新ガイドラインのアルゴリズムフローチャートで用いられる指標は，左室流入血流速波形，左房容積係数，三尖弁逆流の最大血流速，E/e'である.
- E/A比の評価ができない心房細動症例，E波高やe'の値に影響を与える有意な僧帽弁疾患を有する症例，補助人工心臓症例などは本ガイドラインに直接当てはめて評価ができない．また，「評価不能」に該当した症例のマネージメント方法が定まっていないなどの問題点がある.
- 判断に迷う場合は，肺静脈血流速波形におけるS/D比やValsalva負荷による僧帽弁流入血流速波形などの指標も組み合わせた総合的な判断が必要となる.

❸ 左室充満圧推定のためのアルゴリズムフローチャート[3]

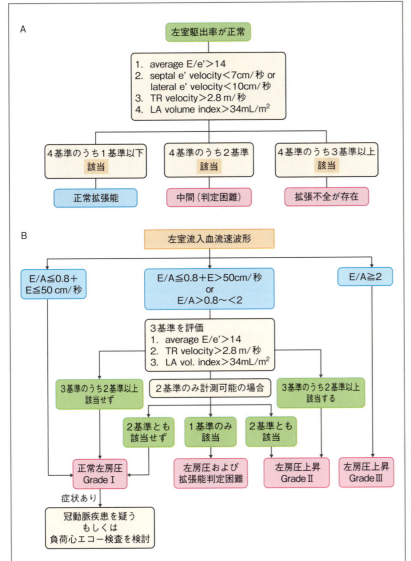

A：LVEF が正常で明らかな心疾患が存在しない症例において拡張障害が存在するか否かを判断するチャート．
B：明らかな心疾患が存在する，もしくは LVEF が低下しており臨床的に拡張障害の存在が明らかである症例において用いるチャート．

3. スペックルトラッキング法

Point!
- スペックルトラッキング法から求められるストレインにより壁運動の定量的な評価が可能となった．
- 左室 GLS は LVEF と比較し多くの利点をもった新しい収縮能指標である．
- 左室非同期の検出にもストレイン指標を用いた報告が数多くなされている．

● スペックルトラッキング法とは超音波画像上の微小構造の模様（スペックル）のパターンを認識，追従（トラッキング）することで関心領域の組織の位置の変化や移動速度が算出できる方法であり，壁運動を定量

❹ スペックルトラッキング法による左室ストレイン解析

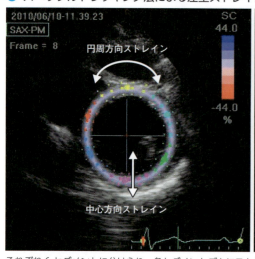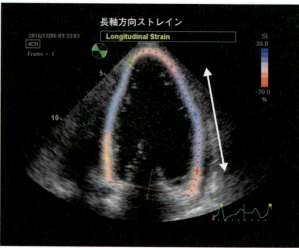

それぞれ 6 セグメントに分けられ，各セグメントごとにストレイン値が計測される．

に評価する方法である．
- スペックルトラッキング法によりストレインという指標が求められる．ストレインとは物に力が加わったときの変化量のことであり，心筋が収縮により初期長からどれだけ変化したかを表す指標である．収縮する方向により名称が異なり，心尖部像で心尖に向かう方向に収縮する場合を長軸方向ストレイン（longitudinal strain），左室短軸像では中心方向ストレイン（radial strain），円周方向ストレイン（circumferential strain）とよぶ（❹）．

1 左室 GLS
- 全 18 セグメントの長軸方向の平均ストレイン値は GLS とよばれ，ガイドラインや研究において注目されている新しい収縮能指標である．
- 正常のカットオフ値としては -20％ があげられている．ただし，エコー機種間による測定値の差異があることが報告されており，解釈には注意が必要である．一方で LVEF と比較し GLS は検者間の誤差が小さいという報告がなされており，継時的な収縮能の変化の指標としても有用である[4]．
- LVEF より先に低下し，LVEF が保たれている時点での潜在的な収縮機能障害を反映するとされ，早期の心機能障害のマーカーとして重要である．
- 半自動測定の AFI を用いることで長軸方向ストレインがブルズアイマップ表示されるため，壁運動異常の全体像を把握しやすい（❺）．

2 左室非同期（dyssynchrony）の評価
- 心機能低下例においては刺激伝導系の伝導障害を伴うことが多い．電気的興奮の遅延は左室収縮の部位によるばらつきを生じさせ，それが左

GLS：global longitudinal strain

AFI：automated functional imaging

❺ AFI モードによるブルズアイ表示

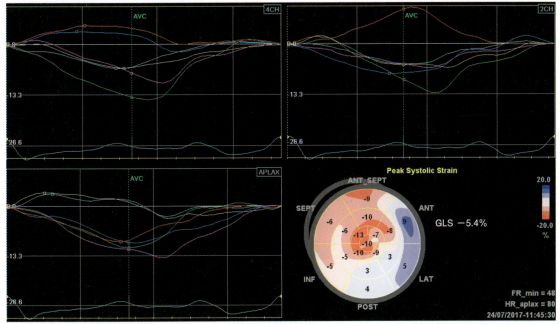

収縮末期の時相における赤色の領域は収縮（マイナスの値），青色の領域は伸展（プラスの値）を表す．全体的に収縮能は低下しているが，とくに後壁～前壁の基部を中心に akinesis～dyskinesis の領域を認める．また，GLS も－5.4％と高度に低下を認める．

室からの血液駆出の効率性を低下させる（左室非同期）．
- 心臓再同期療法（CRT）は左室非同期の改善を目的としたペーシング治療である．各ガイドラインにおける CRT の適応は，LVEF，QRS 幅，NYHA 分類（p.23 参照）などにより定められており，心エコー図指標は含まれていない．しかし，左室非同期の存在および植込み後のリバースリモデリングと関係する心エコー図指標についての数多くの報告がある．
- 左室非同期の心エコー図による評価方法は視覚的評価と定量的評価とがあり，視覚的評価の代表的指標は"septal flash"と"apical shuffle"である．スペックルトラッキング法は定量的評価に用いられる．

① 二次元スペックルトラッキング法
- Suffoletto らはスペックルトラッキング法を用いて乳頭筋レベルの短軸像において，前壁中隔と後壁における最大値をとるピークの時相差（ASPWD）が 130 ms 以上をカットオフとし，CRT 後の LVEF の 15％以上の改善を感度 89％，特異度 83％で予測可能であったと報告している[5]（❻）．
- septal flash の多くは前駆出期に認められるが，小さなストレイン値を呈することが多く，心周期における最大のピーク値とはならないことがある．上述した方法では septal flash が非同期の計測に考慮されない可能性があるため，心周期における最初のピーク値の時相差を求める方法も考案されている（ファーストピーク法）．

CRT：cardiac resynchronization therapy

NYHA：New York Heart Association

septal flash：収縮早期に中隔が左室内腔方向へ変位し，すみやかに戻る壁運動を指す．左脚ブロック症例や右室心尖部ペーシングの症例にしばしば認められる．
apical shuffle：中隔と自由壁の収縮時相あるいは収縮性の差によって，通常は「固定」された心尖部が左右に振れる回転運動である．

ASPWD：anteroseptal to posterior wall delay

第2章　心不全を診る―心不全の診断

❻ 二次元スペックルトラッキング法による左室非同期の評価（左室短軸像乳頭筋レベル）

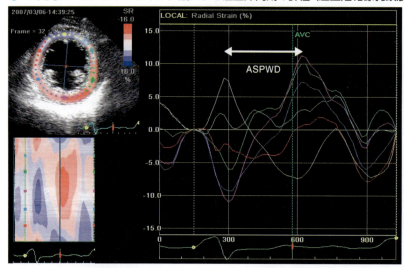

前壁中隔（黄色）と後壁（紫）におけるピークの時相差を計測する．

❼ 三次元スペックルトラッキング法による解析

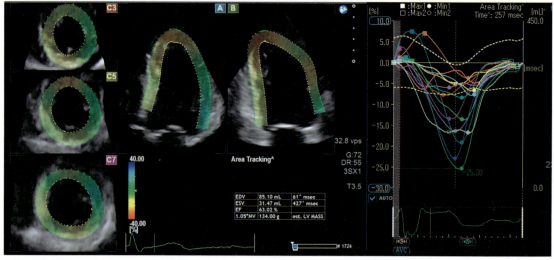

全16セグメントのストレイン値が同時に解析可能である．今回測定したストレインは左室内膜の面積の変化率を表すエリアストレイン*であり，収縮によりマイナスの値を呈する．

*エリアストレイン：三次元心エコー図法のみで求められるストレイン指標．各セグメントにおける心内膜面の心時相における面積変化率を表している．長軸方向と円周方向の両方の収縮運動情報が反映される．

② 三次元スペックルトラッキング法

- 三次元スペックルトラッキング法は16セグメントに分けた左室全体を，同一心拍で解析できる利点がある．また，二次元心エコー図法の問題点であったthrough plane現象が回避できる．現時点では測定可能な機種が限られている（❼）．
- アクティベーションイメージング法は機械的収縮伝播を電気的興奮伝播に近似させた画像方法であり，壁運動の開始タイミングや伝播の様子を視覚的に観察できる（❽）．CRTの適応検討や収縮遅延部位の同定に

❽ 左脚ブロック症例におけるアクティベーションイメージングでの左室収縮伝播の解析

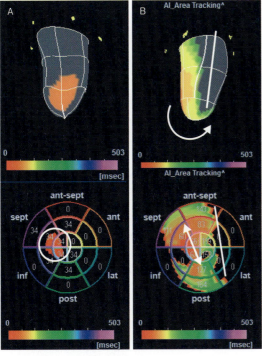

A：左室中隔心尖部付近に左室の最早期興奮部位を認める．
B：前壁方向へはブロックライン（白線）が存在し，興奮伝播は心尖部を回り込んで後壁方向へ向かっている（⇨）．

より左室リードの至適留置部位の検討に有用と考えられる．
● 問題点としては，二次元スペックルトラッキング法と比べて低いフレームレートによりseptal flashのような瞬時の心筋の運動が表現されない可能性や，拡大心では画角に左室全体が収まらずトラッキングの精度が低下する可能性があることがあげられる．

引用文献

1) Lang RM, et al. Recommendations for cardiac chamber quantification by echocardiography in adults：An update from the American Society of Echocardiography and the European Association of Cardiovascular Imaging. J Am Soc Echocardiogr 2015；28：1-39.
2) Jenkins C, et al. Left ventricular volume measurement with echocardiography：A comparison of left ventricular opacification, three-dimensional echocardiography, or both with magnetic resonance imaging. Eur Heart J 2009；30：98-106.
3) Nagueh SF, et al. Recommendations for the Evaluation of Left Ventricular Diastolic Function by Echocardiography：An Update from the American Society of Echocardiography and the European Association of Cardiovascular Imaging. J Am Soc Echocardiogr 2016；29：277-314.
4) Farsalinos KE, et al. Head-to-head comparison of global longitudinal strain measurements among nine different vendors：The EACVI/ASE inter-vendor comparison study. J Am Soc Echocardiogr 2015；28：1171-81.
5) Suffoletto MS, et al. Novel speckle-tracking radial strain from routine black-and-white echocardiographic images to quantify dyssynchrony and predict response to cardiac resynchronization therapy. Circulation 2006；113：960-8.

画像診断の進歩
b. CT/MRI

北川覚也

1. CT・MRI の心不全診療における確立された役割

Point!
- MRI は右室を含めた心臓の形態と機能の評価に優れる．
- 遅延造影 MRI による線維化の評価は原因疾患の鑑別やリスク層別化に役立つ．
- 冠動脈 CT は心不全の原因としての冠動脈疾患の除外に有用である．

1 シネ MRI

- 心臓の形態と機能の評価において，シネ MRI はゴールドスタンダードと考えられている．体型や肺疾患などの影響を受けにくく，任意断面の撮影が可能で，客観性があり精度の高い指標が得られる．エコーと比較すると心臓の全体像を把握しやすく，心尖部や右室も正確に評価できる特長をもつ．
- シネ MRI は通常，1 心拍を 20 分割した連続画像をループさせて表示する．1 心拍を 20 分割といっても実際には連続的に収集した 10 心拍分前後のデータからループ画像を再構成するため，不整脈や息止め不良があると容易に画像にぶれが生じる．各画像そのものの時間分解能は 50〜60 ms 相当である．このような標準的なシネ MRI は 15 秒程度の呼吸停止で 3 断面が撮影できる．より高い分割数（30 フレーム/拍）や時間分解能（30 ms）の撮影も可能だが，呼吸停止時間が延長することに注意する．
- 近年，圧縮センシングなどの高速撮影法の進歩により，1 回の呼吸停止で左室全体の短軸断面を得るシネ撮影が実現されつつあり，普及が期待されている．

2 遅延造影 MRI

- 遅延造影 MRI は局所的心筋線維化の診断に非常に優れた検査である．当初は心筋梗塞の検出や心筋バイアビリティ診断に用いられたが，心筋梗塞以外にもさまざまな心疾患において局所的線維化が心筋遅延造影として検出されることが知られている．
- 造影剤注入後 10〜15 分以上経過した平衡相における造影剤の濃度分布は，細胞外液分画を反映する．遅延造影 MRI では，正常心筋の信号をインバージョンリカバリ法によって無信号化することにより，造影遅延

❶ 拡張型心筋症における冠動脈CT（左）と遅延造影MRI（右）

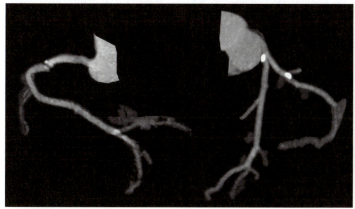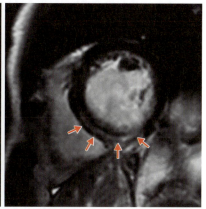

心不全症状にて外来受診．冠動脈CTでは軽度の石灰化を認めるのみで狭窄は認められず，冠動脈疾患による心不全は否定された（左）．遅延造影MRIでは中隔から下壁の中層に線状の造影効果（mid-wall fibrosis）を認め，致死的不整脈のリスクが高い拡張型心筋症を疑う（右）．

相におけるガドリニウム造影剤のわずかな分布量の違いを強調する*．
- 遅延造影の分布パターンから原因疾患を特定することは必ずしも容易ではないが，内膜下優位の分布を示す虚血パターンの遅延造影の有無は，虚血性心筋症と非虚血性心筋症の重要な鑑別点となる．また，拡張型心筋症における心筋中層の線維化（mid-wall fibrosis）は予後不良のサインとされ，致死的不整脈の発症頻度が高いことが知られている（❶）．

3 冠動脈CT

- CTは冠動脈狭窄の診断において，95％以上といわれる高い感度を有するため，心不全診療において冠動脈疾患の除外目的に実施されることがある．
- 冠動脈CTで狭窄がなければ虚血性心筋症はほぼ否定される一方，狭窄病変の形態的重症度と機能的重症度には中程度の相関しかないため，狭窄の存在は必ずしも虚血の存在を意味しない点に留意すべきである．
- 虚血性心筋症とは「冠動脈の狭窄あるいは完全閉塞に基づく重症な虚血状態の持続の結果，冬眠心筋（ハイバネーション）や心筋の瘢痕化によって生じる広範な心筋の線維化に起因する病態」[1]であるため，虚血性心筋症の診断にはMRIによる内膜下優位の虚血パターンを示す心筋線維化の存在が冠動脈狭窄の有無よりも重要である．また，虚血性心筋症の診断にて再灌流治療が考慮される場合には，MRIによる心筋虚血評価とバイアビリティ評価が参考になる．

*インバージョンリカバリ法ではインバージョンパルスを印加してからデータ収集を行うまでの待ち時間（TI）によって，画像のコントラストが大きく変化するため，正しいTIの選択が重要である．

mid-wall fibrosis：長く客観的な診断基準がないままに用いられてきたが，最近，Signal Threshold versus Reference Mean法で>5 SDの明瞭な遅延造影が，心室中隔にLV massの3％以上のボリュームで認められるものとmid-wall fibrosisを定義すると，エキスパートによる視覚評価を超える高い精度のリスク層別化が可能とする報告がなされた[2]．

2. 心不全診療での有用性が期待される MRI 技術

> **Point!**
> - T1 マッピング法による左室心筋の T1 値計測や細胞外液分画評価が，心筋疾患の鑑別やリスク層別化に用いられうる．
> - feature tracking 法により再現性の高い心筋ストレイン解析が身近になる．

1 T1 マッピング

- 遅延造影 MRI は，局所的線維化の評価に関して非常に優れているが，正常心筋を無信号とすることで病変部のコントラストを向上させる手法であるため，びまん性線維化の評価に限界がある．

- T1 マッピングとは，T1 緩和時間をピクセルごとに定量評価してマップ表示する方法である．ガドリニウム造影剤投与前の T1 値は Native T1 とよばれ，心筋線維化や心筋浮腫，アミロイド沈着が強いと延長し，脂質や鉄成分の沈着，出血により短縮する．

- Native T1 と対にして議論されるパラメータとして細胞外容積分画（ECV）がある．ECV は，平衡相において細胞外液に非特異的に分布するガドリニウム造影剤の性質を利用して，造影剤投与前後の心筋組織および左室内腔血液の T1 値計測と，ヘマトクリット補正により定量的に計測される．ECV は心筋の線維化，浮腫，アミロイド沈着の程度が強いほど高値を示す．詳細は各論に譲るが，Fabry 病における Native T1 の短縮，そして心臓アミロイドーシスでの著明な ECV 増加，の 2 点は心不全の鑑別における有用性がほぼ確立している（❷）．

- なお T1 マッピングに関する研究報告の解釈では，T1 値は静磁場強度に依存するため，同じ組織であっても 1.5 T 装置と 3 T 装置で測定された T1 値はまったく異なることに注意すべきである．また，同一装置であっても撮影シーケンスによっても差異が生じるため，T1 値については施設ごとに正常値を求める必要がある．一方で，ECV は，造影前後で同一部位に対して 2 回の T1 マッピングを行う必要があるが，装置の静磁場強度や撮影シーケンスによる変動が少なく，正常値は 25% 前後である．

ECV：extracellular volume fraction

2 feature tracking

- 心筋ストレインは心不全において優れた予後予測因子とされる．MRI による心筋ストレイン解析は，以前よりタギング法，displacement encoding 法などを用いて行われてきたが，いずれの方法もルーチンのシネ MRI に追加して特殊な撮影を要するため，広く臨床現場で用いられるには至っていない．

- feature tracking は心エコーでのスペックルトラッキング（SPE）と同じく，対象物の形態的特徴を認識して心サイクル内の変化を追跡するオプ

SPE：speckle-tracking echocardiography

画像診断の進歩　b. CT/MRI

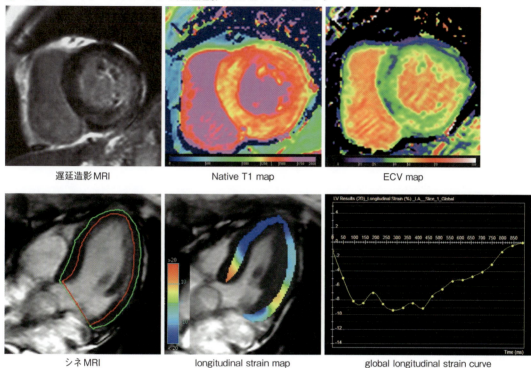

❷ 心臓アミロイドーシスにおける遅延造影MRIとT1マッピング

遅延造影MRI　　Native T1 map　　ECV map

シネMRI　　longitudinal strain map　　global longitudinal strain curve

遅延造影MRIでは側壁から下壁に内膜下優位の造影効果を認めるが，前壁から中隔では明らかな異常を指摘できない（上段左）．左室心筋のNative T1は1,450 ms（当院正常値は1,294 ms），ECVは39%（同26.1%）といずれもびまん性に著明に上昇しており，典型的な心臓アミロイドーシスの所見である（上段中央）．収縮能はLVEF＝60%と保たれていたが，feature trackingによるlongitudinal strain解析では，peak strain －9.5%と低下を認めた（下段右）．

ティカルフローに属する手法である．本法では，一般的なシネMRIの後処理により，心筋ストレイン解析が可能であり，普及が期待される．
● SPEでは心筋内部の特徴（スペックル）を追跡するが，MRIによる心筋内部の微小構造の描出は困難であるため，feature tracking法によるストレイン解析は，主に内腔心筋境界のtrabeculationパターンの追跡により行われる．したがって心筋中層付近のストレイン計測の信頼性は低いと考えられている[3]．

3. MRIの代替検査としてのCT

Point!
● シネCTにおける放射線被曝低減と時間分解能向上，遅延造影CTの画質改善が達成されつつあり，将来的にCTはMRI禁忌例などでの代替検査となりうる．
● CTには撮影時間が短く，撮影後に任意断面を任意スライス厚で描出可能という利点がある．

● 心不全の診療におけるMRIの有用性が広く認識されているのに対し，

❸ 低線量シネ CT

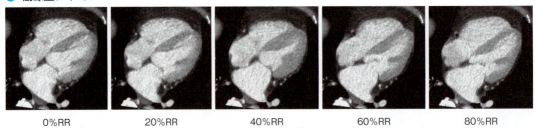

シネ CT を得るにはレトロスペクティブ心電図同期撮影が必要だが，低管電圧撮影や逐次近似再構成の利用により，被曝線量を 1 mSv 前後まで低減できるようになってきた．

CT の役割は限定的である．しかし，閉所恐怖症，維持透析患者，除細動器などのデバイスが留置されている患者，呼吸停止の困難な患者など，MRI の禁忌例，実施困難例は少なからず存在し，MRI の代替検査としての低線量シネ CT と遅延造影 CT の開発が行われている．

- CT は 1×1×1 mm 以下の空間分解能を有し，撮影後に任意断面を任意スライス厚で描出可能という MRI を凌駕する特長がある．加えて，心臓全体の撮影に要する時間は 10 秒程度であり，心不全患者にとって受け入れやすい短い呼吸停止の撮影を数回行うだけで，冠動脈形態，シネ，遅延造影を総合的に評価するポテンシャルがある．CT の弱点は造影剤使用と放射線被曝を避けられないことであるが，低管電圧撮影や逐次近似再構成を活用すると，かなりの造影剤量低下と被曝低減を達成することができる．

1 シネ CT

- シネ CT は，低ヘリカルピッチのレトロスペクティブ心電図同期撮影が一般的だった時代には冠動脈 CT の撮影に付随する，無料で得られる情報であった．しかし，被曝低減を優先してプロスペクティブ心電図トリガー撮影が一般化した現在，シネ CT の撮影（レトロスペクティブ心電図同期撮影）には被曝増加（プロスペクティブ心電図トリガー撮影の 4〜5 倍）というペナルティがあると考えられている．また，普及型の 64 列 CT の時間分解能は 200 ms 程度と MRI よりもかなり劣ることもあり，壁運動や心機能の評価を目的としてシネ CT を行うことは，TAVI 術前などの特殊なケースを除いて控えられる傾向にある．しかし，最新の装置での時間分解能は MRI に迫る 66 ms に達し，低管電圧撮影などを利用すればシネ CT 撮影被曝を 1 mSv 以下に抑えることも可能となってきた（❸）．
- シネ MRI と異なり，弁逆流，流出路狭窄に伴うジェット，シャント血流などは基本的に描出できず（造影剤注入と撮影タイミングによっては観察できることもある），ほかのモダリティで補完していく必要があるが，撮影後に任意断面を任意スライス厚で描出できることは，シネ

TAVI : transcatheter aortic valve implantation

画像診断の進歩　b．CT/MRI

❹ ダイナミック負荷心筋パーフュージョン CT から得た心筋血流マップと遅延造影 CT

ダイナミック負荷心筋パーフュージョン CT の定量解析により得られた心筋血流マップ（上段）では，右冠動脈狭窄による下壁の血流低下（➡）が明瞭に示されている．遅延造影 CT（下段）では，基部下壁に内膜下梗塞があることがわかる（➡）．

MRI にない大きな特長である．さらに，心臓全体のボリュームシネ画像に対するストレイン解析や流体力学的解析が，心不全の病態に新しい知見をもたらす可能性がある．

2 遅延造影 CT

- ヨード造影剤はガドリニウム造影剤と同様，遅延相において細胞外液に非特異的に分布するため，原理的には遅延造影 CT では遅延造影 MRI と同様に心筋線維化を評価可能である．実際，臨床で用いられる量の 3〜4 倍の造影剤を使用すれば遅延造影 CT を用いて良好に心筋梗塞を描出できることが動物実験で示されている．
- 冠動脈 CT とダイナミック負荷心筋パーフュージョン CT を含む包括的心臓 CT の一部として遅延造影 CT を実施する場合には，総ヨード注入量が 600 mg/kg 体重（肝ダイナミック CT 撮影に必要とされる量に相当）と比較的多くなるため，かなり安定して梗塞や線維化を評価可能であるが（❹），冠動脈 CT に用いられる造影剤のみ（300 mg/kg 体重前後）で，十分な病変コントラストを得ることは一般に困難であり，少ない造影剤量でも安定した遅延造影 CT 画像が得られる撮影技術や画像処理技術の開発が求められている．
- CT では造影剤濃度と得られる CT 値のあいだに直線相関が存在するため，造影剤の体内動態の定量解析が MRI と比べて容易であることから，心筋血流の定量解析では後発のパーフュージョン CT がパーフュージョン MRI よりもルーチン化の点で一歩進んでいる．同様に，心筋 CT 値

> ダイナミック負荷心筋パーフュージョン CT：ボクセル単位の心筋血流定量値がルーチンに得られ，心筋虚血の新しい評価法として注目されている．

や造影剤分布を正確に計測できるアーチファクトの少ない画像が得られれば，ECV 解析は CT でも実施可能で，今後心不全診療に応用される可能性がある[4].

◉ 引用文献

1) 日本循環器学会．循環器病の診断と治療に関するガイドライン（2009 年度合同研究班報告）：慢性虚血性心疾患の診断と病態把握のための検査法の選択基準に関するガイドライン（2010 年改訂版）．
http://www.j-circ.or.jp/guideline/pdf/JCS2010_yamagishi_h.pdf
2) Mikami Y, et al. Objective criteria for septal fibrosis in non-ischemic dilated cardiomyopathy：Validation for the prediction of future cardiovascular events. J Cardiovasc Magn Reson 2016；18：82.
3) Claus P, et al. Tissue tracking technology for assessing cardiac mechanics：Principles, normal values, and clinical applications. JACC Cardiovasc Imaging 2015；8：1444-60.
4) Kurita Y, et al. Estimation of myocardial extracellular volume fraction with cardiac CT in subjects without clinical coronary artery disease：A feasibility study. J Cardiovasc Comput Tomogr 2016；10：237-41.

画像診断の進歩
c. 核医学/PET

田原宣広,戸次宗久,福本義弘

1. 心不全診療における核医学イメージング

Point!
- 心不全診療において,虚血性心疾患と非虚血性心疾患の特定が重要である.
- 心臓核医学検査は,基礎心疾患の診断,重症度の評価,治療方針の決定や予後評価に広く用いられている.

- 心不全診療において,病態評価,治療戦略の決定,生命予後や将来リスクの評価を行うには基礎心疾患の特定が不可欠である.一般的な心不全診療では,急性期を脱すると基礎心疾患を検索し,リスク層別化評価にしたがって治療方針が決定される.
- 日本における心不全の基礎心疾患は,虚血性心疾患が約30〜40%,非虚血性心疾患が約60〜70%であり,虚血性心疾患が多い欧米とは様相が異なる.
- 基礎心疾患の鑑別と心不全の重症度を正確に評価し,その経時的変化を評価することができる画像診断法が望まれており,心臓超音波検査,multislice CT,CMR,心臓核医学検査などが用いられている.
- 心不全診療における心臓核医学検査は,基礎心疾患の診断,重症度の評価,治療方針の決定や予後評価に広く用いられている.
- ポジトロン放出型断層撮影(PET)は組織の代謝機能を表すことができる分子イメージングとして発展している.
- ^{18}F標識FDGはブドウ糖誘導体であり,ブドウ糖代謝が盛んな細胞に集積することからFDGをトレーサーとしたPETによりブドウ糖代謝画像を得ることができる.
- 心臓のFDG-PET検査は,虚血性心不全における心筋バイアビリティの評価と心サルコイドーシスにおける炎症部位の診断が必要とされる患者に対して保険診療が採用され,臨床応用されている.

CMR : cardiac magnetic resonance

PET : positron emission tomography

FDG : fluorodeoxyglucose

2. 虚血性心不全

Point!

- 虚血性心疾患において，冠動脈の狭窄度だけではなく，心筋虚血の程度と範囲，心筋バイアビリティを評価し，これらの病態が心不全に寄与しているかを評価することが適切な治療につながる．
- 虚血性心不全では，心筋血流 SPECT や FDG-PET による心筋血流異常の重症度と左室機能の測定，心筋バイアビリティの評価がなされる．

- 心不全症例において，心臓超音波検査により先天性心疾患や弁膜症が否定されれば，冠動脈疾患の有無が評価される．
- 多くの臨床研究から虚血性心疾患の生命予後を推定するうえで重要なものは，冠動脈の狭窄度よりも心筋虚血の程度や範囲，あるいは心筋バイアビリティであることが示されている．
- 冠血行再建術の適応決定に虚血評価が必要であることは日本のガイドラインでも強調されているが，解剖学的狭窄度や機能的虚血を加味した評価から血行再建術の適応が判断される場合も少なくない．しかしながら，冠動脈の狭窄度評価だけでなく，心筋虚血の程度と範囲，心筋バイアビリティも評価し，これらの病態が心不全に寄与しているかを評価することは適切な治療につながると考えられる．
- 生活の質と生命予後を改善することに着目した治療戦略の決定が重要であるが，心筋虚血が存在し，心筋バイアビリティが存在すれば，冠血行再建術による予後改善効果が期待される．
- 心筋バイアビリティが存在せず，梗塞とリモデリングが心機能障害に寄与していれば，心臓再同期療法，左室形成術，心臓移植などの治療法が検討される．このような虚血性心不全の診断と病態の評価において，単光子放出型コンピュータ断層撮影（SPECT）は，心筋虚血の有無や重症度，心筋バイアビリティ，左心機能の評価を行うことができる．また，近年，画像診断法の進歩により心臓再同期療法適応のための左室内非同期性を定量的に評価することも可能になってきた．
- さらに，心筋血流 SPECT による心筋血流異常の重症度と左室機能の測定により，心不全の新規発症リスクも評価できることが明らかにされ，心不全発症予備軍を抜粋し，予防的治療の介入にも重要な情報を提供してくれることも期待されている[1]．しかしながら，心筋血流 SPECT では心筋バイアビリティの評価が困難な場合があり，その際には FDG-PET 検査が施行される．

SPECT : single photon emission computed tomography

3. 非虚血性心不全

> **Point!**
> - 非虚血性心疾患は，特発性心筋症と二次性心筋症とに分類される．
> - 二次性心筋症の中には確定診断に至らず，拡張型心筋症と診断されている症例が存在する．

- 心不全症例において，虚血性心疾患が否定された場合，広義の心筋症の診断となり，原因が不明である特発性心筋症と原疾患を背景とした二次性心筋症とに分類することができる．
- 二次性心筋症は，高血圧，糖尿病，腎不全，睡眠時無呼吸症候群，サルコイドーシス，アミロイドーシス，Fabry病，筋ジストロフィなど全身性疾患に関連するものが多い．しかしながら，全身性疾患が適切に診断されなければ，二次性心筋症の診断に至らず，特発性拡張型心筋症と診断されてしまう．たとえば，急性期や慢性期に心筋炎が強く疑われても特異的な検査所見が得られず，臨床的に拡張型心筋症とされる症例がある．また，拡張型心筋症と診断された症例では，血清ウイルス抗体価が高く，心筋生検から心筋炎を示唆する炎症細胞浸潤やウイルスゲノムが認められることもある．
- サルコイドーシスの心病変は，右室壁よりも左室壁に散在性に存在することが多く，右室側から心室中隔の心筋組織を採取する心内膜心筋生検の陽性率は高くない．また，他臓器の病変を指摘できないことがあり，心臓にのみ病変が存在する心臓限局性サルコイドーシスも存在する．左室収縮能が低下した心臓限局性サルコイドーシスでは，臨床的に拡張型心筋症と診断され，左室補助人工心臓装着時や心臓移植後の心筋標本組織から心臓サルコイドーシスと診断されることがある．また，高血圧と左室肥大の存在から高血圧性心臓病と診断され，薬物治療が行われていた症例が長期間の経過で，徐々に血圧が低くなり，精査の結果，心臓アミロイドーシスと診断が変更される症例もある．

4. FDG-PET

> **Point!**
> - FDG-PET を用いることにより生体内のブドウ糖代謝が亢進した細胞を検出することができる．
> - ブドウ糖誘導体である FDG の生体内集積は血糖値に影響される．

- ブドウ糖は細胞内でヘキソキナーゼによってリン酸化され，解糖系へ代謝される．
- FDG はブドウ糖の構造式における 2 位の炭素基に結合している水酸基（OH）が ^{18}F に置換されたことにより（❶ A），細胞内に取り込まれた後

❶ ブドウ糖とFDGの構造式と代謝[2]

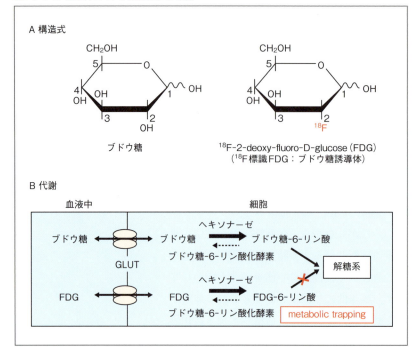

に解糖系へは進まず，細胞内へとどまる性質を有している（metabolic trapping）（❶B）[2]．

- FDGはブドウ糖誘導体であり，細胞内のFDG集積は細胞のブドウ糖エネルギー需要に大きく依存する．PETを用いてFDG集積を画像化することによりブドウ糖代謝が盛んな細胞を非侵襲的に検出することができる．
- ブドウ糖分子は極性を有しており，生体膜を通過して細胞内に取り込まれるためには，細胞膜上に発現するブドウ糖輸送担体（GLUT）を介して促通拡散がなされる．
- FDGは，ブドウ糖と同様の経路でGLUTを介して細胞内に取り込まれる（❶B）．
- これまでに多くのGLUTアイソフォームが同定されており，各アイソフォームは発現している組織やブドウ糖に対する親和性がそれぞれ異なり，さまざまな特色を示す．
- 脂肪細胞，骨格筋や心筋では細胞内に貯留しているGLUT-4がインスリンの作用により細胞膜上へとトランスロケーションし，細胞内へのブドウ糖取り込みが促進される．
- 食後や不十分な絶食状態，糖尿病例などで血糖値が高い場合，インスリンの作用を必要としないGLUT（インスリン非調節性GLUT）を発現している組織においては，FDGが血液中のブドウ糖と競合し，細胞内

GLUT：glucose transporter

への移行が減衰する．したがって，高血糖状態でFDG集積を評価することは信頼性が乏しく，血糖コントロールを行ってからFDG-PET検査を施行することが望ましい．

1 心筋のエネルギー代謝

- 心筋のエネルギー基質はブドウ糖，脂肪酸，乳酸，ケトン体，アミノ酸などで，ブドウ糖と脂肪酸が中心的な役割を担っている．どの基質をどの程度利用するかは，全身の代謝状態に影響され，心筋のエネルギー代謝は身体活動量，食事内容，絶食時間などに依存してさまざまに変化している．
- 食後や糖質摂取後は血液中のブドウ糖やインスリンが上昇し，心筋のエネルギー基質の大部分はブドウ糖に変化する．
- したがって，心筋バイアビリティの評価ではブドウ糖負荷により心筋のFDG集積を高めたうえで，ブドウ糖代謝が可能な心筋細胞の存在について評価している．具体的には，糖尿病の合併がない場合はFDG静注60分前に50～75gのブドウ糖を負荷することにより血糖値を上昇させてからPET画像を得ている．
- 虚血心筋において，エネルギー基質は脂肪酸からブドウ糖へと移行する．したがって，虚血心筋におけるFDG取り込みは生存心筋のブドウ糖代謝を反映するものである．
- PETはSPECTに比べて，ガンマ線の吸収による減衰が少なく，鮮明な画像が得られ，心筋組織のバイアビリティの評価には，心筋血流SPECTよりもFDG-PETのほうが優れている[3]（❷，❸）．
- ブドウ糖負荷FDG-PET画像により心筋のブドウ糖代謝が残存していることが確認されれば，心筋バイアビリティを有していることの証明であり，積極的に血行再建術の施行が勧められる．
- ブドウ糖負荷FDG-PETにより心筋バイアビリティを高い診断精度で評価することが可能であり，FDG-PET検査は非侵襲的画像診断法のなかで最も診断能が高い心筋バイアビリティの診断法として確立されている[4,5]（❷）．
- 壊死心筋部位を外科的に切除する左室形成術には心筋バイアビリティを正確に評価する必要があり，FDG-PETによるバイアビリティの評価が適していると考えられる．
- 心筋虚血の性状を把握することは，治療方針や治療効果の判定，さらには予後を予測するうえで重要である．とくに虚血に陥り，機能が低下した領域に心筋バイアビリティが存在する場合は，血行再建術により壁運動や左室機能が回復し，生命予後の改善が期待されることから，心筋バイアビリティの評価は血行再建術の適応を決定するうえで重要である．

❷ 心筋バイアビリティ評価のための検査間比較[3]

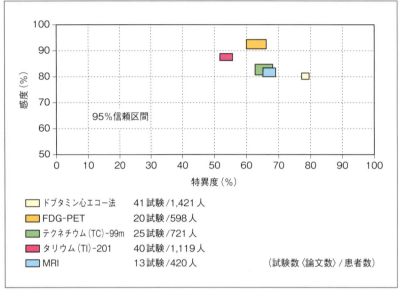

ドブタミン心エコー法	41試験/1,421人
FDG-PET	20試験/598人
テクネチウム(TC)-99m	25試験/721人
タリウム(Tl)-201	40試験/1,119人
MRI	13試験/420人

(試験数〈論文数〉/患者数)

心筋組織のバイアビリティ評価には，心筋血流SPECT (TC-99m＋Tl-201) よりもFDG-PETのほうが優れている．

❸ 心筋血流SPECTとブドウ糖負荷FDG-PETの比較

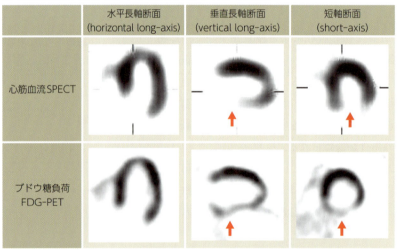

後壁領域において心筋血流SPECTでは血流低下，ブドウ糖負荷FDG-PETでFDG集積が認められ，血流-糖代謝のミスマッチが確認できる．ブドウ糖代謝の存在が証明され，心筋バイアビリティの存在が確認できる．

2 特発性拡張型心筋症に対するβ遮断薬の反応性評価

- 特発性拡張型心筋症に対してβ遮断薬が使用されることがあるが，個々の症例に対する治療反応性を治療前に予測することは困難である．
- FDG-PETを用いて拡張型心筋症に対するβ遮断薬の反応性を評価した報告では，ブドウ糖負荷後のFDG取り込みが高い症例ではβ遮断薬の反応性が良好であることが確認されている（❹）．FDG-PETを用いる

❹ **特発性拡張型心筋症に対するβ遮断薬の反応性評価**(文献6より改変)

	心内膜心筋生検	空腹時FDG-PET	ブドウ糖負荷FDG-PET
non-responder LVEF 20%→20%			
responder LVEF 18%→56%			

ブドウ糖負荷後のFDG取り込みが低い症例では，β遮断薬の反応性が不良であり（non-responder），高い症例ではβ遮断薬の反応性が良好である（responder）．

ことにより，感度83.3％，特異度90.0％の高い精度でβ遮断薬の有効性を予測することが可能であった[6]．
- 特発性拡張型心筋症において，β遮断薬の反応性を評価するためにFDG-PET検査が有用であると考えられるが，保険診療は適用されていない．

3 心臓サルコイドーシスにおける炎症活動性の評価
- 活動性炎症病変には顆粒球・リンパ球・マクロファージなどの炎症細胞が高密度に集簇し，生体防御反応であるrespiratory burstを起こしている．それらの細胞は大量の酸素やブドウ糖を消費しており，FDGは活動性のある炎症病変にも集積することが知られている．
- 炎症細胞では細胞膜上のGLUT-1とGLUT-3が高発現しており，これらを介してブドウ糖の利用が亢進される．
- FDG-PETは活動性のある炎症細胞を高感度に検出することができ，この特性を用いてサルコイドーシスの心病変を描出できることが日本を中心に多く報告されている[7-9]．
- サルコイドーシスは心病変のFDG集積程度が強く，また，心臓におけるFDG集積が不均一な症例ほど心臓への波及頻度が高率であり，FDG-PETによりサルコイドーシスの心病変を高感度に検出することが可能である[9]．
- 心臓サルコイドーシスにおけるFDG-PET検査のメタ解析では，感度89％，特異度78％とほかの検査と比較して診断精度が優れていることが示されている[10]．
- これまで，心筋の生理的FDG集積が認められる症例があり，サルコイドーシスにおける心病変評価のピットフォールになっていたが，最近で

- は絶食時間の延長，ヘパリン使用，検査前の炭水化物摂取制限などの前処置により生理的FDG集積をかなり抑制することができるようになってきた．
- 日本では，2012年から世界に先駆けて心臓サルコイドーシスにおける炎症部位の診断が必要とされる患者に対して，FDG-PET検査の保険診療が採用され，臨床適用が広がっている．
- サルコイドーシスに対するステロイド治療は類上皮細胞肉芽腫を消退させ，臨床症状や臨床所見を改善させる．心臓サルコイドーシスにおいてもステロイドは効果的で，予後改善効果があることが報告されている[11]．心臓サルコイドーシスは心筋傷害の程度により心筋の血流異常が生じると考えられるため，心筋が傷害・壊死には至っていない病期でのステロイド治療開始が望まれる．
- 心臓サルコイドーシスにおいてガリウムシンチグラフィで心臓に集積を認める例では躊躇することなくステロイド治療を開始することができるが，ガリウムシンチグラフィによる診断感度は高くなく，心臓にガリウムの集積を認めない場合にはステロイド治療を行うか否か治療方針の決定に苦慮することがあった．
- FDG-PETはガリウムシンチよりもサルコイドーシスの心病変を検出する診断感度が高く，ステロイドの治療効果についても評価が可能である[9]（❺）．
- FDG-PETは心臓サルコイドーシスにおける炎症活動性の評価のみならず，治療方針の決定や治療効果の判定においても有用であると考えられる．また，心臓超音波，CMR，心筋血流シンチによる壁厚評価，局所壁運動異常，心筋線維化，心筋血流低下とFDG-PETによる炎症活動性や部位・範囲の比較が鑑別診断や病態把握のために有用であると考えられる．
- 特発性拡張型心筋症と比べると，心臓サルコイドーシスでは心臓におけるFDG集積の不均一性が強く，FDG-PETは心臓サルコイドーシスと特発性拡張型心筋症との鑑別診断にも有用である[9]．さらには，心筋炎における炎症活動性や部位や範囲を検出することも可能であると考えられ，原疾患不明の慢性心不全例ではFDG-PETによる心筋炎症の活動性評価が望ましいと考えられる．

5. 新たな分子イメージング

Point!
- 分子イメージングにより，心不全や心筋症の新たな病態の発見につながる可能性がある．

- 慢性心不全における不全心筋やサルコイドーシスの肉芽腫病変では細

❺ 心臓サルコイドーシス例におけるFDG-PET画像

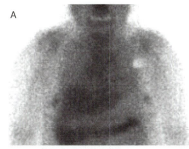
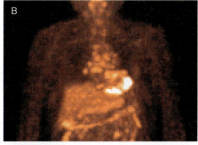

ガリウム陰性，FDG陽性を示す心臓サルコイドーシス例．
A：心臓にガリウムの集積を認めない．B：心臓に不均一なFDG集積を認める．

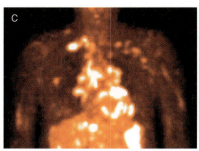
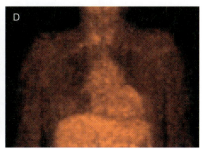

ステロイド治療により心臓のFDG集積は消失している．
C：治療前，D：ステロイド治療後．

胞内のアンジオテンシン変換酵素（ACE）が活性化しており，ACE活性を表す分子イメージングの活用が望まれていた．
- ACE-1高発現マウスに対して^{99m}Tc-リシノプリルを用いた検討では，心臓ACE活性を画像評価できることが示されている（❻）[12]．
- 今後，この分子イメージングの臨床応用が可能になれば，心不全や心筋症の病態を評価するうえで有用である．近年，医用工学と画像解析技術の進歩はめざましく，分子病態のさまざまな評価が融合すれば，新たな病態の発見につながり，循環器領域でも分子標的薬の開発が可能になると考えられる．

ACE：angiotensin converting enzyme

6. おわりに

安静・負荷心筋血流SPECTやFDG-PETを用いた核医学イメージングは，心不全患者の治療選択・予後改善を見据えた病因検索・病態診断に大いに貢献できると考えられる．現在，FDG-PETの保険適用要件は虚血性心疾患による心不全患者における心筋組織のバイアビリティ診断（ほかの検査で判断がつかない場合に限る），または心臓サルコイドーシスにおける炎症部位の診断が必要とされる患者に使用するとされているが，今後，拡張型心筋症や心筋炎などに対する適用拡大が望まれる．また，新たな分

⑥ ACE-1をターゲットとした分子イメージング（文献12より改変）

Animal model	正常モデル	ACE高発現モデル	ACE高発現モデル
Radiotracer	^{99m}Tc-Lis	^{99m}Tc-Lis	^{99m}Tc-Lis
Cold agent	—	—	Lisinopril
Heart			
% ID/g	0.110	1.849	0.007

写真左：コントロール．写真中央：^{99m}Tc-リシノプリルを用いて，ACE-1高発現マウス (mutant) における心臓ACE活性を画像評価することができる．写真右：リシノプリルの前処置によりACE-1高発現マウス (mutant) において^{99m}Tc-リシノプリルの集積は認めない．

子イメージングの開発や臨床応用が望まれる．

● 引用文献

1) Nakata T, et al. Prediction of new-onset refractory congestive heart failure using gated myocardial perfusion SPECT imaging in patients with known or suspected coronary artery disease subanalysis of the J-ACCESS database. JACC Cardiovasc Imaging 2009；2：1393-400.
2) 田原宣広ほか．画像診断による動脈硬化度評価法—動脈硬化プラークイメージング（エコー，CT，MRI，PET）．日本臨牀 2013；71（増刊）：473-85.
3) Schinkel AF, et al. Hibernating myocardium：diagnosis and patient outcomes. Curr Probl Cardiol 2007；32：375-410.
4) Allman KC, et al. Myocardial viability testing and impact of revascularization on prognosis in patients with coronary artery disease and left ventricular dysfunction：A meta-analysis. J Am Coll Cardiol 2002；39：1151-8.
5) Klocke FJ, et al. ACC/AHA/ASNC guidelines for the clinical use of cardiac radionuclide imaging--executive summary：A report of the American College of Cardiology/American Heart Association Task Force on Practice Guidelines (ACC/AHA/ASNC Committee to Revise the 1995 Guidelines for the Clinical Use of Cardiac Radionuclide Imaging). J Am Coll Cardiol 2003；42：1318-33.
6) Hasegawa S, et al. Myocardial positron emission computed tomographic images obtained with fluorine-18 fluoro-2-deoxyglucose predict the response of idiopathic dilated cardiomyopathy patients to beta-blockers. J Am Coll Cardiol 2004；43：224-33.
7) Ishimaru S, et al. Focal uptake on 18 F-fluoro-2-deoxyglucose positron emission tomography images indicates cardiac involvement of sarcoidosis. Eur Heart J 2005；26：1538-43.
8) Ohira H, et al. Myocardial imaging with 18 F-fluoro-2-deoxyglucose positron emission tomography and magnetic resonance imaging in sarcoidosis. Eur J Nucl Med Mol Imaging 2008；35：933-41.
9) Tahara N, et al. Heterogeneous myocardial FDG uptake and the disease activity in cardiac sarcoidosis. JACC Cardiovasc Imaging 2010；3：1219-28.
10) Youssef G, et al. The use of 18 F-FDG PET in the diagnosis of cardiac sarcoidosis：A systematic review and metaanalysis including the Ontario experience. J Nucl Med 2012；53：241-8.
11) Yazaki Y, et al. Central Japan Heart Study Group. Prognostic determinants of long-term survival in Japanese patients with cardiac sarcoidosis treated with prednisone. Am J Cardiol 2001；88：1006-10.
12) Dilsizian V, et al. Molecular imaging of human ACE-1 expression in transgenic rats. JACC Cardiovasc Imaging 2012；5：409-18.

カテーテル検査

中村裕一，安田 聡

1. 肺動脈カテーテル

Point!
- 圧波形，心拍出量，酸素飽和度など血行動態を客観的に評価することができ，それぞれの病態に応じた治療を選択することができる．

- 心不全の診断や治療においては心拍出量（CO）や肺うっ血の程度を把握し，病態の評価と適切な薬剤を選択することが重要である．今日，肺動脈カテーテルとして一般的な Swan-Ganz カテーテルは，1970 年に Horald J Swan と William Ganz により発表された心機能計測用のカテーテルである．先端にバルーンと 4 cm の部位に温度を感知するセンサーを有し，複数のルーメンをもつ（）．ここでは各指標の定義と正常値を述べる．
- 心不全における肺動脈カテーテル*の適応については❷[1)]にまとめた．

CO : cardiac output

❶ Edwards 社製 Swan-Ganz カテーテル

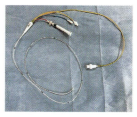

＊肺動脈カテーテルはルーチンの使用は勧められていないが，初期治療が無効な重症例に対しては経験豊富な施設において，有用な可能性が示唆されている[2)]．

❶ 右房圧（RAP）
- ❸に右心系圧の正常波形を示す．
- a 波，c 波，v 波の陽性波と，x 波，y 波の陰性波が観察される．通常は a 波と v 波の平均値を測定しており，中心静脈圧（CVP）平均圧と基本的には等しい（正常値 1〜5 mmHg）．

❷ 右室圧（RVP）
- 右室収縮期圧は肺高血圧などで上昇が認められる（正常値 15〜30 mmHg）．右室拡張末期圧（RVEDP）は右心不全，収縮性心膜炎や心タンポナーデで上昇する．収縮性心膜炎では dip and plateau を認める（正常値 1〜7 mmHg）．

❸ 肺動脈圧（PAP）
- 肺動脈拡張圧は肺動脈楔入圧（PCWP）平均圧と近似するために，PCWP が測定できない場合に用いられる（正常値 4〜12 mmHg）．
- 平均 PAP が 25 mmHg 以上の場合は，肺高血圧症と診断される．

❹ 肺動脈楔入圧（PCWP）
- PCWP は左房圧と近似され，左室拡張末期圧（LVEDP）と等しいとされている．PCWP には a 波，c 波と v 波が観察され，僧帽弁逆流が大きい場合には v 波の増強を認める（正常値 4〜12 mmHg）．

RAP : right artrial pressure
CVP : central venous pressure
RVP : right ventricular pressure
RVEDP : right ventricular end-diastolic pressure
PAP : pulmonary artery pressure
PCWP : pulmonary capillary wedge pressure

LVEDP : left ventricular end-diastolic pressure

❷ 心不全における肺動脈カテーテルの適応[1]

クラスⅠ，レベルC
- 適切な輸液にすみやかに反応しない心原性ショック
- 適切な治療手段に反応しない，または低血圧かショック/ニアショックを合併する肺水腫
- 肺水腫が心原性か非心原性かが不確かな場合．それを解決する診断法として

クラスⅡ，レベルC
- 通常の治療に反応しない心不全患者において，血管内容量，心室拡張末期圧，全体的心機能を評価するために
- 非代謝性の慢性肺疾患の患者における全体的な心血行動態の評価，または左心不全の除外のために
- 急性心不全において新たに発生した収縮期雑音の原因，臨床的血行動態的意義を検討する診断法として

クラスⅢ，レベルC
- 心不全の評価，診断，治療に対するルーチンのアプローチとして

❸ 右心系圧波形

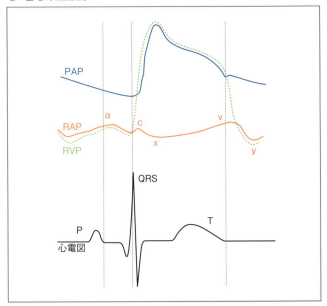

5 混合静脈血酸素飽和度（SvO_2）

- 末梢循環の総合指標として，身体所見を加味して判断される．混合静脈血は全身の静脈血が混合した血液で，通常は肺動脈血を指すことが多い．体循環での酸素代謝を評価することが可能である．低値である場合は末梢循環不全をきたしていることが考えられる．SvO_2 60%以上を目標に心不全治療を行う（正常値70〜80%）．

6 心拍出量（CO）・心係数（CI）*

Fick法

Fick法は最もCOを正確に測定できる．動脈血および混合静脈血酸素飽和度を測定し，酸素消費量がわかればCOが求められる．

$$CO（L/分）=\frac{酸素消費量（mL/分）}{動脈血酸素含量（vol\%）-混合静脈血酸素含量（vol\%）}$$

血中酸素含量は，ヘモグロビン濃度（g/dL）×酸素飽和度（%）で求められるため，

$$CO（L/分）=\frac{酸素消費量（mL/分）}{SaO_2-SvO_2}$$

と計算される．

熱希釈法

RAルーメンから冷水を注入し，肺動脈内の熱センサーにより測定することでCOを測定する．持続モニタリングの場合はサーマルフィラメントで血液を温め，同様に温度変化を測定し，COを求めている．三尖弁逆流や僧帽弁逆流を有する場合は，正確な値ではないことに注意が必

CI：cardiac index
＊Forrester分類とNohria-Stevenson分類についてはp.25を参照．

要である(❹).

COを体表面積(BSA)で補正し,CIで評価する(正常値CO:4.0〜8.0 L/分,CI:2.4〜4.0 L/分).

1回拍出量(SV),1回拍出係数(SVI):COをHRで除したものをSV,同様にCIをBSAで除したものをSVIとよぶ(正常値SVI:40〜70 mL/beat/m²).

7 血管抵抗

体血管抵抗係数(SVRI)

全身の体血管の抵抗を表し,左室後不可の指標となる.

$$SVRI = \frac{平均体動脈 - 平均右房圧}{CI} \times 80$$

と計算される(正常値700〜1,600 dyne·sec·m²/cm⁻⁵).

肺血管抵抗係数(PVRI)

$$PVRI = \frac{平均体血圧 - 平均肺動脈楔入圧}{CI} \times 80$$

と表せられる.正常値は20〜130 dyne·sec·m²/cm⁻⁵とSVRより低く,肺循環系は非常に大きな予備能を有している*.肺高血圧の治療効果判定に用いられる.

❹ 熱希釈法で心拍出量出量測定に影響を及ぼす因子
- 三尖弁逆流
- 僧帽弁逆流
- 心房中隔欠損症
- 心室中隔欠損症
- 不正確な注入液温度
- 不正確な注入液量
- 測定中の急速な輸液

BSA:body surface mass
SV:stroke volume
SVI:stroke volume index
HR:heart rate
SVRI:systemic vascular resistance index
PVRI:pulmonary vascular resistance index
*肺循環系の血管抵抗には,全肺抵抗(total pulmonary resistance:TPR)もある.
TPR = mPAP/CO
正常値:100〜300 dyne·sec·m²/cm⁻⁵

2. 左心カテーテル検査

Point!
- 冠動脈造影検査は冠動脈疾患の疑われる症例に施行する.
- 冠動脈造影検査や治療介入を行うタイミングは,病態から見極め,逸してはならない.

- ❺に左心系圧の正常波形を示す.

1 冠動脈造影検査

- 冠動脈造影検査は,内服治療を行っても狭心症が残存する症例や,症候性心室性不整脈,心肺停止の既往のある症例に推奨される.また,冠動脈疾患の中等度〜高リスク患者や,ほかの非侵襲的な検査で虚血が疑われる症例に関しても考慮される.
- 冠動脈造影検査や治療介入を行うタイミングは患者の病態に左右される.心不全管理に難渋する心筋虚血例で治療介入する部位が特定された患者では,禁忌事項がない限り介入治療を加える.

2 左室造影検査

- 左室造影では左室容積と収縮能を評価する.
- 左室拡張がないにもかかわらず収縮能が低下する例

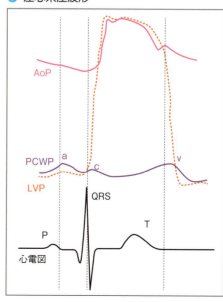

❺ 左心系圧波形

では，高血圧性心不全や肥大型心筋症の拡張相，蓄積性心筋疾患（心臓アミロイドーシスや心 Fabry 病など）が鑑別にあがる．
- 局所的な壁運動異常を認める場合には，虚血性心疾患やサルコイドーシス，それに慢性心筋炎などの鑑別が必要である．心エコーでとらえられないような壁運動異常が判明することもあり，可能な場合は当センター（国立循環器病研究センター）では積極的に行っている．

3. 心内膜心筋生検

Point!
- 心筋生検でなければ確定診断がつけられない疾患もある．
- 合併症のため，ルーチンでの施行は勧められない．

- 1962 年に今野・榊原によってカテーテル法が開発され[3]，広く行われるようになった．診断が治療に直結する特定の疾患の診断を確定させる場合には考慮される*．
- たとえば，心筋炎やアミロイド沈着といった確定診断には，心エコー図や MRI 検査を施行しても拡張型心筋症と鑑別ができないため，組織診断が必須である．さらに，急激な心不全増悪や，適切な医療を受けているのにもかかわらず心機能が低下する症例にも推奨される．心筋炎では，炎症細胞の浸潤（通常はリンパ球であることが大多数であるが，好酸球の場合もある）が認められる．real-time PCR 法を用いた心筋ウイルスゲノム検出も可能となっている．
- 心移植後の経過観察には心筋生検による拒絶反応の評価が不可欠である．
- 心内膜心筋生検は侵襲的手技であるため，一定の合併症リスクを有する．合併症としては心室穿孔，脚ブロック，脳塞栓，血管損傷，腱索断裂による弁逆流悪化などがあげられ，左室・右室からの生検にかかわらず注意が必要であり，ルーチンでの心筋生検は勧められない．

＊心筋生検の部位は右室・左室ともに差はないとされている．

PCR：polymerase chain reaction

引用文献

1) Nohria A, et al. Medical management of advanced heart failure. JAMA 2002；287：628-40.
2) Binanay C, et al. Evaluation study of congestive heart failure and pulmonary artery catheterization effectiveness：The ESCAPE trial. JAMA 2005；294：1625-33.
3) Sakakibara S, Konno S. Endomyocardial biopsy. Jpn Heart J 1962；3：537-43.

Advanced Lecture

右室梗塞と右心カテーテル

■ 右室梗塞の診断

右室梗塞は心原性ショックの約5％とされている[1]．そのため，急性下壁梗塞にショックを合併した場合は必ず右室梗塞を疑う必要がある．診断基準に示すように，心エコー，心電図および右心カテーテルの圧波形などから診断される（❶）[2]．右室梗塞の主要病態は，①右室拍出量の低下による左室前負荷の減少と，②右室拡張による心室中隔の左方偏位および心嚢内圧上昇の結果として生じた左室コンプライアンスの低下，と考えられている．

■ 右室梗塞の治療

治療の原則は早期の再灌流療法であるが，再灌流療法後もショックが遷延することがある．右室心拍出量と左室前負荷の増加による左室心拍出量の維持を目的に輸液管理を行うことになる．具体的には，右室前負荷を高めに維持するために積極的に補液を行い，右室心拍出量と左室前負荷の維持に努める．しかし，過剰輸液は右室拡張をきたし，右室拡張期圧上昇の結果として生じる左室圧排により左室低心拍出状態を招き，ショックを助長する可能性があるため，右房圧は10〜15 mmHgを目標とし，PCWPを15 mmHg程度（18 mmHg以下）に保つように補液速度を調節する．右房圧が15 mmHg程度になるまで補液を行っても反応の乏しい場合は，補液を増量することによる血行動態の悪化を防ぐため，ドブタミンを併用することを検討する．ドブタミン投与の開始後も改善が得られない場合は，大動脈内バルーンパンピング（intra-aortic balloon pump：IABP）を躊躇せずに行うことが重要である．

注意事項として，硝酸薬の投与は著明な低血圧を招く危険が高いため，原則禁忌となる．

（中村裕一，安田　聡）

● 引用文献

1) Jacobs AK, et al. Cardiogenic shock caused by right ventricular infarction：A report from the SHOCK registry. J Am Coll Cardiol 2003；41：1273-9.
2) 本田怜史，浅海泰栄．急性心筋梗塞における機械的合併症．安田　聡監．CCUグリーンノート．中外医学社；2015. p.106-10.

❶ 右室梗塞の診断基準[2]

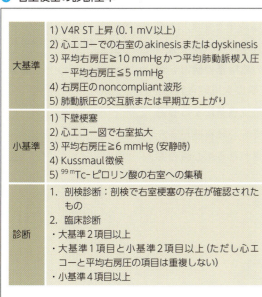
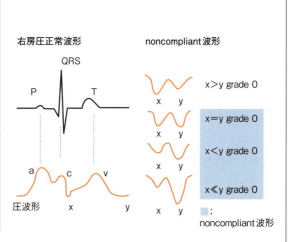

心筋生検

竹村元三

1. 心筋生検の概要

Point!

- 心筋生検の良い適応は原因不明の心不全である．不整脈をきたす原因，心不全の急性増悪の原因検索にも用いられる．
- 心臓移植後の拒絶反応や抗癌薬による心毒性のモニターも心筋生検の良い適応である．

- 心筋生検は半世紀以上前に日本で開発された侵襲的検査法である[1]．病的組織の構造異常を知ることは疾患をより本質的に理解することにつながるが，心疾患の検査法の多くは機能的生理学的異常の検出法であり病因論的メカニズムを明らかにするためのものは少ない．この意味で心筋生検法は心疾患の診断ならびに治療方針決定上重要かつ特異な位置を占める．しかしながら心筋症などでは比較的特徴的な病理形態所見を伴うものの，それのみで確定診断には至らないことが多く，患者の臨床背景（現病歴，既往歴，家族歴，生活習慣）ならびに現症，心エコー，心臓カテーテル，核医学的検査所見などを十分把握することが重要である．
- 心筋生検の適応に関しては種々の見解があり完全な合意はいまだ得られていない．に欧州ならびにアメリカ・カナダ心血管病理学会（AECVP/SCVP）による心筋生検の2011年版の適応基準を示す[2]．この基準によると心筋生検の最も良い適応は発症6か月未満の原因不明の心不全である．不整脈あるいは慢性的な心不全状態の原疾患の検索も適応となる．慢性心筋症が急性増悪した場合の原因究明にも用いられる．心臓移植後の拒絶反応ならびにアントラサイクリン系抗癌薬による心毒性の出現・悪化のモニターは良い適応であり，日本でも心臓移植がよりさかんになると移植心の心筋生検の頻度が上がると思われる．心臓の蓄

AECVP : Association for European Cardiovascular Pathology
SCVP : Society for Cardiovascular Pathology

 心筋生検の適応（2011年版，AECVP/SCVPによる）[2]
- 最も良い適応：発症6か月未満の原因不明の心不全
- 徐脈または心室性不整脈：心筋炎，不整脈原性右室心筋症，サルコイドーシスなど
- 慢性心不全症例：低拍出性拡張型心筋症，肥大型心筋症，拘束型心筋症
- 慢性心筋症の急性増悪
- 心臓腫瘍
- 心臓移植後の評価

積性疾患の診断のための施行も良い適応例である．
- 心筋生検は拘束型心筋症と収縮性心膜炎の鑑別，心室性不整脈が心筋炎によるか否か，エイズ患者の左室機能不全の評価にも用いられる．ただし心筋症の患者にルーチンに心筋生検を行うことに関しては議論の余地がある．拡張型あるいは肥大型心筋症などの特発性心筋症では疾患特異的な組織所見がないので心筋生検所見のみでは診断できない．一方，二次性心筋症では疾患に特異的な病理所見が見つかれば診断が確定する．
- 心筋症患者で心筋生検により原因が特定しうる確率は10％未満であり，治療可能な原因疾患を特定できる確率は2％にすぎない[3]．心筋生検の合併症の回避には明らかなラーニングカーブがあり，死亡，心室穿孔，血栓症など重大な合併症は慣れた施設で0.3〜0.5％程度生じる[4]．
- 現時点では心筋症の場合には心筋生検の施行が患者にとってメリットになる確率は比較的小さいといわざるをえない．しかし正確な診断は最優先事項であり，治療可能な疾患の場合はなおさらであるので，できる限り積極的に施行すべきである．
- 一方，分子生物学的，免疫学的，あるいは遺伝学的手法を導入して生検標本を解析し疾患のより本質的な理解に役立てようとする研究が，今後はいっそうさかんになると思われる．実際，生検標本内のウイルスゲノムをPCRで検出し心筋炎の原因ウイルスを同定する試みはすでになされており，ミトコンドリア遺伝子変異の診断にも用いられている．

PCR：polymerase chain reaction

2. 不全心筋の病理学的変化

Point!
- 不全心では生理学的変化に加え，心筋細胞ならびに間質の両者に量的かつ質的な形態学的・分子生物学的変化が生じている．

- 心臓ないし心筋に負荷が加わると心筋細胞の肥大が生じて収縮力が増大し，心機能を維持しようとする．しかし負荷が過剰になると適応機構が破綻し心肥大から心拡大・心不全へと移行する．負荷が加わった心筋細胞では蛋白リン酸化酵素カスケードの活性化が起こり，遺伝子発現がもたらされ蛋白の生合成が活発となり心筋細胞肥大が形成される．
- 一方，適応機構の破綻のメカニズムはあまり解明されていない．心筋は実質細胞である心筋細胞とその他の間質組織から成り，心臓における間質組織の構成細胞数は心筋細胞数を上回り約70〜80％を占める．心筋症においてはさらに間質組織の増大がみられ，間質細胞数も増加するため，間質組織の役割はもっと注目されてしかるべきである．
- 以下に心筋細胞と間質に分けて，心筋症・心不全における形態学的な

❷ 心筋症，不全心筋における心筋細胞の病理変化

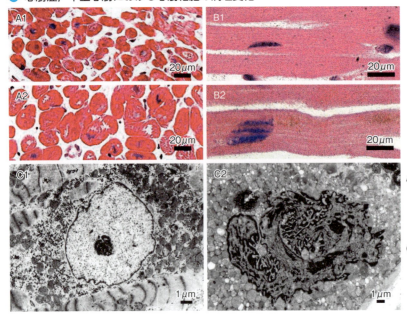

A，B：心筋細胞肥大．A1，B1は正常対照，A2，B2は肥大した心筋細胞を示す．A1，A2は心筋細胞の横断像，B1，B2は縦断像．HE染色．
C：心筋細胞核の肥大の電子顕微鏡像．C1は正常核，C2は拡張型心筋症における著明に肥大した心筋細胞核（「奇怪な核 bizarre shaped nucleus」ともよばれる）．

らびに分子生物学的変化と病態との関連を考察する．

1 心筋細胞の変化

- 心臓の適応破綻のメカニズムには，心筋細胞の進行性消失（量的異常），個々の心筋細胞における収縮不全の進行（質的異常），あるいはその両者の関与が考えられている．
- 不全心の心筋細胞では肥大（❷）あるいは逆に萎縮，変性所見（degenerative change），脱分化所見（dedifferentiation），遺伝子・蛋白発現の変化などのフェノタイプの変化がみられる．すなわち筋原線維の粗鬆化・配列の乱れ（錯綜配列），筋原線維以外の細胞内小器官（核，ミトコンドリア，グリコーゲン，空胞など）の増多・異型などの所見がみられる．
- また不全心の心室心筋細胞においては，心房性ナトリウム利尿ペプチド（ANP）などの胎児型蛋白の発現，脳性ナトリウム利尿ペプチド（BNP）の発現，アクチンやミオシンのアイソフォーム変化，サイトカイン（TNF-α，エンドセリンなど）の増加，デスミンなどの中間径フィラメントの増加など，多彩な分子生物学的変化が報告されている．

2 間質の変化

- 不全心において心筋の間質の増加がみられる（❸）．間質における膠原線維の増加は心筋のstiffnessを増し，拡張障害を引き起こす．間質の線維芽細胞はコラーゲンを産生し心筋の線維化に関与するのみならず，種々のサイトカインを産生し心筋細胞とのあいだにパラクライン的に作用を及ぼしている可能性がある．また，心筋細胞の協調運動を阻害す

ANP：atrial natriuretic peptide
BNP：brain natriuretic peptide
TNF-α：tumor necrosis factor-α

❸ 心筋症，不全心筋における心筋間質の病理変化

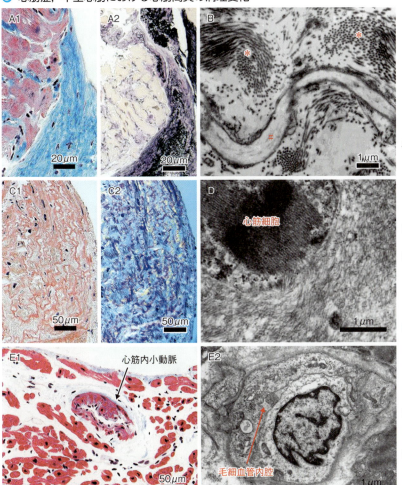

A：心筋の線維化像．A1 は Masson トリクローム染色，A2 はエラスティカ Van Gieson 染色．前者で膠原線維は青色，後者で膠原線維は紫色，弾性線維は黒色に染色される．
B：膠原線維（＊）ならびに弾性線維（#）の電子顕微鏡像．
C：心筋のアミロイド沈着．C1 はコンゴーレッド染色，C2 は C1 の偏光像．前者でアミロイド線維は橙色，後者でアップルグリーンに染まる．
D：心臓アミロイドーシスの電子顕微鏡写真．心筋細胞が檻に閉じ込められたようにアミロイド細線維によって取り囲まれており，心筋細胞は拡張も収縮も困難と思われる．
E1：肥大型心筋症にみられた心筋内小動脈の中膜肥厚．Masson トリクローム染色．
E2：拡張相肥大型心筋症にみられた毛細血管の電子顕微鏡写真．内皮細胞の腫大により内腔が著しく狭小化している．

る．弾性線維の混在もしばしばみられるがその増生機序などはよくわかっていない．心臓アミロイドーシスにおける心筋間質へのアミロイド細線維の沈着は心筋の線維化同様，拡張障害を招来するが，著明な場合には収縮障害も引き起こす（❸）．

● 不全心ならびに肥大心では相対的な冠血流不足が示唆されている．拡張相肥大型心筋症や心臓サルコイドーシスでは心筋内小動脈の著しい狭小化がみられる．また，不全心ならびに肥大心では正常心に比し毛細血管内腔の狭小化が認められる（❸）．

❹ 拡張型心筋症の病理組織

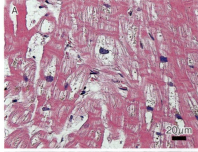
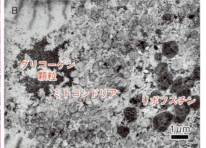
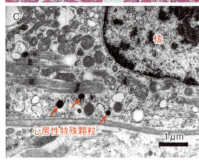

A：拡張型心筋症の光顕写真．HE 染色．心筋細胞の肥大，間質の増大がみられ，肥大した心筋細胞では粗鬆化と核の変形が著しい．
B，C：電子顕微鏡下，グリコーゲン顆粒，ミトコンドリア，リポフスチンの集簇あるいは ANP，BNP を含有する心房性特殊顆粒（→）を心室心筋細胞に認める．

3. 心筋生検による心疾患の確定診断と電子顕微鏡の有用性

Point!

- 特発性心筋症では特徴的な病理変化が認められるが，これらは疾患特異的ではないため心筋生検のみから確定診断を下すことはできない．
- 二次性心筋症とくに蓄積性疾患では疾患特異的所見がみられるため心筋生検は非常に有用である．
- 心筋への特異的蓄積物の同定に電子顕微鏡検査がきわめて有用である．

- 拡張型心筋症では心筋細胞の肥大と粗鬆化，間質の線維化，細胞内小器官（ミトコンドリア，リポフスチン，グリコーゲン顆粒など）の増多・変形，心室心筋細胞に ANP，BNP を含む心房性特殊顆粒の出現を見ることがある（❹）．また肥大型心筋症では心筋細胞束，心筋細胞，筋原線維各レベルでの錯綜配列がよく知られている．しかしながらこのような特徴的な病理所見がみられた場合でも，これらは疾患特異的な所見とはいえない．よって心筋生検検査のみからこれら特発性心筋症の確定診断を下すことはできず，心筋生検は除外診断の一助としての役割が大きくなる．
- 病態が病理組織に反映されることの多い二次性心筋症の診断には心筋生検が有用である．とくに異常代謝産物の心筋細胞内蓄積のように疾患特異的所見がある場合には，心筋生検で確定診断が得られる．
- ❺に臨床的に拡張型心筋症と診断された患者の心筋生検の光学顕微鏡

❺ 臨床的に拡張型心筋症と診断され，心筋細胞の空胞変性と病理診断された6症例

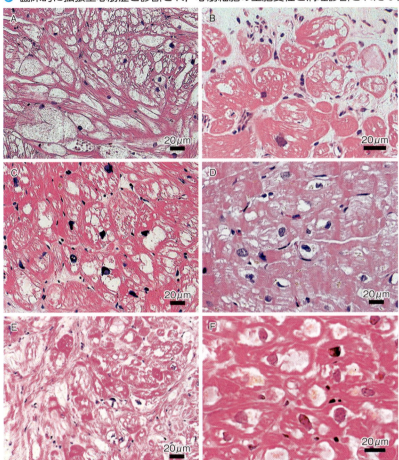

A〜F：光学顕微鏡写真．HE染色．各症例で原因疾患が異なっていた．❻参照．

標本を示す．いずれも心筋細胞内に多発性の空胞を認め，病理診断は心筋細胞の空胞変性であった．空胞といってもそこに何も存在しないわけではなく疾患によって空胞の内容は異なっており，電子顕微鏡下にその内容物を明瞭に判別することができる．電子顕微鏡下で，光学顕微鏡標本❺のAはFabry病，BはDanon病，Cはミトコンドリア心筋症，Dは成人型Pompe病，Eはアドリアマイシン心筋症，Fは巨大なオートファジー空胞を呈する未分類の心筋症との診断を得た（❻）．

- これら二次性心筋症のなかにはFabry病やPompe病における酵素補充療法のように根治的治療法が存在する場合があり，確定診断がきわめて重要となる．Fabry病は意外に罹病率が高く左室肥大患者の1〜3％が実はFabry病であるとの報告があり，あるいは肥大型心筋症と誤診されてフォローされている症例もあり注意を要する．また拡張型心筋症患者の約3％が実はミトコンドリ心筋症であったという報告もある．
- 一方，電子顕微鏡検査をもってしても空胞の内容物の正体が判別できない症例も存在する．このようなケースは将来発見されるべき未知の疾

❻ ❺の各症例の電子顕微鏡所見

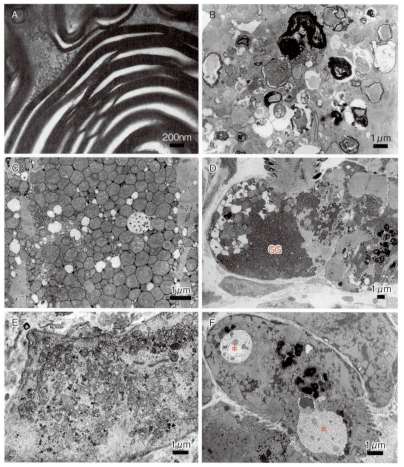

A：Fabry 病．❺ A の空胞内容は特有なミエリン小体の集まりで，ミエリン小体は 4.5 nm の周期性をもつ規則正しい同心円状構造物である．

B：Danon 病．本来リソソームで消化されるべき老廃物が細胞内に蓄積し，これが光学顕微鏡下には空胞変性を呈する．蓄積物は膜に包まれた種々の消化段階の細胞内老廃物である．

C：ミトコンドリア心筋症．ミトコンドリアの異常集積あるいはその大量脱落により光学顕微鏡下❺ C のように空胞変性がもたらされる．個々のミトコンドリアには巨大化や，その他，特徴的な構造変化すなわちミトコンドリア内部のクリスタの部分的融解やねじれ，走行異常，ミトコンドリア内部への脂肪滴やグリコーゲンの蓄積などがみられることがある．

D：成人型 Pompe 病（グリコーゲン蓄積病の一つ）．αグルコシダーゼの欠損または活性低下によりグリコーゲンの消化が停止ないし遅延しグリコーゲン顆粒（GG）が塊状に蓄積し光学顕微鏡下に心筋細胞の空胞変性をきたす．

E：アドリアマイシン心筋症．アドリアマイシンの心毒性の特徴の一つは心筋細胞の著しい空胞変性であり，典型例はアドリア細胞とよばれる．その実態は筋原線維の著明な消失であり，粗になった筋原線維がわずかに細胞の周辺部に残存するにすぎない状態で，このような心筋細胞はもはや収縮力を有しないことがその形態からよく納得できる．

F：巨大オートファジー空胞（*）を有する未分類の心筋症．❺ F の空胞の少なくとも一部は巨大なオートファジー空胞であった．

患を有している可能性がある．電子顕微鏡検査の高い診断能力を考慮すると，すべての心筋生検症例において一部の標本を電子顕微鏡検査用に保存しておくこと，すなわち採取時に電子顕微鏡用固定液（グルタール

アルデヒド緩衝液）に浸漬しておくことが強く薦められる[5]．

4. 病理所見からの心機能推測について

Point!
- 心臓の機能的状態を反映する適切な形態的指標はまだなく，その確立は今後の課題である．

- かなり以前から，種々の病理変化を半定量，スコア化して心機能や予後との関連を見いだそうと試みられている．光学顕微鏡下の心筋細胞の変性・消失，心筋細胞の断裂，間質の線維化の病変度をスコア化した「病理組織学的心筋収縮不全度」は心機能ならびに予後と関連し，電子顕微鏡下の筋原線維の断裂，ミトコンドリア腫大やクリスタの融解，細胞浮腫，介在板の開大，毛細血管内皮細胞の腫大，変性物質の心筋内沈着などから計算した「超微形態的心筋収縮不全度」が左室収縮能と関連することが報告されている．
- 最近，電子顕微鏡下のサルコメア傷害や核クロマチン性状の変化により患者の予後が推定可能であるという報告が発表された．しかしながら，これらの指標の算出は煩雑で一般的とはいえず，現時点では心臓の機能的状態を反映する決定的な形態的指標はまだない．その確立は今後の課題の一つである．

引用文献

1) Sakakibara S, Konno S. Endomyocardial biopsy. Jpn Heart J 1962；3：537-43.
2) Leone O, et al. 2011 consensus statement on endomyocardial biopsy from the Association for European Cardiovascular Pathology and the Society for Cardiovascular Pathology. Cardiovasc Pathol 2012；21：245-74.
3) Mason JW, O'Connell JB. Clinical merit of endomyocardial biopsy. Circulation 1989；79：971-9.
4) Chimenti C, Frustaci A. Contribution and risks of left ventricular endomyocardial biopsy in patients with cardiomyopathies：A retrospective study over a 28-year period. Circulation 2013；128：1531-41.
5) Takemura G, et al. Ultrastructural aspects of vacuolar degeneration of cardiomyocytes in human endomyocardial biopsies. Cardiovasc Pathol 2017；30：64-71.

遺伝子診断

永田庸二，山岸正和

Point!
- 心不全発症と関連する遺伝子異常が指摘されているが，多くは心筋症などの発症関連遺伝子である．
- 肥大型心筋症の約60％が常染色体優性遺伝形式に従う家族歴を有し，そのうち約40～60％の症例が心筋サルコメア遺伝子変異によって発症する．
- 拡張型心筋症の20～35％が家族性である．タイチンの変異が最多であり全体の25％を占める．タイチン変異を有する拡張型心筋症の表現型は比較的軽度であり，左室リバースリモデリングが得られる頻度も高い．
- 細胞接着にかかわる細胞内小器官であるデスモゾーム構成分子の変異が，不整脈源性右室心筋症の原因の半数以上を占める．

- 本項では治療抵抗性心不全をきたす重要疾患である特発性心筋症の遺伝子診断に関して，肥大型心筋症，拡張型心筋症，不整脈源性右室心筋症を中心に概説する．

1. 特発性心筋症の分類について

- 1980年のWHO/ISFCにより心筋症の分類・定義が提唱され，「原因不明の心筋疾患」として肥大型心筋症（HCM），拡張型心筋症（DCM），拘束型心筋症（RCM）が分離された．さらに1995年のWHO/ISFC再定義では「原因不明の心筋疾患」から「心機能異常を有する心筋疾患」分類が変更され，不整脈源性右室心筋症（ARVC）および分類不能心筋症が新たに追加された．2008年にはESCが心筋症を家族性/遺伝性と非家族性/非遺伝性の2群に分類し，遺伝子検索の重要性が強調された（❶）[1]．
- 代表的な心筋症の原因遺伝子を❷に示す．一つの原因遺伝子が複数の心筋症の発症に関与している場合があり，さらに同一の遺伝子変異が複数の心筋症の原因としてオーバーラップすることも知られている．

WHO/ISFC：World Health Organization/International Society and Federation of Cardiology
HCM：hypertrophic cardiomyopathy
DCM：dilated cardiomyopathy
RCM：restrictive cardiomyopathy
ARVC：arrhythmogenic right ventricular cardiomyopathy
ESC：European Society of Cardiology

2. 肥大型心筋症（HCM）の遺伝子診断

1 HCMの疫学
- Maron BJらの1995年の報告によるとHCMの有病率は500～1,000人

❶ 心筋症の分類（ESC の提言）[1]

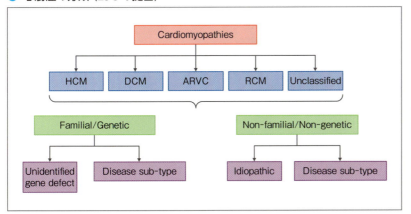

ARVC：不整脈源性右室心筋症，DCM：拡張型心筋症，HCM：肥大型心筋症，RCM：拘束型心筋症

に1人とされている．HCM は左室または右室[2]に明らかな心肥大をきたす原因がなく心肥大を生じる心筋症であり，不均一な心肥大を呈するのが特徴である．HCM の約60％が常染色体優性遺伝形式に従う家族歴を有し，そのうち約40〜60％の症例が心筋の収縮単位であるサルコメアなど心筋構成蛋白（❸）をコードする遺伝子の変異によって発症する．

- HCM の病因として，現在11種類以上の遺伝子において 1,400 種類以上の変異が報告されている．代表的な遺伝子変異を❷に示す．このうち心筋ミオシン重鎖（*MYH7*），心筋ミオシン結合蛋白 C（*MYBPC3*）の変異が全体のそれぞれ40％を占め，次いで心筋トロポニン T（*TNNT2*），心筋トロポニン I（*TNNI3*），α トロポミオシン（*TPM1*），心室型ミオシン必須軽鎖（*MYL3*）などのサルコメア遺伝子変異が続いている[3]．

2 遺伝子診断によるリスク層別化と予後予測

- 遺伝子変異による HCM リスク層別化の可能性に関して，これまで数多くの報告が行われてきた．*MYH7* の変異による HCM は著明な心室肥大をきたし，発症も比較的若年であることが知られている．*TNNT2* や *TNNI3* 変異による HCM は心室肥大の程度は比較的軽度であるが，突然死が多い．また *MYBPC3* 変異による HCM では浸透率が低い傾向があり，発症年齢が高いことが知られているが，*MYBPC3* 変異の複合ヘテロ接合体保因者の場合は単一変異保因者と比較してより早期に HCM を発症し，一部の症例では拡張相に移行する場合がある[4]．

- 近年筆者らが参加した，遺伝子変異を有する多数の HCM 症例を対象とした後ろ向き多施設共同研究において，遺伝子変異を有する HCM で心血管イベントの発生率が有意に上昇することが示された[5]．しかし個々の症例において，同一の遺伝子変異を有していながら得られる臨床表現型にばらつきが大きいことは実臨床において，よく経験される．遺伝子表現型相関（genotype-phenotype correlation）に関するエビデンスは

❷ それぞれの心筋症の原因遺伝子（文献 3, 6, 7 をもとに作成）

分類	蛋白	遺伝子	有病率(%)
HCM			
サルコメア（太いフィラメント）	心筋βミオシン重鎖（β-myosin heavy chain）	MYH7	25〜40
	心室型ミオシン調節軽鎖（regulatory myosin light chain）	MYL2	<1
	心室型ミオシン必須軽鎖（essential myosin light chain）	MYL3	<1
	心筋αミオシン重鎖（α-myosin heavy chain）	MYH6	<1
	タイチン（titin）	TTN	<1
サルコメア（細いフィラメント）	心筋トロポニンT（cardiac troponin T）	TNNT2	3〜5
	心筋トロポニンI（cardiac troponin I）	TNNI3	1〜5
	心筋トロポニンC（cardiac troponin C）	TNNC1	<1
	αトロポミオシン（α-tropomyosin）	TPM1	1〜5
	心筋αアクチン（α-cardiac actin）	ACTC	<1
中間径フィラメント	心筋ミオシン結合蛋白C（cardiac myosin-binding protein C）	MYBPC3	25〜40
Zディスク	αアクチニン2（α-actinin 2）	ACTN2	<1
	ミオゼニン2（myozenin 2）	MYOZ2	<1
	筋LIM蛋白（muscle LIM protein）	CSPR3	<1
	テレトニン（telethonin）	TCAP	<1
	ビンキュリン/メタビンキュリン（vinculin/metavinculin）	VCL	<1
カルシウム調節関連分子	ジャンクトフィリン2（junctophilin 2）	JPH2	<1
DCM			
核膜	ラミンA/C（lamin A/C）	LMNA	1
サルコメア	タイチン	TTN	25
	心筋αミオシン重鎖	MYH6	4
	心筋βミオシン重鎖	MYH7	4
	心筋トロポニンT	TNNT2	3
	ミオパラディン（myopalladin）	MYPN	3〜4
	心筋トロポニンC	TNNC1	<1
	心筋トロポニンI	TNNI3	<1
筋小胞体	ホスホランバン（phospholamban）	PLN	<1
細胞骨格	ジストロフィン（dtstrophin）	DMD	N/A
	デスミン（desmin）	DES	<1
	フィラミン（filamin）	FLNC	N/A
スプライソソーム	RNA結合蛋白20（RNA-binding protein 20）	RBM20	2
イオンチャネル	ナトリウムチャネル蛋白5型サブユニット（sodium channel protein type 5 subunit）	SCN5A	2〜3
ミトコンドリア	タファジン（tafazzin）	TAZ	N/A
ARVC			
デスモゾーム	プラコフィリン2（plakophilin 2）	PKP2	25〜40
	デスモコリン2（desmocollin 2）	DSC2	2〜7
	デスモグレイン2（desmoglein 2）	DSG2	5〜10
	デスモプラキン（desmoplakin）	DSP	2〜12
	プラコグロビン（plakoglobin）	JUP	N/A
デスモゾーム以外			
細胞質分子	α-Tカテニン（α-T-catenin）	CTNNA3	N/A
カルシウム/ナトリウムチャネル	リアノジン受容体2型	RYR2	N/A
	ホスホランバン	PLN	N/A
核膜蛋白/膜貫通蛋白	ラミンA/C	LMNA	N/A
	膜貫通蛋白43（transmembrane protein 43）	TMEM43	N/A
細胞骨格蛋白	デスミン	DES	N/A
	タイチン	TTN	N/A
膜受容体/サイトカイン	トランスフォーミング増殖因子	TGFB3	N/A

❸ 心筋サルコメアの構造[8)]

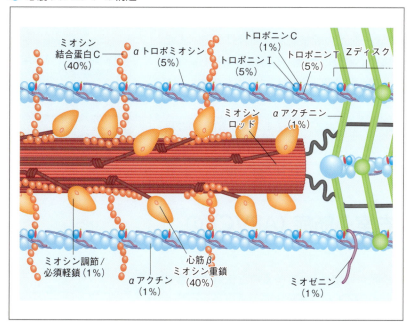

いまだ十分ではなく，遺伝子診断によるリスク層別化と予後予測については解決すべき課題が多いのが現状である[3)]．今後次世代シーケンスを用いた網羅的な遺伝情報の解析による，新たな知見の集積が待たれる．

3. 拡張型心筋症（DCM）の遺伝子診断

- 日本における DCM の有病率は人口 10 万人に対して 14.0 人と報告されており，DCM の 20〜35％が家族性である．家族性 DCM の遺伝形式は 80〜90％が常染色体優性であるが，例外的に X 連鎖性や常染色体劣性の形式をとる場合もある．そのため家族性の有無を評価する際には発端者から 3〜4 世代の近親者に対して，DCM および心不全の診断歴，原因不明の突然死，不整脈，伝導障害の有無，原因不明の脳卒中や血栓塞栓症の有無など詳細な家族歴の聴取が必要である．近親者の 2 人以上が特発性 DCM と診断された場合に家族性 DCM の診断が確定する．
- DCM の 40〜50％に，これまで 30 種類以上の遺伝子変異が同定されている．DCM の原因遺伝子としてタイチン（*TTN*）の変異が最多であり全体の 25％を占める．さらに *MYH7*，*TNNT2*，心筋トロポニン C（*TNNC1*）など心筋サルコメアの関連遺伝子が続く（❷）[6)]．
- TTN は生体内で最も大きな蛋白質であり，約 35,000 個のアミノ酸によって構成される．*TTN* 変異を有する DCM の表現型は比較的軽度であり，心不全治療が奏効し左室リバースリモデリングを認める頻度も高いことが知られている．

- ラミン A/C（LMNA）は核膜内膜の構成分子であるが，*LMNA* 変異を有する DCM では，心筋障害に加え肢体型筋ジストロフィーや Emery-Dreifuss 型筋ジストロフィーなどの骨格筋障害を合併する．また房室ブロックなど刺激伝導障害や心室性不整脈，心房細動など上室性不整脈の合併頻度が高く，ほかの遺伝子変異と比較して予後不良であることが知られている．
- *LMNA* に加え，細胞骨格の構成分子であるフィラミン（*FLNC*）の変異や，細胞内カルシウム調整にかかわるホスホランバン（*PLN*）の変異も，DCM における突然死のハイリスク因子として注目されている[6]．

> Emery-Dreifuss 型筋ジストロフィー：ラミン A/C と同じく核膜蛋白質の一種であるエメリン（emerin）の変異によって発症する場合もある[9]．*LMNA* 変異は常染色体優性，emerin 変異は X 連鎖性の遺伝形式をとる．

4. 不整脈源性右室心筋症（ARVC）の遺伝子診断

- ARVC の 60％以上に遺伝子変異が同定され[7]，多くの遺伝形式が常染色体優性である．ARVC は日本における若年突然死の原因の一つであり，家族歴の聴取は若年発症者のスクリーニングに重要な役割を果たす．ARVC の浸透率は 15〜30％と比較的低値であり，遺伝子表現型相関に関して現時点ではいまだ十分なエビデンスは得られていない．
- デスモゾームは心筋細胞同士が接着する構造の一種であり，細胞内の電気的平衡を調整している．このデスモゾームの構成遺伝子であるプラコフィリン（*PKP2*），デスモプラキン（*DSP*），デスモグレイン（*DSG2*），デスモコリン（*DSC2*），プラコグロビン（*JUP*）が，ARVC 原因遺伝子の半数以上を占める（❹）．このなかで *DSP* の切断型変異や，複数のデスモゾーム構成遺伝子の複合ヘテロ接合体変異は，心臓突然死や心不全のリスク因子となることが知られている．またこれらデスモゾーム関連の原因遺伝子は大半が常染色体優性の遺伝形式をとるが，*JUP* 変異に

❹ デスモゾームの構造[10]

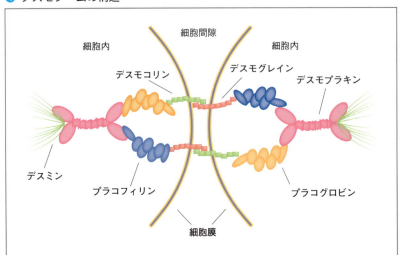

細胞接着分子であるデスモグレイン（desmoglein）とデスモコリン（desmocolin）は細胞膜を貫通し，細胞外で互いに結合する．両者は細胞内で細胞膜裏打ち蛋白であるプラコフィリン（plakophilin），プラコグロビン（plakoglobin），デスモプラキン（desmoplakin）に結合する．

よるNaxos症候群と，*DSP*変異によるCarvajal症候群の遺伝形式は常染色体劣性であり，ARVCの心病変に加え毛髪や皮膚にも特徴的な異常を伴う．
- デスモゾーム以外のARVCの原因遺伝子として，TGF-βシグナリング関連分子であるTGFB3，細胞内カルシウム調節にかかわるリアノジン受容体（RyR），核膜蛋白であるTMEM43などの遺伝子変異が知られている（❷）．
- サルコメア関連分子である*TTN*遺伝子変異によるARVCは左室収縮能障害を合併することが知られている．

5. 次世代シーケンスによる心筋症遺伝子診断の今後の展望

- 従来心筋症の遺伝子診断は，変異が予測される遺伝子を頻度の高いものから順番に解析し変異を同定していくサンガー法シーケンスが広く行われてきた．しかしこの手法の場合1回のシーケンシングで読み取ることのできる塩基配列は約700塩基であり，原因候補遺伝子をすべて網羅するには膨大な時間と労力を要していた．
- 近年次世代シーケンス（NGS）の登場により，従来のサンガー法と比較して圧倒的に大量の塩基配列を短時間で解析することが可能となっている．NGSを用いた網羅的な心筋症遺伝子解析および心筋症の病態解明に期待が集まっている．

NGS：next generation sequencer

引用文献

1) Elliott P, et al. Classification of the cardiomyopathies：A position statement from the European Society Of Cardiology Working Group on Myocardial and Pericardial Diseases. Eur Heart J 2008；29：270.
2) Nagata Y, et al. Right ventricular hypertrophy is associated with cardiovascular events in hypertrophic cardiomyopathy：Evidence from study with magnetic resonance imaging. Can J Cardiol 2015；31：702-8.
3) Kawashiri MA, et al. Current perspectives in genetic cardiovascular disorders：From basic to clinical aspects. Heart Vessels 2014；29：129-41.
4) Hodatsu A, et al. Compound heterozygosity deteriorates phenotypes of hypertrophic cardiomyopathy with founder MYBPC3 mutation：Evidence from patients and zebrafish models. Am J Physiol Heart Circ Physiol 2014；307：H1594-604.
5) Fujita T, et al. Sarcomere gene mutations are associated with increased cardiovascular events in left ventricular hypertrophy：Results from multicenter registration in Japan. JACC Heart Fail 2013；1：459-66.
6) Halliday BP, et al. Personalizing risk stratification for sudden death in dilated cardiomyopathy：the past, present, and future. Circulation 2017；136：215-31.
7) Akdis D, et al. Arrhythmogenic cardiomyopathy：Electrical and structural phenotypes. Arrhythm Electrophysiol Rev 2016；5：90-101.
8) Maron MS. Clinical utility of cardiovascular magnetic resonance in hypertrophic cardiomyopathy. J Cardiovasc Magn Reson 2012；14：13.
9) Shimojima M, et al. Emerin plays a crucial role in nuclear invagination and in the nuclear calcium transient. Sci Rep 2017；7：444312.
10) Ohno S. The genetic background of arrhythmogenic right ventricular cardiomyopathy. J Arrhythm 2016；32：398-403.

鑑別診断のポイント

北岡裕章

> **Point!**
> - 心不全の原因疾患の鑑別診断は，丁寧な病歴・既往歴・家族歴の聴取，全身の身体所見診察から始まる．
> - 一般的な検査（心電図，採血，心エコー）にも鑑別疾患のヒントが隠れている．
> - 正確な鑑別診断は，疾患特異的な治療に結びつく可能性や疾患の経過や予後推測において重要な情報をもたらし，きわめて重要である．

- 心不全は「病態」であり，最終診断名ではない．心不全の原因疾患の鑑別診断の意義は，
  - 一般的な心不全治療のみならず，疾患特異的な治療に結びつく．
  - 疾患の経過や予後推測において重要な情報をもたらす．
  - 遺伝性疾患においては，家族の早期診断や不安に対する対応が可能になる，

などがあげられる．本項では，鑑別診断へのアプローチのポイントについて述べる．

鑑別診断へのアプローチ

- 心不全の病態を考えるにあたって，左室駆出率の低下した心不全（HFrEF）と左室駆出率の保たれた心不全（HFpEF）に分けて考えられることが多くなってきた*．
- HFrEFの原因としては，虚血性心疾患と拡張型心筋症（DCM）が，HFpEFの原因としては，高血圧と肥大型心筋症（HCM）が多い．心不全の原因として，❶に日本循環器学会ガイドラインにあるDCMおよびHCMとの鑑別が必要な疾患およびその他の重要な疾患をあげる[1-3]．
- 虚血性心疾患による心不全か非虚血性心不全かは重要であるが，日本においては比較的早期に冠動脈造影やCTによる虚血性心疾患の鑑別が行われるため，以下では非虚血性心不全の鑑別診断について記載する．

1 病歴・既往歴・家族歴の聴取，身体所見

- 病歴・既往歴・身体所見より，高血圧，アルコール過剰摂取や化学療法などtoxic damage，心臓弁膜症などによる明らかな左室機能低下の原因を除外する．詳細な家族歴の聴取も重要である．突然死，心不全，ペースメーカ植込みや脳卒中の家族歴を聴取し，家系図の作成を行う．

HFrEF：heart failure with reduced ejection fraction
HFpEF：heart failure with preserved ejection fraction
*もちろん，この両者はまったく別個の病態ではなく，同じ疾患が両者の共通の原因となることもある．
DCM：dilated cardiomyopathy
HCM：hypertrophic cardiomyopathy

❶ DCM および HCM との鑑別が必要な疾患，およびその他の重要な疾患

DCM との鑑別が必要な疾患[2]	HCM との鑑別が必要な疾患[3]	その他
虚血性心疾患 高血圧性心筋症 肥大型心筋症拡張相 心サルコイドーシス アミロイドーシス 心筋炎 不整脈源性右室心筋症 アルコール性心筋症 脚気心 左室緻密化障害 筋ジストロフィーに伴う心筋疾患 ミトコンドリア心筋症 薬剤誘発性心筋症 Anderson-Fabry 病 周産期心筋症	**家族性** 糖原病 　Pompe, PRKAG2, Forbes, Danon など ライソゾーム病 　Anderson-Fabry, Hurler など ミトコンドリア病 症候性 　Noonan 症候群 　LEOPARD 症候群 　Friedreich 失調症 　Beckwith-Wiedermann 症候群 　Swyer 症候群 その他 　家族性アミロイドーシス **非家族性** 肥満 糖尿病母親の児 競技スポーツ選手 アミロイドーシス	心臓弁膜症 内分泌疾患：糖尿病，甲状腺機能障害，先端肥大症など 不整脈など：心房細動やそれに伴う頻脈誘発性心筋症，徐脈，左脚ブロック 心膜疾患：収縮性心膜炎など 先天性心疾患 栄養障害：ビタミンB_1欠乏，カルニチン，セレニウムなどの欠乏症

- HFrEF の主要な原因である DCM は，遺伝性と後天性の両者が原因としてあげられるが，20〜30％に遺伝的背景が認められる．重篤な不整脈や伝導障害を合併することの多いラミン A/C 変異による DCM は，常染色体優性遺伝形式をとる．
- サルコメア遺伝子変異による HCM は，常染色体優性遺伝形式を呈するのに対し，Anderson-Fabry 病や Danon 病は X 連鎖性，ミトコンドリア病は母系遺伝を示す．
- 不整脈源性右室心筋症（ARVC）は常染色体優性遺伝が多い．

❷ 心外症状のチェック

- 二次性心筋症では，心外症状が診断の端緒となることも多いので，身体所見はきわめて重要である．❷に心不全を呈する患者で重要な心外身体所見をまとめた[4]．

❸ 検査所見

心電図

　PQ 時間：心筋障害の病期が進行すれば，伝導障害をきたすことが多いが，ラミン A/C 異常，ミトコンドリア病，心臓アミロイドーシス，Emery-Dreifuss 型筋ジストロフィーなどでは，比較的早期より伝導障害を認める．HCM 様心肥大で，PQ 時間の短縮を認めた場合，Anderson-Fabry 病や *PRKAG2* 遺伝子変異，Danon 病などの蓄積疾患を考慮する必要がある．サルコメア遺伝子変異に基づく HCM では一般に PQ 時間の短縮を認めない．

　QRS：後壁から心筋障害が始まる Duchenne 型筋ジストロフィーで

ARVC：arrhythmogenic right ventricular cardiomyopathy

❷ **心不全を呈する患者で重要な心外身体所見**（文献4より改変）

	DCM様形態	HCM様形態
学習障害 精神遅滞	ミトコンドリア病 筋緊張性ジストロフィー ジストロフィン異常	ミトコンドリア病 Danon病
感音性難聴	ミトコンドリア病	ミトコンドリア病 Anderson-Fabry病
視覚異常	ミトコンドリア病 筋緊張性ジストロフィー （白内障）	ミトコンドリア病 TTRアミロイドーシス Anderson-Fabry病
歩行障害	ジストロフィン異常 筋緊張性ジストロフィー	Friedreich失調症
筋力低下	ジストロフィン異常 ミトコンドリア病 筋緊張性ジストロフィー ラミン異常 デスミン異常	ミトコンドリア病 糖原病
感覚神経障害		アミロイドーシス Anderson-Fabry病
手根管症候群		TTRアミロイドーシス
被角血管腫		Anderson-Fabry病

TTR：トランスサイレチン

は，V_1誘導の高電位を認める．心電図における高電位はHCMの特徴であるが，Sokolow-Lyonの基準で100 mm以上の極度の高電位は蓄積疾患を疑う必要がある．一方，心エコー図検査で左室肥大を認めるにもかかわらず，心電図で低電位や偽性心筋梗塞パターンを認める場合にはアミロイドーシスを疑う．

再分極異常：多くの心不全で再分極の異常を認めるため特異性は高くはないが，右側胸部誘導での陰性T波はARVCを，V_{3-4}誘導に最も深い陰性T波を認めるときは圧負荷よりHCMを疑う．

採血検査

一般採血検査でのクレアチンキナーゼの上昇は，骨格筋異常を伴う心筋障害（ジストロフィン異常，ミトコンドリア心筋症など）を疑う．ある程度疾患を疑う際には，α-ガラクトシダーゼA（Anderson-Fabry病），乳酸（ミトコンドリア病），ACE，リゾチーム，可溶性IL-2受容体（サルコイドーシス），free light chain（ALアミロイドーシス）など次の段階の検査を行う．

ACE：angiotensin converting enzyme（アンジオテンシン変換酵素）

心エコー図

DCM様心では心エコーからの鑑別は困難なことが多いが，前述のようにDuchenne型筋ジストロフィーでは左室後壁基部から徐々に左室壁運動異常が生じる．心臓サルコイドーシスでは，初期には壁肥大，病期が進行すると心室中隔基部の菲薄化，心室瘤を認めるようになる．拡張相HCMではDCM様の形態をとるが，一部に心肥大を認めることがある．

HCMの心肥大はさまざまな形態をとりうるが，多くは非対称性の肥大様式をとり，典型例では心室中隔の非対称性中隔肥大（ASH）を認める．HCMでもびまん性対称性左室肥大を呈する場合もあるが，このような肥大形式では安易にHCMの診断を下すべきではない．それらの形態では，Anderson-Fabry病やDanon病などの蓄積疾患，高齢者ではアミロイドーシスなどを十分に鑑別すべきである．

　Anderson-Fabry病では，病期の進行に伴い，左室後壁基部に限局した菲薄化や左室壁運動の低下を認める場合がある．

ASH：asymmetric septal hypertrophy

心臓 MRI

　心臓MRI（CMR）は，高い空間分解能と高い心筋組織コントラストを有しており，心疾患の形態や機能検査として非常に重要な検査になってきた．またガドリニウムを用いた遅延造影は，心筋障害の原因，予後予測に重要である．

　虚血性心筋障害では，遅延造影像が心内膜から貫壁性となるのに対し，DCMでは，遅延造影像が認められないか，認められる場合は心筋中層（mid-wall fibrosis）に遅延造影像を認め，心内膜側には認めない．mid-wall fibrosisを認める症例は，薬剤に対する反応が悪く，予後が不良と報告されている．サルコイドーシスにおける遅延造影像はさまざまなパターンをとる．

　HCMでは，右室自由壁の接合部や心筋肥大部に遅延造影像を認めるが，Anderson-Fabry病では左室後壁に認めることが多い．アミロイドーシスでは，左室全周性に心内膜下や肥厚した心房中隔に遅延造影像を認める．

CMR：cardiac magnetic resonance

その他

　近年はFDG PET/CT検査が，心筋症とくに心サルコイドーシスの診断に多く用いられている．心筋生検や遺伝子診断に関しては（p.106, 114）で詳述されている．

● 引用文献

1) Ponikowski P, et al. 2016 ESC Guidelines for the diagnosis and treatment of acute and chronic heart failure：The Task Force for the diagnosis and treatment of acute and chronic heart failure of the European Society of Cardiology (ESC) Developed with the special contribution of the Heart Failure Association (HFA) of the ESC. Eur Heart J 2016；37：2129-200.
   https://academic.oup.com/eurheartj/article/37/27/2129/1748921/2016-ESC-Guidelines-for-the-diagnosis-and（2017年9月閲覧）
2) 日本循環器学会．循環器病の診断と治療に関するガイドライン：拡張型心筋症ならびに関連する二次性心筋症の診療に関するガイドライン．
   http://www.jcirc.or.jp/guideline/pdf/JCS2011_tomoike_h.pdf（2017年9月閲覧）
3) 日本循環器学会．循環器病の診断と治療に関するガイドライン：肥大型心筋症の診療に関するガイドライン（2012年改訂版）．
   http://www.j-circ.or.jp/guideline/pdf/JCS2012_doi_h.pdf（2017年9月閲覧）
4) Rapezzi C, et al. Diagnostic work-up in cardiomyopathies：Bridging the gap between clinical phenotypes and final diagnosis. A position statement from the ESC Working Group on Myocardial and Pericardial Diseases. Eur Heart J 2013；34：1448-58.

第3章

心不全を治す
薬物治療と非薬物治療

急性心不全と急性増悪の治療
a. 急性期の病態

吉川 勉

> **Point!**
> - 急性心不全の病態は多様であり，基礎疾患・増悪因子の同定が必要である．
> - トリアージにおいては，生命の危機に瀕しているかの判断が迫られる．
> - クリニカルシナリオに応じた初期治療が行われる．
> - 心エコーで収縮不全か，拡張不全か判断が必要である．
> - 治療を進めるにあたっては，他臓器障害の合併について配慮が必要である．

- 急性心不全は「緊急治療を要する急速なあるいは徐々に悪化した心不全兆候と症状」と定義される．自覚症状悪化の要因の多くは左室充満圧の上昇に起因するが，一部は心拍出量の低下による．冠動脈疾患，高血圧，弁膜疾患などを基礎疾患とし，糖尿病，多岐にわたる不整脈，腎機能障害，貧血などを合併する．
- その診療にあたっては，的確な診断プロセスから始まり，治療のタイミングを逸しないことが要求される．本項では，急性心不全の複雑多岐にわたる病態を概説する．

1. 多種多様な病態

- 心不全の診断は古くから使われているフラミンガム診断基準による（❶）．その病態は体液貯留を主体とする非代償性心不全から急性肺水腫・心原性ショックなど生命の危機に瀕する場合まで多岐にわたる．
- 急性肺水腫は，コンプライアンスの高い静脈系から肺血管への水分シフトによって生じる．加えて，急激な血圧上昇による後負荷ミスマッチが引き金となることもある．この現象は瞬時に生じることが特徴であり，夜間就寝中に起こりやすい．放置すれば肺換気障害によって致命的となりうる．
- これに対して，徐々に非代償性心不全に至る場合は体液貯留が主体となる．この病態には交感神経やレニン・アンジオテンシン系などの活性化に伴う水・ナトリウム貯留が関与する．全身諸臓器のうっ血は腎機能障害・消化管吸収障害・肝代謝障害などを惹起する．低心拍出状態になると，全身諸臓器への血液灌流障害を惹起し，さらなる腎機能悪化や中枢神経障害などをきたすことになる．心原性ショックはこの病態がさら

① 心不全の病態の理解

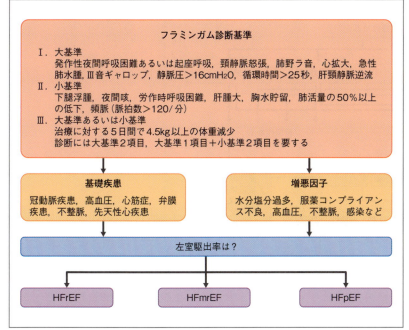

HFrEF：heart failure (HF) with reduced ejection fraction (EF)，HFmrEF：HF with mid-range EF，HFpEF：HF with preserved EF

に進行して、血圧低値による全身諸臓器への血液灌流障害が顕著となった状態である．
- これらの病態を念頭においた分類がクリニカルシナリオ[*1]である．救急外来などにおいてバイタルサインをみた瞬間に判定可能なきわめて簡便な分類である．それぞれのシナリオに応じた初期治療が選択される．

[*1] クリニカルシナリオについてはp.24を参照．

2. 心不全の重症度分類

- 心不全一般に汎用される重症度分類として，NYHA分類[*2]があるが，急性心不全の場合，多くはⅢ度あるいはⅣ度である．心筋梗塞に伴う重症度分類としてKillip分類[*3]，血行動態からみた重症度分類としてForrester分類[*2]が提唱されている．
- 血行動態データがなくともその循環動態を推測する方法として，Nohria-Stevenson分類[*2]が提唱されている．起座呼吸，頸静脈怒張，浮腫，腹水，肝頸静脈逆流などうっ血所見の有無と，脈圧低値，四肢冷感，傾眠傾向，低ナトリウム血症，腎機能悪化など低灌流所見の有無によって4つのカテゴリーに分類するという方法である．うっ血があってなおかつ組織灌流低下を伴うプロフィールCが最も重症であることはいうまでもない．

[*2] NYHA分類については p.23，Forrester分類および Nohria-Stevenson分類についてはp.25を参照．

[*3] Killip分類：
- クラスⅠ　心不全兆候なし
- クラスⅡ　全肺野の50%未満のラ音
- クラスⅢ　全肺野の50%以上のラ音
- クラスⅣ　心原性ショック

❷ 急性心不全患者のトリアージ

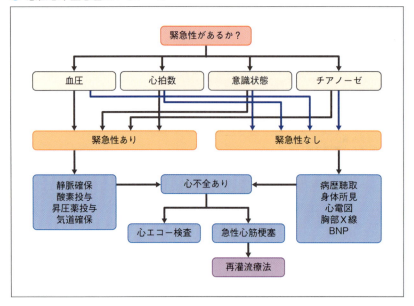

3. 基礎疾患・増悪因子

- 急性心不全の治療を進めるうえで基礎疾患と増悪因子の同定は必須である（❶）．基礎疾患は虚血性と非虚血性に分類される．非虚血性としては，高血圧，弁膜疾患，心筋症，先天性心疾患，不整脈などが代表的である．増悪因子としては，水分塩分過多，服薬コンプライアンス不良，高血圧，不整脈，感染などがある．これら基礎疾患・増悪因子をいち早く同定し，早期からその除去に努めることが肝要である．

4. トリアージ

- ❷に急性心不全患者のトリアージの手順を示す．呼吸困難やショックなど急性心不全を疑わせる患者に遭遇した場合，まずは生命の危機に瀕しているかどうかの判断を早急に下さなければならない．そのためには，チアノーゼの有無，血圧・心拍数・意識状態などのバイタルサインの確認，酸素分圧の簡易測定が必要である．
- 生命の危機に瀕している場合には，心電図・酸素分圧モニター，静脈確保，酸素投与，昇圧薬投与，気道確保などをまず優先する．もし緊急性がなければ，病歴聴取，身体所見チェックを詳細に行う．
- 呼吸困難が心不全によるものかあるいは呼吸器疾患など非心原性なのかの鑑別がまず必要である．ショックの場合も，循環血漿量の減少によるショックや敗血症性ショック，神経原性ショックなどほかの要因によ

- 身体所見ではフラミンガム診断基準にも記載されているように，Ⅲ音ギャロップが重要な所見であるが，呼吸困難が強く，頻脈の場合は聴取しづらい．肺野ラ音や頸静脈怒張なども重要な所見である．
- 心電図検査で急性心筋梗塞が疑われる場合は早急に再灌流療法を行う必要がある．
- 血漿脳性ナトリウム利尿ペプチド（BNP）濃度*の測定が救急外来で汎用されており，非心原性の急性心不全類似疾患との鑑別に有用である．

BNP：brain natriuretic peptide

*心不全のバイオマーカーは，BNPあるいはN末端プロBNP（NT-proBNP）が広く使用されており，急性心不全の診断や鑑別に必須の補助診断ツールとなっている．BNPは分子量が小さく，血中半減期は短い．この意味ではNT-proBNPのほうが安定しているといえるが，腎機能の影響を受けやすい．通常BNP≧200 pg/mL，NT-proBNP≧900 pg/mLで，治療を必要とする心不全の可能性が高いとされる．

5. 不整脈

- 急性心不全においては頻脈性心房細動から心室頻拍・細動までさまざまな不整脈を合併する．時には頻脈性上室性不整脈そのものが心不全の直接的な原因となることもある．背景に甲状腺機能亢進症が潜伏していないか，必ずチェックが必要である．重篤な不整脈はいったん起きると心機能障害に及ぼす影響は甚大である．適切な酸素化，血清カリウム値の補正，強心薬の適正使用などの配慮が必要である．

6. 拡張障害

- 急性心不全をきたす基礎となる病態として，収縮不全とともに拡張不全が重要な位置を占めることが認識されてきた．このような病態は高齢者，女性，高血圧・糖尿病・心房細動合併例に多いことが知られている．高齢者心不全が増えつつある現在において，拡張不全による心不全の占める割合はますます重要となりつつある．
- 急性心不全の診療にあたっては，収縮機能だけではなく主に心エコー検査による拡張機能の評価を欠かすことはできない．拡張不全を背景とする心不全の場合はとくに血圧や心拍数のコントロールが重要となる．最近では左室駆出率40％未満を収縮不全とし，50％以上を収縮機能の保たれた心不全と定義している．その間の症例はHFmrEFと分類される（❶）[1]．

7. 心不全における他臓器連関

- 心不全は全身病であり，その病態は心臓にとどまらない（❸）．心不全に随伴するさまざまな他臓器の病態について代表的なものを下記に述べる．

1 心腎貧血症候群

- 心不全では心拍出量低下に伴う腎血流量減少により腎機能が低下する．

❸ 心不全に伴う他臓器連関

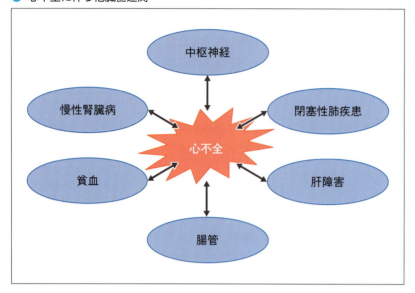

心不全に付随するレニン・アンジオテンシン系や交感神経系活性化も腎機能障害に一役を担っている．時には ACE 阻害薬や ARB の使用が短期的に腎機能悪化につながることもある．また，心不全では貧血を合併することが多い[2]．その原因として，鉄吸収障害，エリスロポエチン分泌障害あるいは反応性低下，炎症性サイトカインによる造血機能抑制などが考えられる．

- この貧血や腎機能障害そのものが心不全の増悪因子となることが古くから認識されてきたが，それぞれが生命予後の重要な規定因子であることが最近次々と明らかにされてきた．Felker らはこれらを一括して"cardio-renal-anemia syndrome"と命名し，心不全に付随するこれらの病態の重要性を強調した．

② 睡眠呼吸障害*

- 近年の睡眠時無呼吸症候群への関心の高まりを受けて，心不全患者には高率に同病態が合併することが判明した．そのなかでも気道閉塞を伴わない非閉塞型無呼吸症候群は酸素吸入によって容易に治療しうることもわかってきた．
- 睡眠時無呼吸症候群は放置すると，低酸素により致死的不整脈を誘発することや心不全増悪の原因ともなる．急性心不全においてはマスクや加圧バッグを用いた非侵襲的陽圧呼吸（CPAP/BiPAP）が有効である．CPAP をはじめとする非侵襲的陽圧呼吸は，急性心不全における生命予後改善に寄与する．この治療はとくにクリニカルシナリオ 1 および 2 において強く推奨される．

ACE：angiotensin converting enzyme（アンジオテンシン変換酵素）
ARB：angiotensin Ⅱ receptor blocker（アンジオテンシンⅡ受容）体拮抗薬

＊睡眠呼吸障害を伴う心不全の詳細についてはp.314参照．

CPAP：continuous positive airway pressure
BiPAP：bilevel positive airway pressure

3 心不全と肝障害
- 心不全急性増悪期には肝うっ血や肝虚血をきたす．前者には肝うっ血による静脈圧の上昇が，後者には低心拍出状態による肝細胞の虚血が関与する．従来肝機能との関連はあまり注目されていなかったが，最近，肝と関連する知見も蓄積されつつある[3]．

4 心不全と腸管
- 最近，腸内細菌叢の変化と癌・メタボリックシンドロームとの関連が着目されている．循環器疾患との関連については動脈硬化において議論がさかんである．心不全についてはまだ未開発の領域であるが，以下の知見が得られている．
- 急性増悪期心不全では腸管うっ血・虚血により腸管バリアー機能が損なわれる．このことはバクテリアル・トランスロケーションを介して，慢性炎症を惹起する．その中心的な役割を果たすのはエンドトキシンと考えられる．さらにある種の腸内細菌によって産生されるインドール硫酸やトリメチルアミン N-オキシドが心機能障害と関連する[4]．実際にこれらの物質は基礎的にも心肥大・心不全の病態に関与することが明らかにされている．

5 心不全と中枢神経系
- 循環器疾患と脳との関連は，いうまでもなくあらゆる局面で重要である．心不全では交感神経およびレニン・アンジオテンシン・アルドステロン系の活性化が生命予後と密に関連することはよく知られているが，これらを司っているのは中枢神経である．頸動脈洞や大動脈弓に存在する圧受容体の感受性低下がこれら神経体液性因子の活性化の主役を担っていることはいうまでもない．
- 中枢に存在する化学受容器の感受性の亢進は，前述した心不全における無呼吸・低呼吸に重要な役割を果たす．
- 心不全における低心拍出状態は虚血を介して，交感神経の活性化に関与する．このことはこのような患者にみられる不穏や認知機能低下に関係していることが想定される．

6 心不全と閉塞性肺疾患との関連
- 閉塞性肺疾患の存在は低酸素血症による肺血管攣縮，交感神経活性化・酸化ストレス亢進などを介して，心不全の病態の悪化を惹起する．気道の慢性炎症が心不全の病態に悪影響を及ぼすことも推定されている．高齢者心不全では閉塞性肺疾患を合併することが多い．とくに拡張不全では，閉塞性肺疾患の存在が予後規定因子となる[5]．
- 閉塞性肺疾患の存在は，決してβ遮断薬など標準的心不全治療薬の禁忌ではないが，現場診療ではβ遮断薬などの投与頻度は低くなっているのが現状である．閉塞性肺疾患においてもβ遮断薬非投与群の予後は不良である．高齢者心不全の治療戦略を立てるうえで閉塞性肺疾患は無視で

8. おわりに

- 急性心不全の病態について概説した．その病態は複雑多岐にわたるが，医療現場にあっては緊急度に配慮した的確なトリアージが要求される．適切な病態把握は迅速な治療に直結する．読者らの急性心不全診療の向上に本項が寄与できれば幸いである．

引用文献

1) Ponikowski P, et al. 2016 ESC Guidelines for the diagnosis and treatment of acute and chronic heart failure : The Task Force for the diagnosis and treatment of acute and chronic heart failure of the European Society of Cardiology (ESC) Developed with the special contribution of the Heart Failure Association (HFA) of the ESC. Eur Heart J 2016 ; 37 : 2129-200.
2) Hamaguchi S, et al. Anemia is an independent predictor of long-term adverse outcomes in patients hospitalized with heart failure in Japan. A report from the Japanese Cardiac Registry of Heart Failure in Cardiology (JCARE-CARD). Circ J 2009 ; 73 : 1901-8.
3) Poelzl G, Auer J. Cardiohepatic syndrome. Curr Heart Fail Rep 2015 ; 12 : 68-78.
4) Tang WH, et al. Intestinal microbial metabolism of phosphatidylcholine and cardiovascular risk. N Engl J Med 2013 ; 368 : 1575-84.
5) Mentz RJ, et al. Noncardiac comorbidities in heart failure with reduced versus preserved ejection fraction. J Am Coll Cardiol 2014 ; 64 : 2281-93.

急性心不全と急性増悪の治療
b. 治療のフローチャート

佐藤直樹

> **Point!**
> - 初期対応連携システムをしっかり構築することが大切.
> - onset-to-treatment-time が重要.
> - 薬剤特性を念頭に薬剤選択をする.
> - 病態の再評価をしながら治療の軌道修正をすることが大切.
> - 心不全悪化をきたさぬように慢性期に向けて安定化する.

時間軸を念頭においた治療の流れ

- 急性心不全患者数は年々増加傾向にあり,しかもその予後はきわめて不良である.このような状況を打破するために,予後改善薬が見いだせない状況において,急性期治療における時間軸を念頭においた治療を行うことに,予後改善につながる可能性が示唆されている.
- 最近行われた早期介入試験でも予後改善効果は示されなかったが,これは早期介入の効果を否定するものではなく,その問題点を理解したうえで入院した心不全患者のマネジメントは行われるべきである.このような観点から,治療の流れにそって解説する.

1 病院内での初期対応の連携を円滑にする（❶）

- 急性心不全患者は急性心筋梗塞と異なり,かならずしも循環器内科医が初期対応を行うとは限らない.したがって,救急外来において総合診療内科医,救急外来医,救命救急医,集中治療医,一般内科医と情報を共有し,必要に応じていつでも循環器内科医と連携が取れるような院内体制を確立する必要がある[1].これが不十分であると,できるだけ早期に病態に応じた治療を開始し,心臓のみならず多臓器の予備能を失わないような対応ができないことになる.
- もし,多くの急性心不全患者に対して,非専門医が対応しなければならない体制であれば,非専門医が初期対応を熟知し対応する体制を確立することが大切である.ただし,この場合,安定期には必ず再入院を視野に入れた循環器内科医の対応が必要で,必ず循環器内科に紹介する体制を整えるべきである.

❶ 初期対応連携体制

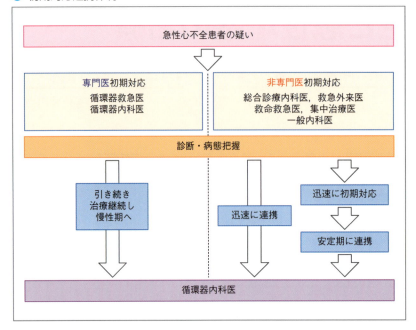

❷ 治療開始までの時間が重要（❷）

- 急性心筋梗塞において，door-to-balloon time 90 分以内が世界的標準となり，さらに onset-to-device time の短縮が重要であるといわれている．これに対して，急性心不全はどうであろうか？　今まで，あまりにも急性心不全の初期治療のアプローチの仕方に統一性がなく，時間軸にそれほど重きをおいてこなかった．これが急性心不全の予後改善を困難にしてきた重要なポイントである．なぜならば，door-to-diuretic time[2, 3]あるいは door-to-vasoactive drug time[4]の重要性が疫学研究の解析結果から明らかにされているからである．さらに，急性心不全患者の搬送時間が予後に影響を与え[5]，発症から病着までの時間がその予後に関連することも示されている[6]．
- 以上より，急性心不全においても，急性心筋梗塞と同様に onset-to-treatment time をより重視して対応すべきであることがわかる．このような背景から救急外来における急性心不全の初期対応に関する実践ガイダンスが公表された[1]．
- このガイダンスからの引用である❷のなかで重要なポイントは，可及的すみやかに病態を把握し，しかるべき治療を開始することである．さらに，初期治療を開始した後，刻々と変化する病態変化をしっかりと把握し，適宜，治療の軌道修正を行うことである．
- なお，ICU/CCU において，強心薬で不十分な場合は直ちに補助循環装置（IABP あるいは補助循環ポンプカテーテル〈IMPELLA®〉）の導入を，昇圧薬で血圧維持できない場合は心肺補助装置の導入を考慮する．

IABP：intra aortic balloon pumping

IMPELLA®：極小のロータリーポンプを搭載した左室補助装置で，左室内から血液を吸い込み，上行大動脈内に排出する構造になっている．サイズは，血流量によって2種類あり，2.5 L/分まで排出できるIMPELLA® 2.5と最大5.0 L/分まで拍出できるIMPELLA® 5.0がある．現在，本機器の施設認定および使用に際してのトレーニングが開始されたところである（詳しくはp.344参照）．

❷ 初期治療フローチャート[1)]

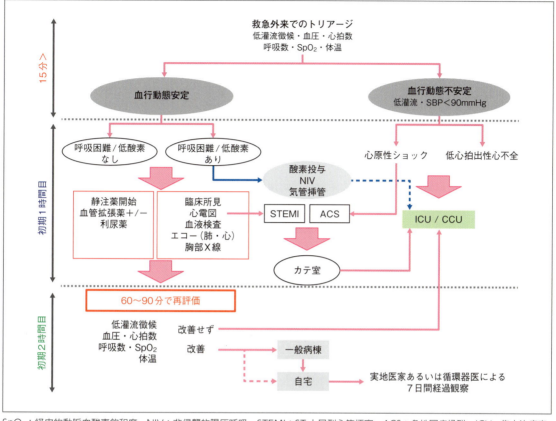

SpO₂：経皮的動脈血酸素飽和度，NIV：非侵襲的陽圧呼吸，STEMI：ST上昇型心筋梗塞，ACS：急性冠症候群，ICU：集中治療室，CCU：心臓血管治療室

❸ 病態に応じた治療選択

- 急性心不全の病態は，原因疾患によらず心原性肺水腫，全身的な浮腫，低心拍出に伴う低灌流の3つの病態に集約できる．これを，クリニカルシナリオ分類*を参考に判断し，非薬物療法と組み合わせながら的確な薬物療法を早期に開始することが大切である．

*クリニカルシナリオについてはp.24参照．

- 心原性肺水腫では，まず酸素化の改善が重要である．酸素投与で呼吸困難が改善しない場合は，ためらわずに陽圧呼吸（NPPV）療法を行う．急性心不全におけるNPPVの有用性は，前負荷・後負荷の軽減などの血行動態の改善，酸素化の改善の2つの作用による．それでも改善が乏しい場合は，気管挿管して呼吸器管理を行う．このように適切に酸素化を改善した後，全身的な浮腫を伴わない場合は，原則，過度な血圧低下に注意しながら血管拡張薬を少量から投与する．

NPPV: non-invasive positive pressure ventilation

- 肺水腫は軽度で，主病態が全身的な浮腫である場合は，利尿薬が第一選択となる．この際，フロセミドを使用することが多いが，低用量で反応が乏しい場合は，ほかの利尿薬と併用して早期にうっ血改善を図る．
- 来院時，収縮期血圧が低く，心臓超音波検査でも左室駆出率が低値である場合は，早期に少量の強心薬を使用する．強心薬は臓器障害をもた

らし可能な限り使用すべきでないとする見解もあるが，それらはすべて高用量の強心薬投与の場合である．低用量では，心筋障害をはじめ多臓器に影響を与えて予後不良になることを示した研究結果はない．したがって，血中乳酸値などを参考に，低灌流ありと判断した場合，少量の強心薬を使用することで決して患者の予後を悪化させることはない．むしろ，投与が遅れれば遅れるほど，予後に影響を与えることが示唆されている[4]．

主な薬剤の特性[7]

血管拡張薬：代表的なものに硝酸薬，ニコランジル，カルペリチドがある．硝酸薬は，血管拡張作用，とくに静脈拡張作用を有し，前負荷軽減やうっ血解除に効果がある．とくに超急性期における硝酸薬の噴霧は有効である（保険適用外）．これにより，重症化を免れることもある．ニコランジルは，硝酸薬様作用とKチャネル開口作用の両方をもつ薬剤で，細動脈レベルでの血管拡張作用もあることから，末梢血管抵抗を下げつつ，冠血流の増加による心拍出量の増加作用があるため，虚血性心疾患による心不全には有効である．カルペリチドは，臓器保護作用とともに，ナトリウム利尿作用と血管拡張作用を有する．したがって，腎保護目的の場合によく用いられる．RAAS（レニン・アンジオテンシン・アルドステロン系），交感神経抑制作用をもった薬剤である点も重要である．

利尿薬：代表はフロセミドで，少量投与でも劇的に改善することがあり，有用な薬剤である．しかし，高用量では血清クレアチニン値を上昇させることが多いため，可能ならば少量投与をし，反応が乏しい場合は，ほかの利尿薬を併用することも腎保護的には重要である．その際に併用を考慮すべき薬剤に，トルバプタンがある．これは，バソプレシンV_2受容体拮抗作用を有し，水利尿を促す．血圧低下や腎機能の悪化をきたしにくい．

強心薬：第一選択は，ドブタミンである．この薬剤は，β1受容体に作用し心収縮力増加をもたらすが，低用量での使用（多くとも5 μg/kg/分以下）においては有効に心拍出量の増加が期待できる．高用量においては，心拍数が増加，不整脈の出現などの副作用がみられるので，注意が必要である．一般的には，ドブタミン5 μg/kg/分以上を投与する必要がある場合は，ホスホジエステラーゼ阻害薬を少量から併用する．とくに末梢血管抵抗や肺血管抵抗が高い場合は併用療法のほうが有効である．

● 強心薬あるいは昇圧薬を必要とする病態においては，直ちに循環補助が可能なようにスタンバイしておき，血圧のみならず末梢灌流の指標としての血中乳酸値の改善の有無を参考に，IABPの導入を考慮する．また，最近承認されたIMPELLA®による補助も，その適応には十分に注意

RASS：renin-angiotensin-aldosterone system

して使用する．

4 治療後の病態の再評価が重要

- 迅速な初期対応により治療を始めただけで，急性心不全患者の予後が良くなるわけではなく，早期にかつ円滑に病態を改善することが必要である．そのためには，治療後も刻々と変化する病態を適切に判断し，治療の軌道修正を行うことが重要である．
- その場合，薬剤の薬物動態を考慮してしかるべき適切な時間に病態評価を行う[7]．少なくとも❷に示されているように60〜90分の間隔で急性期は病態を評価すべきである．

5 心不全悪化を避ける

- 最近，結果が公表された急性心不全に対するularitide（2017年現在日本未承認）の予後改善効果を主要評価項目にした研究結果では，予後改善効果は認められなかった[8]．以前の治験に比して早期に介入したにもかかわらず，予後改善は達成しえなかったのである．その最大の理由は，薬剤投与期間が病態によらず48時間であるために，中止した後にうっ血状態がプラセボと同等になった点にある．つまり，早期介入しても，その後の心不全改善効果を持続させなければ，当然予後改善には結びつかないのである．
- 心不全の悪化とは，「病態の悪化とともに，予期せぬ薬剤あるは治療介入を必要とする状況」と定義され，このような悪化をきたした患者はそうでない患者に比して予後不良であることが示されている[9]．したがって，入院中は，心不全の悪化を見逃さないように円滑に心不全を改善させることが求められる．

● 引用文献

1) Mebazaa A, et al. Acute heart failure and cardiogenic shock：A multidisciplinary practical guidance. Intensive Care Med 2016；42：147-63.
2) Maisel AS, et al. Timing of immunoreactive B-type natriuretic peptide levels and treatment delay in acute decompensated heart failure：An ADHERE（Acute Decompensated Heart Failure National Registry）analysis. J Am Coll Cardiol 2008；52：534-40.
3) Matsue Y, et al. Time-to-Furosemide Treatment and Mortality in Patients Hospitalized With Acute Heart Failure. J Am Coll Cardiol 2017；69：3042-51.
4) Peacock WF, et al. Early vasoactive drugs improve heart failure outcomes. Congest Heart Fail 2009；15：256-64.
5) Takahashi M, et al. Association between prehospital time interval and short-term outcome in acute heart failure patients. J Card Fail 2011；17：742-7.
6) Shiraishi Y, et al. Time Interval from Symptom Onset to Hospital Care in Patients with Acute Heart Failure：A Report from the Tokyo Cardiac Care Unit Network Emergency Medical Service Database. PLoS One 2015；10：e0142017.
7) 佐藤直樹編．薬剤特性を識らずして実践無し！ 明日から役立つ急性心不全薬物治療のテクニック．文光堂；2017．p.32-60.
8) Packer M, et al. Effect of Ularitide on Cardiovascular Mortality in Acute Heart Failure. N Engl J Med 2017；376：1956-64.
9) Kelly JP, et al. Worsening heart failure during hospitalization for acute heart failure：Insights from the Acute Study of Clinical Effectiveness of Nesiritide in Decompensated Heart Failure（ASCEND-HF）. Am Heart J 2015；170：298-305.

慢性心不全の治療
a. 慢性期の治療

川上利香，斎藤能彦

Point!

- HFrEFの第一選択薬は禁忌がない限り，予後改善効果のあるACE阻害薬およびβ遮断薬であり，症状が持続する場合にはMRAを追加する．
- うっ血，体液貯留に対してはHFpEF，HFrEFともに症状軽減目的での利尿薬投与は推奨されている．
- HFrEFで有効な薬物治療であるACE阻害薬（またはARB），β遮断薬，抗アルドステロン薬はHFpEFにおいて予後改善効果は証明されていない．
- HFpEFの病態や増悪に関与する併存疾患がある場合，その治療を行うことが基本である．

- 慢性心不全の治療目標は，①症状および運動耐容能を改善し，②生活の質を改善し，③入院を予防し，④死亡率を減少させることである．
- 「心不全治療は利尿薬，ジギタリスに硝酸イソソルビドおよびヒドララジン追加投与」の時代から慢性心不全の薬物療法は大きく変化した．HFrEFにおいては，薬物治療および非薬物治療とも進歩し続けている一方，HFpEFについては，生命予後を改善した有効な薬物治療の報告はない．しかし，これらの治療の進歩にもかかわらず，心不全は依然として予後不良の疾患のままである．
- 心不全の治療は，HFpEFとHFrEFに応じて治療を選択する．HFmrEFは，一般的にHFpEFとして研究に組み込まれており，ESC（欧州心臓病学会）ガイドラインではHFpEFと同様の治療が考えられているが，現段階では，その病態，治療についてはエビデンスが不十分であり，個々の症例に応じて判断する（❶）[1]．
- 本項においては症候性心不全（ACCF/AHAガイドライン心不全ステージ分類Cに相当）（❷)[2]の治療に焦点を当てる＊．

HFrEF：heart failure with reduced ejection fraction
HFpEF：heart failure with preserved ejection fraction
HFmrEF：heart failure with mildly reduced ejection fraction
ESC：European Society of Cardiology

＊HFpEFの病態，薬物および非薬物治療の詳細なエビデンス，適応，効果についてはp.266を参照．

❶ 左室収縮能による心不全の定義[1]

Ⅰ．左室駆出率が低下した心不全（HFrEF）：LVEF＜40％
Ⅱ．左室駆出率が保たれた心不全（HFpEF）：LVEF≧50％
 a．左室駆出率が軽度低下した心不全（HFmrEF）：40％≦LVEF＜50％
 b．左室駆出率が改善した心不全（HFpEF improved）：＞40％

HFrEF，HFpEFの左室駆出率（LVEF）は上記に定義される．40％≦LVEF＜50％の群においては，HFmrEFとして新たに設けられ，治療はHFpEFに準ずると考えられているが，エビデンスが少なく，今後さらに調査が必要である．HFpEF improvedは，HFrEFから改善した患者群で，HFpEF，HFrEFに比べ予後が良いとの報告もあるが，詳細はまだ不明である．

❷ ACCF/AHA 心不全ステージ分類と NYHA 分類[2]

ACCF/AHA 心不全ステージ分類		NYHA 分類
A	危険因子を有するが，心機能障害がない	None
B	無症状の左室収縮機能不全	I
C	症候性心不全	I
		II
		III
		IV
D	治療抵抗性心不全	IV

ACCF：American College of Cardiology Foundation, AHA：American Heart Association, NYHA：New York Heart Association

1. 症候性 HFrEF の治療

❶ すべての症候性 HFrEF に対し推奨される薬物治療

ACE 阻害薬および β 遮断薬

神経体液性因子の拮抗薬である ACE 阻害薬（または ARB），β 遮断薬および抗アルドステロン薬（MRA）が HFrEF 患者の予後を改善することが示されており，忍容性に問題がなく，禁忌がない限り NYHA 分類 II〜IV 度*のすべての HFrEF 患者において，これら薬剤の投与が推奨される（❸）．

ARB は ACE 阻害薬が忍容性などの点で投与できない場合のみ推奨される．カンデサルタンは心血管死亡を低下させたが，バルサルタンにおいては ACE 阻害薬を投与されている HFrEF 患者においての心不全入院にのみ効果があった．また，ACE 阻害薬と ARB の併用においては，MRA に忍溶性のない β 遮断薬を投与されている症候性の HFrEF 患者に限定されるが，腎機能悪化などの点において厳重な監視が必要である（2016 年 ECS ガイドラインより）[3]．

ACE 阻害薬と β 遮断薬は禁忌がない限り第一選択薬であり，心不全入院，心血管死亡および全死亡を改善する．ACE 阻害薬および β 遮断薬は相補的に作用し HFrEF と診断された後はできるだけ早期投与を開始する．β 遮断薬の使用においては，心不全が安定してからの投与が望ましい．

AF を伴う HFrEF 患者

β 遮断薬に対するメタ解析でサブグループ解析を行ったところ，心房細動（AF）合併 HFrEF 患者においては，β 遮断薬は死亡と心不全入院の有意な減少を示さなかった．しかし，この解析は後ろ向きでのサブグループ解析であり，また，β 遮断薬の使用によりリスクの増大を認めなかったため，AF 合併 HFrEF 患者においても，リズムに関係なく β 遮断薬投与を避けるべきではない．とくに，AF のレートコントロールに

ACE：angiotensin converting enzyme
ARB：angiotensin II receptor blocker
MRA：mineralocorticoid receptor antagonists
*NYHA 分類については p.23 を参照.

AF：atrial fibrillation

❸ 症候性 HFrEF の治療アルゴリズム

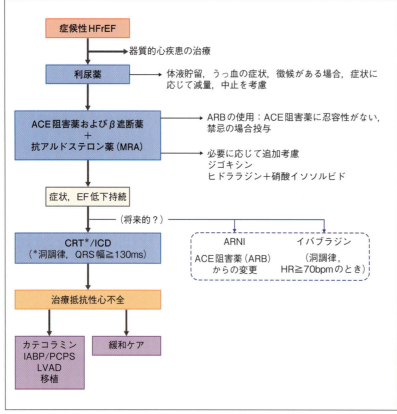

CRT : cardiac resynchronization therapy, ICD : implantable cardioverter defibrillator,
ARNI : angiotensin receptor-neprilysin inhibitor, IABP : intra-aortic balloon pumping,
PCPS : percutaneous cardiopulmonary support, LVAD : left ventricular assist device

は，β遮断薬を考慮する．

MRA

ACE 阻害薬およびβ遮断薬投与にもかかわらず，症状が持続する HFrEF 患者で追加投与を考慮する．ただし，腎機能障害（eGFR＜30 mL/分/1.73 m^2）合併患者や，血中カリウム濃度＞5.0 mEq/L の患者では高カリウム血症合併によりかえって予後を悪化する可能性があるので注意が必要である．

❷ その他の限定された HFrEF に対し推奨される薬剤

利尿薬

うっ血の症状や徴候のある患者に対してはその症状・徴候軽減のために使用は推奨される．無作為比較試験（RCT）での死亡率・有病率軽減効果は証明されていない．メタ解析では，ループ利尿薬とサイアザイド系利尿薬はプラセボと比較し心不全増悪および死亡のリスク減少を示し，積極的なコントロールでは，運動耐容能改善効果もあった．ループ利尿薬とサイアザイド系利尿薬併用により作用は増強し，抵抗性の浮腫

RCT : randomized controlled trial

の治療として使用可能であるが，投与量は，最少有効量にとどめるべきである．

　バソプレシン V_2 受容体拮抗薬（トルバプタン）はループ利尿薬など，ほかの利尿薬で効果不十分で体液貯留が残存している際に使用を考慮するが，生命予後改善効果の報告はなく長期投与の効果も確立されていない．

ヒドララジンと硝酸イソソルビドの併用

　併用における最適投与量に対するエビデンスはない．併用による有用性は小規模 RCT でのみ証明されており，ACE 阻害薬または β 遮断薬が心不全治療薬として認知される前の治療法である．症候性 HFrEF で ACE 阻害薬または ARB のどちらにも忍容性がない場合には考慮してもよいかもしれない．

❸ 今後期待される治療薬

ARNI (LCZ696)

　ARNI (LCZ696) は ACE 阻害薬（エナラプリル）に対する優越性が示され，欧米では ACE 阻害薬，MRA および β 遮断薬による最適な治療にもかかわらず，症状が持続する HFrEF 患者においては，心不全入院と死亡のリスクをさらに軽減するために，ACE 阻害薬の代替療法としてガイドラインで推奨されており，日本でも臨床治験の結果が待たれるところである（❸）．

LCZ696：ARB（バルサルタン）とネプリライシン（NEP）阻害薬（サクビトリル）の合剤．

If チャネル阻害薬 (ivabradine)

　洞結節細胞の If チャネルを阻害することにより心拍数を低下させる．HFrEF においてしばしば観察される増加した心拍数を減少させ，予後を改善することが報告されている．イバブラジン (ivabradine)* の薬効上，洞調律患者のみが対象となる．日本においては現在臨床治験が進行中である．

ivabradine：If チャネルを介した陽イオンの細胞内への流入を抑制し，拡張期における緩徐な脱分極過程を遅延させることにより，心拍数を減少させる．

* イバブラジンについては p.336 参照．

❹ 症候性 HFrEF に対する有効性が明らかでない薬剤

ジゴキシン

　洞調律の症候性 HFrEF において入院のリスク軽減効果の報告はあるが，β 遮断薬との併用を検討した研究ではない．AF 合併 HFrEF に対する RCT は存在しない．AF 合併 HFrEF はジゴキシン投与で予後悪化のリスクが高い可能性が示唆されている[4,5]．一方，メタ解析でとくに予後悪化がなかったとの報告[6]もあり効果は一定しない．AF 合併 HFrEF においても他剤でコントロール困難なときは使用を考慮してもよい．AF 合併 HFrEF 患者の至適心拍数は決まっておらず，厳格なレートコントロールはかえって状態を悪化させる可能性がある．

ω-3 脂肪酸

　大規模 RCT で弱いながらもその効果が証明されている．ただし，85%（850 mg/g）以上のエチルエステル化されたエイコサペンタエン酸

（EPA）とドコサヘキサエン酸（DHA）が含まれた薬剤のみが心不全患者における心血管死亡と入院のリスクを低下させた．HFrEF 治療の推奨薬剤がすでに投与されているにもかかわらず症状の改善しない HFrEF に対し投与を考慮する．

EPA：eicosapentaenoic acid
DHA：docosahexaenoic acid

経口強心薬

日本では，ピモベンダン，デノパミン，ドカルパミンが認可されているもののいずれも生命予後改善効果は認めていない．しかし，EPOCH 試験ではピモベンダンを 52 週間投与したとき，複合エンドポイント（心不全死亡，突然死，心不全入院および身体活動指数〈SAS〉改善＜1 METs）は有意にプラセボ群で多かった．これら薬剤は，QOL 改善，静注強心薬からの離脱，β遮断薬導入時には併用を考慮してもよいかもしれない．

EPOCH：Effects of Pimobendan on Chronic Heart Failure
SAS：specific activity scale

METs (metabolic equivalents)：安静座位の酸素消費量(3.5 mL/kg/分)を 1 METs としてその活動時の摂取量が何倍かを示し，活動強度の指標として用いる．

5 症候性 HFrEF の治療として予後改善効果の証明がなく推奨されない薬剤

スタチン

動脈硬化を伴う疾患での HFrEF 患者においては，有病率や死亡率を軽減するが，HFrEF に対し，直接的な予後改善効果は認めない．冠動脈疾患や高脂血症に対しすでに内服中の患者では，継続してもよい．

抗凝固薬・抗血小板薬

HFpEF，HFrEF とも心不全患者においては AF 合併例以外でワルファリンがアスピリンやプラセボに比べ死亡率や罹病率を減少するという効果は証明されていない．DOAC については現在調査中である．抗血小板薬においては冠動脈疾患合併のない心不全患者では有効でなく，かえって，とくに高齢者では，消化管出血のリスクが増加する．

DOAC：direct oral anti coagulant（直接経口抗凝固薬）

レニン阻害薬

直接的レニン阻害薬（アリスキレン）の予後改善効果はなく，現在のところ ACE 阻害薬や ARB の代替薬としては推奨されない．

6 症候性 HFrEF の治療として有害の可能性もある薬剤

● 非ジヒドロピリジン系カルシウム拮抗薬（ベラパミル，ジルチアゼム）は HFrEF 患者治療の適応外である．ベラパミル，ジルチアゼムを除くジヒドロピリジン系は作用がさまざまで一部では交感神経系を亢進し，心不全悪化のリスクがある．アムロジピンは心不全患者での使用に対する安全性は確認されている．

7 非薬物治療

ICD

HFrEF 患者は，症状が軽い患者においても心室性不整脈，徐脈，心静止を含む電気的異常による突然死の割合が高い．薬物治療により，心血管疾患の進行を抑制または改善することで年間あたりの突然死リスクは減少するが，その効果の割合は低く，電気的異常が生じたときには，治療として役立たない．ICD は徐脈を予防し，潜在的な致死性心室不

整脈に対し有効である．抗不整脈薬（アミオダロン）は頻脈性不整脈および突然死の割合を減少するかもしれないが，ICD のほうが全死亡減少に対しより有効である．

CRT

約 1/3 の心不全患者において，心不全の進行により，QRS 幅が延長し，予後悪化に関連する．CRT は心室の収縮能および二次性僧帽弁閉鎖不全を改善し，心室の逆リモデリングにより LVEF 改善を維持する．CRT による血圧上昇作用は，神経体液性因子の拮抗薬による効果を増強することでさらに心不全改善に寄与することが報告されている．しかし，CRT は適切に選択された患者においてのみ有効である．CRT は QRS 幅＜130 ms の心不全患者に対する効果は証明されておらず，ESC ガイドラインでは禁忌として位置づけられている[1]．

2. HFpEF の治療

1 薬物治療

- 臨床研究の報告では，HFpEF および HFmrEF 患者では，利尿薬，β遮断薬，MRA および ACE 阻害薬（または ARB）を投与されている患者は HFrEF と比べ少ない．これら薬剤の投与は，高血圧，冠動脈疾患，AF のような心血管系の併存疾患の治療に対し使用，または，これら疾患を有する患者において，新規心不全発症を抑制するという研究の結果を反映して使用されている．

- 現在 Phase II，III を終了した HFpEF 研究において，ACE 阻害薬（ペリンドプリル），ARB（イルベサルタン，カンデサルタン），MRA（スピロノラクトン），ジゴキシンにおいては，全死亡，心血管死亡などのエンドポイント改善効果は報告されていない．PDE5 阻害薬（シルデナフィル）も最近の HFpEF に対する病態生理学的特徴から効果が期待されたものの，運動耐容能改善には至らなかった．

- LCZ696（サクビトリル/バルサルタン）の大規模研究である PARAMOUNT 研究においては，HFpEF 患者の NT-proBNP を有意に低下した．すでに本研究において患者登録は終了し，予後についての結果報告が待たれるところである．β遮断薬においては観察研究およびメタ解析では，HFpEF 患者に対し全死亡を改善したが，その効果を判定するには前向きの大規模研究が必要である．

- HFpEF および HFmrEF において至適心拍数は明らかでなく，積極的なレートコントロールはかえって病状を悪化する可能性もあるので注意が必要である．

2 症候性 HFpEF 患者に対する治療

- 利尿薬は通常うっ血，体液貯留を改善するため，症状改善目的での利

PARAMOUNT 研究：the Prospective comparison of ARNI with ARB on Management Of heart failUre with preserved ejectioN fracTion. 多施設共同，無作為化，二重盲検，プラセボ対照試験．
エントリー基準：NYHA 分類 II〜III，LVEF≧45 %，NT-proBNP＞400 pg/mL．

尿薬投与は効果がある．β遮断薬や抗アルドステロン薬は，症状改善に対する効果が証明されていない．ARBとACE阻害薬については症状改善に対し，効果ありという報告と効果なしという報告があり一定しない．

3 心不全入院に対する効果

- HFpEFの洞調律患者に対し，新しいβ遮断薬 nebivolol（2017年現在日本未承認），ジゴキシン，スピロノラクトン，カンデサルタンは心不全入院を減少する可能性が報告されている．AF合併では，β遮断薬の効果は認めず，ジゴキシンについての研究は存在しない．ARBとACE阻害薬のどちらも，心不全入院を減少したという確定的な研究結果は存在しない．

4 生命予後改善に対する効果

- ACE阻害薬，ARB，β遮断薬，MRAともすべて全死亡減少効果を認めなかった．高齢者のHFrEF，HFpEFまたはHFmrEFに対してはnebivololが死亡または心血管入院の複合エンドポイントを減少したが，治療効果とベースラインのLVEFとのあいだに有意な関連は認めなかった．

5 併存疾患

- HFpEFの病態生理は不均一で，さまざまな心血管疾患（AF，高血圧，冠動脈疾患，肺高血圧），非心血管疾患（糖尿病，慢性腎不全，貧血，鉄欠乏，肥満，COPD）などの併存疾患に関連するといわれている．HFpEFにおいては，死亡や再入院の原因として非心血管疾患が多い．したがって，これらの併存疾患をスクリーニングし，もし，併存疾患を認めるようであれば，心不全を悪化させないよう症状や病状を改善するために治療介入することで予後の改善が期待できる．

COPD：chronic obstructive pulmonary disease（慢性閉塞性肺疾患）

高血圧

とくに収縮期血圧低下に対する治療はHFpEF患者においては重要である．治療薬は，利尿薬，ACE阻害薬，ARB，抗アルドステロン薬のいずれも適切であるが，β遮断薬は収縮期血圧低下の効果は少ない．また，日本におけるSUPPORT研究によると，ACE阻害薬とβ遮断薬をすでに投与されている高血圧合併HFpEF患者に対するARBの追加は，複合エンドポイントの全死亡，非致死性心筋梗塞，非致死性脳卒中，心不全入院が増加したとの報告があり，避けたほうがよいかもしれない．

SUPPORT：SUPplemental Benefit of ARB in hypertensive Patients with stable heart failure using OlmesaRTan

糖尿病

HFpEF患者に対する経口血糖降下薬の第一選択薬はメトホルミンであるが，2014年に2型糖尿病治療薬として日本で上市されたSGLT2阻害薬のエンパグリフロジンは，近位尿細管でのSGLT2による糖再吸収を阻害する．尿糖排泄増加によって浸透圧利尿が生じ，血圧および体重減少による効果が生じたものと思われる．エンパグリフロジン投与によ

SGLT2：sodium glucose co-transporter 2

り心不全入院および心血管死亡が減少したため，ESC ガイドラインでは，ステージ B の患者に対し有効の可能性があるとのことで，**クラスⅡa** に位置づけられている．しかし，厳格な血糖管理は心不全に対し有害であることに注意する[7,8]．また，あくまでも現段階では糖尿病患者の治療薬であり，糖尿病合併心不全患者については利尿薬との併用の際には注意が必要である．

心筋虚血

症状，罹患率および死亡率に関与する可能性があり，患者を評価する際に心筋虚血の合併について考慮する必要があるが，血行再建が心不全症状や予後を改善するという明らかなエビデンスはなく，狭心症患者においては HFrEF と同じくガイドラインに沿って治療すべきである．

運動療法

HFpEF 患者では運動耐容能が低下しており，通常，血圧反応の増大と変時性応答不全を伴う．運動療法は HFpEF 患者において安全で，運動耐容能および拡張障害改善効果がある．

> クラスⅡa：推奨・エビデンスレベルで，有用・有効である可能性が高いことを示す．

● 引用文献

1) Ponikowski P. et al. 2016 ESC Guidelines for the diagnosis and treatment of acute and chronic heart failure：The Task Force for the diagnosis and treatment of acute and chronic heart failure of the European Society of Cardiology (ESC) Developed with the special contribution of the Heart Failure Association (HFA) of the ESC. Eur Heart J 2016；37：2129-200.
2) Yancy CW, et al. 2013 ACCF/AHA guideline for the management of heart failure：A report of the American College of Cardiology Foundation/American Heart Association Task Force on Practice Guidelines. J Am Coll Cardiol 2013；62：e147-239.
3) Ponikowski P, et al. 2016 ESC Guidelines for the diagnosis and treatment of acute and chronic heart failure：The Task Force for the diagnosis and treatment of acute and chronic heart failure of the European Society of Cardiology (ESC) Developed with the special contribution of the Heart Failure Association (HFA) of the ESC. Eur Heart J 2016；37：2129-200.
4) Ouyang AJ, et al. Meta-analysis of digoxin use and risk of mortality in patients with atrial fibrillation. Am J Cardiol 2015；115 (7)：901-6.
5) Vamos M, et al. Digoxin-associated mortality：A systematic review and meta-analysis of the literature. Eur Heart J 2015；36：1831-8.
6) Ziff OJ, et al. Safety and efficacy of digoxin：Systematic review and meta-analysis of observational and controlled trial data. BMJ 2015；351：h4451.
7) Udell JA, et al. Glucose-lowering drugs or strategies and cardiovascular outcomes in patients with or at risk for type 2 diabetes：A meta-analysis of randomised controlled trials. Lancet Diabetes Endocrinol 2015；3：356-66.
8) Gilbert RE, Krum H. Heart failure in diabetes：Effects of anti-hyperglycaemic drug therapy. Lancet 2015；385：2107-17.

慢性心不全の治療
b. 心臓リハビリテーション

安達 仁

1. 慢性心不全治療としての心臓リハビリテーション

Point!
- 慢性心不全の最良の重症度指標は運動耐容能である．
- 心臓リハビリテーションは慢性心不全の症状をとり，予後を改善させる治療である．

1 心臓リハビリテーションの意義

- 心臓リハビリテーションは，機能低下からの社会復帰という古典的な意義はなくなり，運動療法・食事療法・生活習慣の改善による心疾患治療の一つになっている．
- 慢性心不全の重症度はNYHA分類やWeber-Janicki分類で示されるように，どの程度動けるかで決定される．したがって治療目標は予後改善と運動耐容能改善である．慢性心不全は増悪と寛解を繰り返しながら進行する（❶）が，寛解の目安はEFでもBNPでも冠動脈狭窄率でもなく「運動耐容能」である．
- 慢性心不全は❷に示すように心機能低下を基礎にして体全体の機能が低下し，動悸・息切れ・易疲労感のような症状や予後不良を呈する症候群である．慢性心不全の治療はこれらすべての異常を改善する必要がある．

NYHA：New York Heart Association

EF：ejection fraction
BNP：brain (B-type) natriuretic peptide

❶ 心不全の経過

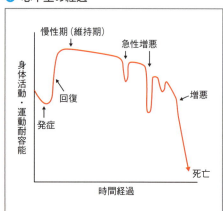

慢性心不全は増悪と回復を繰り返すが，急性増悪回復後，増悪前の状態に戻ることはない．急性増悪させない治療を行うことが重要である．

❷ 慢性心不全の病態

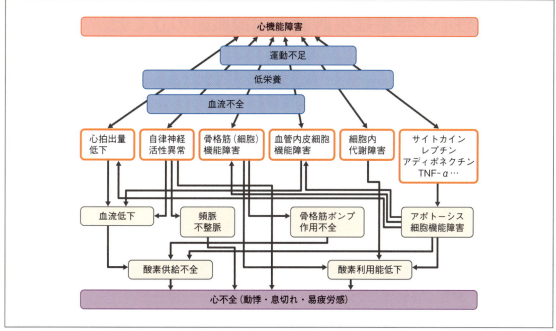

心不全は体全体の機能低下が併発する症候群である．心臓のみに注目していては心不全に対処できないことが理解される．

2 心不全に対する心臓リハビリテーションの効果

- 心不全に対する心臓リハビリテーションの効果を❸に示す．
- 心不全の死因は軽症の場合は突然死，重症は心不全死である．突然死は不整脈死であり交感神経活性化が関与する．心臓リハビリテーションによる交感神経活性安定化[1]は突然死を減少させる．また，運動耐容能と炎症[2]の改善は心不全死を減少させる．どの時期においても心臓リハビリテーションは心不全患者の予後を改善させる[3]．
- 慢性心不全の主症状の一つである易疲労感は，運動耐容能の改善と骨格筋の酸化酵素活性，骨格筋内毛細管密度改善，血管拡張能改善などにより軽減する．息切れ感は，交感神経活性安定化による過剰換気応答の減弱，骨格筋量増加によるエルゴリフレックス（ergoreflex）の改善，不安定呼吸や浅く速い呼吸様式の改善によって軽減する．動悸は自律神経活性安定化による心拍数低下や不整脈減少により消失する．
- さらに，外来心臓リハビリテーションプログラムへ頻回に参加することによって増悪を早期に発見することができ，再入院を予防できる．

❸ 心臓リハビリエーションの効果

- 運動耐容能改善
- 心機能（拡張能）改善
- 末梢血管抵抗改善
- 骨格筋機能改善
- 血管内皮細胞機能改善
- 自律神経活性改善
- 予後改善
- 息切れ感改善
- 不整脈減少
- 炎症改善
- 重症化早期発見
- ICD作動回数減少

2. CPX（心肺運動負荷試験）による慢性心不全重症度評価と治療戦略の立て方

Point!
- CPXは労作時の心不全の病態を明らかにさせる．
- 心臓リハビリテーション開始前にCPXを行い，労作時の病態変化を把握するとともに運動処方を作成する．

1 CPXが必須である理由

- 心不全の重症度判定のためには運動耐容能決定が必要である．また，運動療法実施にあたって運動療法強度における血行動態の変化を知り，危険性について認識しておく必要がある．病態の把握のためには呼気ガス分析が優れており，各運動強度の危険性や病態の変化の把握には漸増負荷が優れている．そのため漸増負荷プロトコールを用いたCPX（心肺運動負荷試験）が必要である．

CPX : cardiopulmonary exercise testing

2 運動耐容能の指標

peak $\dot{V}O_2$

心不全の予後・重症度指標のゴールドスタンダードはpeak $\dot{V}O_2$である．EFが低くてもpeak $\dot{V}O_2$が改善すれば心移植候補から外れることができる．

peak $\dot{V}O_2$: peak oxygen uptake（最高酸素摂取量）

AT

最大負荷をかけずに運動耐容能を評価したい場合にはATが有用である．ATは「好気的代謝に嫌気的代謝が加わった時点での酸素摂取量」のことである．規定要因がpeak $\dot{V}O_2$と若干異なるが，標準値に対する割合（% peak $\dot{V}O_2$と% AT）は通常ほぼ同一である．

AT : anaerobic threshold（嫌気性閾値）

3 運動中の心機能の指標— peak $\dot{V}O_2$/HR，ETCO₂，$\dot{V}E/\dot{V}CO_2$

- peak $\dot{V}O_2$/HR（最高酸素脈）は最大負荷時の一回拍出量（SV）の指標である．% peak $\dot{V}O_2$に比べて% peak $\dot{V}O_2$/HRが小さい場合，運動制限の主原因は心ポンプ機能増加不全にあり，逆の場合には骨格筋などの末梢要因である．後者の場合にはレジスタンストレーニングの割合を増やす．
- RCP（呼吸性代償開始点）におけるETCO₂と$\dot{V}E/\dot{V}CO_2$は，肺における換気血流不均衡分布の影響を強く受けるため心拍出量（CO）との相関が強い．% peak $\dot{V}O_2$と$\dot{V}E/\dot{V}CO_2$ at RCPの関係を❹に示す．% peak $\dot{V}O_2$低下度に比べて$\dot{V}E/\dot{V}CO_2$が高値の場合には肺でのガス交換が強く抑制されていることを示している．これは，肺胞低換気か肺血流量増加不全の場合である．よくみられるのは肺気腫，PAH（肺動脈性肺高血圧症），CTEPH（慢性血栓塞栓性肺高血圧症），そして心不全である．運動療法を行うと% peak $\dot{V}O_2$も改善して，散布しているドットの中央部分に移動する．

peak $\dot{V}O_2$/HR : peak oxygen pulse
ETCO₂ : end-tidal carbon dioxide（終末呼気二酸化炭素排出量）
$\dot{V}E/\dot{V}CO_2$: ventilatory equivalent for carbon dioxide（二酸化炭素排出量に対する換気当量）
SV : stroke volume
RCP : respiratory compensation point
CO : cardiac output

PAH : pulmonary arterial hypertension
CTEPH : chronic thromboembolic pulmonary hypertension

❹ % peak $\dot{V}O_2$-$\dot{V}E/\dot{V}CO_2$ at RCP 関係

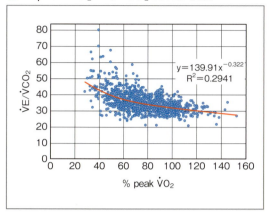

両者の関係をみることにより，肺血流すなわち心ポンプ機能と骨格筋機能のどちらがより障害されているかを認識できる．

4 骨格筋機能の指標
peak WR vs. $\Delta\dot{V}O_2/\Delta WR$ vs. peak $\dot{V}O_2$/HR

　最大負荷レベルでペダルの回転数が低下した場合，あるいは，$\Delta\dot{V}O_2/\Delta WR$ と % peak $\dot{V}O_2$/HR が正常値に近いのに % peak $\dot{V}O_2$ が低い場合には骨格筋機能低下が強いことを示唆する．骨格筋トレーニングを積極的に勧める．

peak WR：peak work rate（最高仕事率）
$\Delta\dot{V}O_2/\Delta WR$：1ワットあたりの酸素摂取量

5 自律神経活性の指標—安静時心拍数，心拍応答

● 心拍数は，中等度の運動強度までは副交感神経が制御し，それ以上では交感神経活性が制御する．心不全では交感神経活性優位となるため安静時心拍数は高値を示す．β遮断薬を服用すると安静時心拍数は低下する．

● また，安静時，心拍数は微妙な揺らぎを示す．副交感神経活性の変動が素早いためである．心不全ではこれが消失する．

● 運動強度が上がるにつれて心拍数は増加し，最終的には 220 − 年齢に近い最高心拍数に到達する．安静時から交感神経活性が優位だと，運動を行っても交感神経系の機能をさらに十分に活性化させることができず，心拍応答が不良となる．chronotropic incompetence といい，予後不良のサインである（❺）．

6 不安定呼吸（換気様式異常）の指標
oscillatory ventilation（不安定呼吸）

　心不全では呼吸制御機構も不安定化する．覚醒時であっても呼吸が周期的に深くなったり浅くなったりする．oscillatory ventilation といい，循環血流速度低下，$PaCO_2$ 低下，延髄化学受容体感受性亢進がその機序である．

● また，まったくランダムな速さと深さの呼吸も出現する．心不全の非代償期で自律神経活性が不安定な時期に認められる．

❺ 心不全患者の心拍応答

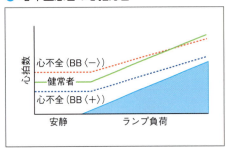

通常，運動中の心拍数は1ワットあたり0.6増加する．心不全では安静時心拍数が増加し，運動に対する増加応答が低下する（赤点線）．β遮断薬（BB）を使用すると全体的に下方へシフトする（青点線）．

❻ 一回換気量（TV）－呼吸数（RR）関係—健常者のパターン

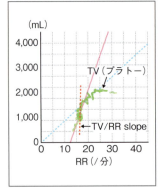

健常者では軽い活動時にTVが主に増加し，負荷が重くなるとRRが増加し始める．浅く速い呼吸パターンでは軽い運動時から呼吸数が主に増加する．負荷開始時から最初の折れ曲がり点までの傾きをTV-RR slopeとよぶ．

$\dot{V}E/\dot{V}CO_2$ at RCP, $\dot{V}E$ vs. $\dot{V}CO_2$ slope

心不全ではV/Qミスマッチ増大により換気効率が低下する．CPXでは$\dot{V}E/\dot{V}CO_2$ at RCPの増大，あるいは$\dot{V}E$ vs. $\dot{V}CO_2$ slopeの急峻化として表現される．

TV-RR slope

心不全が重症なほど安静時の呼吸は浅く速くなる．運動開始に伴い，健常者では一回換気量が主に増加するが，心不全では呼吸数が主に増加する．TV-RR関係のグラフから得られるTV-RR slopeは浅く速い呼吸の程度，すなわち息切れの程度の指標である（❻）．

3. 心臓リハビリテーション実施法

Point!
- 慢性心不全に対する心臓リハビリテーションは外来で行う．
- 運動療法，食事療法，生活指導などすべて必要である．

❶ 外来心臓リハビリテーション*
- 心不全に対する心臓リハビリテーションは，急性心不全が代償期に入った時点で開始するが，主な実施場所は外来である．
- 外来心臓リハビリテーションにこまめに参加すると，心不全増悪の初期変化である倦怠感と息切れ感をスタッフが早期に気づくことができる．その場で，服薬状況，塩分摂取状況，過労の有無，体液量過剰蓄積のサインを調べて対処すれば再入院を防ぎ，予後悪化を防止できる（❼）．

＊外来心臓リハビリテーションは週3回まで保険償還を受けられる．受付，バイタルチェック，ウォームアップ，主運動，クールダウン，患者教育で構成される．

❷ 運動療法
- 代償期に入り血行動態が安定したら，つま先立ちのような小筋群のト

❼ 心不全急性増悪のパターン

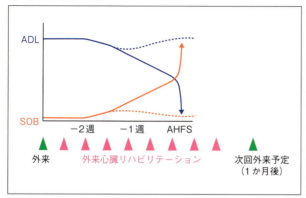

心不全は急性増悪する2週間くらい前から労作時息切れ感が出現（赤実線）し，活動性が低下し始める（青実線）．1か月ごとの外来だと，次回の外来日の前に入院となる．外来心臓リハビリテーションプログラムに参加していると，早めにこれらの症状に気づいて対処することができ（赤破線と青破線），入院を防ぐことができる．
ADL：activities of daily living, SOB：shortness of breath, AHFS：acute heart failure syndrome

❽ LIIT

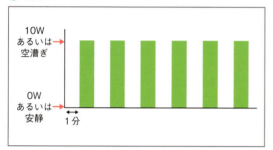

0ワットあるいは安静1分間と10ワットあるいは空漕ぎ1分間を繰り返す．有酸素運動の導入時，数回実施する．

❾ HIIT

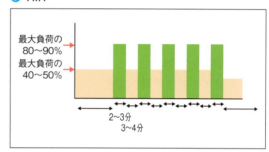

事前にCPXを行い，ATとpeak work rateを測定する．その後，最大負荷の80～90％とATレベルあるいは最大負荷の40～50％を繰り返す．

レーニングを開始する．徐々に負荷を上げてゆくが，主体はレジスタンストレーニングである．安定した歩行が可能になるか片足立ちが可能になったら有酸素運動を開始する．無負荷での自転車こぎや低強度インターバルトレーニング（LIIT）から開始することが多い（❽）．
- 200m以上連続して歩けるようになったらCPXを行ってATを決定し，有酸素運動を開始する．
- 最近は，最大負荷の50％程度の負荷を3～4分間と80％程度の負荷を2～3分間繰り返すトレーニング法（HIIT〈高強度インターバルトレーニング〉，❾）の有用性が報告されている[4]．未発表データではあるが，筆者の経験では3分間以内であればPAWP（肺動脈楔入圧）は25 mmHg以上に達することはなく，心不全増悪の心配は不要である．

❸ 食事療法
- 心不全にとって骨格筋の維持は重要である．トレーニングを行ってもアミノ酸がなければ筋肉はできない．アミノ酸は食事のみでは不足することも多いため，サプリメントで補充することもある．
- 塩分1gは体液量を200～300 mL貯留させる．心臓の負担を減らすた

LIIT：low intensity interval training

HIIT：high intensity interval training

PAWP：pulmonary artery wedge pressure

めには減塩が必須である．一般的には6g未満を目標とする．慢性心不全の場合，減塩がしっかりとできていれば水分制限は不要である．

- 2009年のヨーロッパ心臓病学会の take home message が "Fatter is better." というものであり，心不全の場合には必ずしも BMI 22 を目指して痩せさせるべきではないとの意見もある．ただし，明らかに脂肪細胞の蓄積が病態悪化に関連している場合には減量させるべきであろう．

BMI：body mass index

4 生活指導

- 心不全の増悪因子は無断休薬，塩分摂取過多，過労が多い．心臓リハビリテーションスタッフは常にこのことに注意する．増悪の最初のサインは労作時息切れ感である．3日以内に1.8 kg以上体重が増加した場合は体脂肪量よりも体液量が増加した可能性を強く考え，下腿浮腫の存在を確かめる．これに息切れ感が加わると，体液が心周囲に移動し始めた可能性が示唆されるため，利尿薬や血管拡張薬の増量，ASV の導入・使用時間延長などを指示する．

ASV：adaptive servo-ventilation

5 不安定呼吸への介入

- CPX にて不安定呼吸が確認されたり息切れ感を訴えたりする際には，うっ血の存在を考える．この時点で ASV を離脱すると危険である．運動療法も，息切れ感の増悪しない範囲で実施する．場合によっては，運動療法実施前に15分間くらい ASV を装着して呼吸を深くゆっくりとさせた後に運動療法を行うこともある．どのような場合にも，運動療法をどうしたら実施できるかという観点で考えるべきである．

- 以上，慢性心不全治療における心臓リハビリテーションは，β遮断薬やACE 阻害薬とともに標準治療の一つであることを理解してほしい．

ACE：angiotensin converting enzyme

● 引用文献

1) Nobre TS, et al. Exercise training improves neurovascular control and calcium cycling gene expression in patients with heart failure with cardiac resynchronization therapy. Am J Physiol Heart Circ Physiol 2016；311：H1180-8.
2) Gielen S, et al. Exercise training in chronic heart failure：Correlation between reduced local inflammation and improved oxidative capacity in the skeletal muscle. Eur J Cardiovasc Prev Rehabil 2005；12：393-400.
3) Belardinelli R, et al. Randomized, controlled trial of long-term moderate exercise training in chronic heart failure：Effects on functional capacity, quality of life, and clinical outcome. Circulation 1999；99：1173-82.
4) Haykowsky MJ, et al. Meta-analysis of aerobic interval training on exercise capacity and systolic function in patients with heart failure and reduced ejection fractions. Am J Cardiol 2013；111：1466-9.

● Further reading

1. 安達 仁．眼でみる実践心臓リハビリテーション 改訂4版．中外医学社；2017.
2. 安達 仁．CPX・運動療法ハンドブック 改訂3版―心臓リハビリテーションのリアルワールド．中外医学社；2015.
3. Wasserman K, et al. Principles of Exercise Testing and Interpretation. 5th edition. Lippincott Williams & Wilkins & Wolters Kluwer；2012.

慢性心不全の治療
c. 在宅医療と緩和ケア

弓野 大

> **Point!**
> - 在宅医療は，①情報共有，②介護負担軽減，③意思決定支援，の3つがキーワードとなる．苦痛の予防，症状緩和の頓服薬の配備に留意する．
> - 心不全の緩和ケアは，病期の早い段階から取り入れることが重要である．
> - 心不全の緩和ケアは，①予後予測 ②意思決定支援 ③症状緩和，が問題となる．

1. 在宅医療

■ 心不全は生活の場を診るものである

- 心不全診療を考えるうえで，心臓という臓器疾患への介入に焦点をおく「医療モデル」だけではなく，個々のQOLを意識できる「生活モデル」が重要である．心不全の在宅医療は，この医療と生活の両方をみていくことにより，増悪を予防し，急性増悪への介入，そして在宅での看取りまでを行い，心不全患者が再入院せず，住み慣れた場所で最期まで過ごすことをサポートする．

- 医療機器の進歩に伴い，在宅で使用できる医療ツールが増えている．❶ に在宅で可能な医療を示す．患者の生活の場で行われる在宅医療では，病院医療と違い，医療者にとってHOMEではなく，AWAYであることを意識し，医療者本位ではなく，患者・家族の生活に寄り添う．

- 心不全の在宅医療では，①情報共有，②介護負担軽減，③意思決定支援，の3つが重要なキーワードとなる．

- 生活の場で患者家族を含めた多施設多職種でのチーム医療を必要とするため，的確な情報共有が欠かせない．当院＊では情報共有ツールとして，診療レポートや医療介護専用SNSなどを使用し，院内・院外の情報共有に努めている．

＊ゆみのハートクリニック．

- 心不全は内部障害であるがゆえ，介護度が低く認定されてしまうことが多く，生活をサポートできる社会資源が少なくなることが多い．そして，予後予測が難しく，状態の悪い状況が長く続くことにより，家族の介護負担の増大をきたす．それを定量的に(Zarit介護負担尺度など)，早い段階で察知し対応することが在宅療養継続には必要である．介護負担軽減のためには，①症状緩和，②傾聴，③介護者自身の問題の解決，④マンパワー強化，⑤予後予測，⑥レスパイト入院，などがあげられる．

❶ 在宅で可能な管理・治療

検査	採血，血液ガス分析，心電図，エコー，レントゲン
栄養・輸液管理	経鼻胃管，胃瘻，末梢静脈輸液，中心静脈栄養，皮下輸液
鎮痛管理	オピオイドなどの持続点滴
鎮静管理	ミダゾラムなどの持続点滴
排泄管理	腎瘻，膀胱留置カテーテル，尿道カテーテル
呼吸管理	気管切開，在宅酸素療法，在宅人工呼吸機器
胸水・腹水管理	胸水，腹水穿刺
心不全治療薬	血管拡張薬持続点滴，強心薬持続点滴
モニタリング	遠隔デバイスモニタリング
特殊な治療管理	植込み型左室補助人工心臓管理

- 在宅医療の現場では，急性増悪時には緊急往診を行う．緊急往診は医療者の負担になる一方で患者家族との信頼関係をつくるまたとない機会にもなる．病院でのようにすぐに駆け付けることが困難であるため，①苦痛を予防する意識，②患者家族，訪問看護師らが使用できる頓服の配備，が大切である．たとえば，夜間の呼吸困難感には硝酸薬スプレーや相応の酸素流量を供給できる在宅酸素療法ツール，間欠的鎮静薬として坐剤の鎮静強度順にセニラン®＜ダイアップ®＜ワコビタール®などを配備する．また，患者家族の病状把握や意志決定など総合的な判断により，救急車要請を行い，早期酸素化による症状緩和を考慮する．
- 死別後に遺された家族のグリーフを考えることも重要である．在宅医療では家族とともにケアを行っていくため，当院では死別2～3週後に可能な限りの自宅訪問を行い，グリーフケアに取り組んでいる．
- 心不全の在宅緩和ケアは，患者家族にとって残された時間でもあり，在宅でできることを楽しんでもらうことが大切である．

2. 緩和ケア

- 緩和ケアは，WHOにより「生命を脅かす疾患による問題に直面している患者とその家族に対して，痛みやその他の身体的，心理的，社会的，スピリチュアルな問題を早期に発見し，的確な評価と処置を行うことによって，苦痛の予防と緩和を行うことで生活の質を改善するアプローチ」と定義されている．
- 緩和ケアと終末期ケアの違いを認識する必要がある．緩和ケアとは，全人的苦痛へ介入し，QOLの維持や改善するための多面的アプローチであり，時期は非可逆性の進行性疾患が診断された直後から始まる．一方で，終末期ケアとは，人生の最期数日から数週間におけるケアと定義され，範囲は限定的なものである（❷）．
- 心不全は，罹患期間も長期にわたり，入院と寛解を繰り返すなかで，

❷ 心不全の経過と緩和ケア

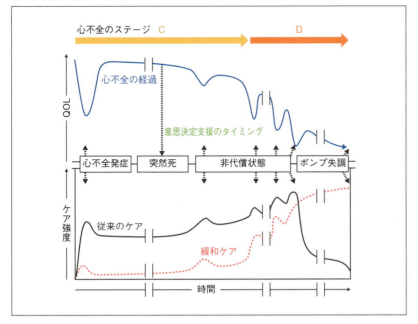

さまざまな医療者がかかわることが多く,緩和ケアの視点を導入しないまま,気づいたら終末期にあるという状況が多くある.欧米の心不全ガイドライン[1]でもあるように,心不全はがんと同じように病期の早い段階で緩和ケアの概念を取り入れることで,QOLを改善させる可能性がある.

- 心不全の緩和ケアでは,①予後予測,②意思決定支援,③症状緩和,が問題となる.

1 予後予測

- 非がん疾患である心不全は,突然死の可能性や増悪の繰り返しがあること,また心臓疾患だけではなく,誤嚥性肺炎や転倒,脳血管障害など,予後を規定する他因子の関与もあり,病期の判断が困難である.
- そのなかでも予後予測スコアとして,欧米よりいくつかの報告がある.たとえば,the Heart Failure Survival Score, the Seattle Heart Failure Model, the PACE risk score, and the SHOCKED predictors などがあげられ,最近では心不全の病期である stage C から D へ移行するリスクスコアなどの報告もある[2].
- しかしながら,これらは年単位の予後リスク評価となり,週から月単位の確立された予後リスクモデルがない.当院では独自の終末期判断基準として,以下の4つの項目をすべて満たした状態としている.①循環器専門医を含めた多職種チームにて適切な心不全治療がなされてきたと判断できる,②全身状態に悪影響を与える可逆性疾患がない,③進行性に経口摂取が困難な状態となっている,④PPS 30 以下となっている.

PPS:Palliative Performance Scale

- 心不全の緩和ケアにおいて，予後予測は重要であり，これからさらなる大規模研究からのエビデンスの構築が待たれる．

2 意思決定支援

- 心不全は病期の予測が困難なことから，早期の緩和ケアの概念の導入，そして将来の意思決定能力の低下に備えて，今後の治療・ケアに関する意向，代理意思決定者などについて患者・家族そして医療者があらかじめ話し合うプロセス"Advanced Care Planning（ACP）"を随時行うことが必要である．この対話を重ねていくプロセスが大切であり，患者・家族の大切にしていることの理解につながる．

- アドバンス・ディレクティブとなるリビングウィルがある場合は，それに応じた自然死を容認する．予測される心肺停止時にDNR/DNARを先に宣言し，心肺蘇生や，植込み型除細動器が植え込まれている場合は，その機能の停止の有無なども検討する．いずれも患者・家族と多職種の意見の一致が必要である．

DNR/DNAR：Do Not Resuscitate/Do Not Attempt Resuscitation

- ただし，ACPを行う留意点として，①みんなが希望しているわけではないこと，②自分にとっての正解が，ほかの人の正解ではないこと，③bad newsはどう伝えてもbad newsであり，その伝え方よりも，その後のフォローを行う姿勢を伝えること，④医療方針の決定には，医療者とともに共同意思決定支援を行うこと，が重要である．

3 症状緩和

- 心不全は適切な治療自体が症状緩和につながる．しかし末期から終末期患者では，治療法の上乗せによる生命予後改善効果はある程度で頭打ちになり，それ以上の治療法はかえって副作用を起こしQOLを低下させてしまう可能性をもつ．終末期には，内服を含め従来のガイドライン推奨治療が副作用でQOLを損なうと思われた場合，中止してもよい．末期がん同様に心不全においても，呼吸困難や睡眠障害などの身体的な症状だけではなく，精神的，社会的，スピリチュアルな側面から構成されるトータルペインであることを理解し，包括的または全人的ケアを行う．

- 呼吸困難感に対しては，①質と量，②呼吸回数，③低酸素の有無，④治療可能な原因探索，⑤不安の有無，に留意する．また呼吸困難感に対する非薬物治療（在宅酸素療法や在宅人工呼吸機器の装着，緩和リハビリテーション，看護ケアなど）と薬物治療（利尿薬，硝酸薬，強心薬，オピオイド類）を考慮し，これらで症状の緩和が困難な場合は，鎮静の手段を考える．オピオイドについては，心不全の呼吸困難を完全に改善することはできない，ということに留意しながら，効果がないようであれば継続中止を行う．また頻呼吸（>24回/分）を伴う呼吸困難感へのオピオイド導入は症状の軽減に有効であるが，一方で頻呼吸を伴わず，喀痰を伴う症例，また低拍出量症候群に伴う全身倦怠感，食欲不振，腹

❸ 鎮静の相応性原則の概念図[3]

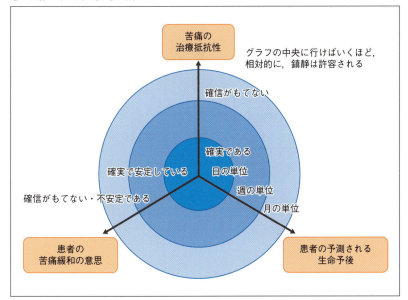

部膨満感への有効性は乏しい．
- 鎮静は苦痛緩和の最後の手段となる．❸[3] に鎮静の相応性原則の概念図を示す．①治療抵抗性，②苦痛緩和の意志，③予後，の3つの指標を考え，図の中心にいくほどに鎮静が許容される．鎮静を目的として，プロポフォール，デクスメデトミジン，ミダゾラムなどが必要に応じて使われることが多い．鎮静による症状緩和は患者の苦痛緩和を目的とするものであって，これが生命予後の短縮に結びつくものではないことを事前に説明しておくことが肝要である．
- 経口摂取が困難になってくると，介護者と静脈点滴を行う必要性について議論となる．終末期では食事摂取量が低下するが，不用意な輸液はうっ血症状をかえって悪化させることがあるため，慎重に検討すべきである．

4 心不全終末期診療フロー

- 最後に高齢者心不全治療ステートメント[4] から終末期心不全の診療フローを❹に示す．
- 医師ひとりで診療方針を立てるのではなく，多職種チームで最善のアプローチを行っていく．すでに終末期と判断されていても，意思決定支援を行う．次に，最期を迎える場所として，在宅の意思を確認する．そして患者，家族も含めたトータルペインへの症状緩和を行う．輸液の必要性，鎮静のタイミングも考慮する．
- すべての心不全医療にかかわる医療者が緩和ケアを理解するのが理想であるが，所属機関に緩和ケアチームがある場合は，躊躇せずに相談することも勧める．死後も家族へのグリーフケア，チームでのデスカン

❹ 高齢者心不全終末期医療診療フロー

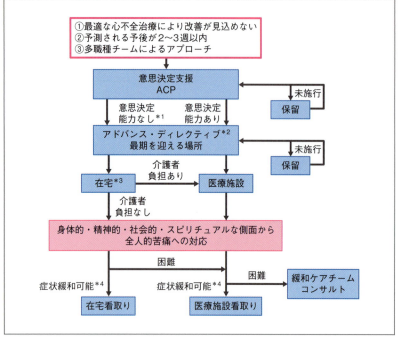

*¹ 本人の推定意思に沿った最善な方針について，多職種で検討．
*² 強心薬の使用，機械的補助循環，外科的手術，人工透析，人工呼吸器の装着，胸骨圧迫，胃瘻増設，継続的な輸液，オピオイド使用，ICDの除細動機能継続．
*³ 自宅および介護施設．
*⁴ 輸液の継続は慎重に検討．鎮静は苦痛緩和を目的とし，過剰投与を行わない．鎮静は意思決定能力の有無を評価したうえで，本人または家族の十分な理解が必要となる．

ファレンスを行う．

● 引用文献

1) Yancy CW, et al. 2013 ACCF/AHA guideline for the management of heart failure：a report of the American College of Cardiology Foundation/American Heart Association Task Force on practice guidelines. Circulation 2013；128：e240-327.
2) Kalogeropoulos AP, et al. Progression to Stage D Heart Failure Among Outpatients With Stage C Heart Failure and Reduced Ejection Fraction. JACC Heart Fail 2017；5：528-37.
3) Morita T, et al. Continuous Deep Sedation：A Proposal for Performing More Rigorous Empirical Research. J Pain Symptom Manage 2017；53：150.
4) 日本心不全学会ガイドライン委員会，編．高齢心不全患者の治療に関するステートメント．日本心不全学会；2016．http://www.asas.or.jp/jhfs/pdf/Statement_HeartFailure1.pdf

慢性心不全の治療
d. 地域連携

北川知郎, 木原康樹

1. 心不全の慢性管理と地域連携

Point!
- 心不全の再増悪予防には, 急性期病院退院後の回復期医療機関, かかりつけ医, 地域の医療介護福祉職らとの連携を通した, 集学的ケアが必要である.

- 心不全患者の再入院率が高いことはアメリカからの提言にて指摘されており[1], これは日本を含めた世界共通の医療問題かつ社会問題といえる. 慢性心不全は, 服薬アドヒアランスの悪化や生活習慣の乱れなど, さまざまな生活要因が引き金となって急性増悪するリスクの高い病態である. そのため, 日常生活におけるきめ細やかなサポートが望まれるが, 急性期治療を行った医療機関では, 人員や入院期間の制約もあって十分な介入が難しいことも多い.

- 急性期を脱した後の慢性期管理の舞台は, 回復期医療機関, 福祉施設, 自宅などである. 慢性心不全患者の再増悪予防のための減負荷療法にはさまざまな項目が含まれるが (), 単独職種だけでそれらすべてを遂行するのは至難の業である. かかりつけ医 (循環器領域以外を専門とする医師を含む) に加え, かかりつけ薬剤師, 訪問看護師, 介護福祉士など, 患者にかかわるさまざまな職種を巻き込んだ地域ぐるみの慢性心不全管理が必要となってくる.

- 広島県では, 心不全患者のQOL改善と増悪予防を目指す事業に地域をあげて取り組んでいる. 本項では急性期医療機関とその周辺地域の施設を巻き込んだ慢性心不全患者の多職種包括ケアの実際を紹介し, 日本が直面する医療事情をふまえた,「あるべき慢性心不全マネージメント」について解説する.

❶ 心不全患者に対する減負荷療法
- 薬物治療
- 非薬物治療 (カテーテル治療, デバイス治療, 手術など)
- 運動療法
- 食事療法
- 患者の病態への理解
- 患者個人の生活是正 (自己管理)
- 周囲からのみまもりと助言 (社会支援)

2. 心不全地域連携サポート（広島県モデル）

Point!
- 広島県では，「心臓いきいき推進事業」として県内各圏域に「心臓いきいきセンター」を設置し，それぞれの地域事情に即した連携を進めている．
- 広島県心臓いきいき推進事業においては，NYHA 分類による患者層別化に基づき，階層ごとにアプローチ法を立案している．
- 各心臓いきいきセンターは，地域連携体制の構築に向けた啓蒙活動として，キャラバン研修会を定期的に実施している．

1 概要

- 広島県の「心不全地域連携サポート体制の構築事業（心臓いきいき推進事業）」は，県内の慢性心不全患者に対して体系的かつ多要素包括的介入の実践体制を構築することにより，患者のQOLを改善し，再入院率の維持もしくは低下を目指すものである．
- 広島大学病院には心不全センターが設置され，行政と連携し，心臓いきいき推進事業事務局として連絡・調整の役割を担うとともに，県内の各圏域に設置された心臓いきいきセンターと協働して心臓リハビリテーションの推進，チーム医療体制づくりを推進している．
- 広島県各圏域には合計7施設が心臓いきいきセンターとして認定され（❷），それぞれの施設において心不全管理専門チームを構築している．同時に各圏域の心不全診療の拠点施設として，それぞれの地域事情に即した一次医療圏との連携に努めている．

❷ 広島大学病院心不全センターと県内各医療圏域にある心臓いきいきセンター

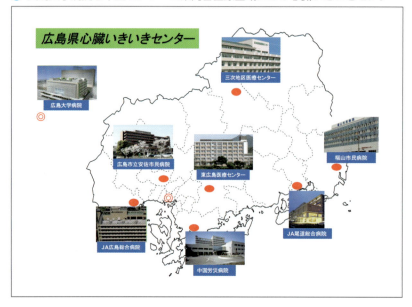

2 アプローチの実際

- 広島県の心臓いきいき推進事業においては，患者ベースのNYHA分類*による層別化に基づき，階層ごとにアプローチ法を立案している．
- NYHA分類Ⅰ〜Ⅱ度の患者集団は定期的な通院が比較的容易な層であり，地域連携パス手帳（後述）を活用しつつ，専門外来への紹介・逆紹介を通した病診連携を行う．包括的心臓リハビリテーションや集団心臓病教室への参加により自己管理療養行動の獲得を目指し，虚血性心疾患の再発や心不全の発症および増悪予防を目的とする．
- NYHA Ⅲ度のハイリスク患者集団に対しては循環器専門外来の定期受診とともに，専門看護師や認定看護師による個別指導や遠隔モニタリング機器を用いたテレナーシングを併用する．この層は心不全再増悪のリスクが高くなるが，地域と連携して心不全のケースマネジメントを行い，再入院の予防と在宅ケアの継続を目指す．
- NYHA Ⅳ度の患者集団には，心不全緩和ケアの提供体制として地域での在宅看取りを可能とするネットワークを構築することを目指す．

3 啓蒙活動

- 広島大学心不全センターと各心臓いきいきセンターは，心不全地域連携体制の構築に向けた啓蒙活動として，心臓いきいきキャラバン研修会*を定期的に実施している．地域ごとの特徴を活かした研修企画が組まれ，職種間の垣根を低くした交流を図っている．

NYHA：New York Heart Association
＊NYHA分類についてはp.23を参照．

＊キャラバン研修会の一例（平成28年10月17日，広島大学病院心不全センター主催）．
・テーマ：「多職種に聞く！地域連携の現状と課題〜心不全増悪予防のポイントを知り，支援に活かす〜」．
・概要：地域で心不全患者を支援するために必要な知識や技術の普及を目的とし，地域で心不全患者のケアに携わる作業療法士および管理栄養士，介護支援専門員の教育に携わる開業医からの講演を実施．

3. 地域連携に向けた急性期病院における心不全チーム医療

> **Point!**
> - 多職種，多領域スタッフで構成された専門チームにより，急性期病院における包括的心不全ケアが可能である．
> - 多職種合同カンファレンスなどにより協議，共有された情報は，院内での診療のみならず，退院後の地域連携にも活用できる．

1 構成要員

- 広島大学病院心不全センターチームには，慢性心不全看護認定看護師を含む専門ナース，心臓リハビリを専門的に行う理学療法士，減塩の栄養指導と試食会を実施する栄養士，循環器病棟で服薬指導を行う薬剤師などの医療多職種に加え，患者の社会支援環境の整備にかかわる医療ソーシャルワーカーも参画している．医師メンバーとしては，循環器内科，心臓血管外科のほか，リハビリテーション科，メンタルケアに関与する精神科，さらに口腔ケアを実施する歯科のスタッフも参加しており，まさに診療科の垣根を越えた組織となっている．

❸ 広島大学病院心不全センター介入の流れ

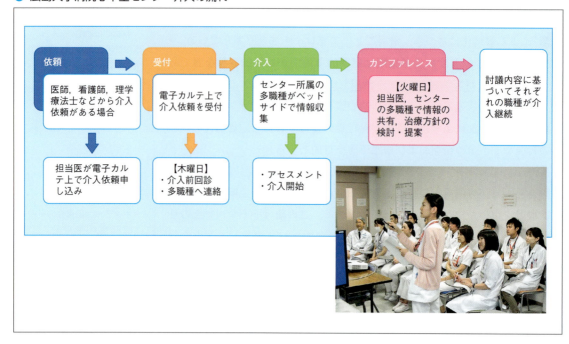

- 多職種，多領域スタッフで構成されたチームにより，担当医が是正しなければいけないと気づきつつも手を出せていなかった問題点に対してアプローチが進められる．欧米からは，看護師による専門外来や多職種による疾病管理が心不全患者の予後改善と増悪・再入院予防に効果的であったとの報告がなされているが[2,3]，日本でも同様の効果が期待できる．

2 院内活動の実際（合同カンファレンス）

- 包括的な心不全チーム医療において多職種参加型の情報交換および議論の場は必須である．心不全センターでは週1回，介入依頼のあった症例に関する情報共有と方針協議を目的とする多職種合同カンファレンスを行う．カンファレンス開催前後の流れを❸に示す．カンファレンスに向けた記録用として，各職種は電子カルテ上の専用ページにそれぞれが得た情報や問題点などを入力するシステムを採っている．
- カンファレンスでは，多職種からさまざまな情報や意見が出され，それらを全員で共有し，より良い心不全マネージメントに向けた協議が行われる．このカンファレンスには，対象患者の担当医や担当ナースにも出席を促し，その後の診療やケアに活かすように求めている．
- カンファレンスで協議された内容を受け，心不全センター所属の看護師により各症例のカンファレンスサマリーがすみやかに作成され，電子カルテのエディタページに展開される．これによりカンファレンスに参加できなかった関係スタッフにもカンファレンス協議内容が共有され，さらに退院後の管理施設，かかりつけ医への情報提供にも反映される．

4. 情報共有ツール（患者携帯型連携パス手帳）

Point!
- 患者携帯型連携パス手帳は，心不全地域連携サポートの重要なツールとなる．
- 地域連携パス機能と自己管理手帳としての機能を有するパス手帳の活用が，連続包括的な患者支援と増悪予防に向けた療養行動の動機づけに繋がる．

1 特徴
- 広島県心臓いきいき推進事業の要ともいえるツールが，心筋梗塞・心不全地域連携パス手帳（以下，パス手帳）である（❹）．急性期病院から退院後の管理施設，かかりつけ医との連携パス機能が盛り込まれている．
- 医療者と患者の対話型自己管理手帳となっていることも，パス手帳の特徴である．対話部分は記入欄が大きく，患者の記入した疑問や症状に対して，医療者が回答し，患者の実践できていることを承認し，励ましの言葉を書く．患者にとってはみまもられている安心感が得られ，毎月の目標を患者自身が医療者の支援によって決定することで，増悪予防に向けた療養行動の動機づけとなる．

2 活用の実際
- 患者がパス手帳に自己管理状況を記入し，基幹病院やかかりつけ医に携行する．医療者は，血圧や体重の測定値と心不全兆候の有無について，患者自身の記入状況とその経過についてチェックする．パス手帳ではBNPなどの検査データのほか，塩分・水分過多の有無，運動量，服薬状況，合併症の発症の有無などについて多職種が確認し，記載できるように作成されており，医療者間において急性期から回復・維持期を通して地域の病院，診療所，訪問看護ステーション，薬局，デイサービスなどと情報共有が可能である．
- パス手帳に記載される医療者からの承認の言葉は，患者が自己管理を維持することに大きく貢献する．パス手帳の普及により目指すところは，連続包括的に患者を支援することで，疾患の再発，再増悪予防，QOLの維持・向上に繋げることである．

BNP：brain (B-type) natri-uretic peptide

5. 今後の課題

Point!
- 地域完結型診療は，日本の超高齢社会における慢性心不全診療のキーコンセプトである．

- 心不全診療に「多職種協働（IPW）」という概念を導入し，包括的チーム医療による集学的管理を行うという取り組みは，循環器病専門施設を中心に広がりつつある．しかしながら，退院後の施設や在宅など，いわゆ

❹ 心筋梗塞・心不全地域連携パス手帳

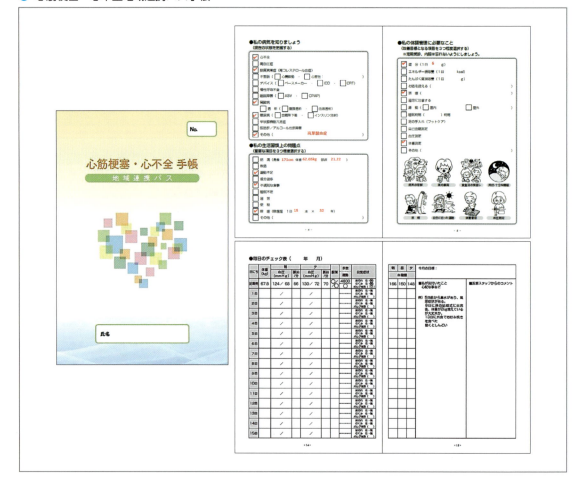

る一次医療圏における心不全の管理態勢は依然として不十分であり，今後は地域における IPW を通した慢性心不全診療の充実が求められる．
● 日本の空前の超高齢社会と行き詰まる社会保障制度を鑑みたとき，心不全に対する地域を巻き込んだ包括的チーム医療の構築は重要な課題である．「治す」ことを主眼とする病院完結型診療から「悪くさせない」ことを目指す地域完結型診療への転換が，慢性心不全管理における次世代のキーコンセプトである．

> **多職種協働 (inter-professional work：IPW)**：専門職連携協働などと訳され，複数の専門職が協働し，患者への質の高いケアを提供していく取り組みを意味する．世界的に推奨されつつあるが，超高齢社会に突入した日本ではとくに必要不可欠な医療，介護形態と解されている．

● 引用文献

1) Yancy CW, et al. 2013 ACCF/AHH guideline for the management of heart failure：A report of the American College of Cardiology Foundation/American Heart Association Task Force on practice guidelines. Circulation 2013；128：e240-327.
2) Strömberg A, et al. Nurse-led heart failure clinics improve survival and self-care behaviour in patients with heart failure.：Results from a prospective, randomised trial. Eur Heart J 2003；24：1014-23.
3) McAlister FA, et al. Multidisciplinary strategies for the management of heart failure patients at high risk for admission.：A systematic review of randomized trials J Am Coll Cardiol 2004；44：810-9.

重症心不全への対応

絹川弘一郎

1. 重症心不全とは

Point!
- 重症心不全は厳密には定義されていないが，おおむねガイドライン上ステージDにあたるものとして考える．
- ステージCまでの治療がすべて尽くされていることが前提である．

- 重症心不全という場合に重症であるということのほかに難治性であるというニュアンスが込められている．すなわち，通常どこでも受けられる治療法では退院できない，ないし入退院を繰り返す，などのイメージである．ここでいう通常受けられる治療というのはガイドラインにおいてステージCに対する治療として定められたものをさす．
- ここで，のちのち問題となると困るので，昨今増加の一途をたどっているHFpEFについて述べておく．ステージCにおいてHFpEFとHFrEFが分けて記載されるようになったものの，HFpEFについては予後を改善する治療がいまだ確立しておらず，HFpEFの治療としてはいくつかリスク管理や対処療法的なものが記述されているにすぎない．
- したがって，ある意味HFpEFはそれ自体すでに難治性であるが，通常ステージDとよぶ場合にはHFpEFを含めることは少ない．この項でも，重症心不全＝難治性心不全＝ステージD心不全⊂HFrEFと考えることにする．
- HFrEFに対するステージCまでの治療では，薬物治療ではACE阻害薬またはARB，β遮断薬，MRAを忍容性のある限り増量し維持することが最重要である．うっ血を生じている場合には利尿薬を併用することも推奨される．ここでいう利尿薬は多くの場合，ループ利尿薬である．非薬物治療として適応があればCRTやICDを施行すべきである．適応についてはp.208を参照されたい．また適宜，運動療法も併用する．このようなステージCの治療で推奨されているものをGDMTとよぶが，これらが奏効しないときに初めてステージDと定義づけられる[1]．

HFpEF：heart failure with preserved ejection fraction（左室収縮力の保たれた[左室駆出率50％以上]心不全）

HFrEF：heart failure with reduced ejection fraction（左室収縮力の低下した[左室駆出率40％未満]心不全）

ACE：angiotensin converting enzyme（アンジオテンシン変換酵素）

ARB：angiotensin II type 1 receptor antagonist（アンジオテンシンII 1型受容体拮抗薬）

MRA：mineralocorticoid receptor antagonist（鉱質コルチコイド受容体拮抗薬）

CRT：cardiac resynchronization therapy（心臓再同期療法）

ICD：implantable cardioverter/defibrillator（植込み型除細動器）

GDMT：guideline-directed medical therapy

2. ステージD心不全

> **Point!**
> - ステージD心不全の特徴を把握して内科的治療の限界を知る．
> - 薬物治療では予後を改善しない
> - ひとくちにステージDといってもその重症度はさまざまである．
> - 重症度に応じた治療体系を考察する必要がある．
> - 略語で示されるいくつかの治療戦略を知っておくべきである．
> - 非薬物治療で予後改善効果があるのはVADと心臓移植だけである．

1 ステージD心不全の特徴

- このように治療抵抗性により定義づけられるステージD心不全は治療を漫然と繰り返していると，どこにその限界があるかわからなくなってしまう．もちろん，内科医としてとことん努力することも重要であるが，やはり引き際というか，限界を認識することもまた重要である．にステージDと考えたほうがよい症候・徴候・検査所見を列挙する．
- はAHAのガイドライン[2)]に記載があるものを一部改変している．とくに9のフロセミドの用量やサイアザイドの併用および血清ナトリウム値については，日本において得られたデータ[3)]から勘案している．

2 薬物治療ガイドラインにおける治療指針

- ステージDに対する治療指針を明確なかたちで記述しているのはAHAのガイドライン[2)]である．❷に静注強心薬治療の指針を示す．過去の臨床試験で明らかとなっているように長期の強心薬投与は長期予後をむしろ悪化させる可能性があり，緩和ケアとして使用するか，または移植やVADへのブリッジ使用が原則である．

3 細分化とデバイスの選択

- ステージDのさらに細かい重症度分類としてINTERMACS profile 分

AHA：American Heart Association

VAD：ventricular assist device（補助人工心臓）

INTERMACS：interagency registry for mechanically assisted circulatory support

❶ ステージD心不全の特徴 （文献2より一部改変）

1.	とくに誘因なく過去1年以内に2回以上の心不全入院または救急受診
2.	急激に進行する腎機能障害
3.	ほかに原因のない体重減少（心臓悪液質）
4.	ACE阻害薬の投与（または増量）により症候性低血圧や腎機能悪化を認める
5.	β遮断薬の投与（または増量）により症候性低血圧や心不全の増悪を認める
6.	収縮期血圧がしばしば90 mmHg以下になる
7.	着替えや入浴の際，息切れが強く休み休みでないとできない（2〜3 Mets以下）
8.	平地歩行でも息切れや倦怠感が強く，100 m程度しか歩くことができない（3〜4 Mets以下）
9.	うっ血のコントロールのため最近利尿薬を増量せざるをえず，その結果フロセミドの1日用量が60 mg以上になったり，サイアザイドの併用をするようになったりしている
10.	血清ナトリウム濃度が徐々に低下し135 mEq/L以下になった
11.	頻繁にICDが作動する

❷ ステージD心不全に対する治療ガイドライン（静注強心薬）[2)]

	推奨度	レベル
心原性ショックにおいて次の治療へ移るまでの使用	I	C
移植やVADまでのブリッジとしての使用	IIa	B
入院患者において臓器障害を回避するための短期的使用	IIa	B
緩和ケアの対象患者に長期的使用	IIb	B
ルーチンの使用（持続的または間欠的）	III：Harm	B
ショックや臓器障害のない入院患者に対する短期使用	III：Harm	B

❸ INTERMACS profile 分類[1)]

		特徴	デバイス選択
1	心原性ショック	カテコラミンの増量や機械的補助を行っても血行動態の破綻をきたしている状態	IABP，PCPS，Impella，体外循環用遠心ポンプ，体外設置型VAD
2	進行する血行動態悪化	静注カテコラミンの投与によって血圧は維持されているものの腎機能や栄養状態，うっ血徴候が増悪しつつある状態	IABP，PCPS，体外循環用遠心ポンプ，体外設置型VAD，植込み型LVAD
3	静注強心薬安定依存	比較的低用量の持続静注カテコラミンによって血行動態は維持されているものの，血圧低下，心不全症状の増悪，腎機能の増悪の懸念があり，中断できない状態	植込み型LVAD
4	安静時有症状	一時的にはカテコラミン離脱が可能であるものの心不全の増悪によって容易に再入院を繰り返す状態	植込み型LVADを検討
5	軽労作も不能	日常生活制限が高度で，しばしばうっ血や腎機能障害を引き起こす状態	植込み型LVADを検討
6	強い労作制限	日常生活の活動制限はある程度認めるものの安静時にうっ血を認めない状態	
7	重症のNYHA III		

IABP：intraaortic balloon pump（大動脈内バルーンポンプ），PCPS：percutaneous cardiopulmonary support（経皮的心肺補助装置），LVAD：left ventricular assist device（左心補助装置）

類がある[1)]．これはVAD治療をどの段階で適応すればよいかを考えるうえでたいへん重要なものであり，北米のVADのレジストリであるINTERMACSにおいて定義され，VAD治療の発展とともに定着してきた．❸にprofile分類を示す．

- ここで，先にあげた❶の1はprofile 4，7はprofile 5，8はprofile 6に相当すると思われる．ここに示すように心不全の重症度に応じて，選択されるデバイス*が異なってくる．

❹ VADを用いた治療戦略

- ❹に示すようにいくつかの治療戦略がある[1)]．急性発症の心原性ショックに対する体外設置型VAD治療は多くはBTDとして施行される．急性期を脱して植込み型LVADにコンバートすることをBTBとよぶ．コンバートを検討する以前に心機能が改善していればVADからの離脱も考慮でき，BTRを目指すこともある．慢性的に静注強心薬依存状態の患者では移植登録を行い，ドナー発生までの待機期間を安定的に過ごすためのBTTとしてのVAD治療がある．移植適応未取得でもVADによる血行動態の改善から臓器障害などの移植への障碍が改善する見込

*各デバイスについてはそれぞれの項目を参照のこと．

④ ステージD心不全のVADを用いた治療戦略[1]

略語	意味	定義
BTD	bridge to decision	主として急性発症の心原性ショック症例における次の治療ステップまでの橋渡しとしての一時的なVAD使用
BTR	bridge to recovery	VADによる循環補助により自己心機能の回復とそれに伴うVADからの離脱を目指す治療
BTB	bridge to bridge	体外設置型LVADから植込み型LVADへの変更
BTC	bridge to candidacy	移植適応取得のためにLVAD治療を行って臓器障害の改善を目指す戦略
BTT	bridge to transplant	心臓移植を目指すものの内科治療では血行動態を維持することが困難であるため移植までの橋渡しとしてLVAD治療を行う戦略
DT	destination therapy	心臓移植適応がない患者に対して恒久的なLVAD治療を心臓移植の代わりとして行う戦略

⑤ 体外設置型VADの適応判断

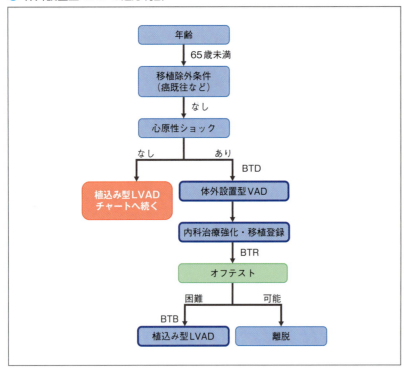

みがある場合にはまずVAD治療を行ったのち移植登録をするBTCも存在する．移植適応を取得する見込みのない患者に対してもDTとして植込み型LVAD治療が欧米では行われているが，日本においては治験中である．
- ⑤と⑥に体外設置型VADと植込み型LVADの適応判断のフローチャートをあげる．

5 非薬物治療ガイドラインにおける治療指針
- ⑦にVADによる補助循環と心臓移植の指針を示す．
- 心臓移植は古くから重症心不全の最終的解決手段としてゴールドスタンダードとなってきた．もっとも，比較試験は存在せず，エビデンスレベルはCにとどまる．

❻ 植込み型 LVAD の適応判断

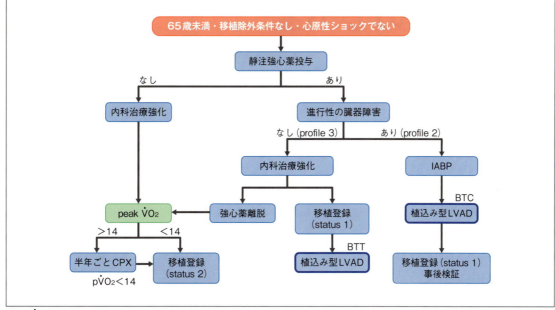

peak V̇O₂ : peak oxygen uptake, CPX : cardiopulmonary exercise testing

❼ ステージ D 心不全に対する治療ガイドライン（VAD による補助循環と心臓移植）[2]

	推奨度	レベル
BTT として選択された患者への VAD 使用	IIa	B
BTR または BTD として選択された患者への体外設置型 VAD の短期使用	IIa	B
DT として選択された患者への植込み型 LVAD の長期使用	IIa	B
慎重に適応を検討された患者に対する心臓移植	I	C

● 最近では移植ドナーの不足や機械的補助循環のためのデバイスの進歩により心臓移植までのブリッジとしての VAD 使用も増加している．さらに心臓移植を前提としない VAD 使用については 2 つの比較試験[4,5]が行われ，生命予後を改善する効果が示された．

◉ 引用文献

1) Kinugawa K. How to treat stage D heart failure? – When to implant left ventricular assist devices in the era of continuous flow pumps? Circ J 2011；75：2038-45.
2) Yancy CW, et al. 2013 ACCF/AHA guideline for the management of heart failure：A report of the American College of Cardiology Foundation/American Heart Association Task Force on practice guidelines. Circulation 2013；128：e240-327.
3) Imamura T, Kinugawa K. Prognostic Impacts of Hyponatremia, Renal Dysfunction, and High-Dose Diuretics During a 10-Year Study Period in 4,087 Japanese Heart Failure Patients. Int Heart J 2016；57：657-8.
4) Rose EA, et al. Long-term use of a left ventricular assist device for end-stage heart failure. N Engl J Med 2001；345：1435-43.
5) Slaughter MS, et al. Advanced heart failure treated with continuous-flow left ventricular assist device. N Engl J Med 2009；361：2241-51.

超高齢者の心不全

原田和昌

1. 超高齢者の心機能はどう変化するか？

Point!
- 日本では超高齢者の心不全のパンデミックが予想される．超高齢者ではHFpEFが多く，大動脈弁狭窄症による心不全が増加する．
- HFpEFにおける左室拡張機能障害は，加齢により高血圧の合併が増加して左室肥大が進行するとともに，加齢自体によって左室のリモデリングや心筋の線維化が進行し，心室コンプライアンスが低下することによる．

1 急速に進む高齢化
- 日本人の高齢化は著しい速度で進行しており，65歳以上の高齢世帯の割合は27％になった．
- 2017年には日本老年学会，日本老年医学会から75歳以上を高齢者，90歳以上を超高齢者とすることが提案された．急速な高齢化の進行に伴い超高齢者の心不全のパンデミックが予想されている．

2 特有の心疾患
- 疫学調査によると高齢者の心不全では左室収縮機能の保たれた心不全（HFpEF）が多く，大動脈弁狭窄症が増加する[1]．この大動脈弁狭窄症は加齢による変性が主な原因であり，加齢，LDLコレステロール，慢性腎臓病（CKD），高血圧，喫煙と関係する生活習慣病である．
- 当センター*の剖検データによると中年期以降の心病変として，心肥大，心筋梗塞，僧帽弁閉鎖不全症が増加する．また，高齢者に特有な心疾患は変性型大動脈弁閉鎖不全症，変性型大動脈弁狭窄症，心房細動などであった．
- HFpEFが高齢者や女性に多いという疾患分布は，日本の心不全コホート研究と欧米での報告とで同様であった[2]．
- HFpEFは左室拡張機能障害を基礎にもつ．加齢により高血圧が増加して左室肥大が進行するとともに，加齢自体でも左室の求心性リモデリングや心筋の線維化が進行し，心室コンプライアンスが低下するためと考えられている[3]．
- 基礎疾患として虚血性心疾患の増加もHFpEFの増加に寄与しているが，超高齢者では基礎疾患における虚血性心疾患の割合は減少する．ま

HFpEF：heart failure with preserved ejection fraction
CKD：chronic kidney disease
*東京都健康長寿医療センター．

❶ 超高齢者のHFpEFでは心臓外の併存症が多い

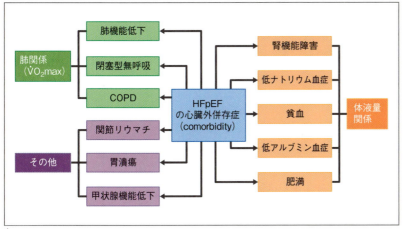

$\dot{V}O_2max$；最大酸素摂取量

た，HFpEFでは心臓外の併存症が多いことも特徴的である（❶）．
- 超高齢者では認知症，難聴，失語症などのために病歴聴取が困難であったり，症状の原因を特定するのに難渋したりする場合も多い．心不全症状は非典型的で，呼吸困難以外にも元気がなかったり食欲がなかったりといった症状にも注意が必要である．
- 加齢による心臓の変化についてさまざまな研究があるが，老化マウスでは心内膜に線維化とコラーゲン沈着がみられ，細胞骨格蛋白の変化により左室拡張機能障害を呈するという報告がある．
- 超高齢者の心筋細胞のテロメアは短縮しており，テロメアが短縮した老化幹細胞の割合が多くなると報告されている[4]．

2. 併存症，低栄養，フレイル

Point!
- 超高齢者の心不全の予後を規定するものは心機能よりむしろ併存症，低栄養やフレイルである．超高齢者の心不全は心臓疾患と他臓器の老化によると考えられる．
- 超高齢者の心不全ではフレイルが多いが，フレイルを合併すると心不全の予後が不良となる．フレイルは低体重や低心拍出量と関係する．

- 超高齢者の心不全の予後を決定するのは左室駆出率（LVEF）よりもむしろCKDなどの併存症や低栄養，フレイルである．高齢者心不全をLVEF 45％未満と以上とに分けてその生命予後を比較すると，両者に差はなかった[5]．他方，TAVIを施行された大動脈弁狭窄症の高齢者（平均年齢70歳）の予後は低栄養とフレイルにより規定された[6]．

LVEF：left ventricular ejection fraction

TAVI：transcatheter aortic valve implantation（経カテーテル大動脈弁留置術）

❷ 急性・慢性心不全ガイドライン（欧州心臓病学会 2012 年改訂版）[7]

11.1 心不全と併存症

貧血	脂質異常症喘息	高血圧症	COPD	鉄欠乏
カヘキシア	CKD	がん	心腎連関	うつ
肥満	糖尿病	前立腺肥大	勃起不全	睡眠障害
痛風	睡眠呼吸障害			

1 併存症

- 併存症は高齢者の心不全の診断，治療を困難にする原因であるが，しばしば心不全そのものよりも再入院や生命予後の決定因子となる（❷）．また，認知症はセルフケアを低下する．
- 高齢者ではCKDや肺疾患など，体液量のコントロールや$\dot{V}O_2max$に関係する多彩な併存症を有するため，軽度の収縮低下が心不全をきたしやすいということもある．また，HFpEFでは心房細動の合併が多いが，加齢，高血圧，CKDは心房細動発症のリスク因子である（❸）．

2 低栄養，フレイル

- フレイルは加齢により要介護状態に至る前段階として定義され，その前段階のプレ・フレイルでも死亡率は高い．フレイルを合併すると多くの心血管疾患の予後が不良になる．フレイルは筋肉が減少するサルコペニアと関係するが，その他に転倒しやすさ，炎症，動脈硬化などと関係すると考えられる．
- Friedらは[8] 体重減少，歩行速度低下，筋力低下，易疲労，身体活動レベル低下の5つをフレイルの診断基準とした*．これら身体的フレイル以外に，認知機能障害や社会的サポートも重要であることはいうまでもない．慢性低栄養からサルコペニアが生じ，そしてエネルギー消費の低下から慢性低栄養に戻るという悪循環はフレイルサイクルとよばれている（❹）．
- フレイルを合併すると心不全の予後が不良となる[9]．平均57歳の心不全患者では49%がフレイルであり，フレイルは低心拍出量と関係していた[10]．また，体重減少はフレイルの重要な構成要素であるが，BMI低下は心不全患者の予後不良と関係する（obesity paradox）のみならず，脳梗塞の増加とも関係した[11]．心不全患者では無症候性脳梗塞が多くみられるが，これがフレイルや軽度認知障害（MCI）と関係している可能性がある．

❸ 心房細動発症のリスク因子

- 加齢　・男性　・肥満
- 心疾患（心不全，弁膜症，虚血性心疾患）
- 左室肥大　・高血圧
- 糖尿病　・CKD

＊5項目中3項目以上該当した場合をフレイル，1〜2項目に該当した場合をプレ・フレイルと定義した．

MCI：mild cognitive impairment

❹ フレイルサイクル

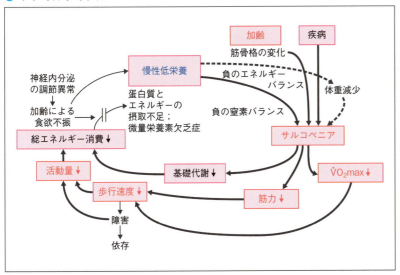

3. 治療

Point!
- 超高齢者のHFrEFに対する至適薬物治療の有効性は証明されていない．HFpEFに対する有効な薬物治療はないため，併存症を悪化させない，QOLを低下させない心不全治療が重要となる．
- フレイルやサルコペニアは心不全の予後と関係するため，栄養や運動は主要な治療ターゲットになる．

1 薬物療法

- 非高齢者の左室収縮機能の低下した心不全（HFrEF）ではβ遮断薬，ACE阻害薬，ARB，抗アルドステロン薬により予後が改善することが証明されているが，超高齢者のHFrEFに対する至適薬物治療の有効性は証明されていない．また，HFpEFに対する有効な薬物治療もいまだ存在しない．
- HFpEFはしばしば血管不全の要素をもつため，降圧薬によるしっかりとした血圧の管理と脈拍数の管理が重要である．
- 心拍出量は心拍数に依存する．超高齢者では洞不全症候群や刺激伝導系の障害など徐脈性不整脈の合併が多いため，過度の心拍数減少を避ける．これは，左室拡張末期容積（LVEDV）の小さい超高齢者のHFpEFではとくに重要であり，脈拍数を高めに維持する治療も考慮する．
- 超高齢者の心不全では，急性増悪時にWRFをきたしやすく，メタ解析ではWRFは入院時死亡を約2倍に高めた[12]．
- 高齢とCKD，高用量の利尿薬投与はWRFの独立したリスクであり，また，超高齢者に多いHFpEFではHFrEFよりも，CKDが死亡率を

HFrEF：heart failure with reduced ejection fraction
ACE：angiotensin converting enzyme
ARB：angiotensin II receptor blocker

LVEDV：left ventricular end-diastolic volume

WRF：worsening renal function．Cr≧0.3 mg/dLの上昇で定義されることが多い．

- RAS阻害薬によりWRFは増加する．この場合のWRFは予後を悪化しないという観察もあるが，超高齢者の心不全の急性増悪期にWRFを認めるときはRAS阻害薬の一時的な減量を考慮する．
- フロセミドの必要量が多いときは，トルバプタンなどCKDを悪化させない利尿薬を併用する．

RAS：renin-angiotensin system

2 フレイルやサルコペニアの予防

- 超高齢者の心不全で入院期間が延びるとADLが低下する．したがって，入院期間を短縮できる，QOLを低下させない心不全治療が重要となる．
- フレイルを規定するパラメータのうち歩行速度や筋力，筋肉量は最大酸素摂取量と関係することから，フレイルと最大酸素摂取量は密接に関係する．また，最大酸素摂取量は心機能，肺機能，筋肉に依存するため，フレイルは加齢による心肺機能低下，筋肉の質と量の低下（サルコペニア）と関係すると考えられる．
- 心不全患者のサルコペニアは内皮機能障害と関係することから[13]，フレイルは血管機能の低下と関係する可能性がある．フレイルやサルコペニアは心不全の予後と関係するため，栄養や運動は超高齢者の心不全の主要な治療ターゲットになる可能性がある．
- 超高齢者の心不全治療においては至適薬物治療だけを考えてはいけない．HFrEF，HFpEFを問わず，水分や塩分の管理，服薬のセルフケア，併存症や栄養の管理，フレイルやサルコペニアの予防が重要である．これを達成するには，在宅を基本とし，医師，看護師，薬剤師，栄養士，理学療法士，ソーシャルワーカーからなる多職種チームが日常的に関与することが必要となる．

4. 終末期治療

Point!
- 超高齢者の心不全では，初期の入院時から終末期医療を考えて意思決定支援を行う．
- 多職種チームによる急性期からのACPと終末期のチームによる緩和医療が重要である．

- 超高齢者の心不全は根治が望めない進行性かつ致死性の悪性疾患である．したがって，初期の入院時から終末期医療を考えて意思決定支援を行うことが重要となる．患者や家族の意思を尊重するべきであることはいうまでもないが，超高齢者の心不全では認知症の合併も多いため，多職種チームによる急性期からのACP（アドバンスケアプランニング）と緩和医療が重要になる．
- 心不全の予後は予測しづらい．したがって，一般的には緩和ケアの対

ACP：advance care planning

象になりにくいが，無益な延命治療とならないように，終末期の意思決定を医療チームで共有し，チームで支えることを原則とする．

● 引用文献

1) Komajda M, et al. Contemporary management of octogenarians hospitalized for heart failure in Europe：Euro Heart Failure Survey II. Eur Heart J 2009；30：478-86.
2) Tsuchihashi-Makaya M, et al. Characteristics and outcomes of hospitalized patients with heart failure and reduced vs preserved ejection fraction. Report from the Japanese Cardiac Registry of Heart Failure in Cardiology (JCARE-CARD). Circ J 2009；73：1893-900.
3) Tresch DD, McGough MF. Heart failure with normal systolic function：A common disorder in older people. J Am Geriatr Soc 1995；43：1035-42.
4) Kajstura J, et al. Myocyte turnover in the aging human heart. Circ Res 2010；107：1374-86.
5) Taffet GE, et al. Survival of elderly men with congestive heart failure. Age Ageing 1992；21：49-55.
6) Schoenenberger AW, et al. Predictors of functional decline in elderly patients undergoing transcatheter aortic valve implantation (TAVI). Eur Heart J 2013；34：684-92.
7) McMurray JJ, et al. ESC Guidelines for the diagnosis and treatment of acute and chronic heart failure 2012：The Task Force for the Diagnosis and Treatment of Acute and Chronic Heart Failure 2012 of the European Society of Cardiology. Developed in collaboration with the Heart Failure Association (HFA) of the ESC. Eur Heart J 2012；33：1787-847.
8) Fried LP, et al. Frailty in older adults：Evidence for a phenotype. J Gerontol A Biol Sci Med Sci 2001；56：M146-56.
9) Rodríguez-Pascual C, et al. The frailty syndrome is associated with adverse health outcomes in very old patients with stable heart failure：A prospective study in six Spanish hospitals. Int J Cardiol 2017；236：296-303.
10) Denfeld QE, et al. Frequency of and Significance of Physical Frailty in Patients With Heart Failure. Am J Cardiol 2017；119：1243-9.
11) Abdul-Rahim AH, et al. Risk of Stroke in Chronic Heart Failure Patients Without Atrial Fibrillation：Analysis of the Controlled Rosuvastatin in Multinational Trial Heart Failure (CORONA) and the Gruppo Italiano per lo Studio della Sopravvivenza nell'Insufficienza Cardiaca-Heart Failure (GISSI-HF) Trials. Circulation 2015；131：1486-94.
12) Damman K, et al. Terminology and definition of changes renal function in heart failure. Eur Heart J 2014；35：455-9.
13) Dos Santos MR, et al. Sarcopenia and Endothelial Function in Patients With Chronic Heart Failure：Results From the Studies Investigating Comorbidities Aggravating Heart Failure (SICA-HF). J Am Med Dir Assoc 2017；18：240-5.

チーム医療

佐藤幸人

1. 心不全チーム医療が必要な背景

Point!

- 心不全患者は高齢化し，疾患背景はもちろんのこと社会背景も複雑な患者が多くなっており，多職種介入が必要である．
- 多職種チーム医療とは，疾病管理プログラムを実践することにより再入院を回避し，QOLを維持することである．

- 近年，超高齢社会を迎え心不全患者は増加しつつあるが，脳卒中と心疾患は癌に続いて，患者数も医療費の投入も多い．また，心不全の平均年齢は80歳前後となり，癌，認知症，腎不全などの併存症も多く，独居，低収入など社会背景に問題がある患者も増えている．当院*のデータベースをみると心不全患者の60％は独居または2人暮らしであり，約半数は要支援，要介護の状態であった（未発表データ）．このような患者群には単に医師が漫然と薬剤を処方するだけでは入院が回避できないことが多く，看護師，薬剤師，心臓リハビリテーション指導士，栄養士，医療ソーシャルワーカーなどの多職種が多面的に介入する必要がある．その結果，薬剤コンプライアンスが上昇，運動能力の維持，生活態度が改善，セルフモニタリングが可能となり，その相乗効果が予後改善に結びつくと考えられている．

*尼崎総合医療センター．

- このような社会的状況を受けて，2016年に日本脳卒中学会と日本循環器学会から出された「脳卒中と循環器病克服5ヵ年計画」では社会的な方向性として，病院はチーム医療で早期退院を目指し，在宅ではチーム医療で入院を回避することなどが示された*．

- 欧米での心不全多職種チーム医療の検討は古く，20年以上前から行われている．そのメンバー，介入方法（どの職種が，どのタイミングで行うか），介入場所（院内か，在宅か，遠隔モニタリングか）などは各施設によりすべて異なっており，それぞれの施設に見合った介入法を検討することになる．患者の介入内容は薬剤指導や生活指導を中心に，国内外の学会から提唱されている心不全治療ガイドライン中の心不全疾病管理プログラムを参考に行う．多職種介入の評価法としては，ガイドライン遵守率の上昇，入院回避効果，QOL改善効果，医療費削減効果などが

*http://www.j-circ.or.jp/five_year/index.htm

- よく検討されている．生存率に関しては有用であるとする報告と，そうでない報告とが混在している[1]．
- 一方，日本での心不全多職種チーム医療の歴史は浅く，10年くらいであり，最近始まったばかりの施設も多い．慢性心不全看護の認定看護師の認定が開始されたのも2012年からである．チーム医療を実施する場所としては，従来は入院患者を対象とした院内介入が主体であったが，外来通院患者を対象としたものとして，認定看護師による心不全外来や外来での心臓リハビリテーション，さらに在宅介入など急性期から在宅までの切れ目ないチームでの介入が推奨される．終末期には緩和ケアの概念導入も必要である*．

*2016年，日本心不全学会ガイドライン委員会は「高齢心不全患者の治療に関するステートメント」を発表し，心不全は根治が望めない進行性かつ致死性の疾患であると記載された (http://www.asas.or.jp/jhfs/pdf/Statement_HeartFailure1.pdf)．その中で栄養評価や終末期医療の指針も記載された．

2. 多職種チーム医療の準備と動線

Point!
- 多職種チーム医療を行うにあたって，心不全疾病管理プログラムに準拠した心不全手帳がツールとして必要である．
- チーム医療は入院中と通院中とで途切れないように連携できる動線を考える必要がある．

- 各学会から提唱されている心不全疾病管理プログラムは，そのままでは患者・家族またはケアマネジャーなどには難解で理解しにくい．そこで，疾病管理プログラムを参考に，各施設の特性に見合った簡易な資材を作成する作業が必要である．当院ではチェックリストと教育資材の両方の機能をあわせもつ，「疾病管理プログラムに準拠した」心不全手帳を作成しているが，イラストを多用して視覚的に理解できるようにしている（❶）．なお，この共通資材を多職種で作成することにより，多職種間に認められる指導内容のばらつきを修正できるという副次的効果もある．

院内連携の実際

入院中連携

　当院での院内連携は，急性心不全として緊急入院した直後から始まる．最近はCCUの入室患者も心筋梗塞よりは高齢の心不全患者が圧倒的に多い．患者自身は呼吸困難が強い時期なので，患者教育をするには向いているとはいえない時期であるが，経腸栄養を考慮した栄養介入やベッドサイドからの心臓リハビリテーションは，早期退院に結びつくと予想される．そこで毎朝8時30分からのCCU回診に看護師，栄養士，理学療法士，医療ソーシャルワーカーなどの職種が参加し，それぞれの職種の視点で早期介入を試みている．とくに急性心不全では入院後1日で血中アルブミンが低下し，その後の予後に影響を及ぼすことから，急性期からの栄養介入は必須と考えている[2]．

❶ 当院で作成した心不全手帳の表紙（左）と内容の抜粋（右）

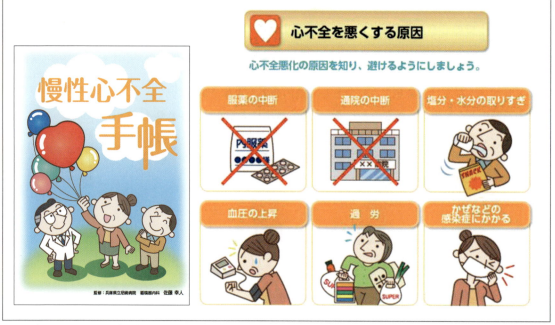

各学会が提唱する疾病管理プログラムに盛り込まれた内容を，患者・家族を含め，一般人にも理解できるようにイラスト化している．

通院中連携

　心不全多職種チーム医療は，退院後の外来レベルでも継続する必要があり，外来レベルでの連絡網の設置と患者教育の機会を複数回設けることができるようにしておくことが重要である．

　当院では心臓リハビリ室と慢性心不全看護認定看護師による心不全外来の2つが心不全患者の外来管理の中心となっている．外来患者で再入院のリスクが高い場合，医師は外来に患者を紹介する．そこで患者の生活背景，薬剤内服状況，食事状況の把握などがなされ，必要に応じて薬剤部または栄養部へ連絡がいき，それぞれの部署が外来レベルで指導を行う（❷）．薬剤指導は，外来では診療報酬が認められないため，個別指導ではなく集団指導として薬剤部が患者教室を開催する．

3. 当院での工夫

Point!
- 外来点滴は入院回避に有用である．
- 心不全患者では低栄養に留意する．
- 終末期は厚生労働省の『人生の最終段階における医療の決定プロセスに関するガイドライン』を参考に，患者・家族の意思決定支援を行う．

❷ 当院の外来での心不全チーム医療の連絡体制

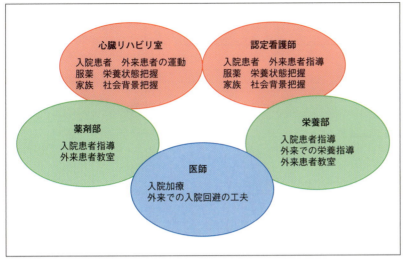

再入院のリスクがある場合，心臓リハビリ室または認定看護師による心不全外来で，患者背景，服薬状況，食事摂取状況なども把握し，必要に応じて，薬剤部，栄養部に連絡をする．

1 入院回避のための外来点滴

- 重症心不全患者は水分貯留，肺うっ血による入退院を繰り返して徐々に状態が悪化していくため，入院回避のための工夫が必要である．当院の外来で多職種チームが行っている治療に外来点滴があり，外来点滴導入前後で入院日数の削減，入院回数の減少，コストの削減が認められる[3]（❸）．

- 収縮期血圧が保たれているあいだはカルペリチドを，血圧が低下している場合はカテコラミンをそれぞれ低用量で4時間点滴し，必要に応じてフロセミドを併用する．注意点として，収縮期血圧が低く腎機能が悪い症例にカルペリチドを投与しないことである．カルペリチドをこのような症例に無理に使用しても血圧が低下し尿量も低下するだけで，むしろ状態は悪化することが多い．急性心不全の治療と同じで，収縮期血圧が低い場合は，外来レベルでカテコラミンを使用せざるをえない．

- また，起座呼吸がある症例や酸素飽和度が低下している症例も不向きであり，このような患者は入院して加療すべきである．入院するほど状態は悪化していない水分貯留の患者が外来点滴の対象となり，安全性を担保するために低用量での点滴を行っている．

2 栄養介入

- 体重過多の肥満患者は経過中に新規心不全を発症する可能性が高いことが知られている．したがって，従来の循環器の患者指導は体重を増やさないようにする指導が中心であった．しかし，最近の臨床研究によると心不全患者は入退院を繰り返すうちに低体重となり，予後不良となるといった逆転現象が生じていることが明らかとなった．

❸ 外来点滴の実例

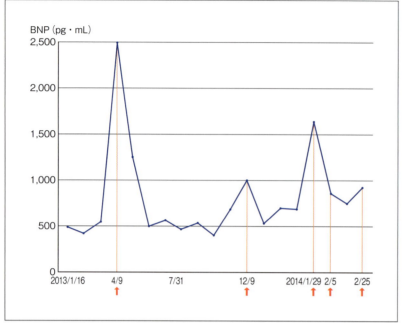

症例は84歳男性．陳旧性心筋梗塞で心不全症状による肺うっ血のため入退院を繰り返していたが，毎回外来でBNPを当日測定し，普段の2倍以上であれば外来点滴とした．その結果，一過性に上昇したBNPは外来点滴（↑）後すみやかに低下することを繰り返し，外来点滴導入後の2013年以後は心不全の悪化による入院は認めなくなり，最期は在宅看取りとなった．
BNP：brain (B-type) natriuretic peptide

- 欧米では2008年にワシントンで開催されたカヘキシー・コンセンサス・カンファレンスにおいて，心不全にみられるカヘキシーの概念が提唱された[4]．カヘキシーは交感神経系の亢進，炎症の亢進，インスリン抵抗性を基盤とする蛋白異化，脂肪融解，骨量減少など多くの因子を包括した概念である（❹）[4]．重症心不全患者では骨格筋の筋肉量とともに，脂肪組織も減少するカヘキシーが生じていることが多い．インピーダンス体重計を用いると心不全で体重が減少していく患者は，筋肉量と脂肪量が減少して体重減少となっており，むしろ水分量は相対的に増加していることが多い．
- このような背景から，欧米ではカヘキシーである心不全患者における高カロリーサプリメントを用いた検討が報告され始めた．当院でも心不全患者でアルブミン値が低く低栄養が疑われる場合には，積極的に経腸栄養剤や栄養補助食品を投与するようにしている．

❸ 緩和ケア*

- 厚生労働省は「終末期医療」から「人生の最終段階における医療」と表現を変更したが，『人生の最終段階における医療の決定プロセスに関するガイドライン』によると，人生の最終段階における医療およびケアのあり方は，担当医だけでなく医療・ケアチームのなかで行うこととし，

*心不全の緩和ケアは社会的に重要な課題であるにもかかわらず，終末期との判断がしばしば困難であることやエビデンスに乏しいことなどから，具体的な記述が困難な領域となっていた．しかし最近，厚労省の指導する緩和ケアに心不全も包括されることが方向性として出された（http://www.mhlw.go.jp/stf/shingi/other-kenkou.html?tid=355813）．

❹ カヘキシーの概念[4]

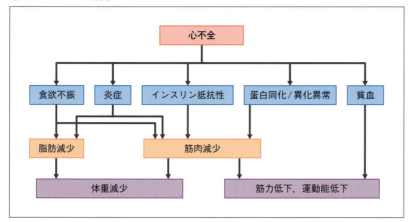

カヘキシーは炎症の亢進，インスリン抵抗性，蛋白異化の亢進など多くの因子を包括した概念であり，骨格筋の筋肉量とともに，脂肪組織も減少する．

チームでの合意を求めている[5]．その状況をふまえて2016年，日本心不全学会ガイドライン委員会は「高齢心不全患者の治療に関するステートメント」を発表し，そのなかの「終末期医療の指針」において，アドバンスケアプランニングと緩和ケアについての提唱を行った．

● 歴史的には終末期心不全患者の呼吸困難緩和のために，低用量のモルヒネ，オキシコドンの効果が検討されている．しかしモルヒネには鎮静作用はないので単独薬剤では呼吸困難を完全に取り去ることが困難な症例もあり，モルヒネの投与量を増量すると，かえって錯乱，せん妄などが出現する症例もある．この場合は，鎮静作用のあるミダゾラムなどを検討するが，鎮静作用のある薬剤を使用した場合は，そのまま看取りとなることも多い．

● したがって，これらの薬剤を使用する場合は，①適切な心不全治療が行われていることと，②耐え難い苦痛が患者にあることが大前提であり，安易なモルヒネやミダゾラムなどの使用は決してすべきでない．この2つの大前提を確認するためにも複数の医師もしくは多職種で検討すべきであり，医師単独でこれらの薬剤を用いることは医師の自衛のためにも勧められない．

● 引用文献

1) Sato Y. Multidisciplinary management of heart failure just beginning in Japan. J Cardiol 2015；66：181-8.
2) Nakayama H, et al. Prognostic value of rising serum albumin during hospitalization in patients with acute heart failure. Am J Cardiol 2016；117：1305-9.
3) Nishi K, et al. Intermittent infusions of carperitide or inotropes in out-patients with advanced heart failure. J Cardiol 2012；59：366-73.
4) Evans WJ, et al. Cachexia：A new definition. Clin Nutr 2008；27：793-9.
5) 厚生労働省．人生の最終段階における医療の決定プロセスに関するガイドライン．2015.
http://www.mhlw.go.jp/stf/houdou/0000079283.html

第4章

Expert Advice
治療薬やデバイスの一歩進んだ使い方・使いこなし方

β遮断薬

β遮断薬が慢性心不全，とくに左室駆出率（LVEF）の低下した左心不全（HFrEF）の予後を改善し，心臓突然死を減少させることは認知されており，現在広く臨床の現場で使用されている．しかしながら，心不全患者でのβ遮断薬の使用率や使用量は十分ではなく，また，左室収縮能の保たれている心不全（HFpEF），いわゆる拡張不全への有効性はまだエビデンスに乏しい．

本項では，心不全治療におけるβ遮断薬の意義とその使用方法について解説する．

■ β遮断薬の心不全に対する有効性

HFrEFに対するβ遮断薬の主な作用メカニズムは，カテコラミン刺激による有害な影響を減少させることに関連する．とくに，心拍数増加による心筋エネルギー需要の増加や心筋肥大，心筋壊死によるリバースリモデリングを抑制し，間質の線維化，不整脈の誘発を抑制する．また，長期的なカテコラミン刺激はβ受容体シグナルの反応性を低下させ，受容体数の減少をもたらすが，β遮断薬により，心不全患者の$β_1$受容体密度を増加させ，心筋の変時作用により収縮機能を向上させて，β受容体の反応性を回復させることが知られている．また，β遮断薬は後負荷を増加させるノルエピネフリンやレニン，エンドセリンなどの血管収縮物質の循環レベルを低下させ，心筋障害の進行を軽減する．

心拍数の増加や頻脈性不整脈の発症は心不全患者にとって増悪因子であるため，β遮断薬による心拍数コントロールや抗不整脈作用は心筋酸素消費量を低下させ，心筋保護の役割を果たすだけでなく，心室性不整脈の発生頻度を減少させ突然死の発症を抑制したり，心房細動の発症や進行も抑制し心不全の悪化や心不全増悪による入院を減らしたりするなど，生命予後に大きく影響する．

一方，スウェーデンで行われたレジストリーによると，HFpEFに対するβ遮断薬の効果は非内服群に比べわずかに生存率を改善させた（HR 0.93：0.80-0.996）が，全死亡や心不全入院などの複合アウトカムには有意差を認めなかった[1]．

■ 有効性の確立しているβ遮断薬は？

心不全に対するβ遮断薬の有用性は，CIBIS-II[2]，US Carvedilol Study[3]，MERIT-HF[4]などの1990年代の大規模臨床試験で，それぞれ，ビソプロロール，カルベジロール，コハク酸メトプロロールの有意な生命予後および心不全進行の予防効果が明らかにされた．COPERNICUS[5]ではLVEFが25％以下のNYHA分類Ⅳ度（p.23参照）の重症心不全患者においてもカルベジロールの予後改善効果が示された．日本でのMUCHA試験[6]ではカルベジロールの用量別の試験でも心血管イベントおよび心不全による入院および全死亡の抑制効果が示され，LVEFも用量依存的に改善した（❶）*．

一方，心不全症状のない左室機能低下患者においてもカルベジロール投与によって死亡率が低下した[7]．したがって，症状のある心不全患者のみならず，左室収縮機能が低下した患者ではβ遮断薬の使用が推奨される．

また，エビデンスは十分でないが，頻拍コントロールに対して，現在は降圧薬として使用されている貼付剤のビソプロロール，注射剤では超短時間作用型$β_1$選択的阻害薬のランジオロールの有用性が検討されている．

*メトプロロールは日本では短時間作用型の酒石酸が使用されており，徐放型のコハク酸と異なる．

■ β遮断薬導入のコツ

HFrEFに陰性変力作用のあるβ遮断薬を使用することは，一時的に心不全を悪化させる可能性があり，導入は慎重に行っていく必要がある．

NYHA分類Ⅲ度以上の心不全患者は原則として入院とし，β遮断薬の開始時には，肺や腎臓，腸管などの臓器うっ血がないことや，カテコラミンなど陽性変力作用のある薬剤の静脈投与が行われていないことが望ましい．著明な臓器うっ血がある場合には利尿薬などで加療し，体液貯留を解除した後に導入する．

ごく少量より開始し，自覚症状や身体所見（血圧，脈

❶ β遮断薬の心不全および心筋梗塞後の突然死予防効果[2-6]

臨床試験	症例数	NYHA分類による主な組入れ基準	β遮断薬	初期量	1日目標投与量	期間	相対リスク 総死亡	相対リスク 心不全死	相対リスク 突然死
CIBIS-Ⅱ[2]	2,647	NYHA Ⅲ-Ⅳ度, EF<35%	ビソプロロール	1回1.25 mg, 1日1回	10 mg	5 mg未満は毎週増量, 5 mg以上は4週ごとに増量	−34%	−26%	−44%
MERIT-HF[3]	3,991	NYHA Ⅱ-Ⅲ度, EF<40%	メトプロロール	1回12.5 mg or 25 mg, 1日1回	200 mg	2週ごとに増量	−34%	−49%	−41%
US Carvedilol[4]	1,094	NYHA Ⅱ-Ⅲ度, EF<35%	カルベジロール	1回25 mg 1日2回	200 mg	10週間以内に目標量へ	−65%	−78%	−54%
COPERNICUS[5]	2,289	NYHA Ⅳ度, EF<25%	カルベジロール	1回6.25 mg 1日2回	100 mg	2週ごとに増量	−35%		
MUCHA[6]	174	NYHA Ⅱ-Ⅲ度, EF<40%	カルベジロール	1回2.5 mg 1日2回	5, 20 mg	1〜2週ごとに増量	−71% (5 mg), −80% (20 mg)*		

*全死亡および心血管イベントによる入院率. mgはカルベジロールの用量.
CIBIS-Ⅱ: The Cardiac Insufficiency Bisoprolol Study Ⅱ, MERIT-HF: Metoprolol CR/XL Randomised Intervention Trial in Congestive Heart Failure, US Carvediol: US Carvedilol Heart Failure Study, COPERNICUS: Carvedilol Prospective Randomized Cumulative Survival, MUCHA: Multicenter Carvedilol Heart Failure Dose Assessment, NYHA: New York Heart Association, EF: ejection fraction

拍,体重など),適宜,心電図や胸部X線写真,心エコー,BNP値をチェックして増量する.血漿BNP濃度はその忍容性や有効性の指標となる[8].

β遮断薬は慢性心不全では確立された治療薬であるが,最近は急性心不全の早期からの使用の有効性が示唆されている[9].とくに急性心筋梗塞による心不全や左室機能障害を示す場合,早期にβ遮断薬を開始する.

■ 開始用量と目標用量

日本で心不全に適応のあるβ遮断薬は,ビソプロロールとカルベジロールである(❷,❸).

大規模臨床試験で採用された初期投与量は海外において,ビソプロロールは1回1.25 mgの1日1回投与で,カルベジロールは1回6.25 mgの1日2回朝夕の投与(1日投与量は12.5 mg)である(COPERNICS).日本で実施されたMUCHA試験ではカルベジロールは1回2.5 mgの1日2回朝夕の投与(1日投与量は5 mg)とかなり少量から開始している(❶).

また,臨床試験では1,2週間後に倍に増量するプロトコールが多いが,実際の臨床では数週間から数か月で増量しているのが現状だと思われる.

目標用量は海外において,ビソプロロールは10 mg/日,カルベジロールは100〜200 mg/日,日本では40 mg/日である.ただし,この目標用量はいずれも日本での適応用量を超えている.

入院中の導入は監視下で行えるため,数日ごとなど比較的早期に増量できる場合がある.外来では2〜4週間ごと,もしくは数か月ごとに全身状態を見極めながら1.5〜2倍量を目安として増量していく.

実臨床での維持量はビソプロロールでは1.25〜5 mg,カルベジロールは5〜20 mgであることが多いが,用量依存的に効果が期待できるとされているため(❹)[10,11],できるだけ最大用量に増量することを心がける.過度な徐脈や症状を伴うような低血圧の出現時は増量を見合わせる.また,必要に応じて減量することもあるが,休薬は予後不良とされており,できる限り継続する.

外来通院患者の場合,心不全の増悪を早期に把握するため,体重を毎日記録し,1 kgの体重増加が2日以上継続した場合や夜間の呼吸困難感を自覚した場合は,早めに主治医に報告するよう指導する.

■ 心不全増悪時のマネジメント

β遮断薬は,低心機能であるほどその有用性が発揮できるが,一方でβ遮断薬を早めに投与しようとしても,低心機能症例では強心薬投与を余儀なくされる.また,

❷ カルベジロールの慢性心不全患者における予後改善効果[4]

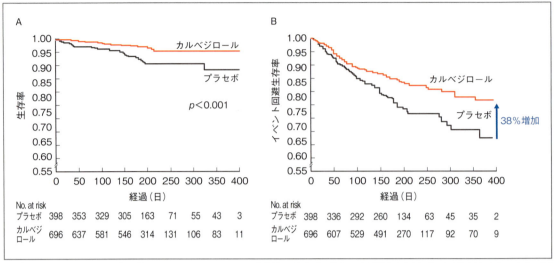

ジゴキシン，利尿薬，ACE阻害薬でコントロールされている慢性心不全患者に対し，β遮断薬またはプラセボを追加した．カルベジロールは全死亡と心血管イベント発症を抑制した．

❸ ビソプロロールの重症心不全患者における予後改善効果[2]

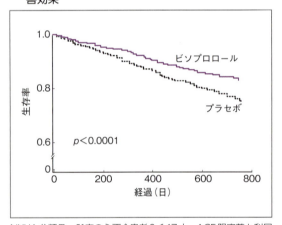

NYHA分類Ⅲ，Ⅳ度の心不全患者2,647人．ACE阻害薬と利尿薬にビソプロロールまたはプラセボを追加した．全死亡はビソプロロールで有意に低下した（11.8% vs 17.3%，$p<0.0001$）．

❹ 心不全患者におけるカルベジロールの用量別LVEF改善効果[10]

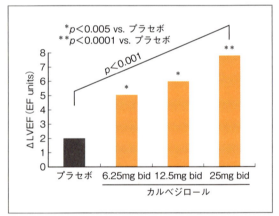

治療6か月後のLVEFの変化量は用量依存的に改善した．

β遮断薬と強心薬との併用はエビデンスがないため，強心薬の使用には薬理作用を考えた場合，PDE Ⅲ阻害薬が推奨される[12]．

PDE Ⅲ阻害薬は，β受容体を介さずに効果を発揮するため，カテコラミン抵抗状態にも有効である．また血管拡張作用と強心作用をもつため，心筋酸素消費量の増加がカテコラミン投与より軽度で硝酸薬よりも耐性が生じにくいとされる（非虚血性：クラスⅡa，レベルA，虚血性：クラスⅡb，レベルA）[12]．

β遮断薬が投与されている患者では，ドパミンやドブタミンなどの強心効果は制限されるが，PDE Ⅲ阻害薬は優れた心拍出量増加と肺毛細血管圧低下作用を発揮する（非虚血性：クラスⅡa，レベルC，虚血性：クラスⅡb，レベルC）[12]．

経口の強心薬であるピモベンダンはカルシウム感受性を増強させ，PDE Ⅲ阻害作用をもつため，β遮断薬導入や増量時の血圧低下，ふらつきなどの症状を改善させる目的で併用する場合がある．ただし，PDE Ⅲ阻害薬

は催不整脈作用があるため，十分注意して使用すべきである．

β遮断薬を服用していた患者が，急性増悪をきたし入院した場合は，直ちに中止するのではなく，徐脈，高度ブロック，気管支痙攣，心原性ショックや治療困難例のみ減量または一時的な休薬を考慮するが，可能な限り継続する（クラスⅡa，レベルB）[12]．

OPTIMIZE HF（❺）[13] では急性増悪時にβ遮断薬を投与中止した群が，投与しなかった群よりも生命予後が悪かった．このことは，投与中止自体が予後悪化を招く可能性があり，減量はともかく中止は避けるべきだと考えられている．

■ 糖尿病・透析患者へのエビデンス
糖尿病患者への有効性

糖尿病は心血管イベント発症の強力なリスク因子であるが，心不全患者であってもβ遮断薬の糖代謝への悪影響を懸念し使用していないケースがみられる．

心機能低下症例に対するβ遮断薬の効果を検討した大規模臨床試験のメタ解析では，糖尿病合併例の死亡リスクは非糖尿病合併例より高く（相対リスク1.25），β遮断薬服用群の死亡相対リスクは，糖尿病合併例で0.84と有意に低値だった[14]．

また，β遮断薬の心筋梗塞後の予後改善効果，新規心筋梗塞の発症予防効果は非糖尿病患者と比べ，糖尿病患者で大きいことも報告されている[15]．

透析患者への有効性

小規模臨床試験であるが，透析治療を受けている拡張型心筋症の心不全患者を対象に行われた無作為化対照試験では，カルベジロール投与により2年後の生命予後改善効果が示された[16]．慢性透析患者の死因の第1位が心不全であり，β遮断薬による生命予後改善効果が期待される．

■ 心房細動合併心不全での有効性

心不全患者を対象にしたランダム化比較試験（RCT）のメタ解析において，心房細動合併の有無別に解析した結果，β遮断薬による全死亡抑制効果は洞調律の心不全患者には認められるものの，心房細動を合併する心不全では認められなかった（❻）[17]．

ただし，直接的な臨床試験のエビデンスではないため，心房細動合併心不全でβ遮断薬は有効でないとはいえない．HFrEFでは1回拍出量は低下するため，心拍

❺ 急性心不全におけるβ遮断薬投与中断による予後への影響[13]

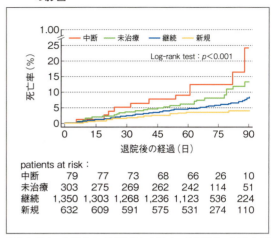

急性心不全で入院後にβ遮断薬を中断すると退院後の死亡率が上昇する．

出量は心拍数に依存する．そのため，心拍数が下がりすぎると，血行動態が保たれない可能性がある．しかしながら心房細動では心房収縮性の低下と後負荷の影響により，心拍数の低下が実際の拍出量につながらない可能性がある．実際，洞調律の心不全では心拍数の低下に伴い生存率が改善したのに対し，心房細動合併例では心拍数の変化による有効性は示されなかった（❼）[18]．

一方で，デンマークにおける20万人以上の非弁膜症性心房細動患者のレジストリーに基づく観察研究では，心不全の有無にかかわらず心房細動患者でのβ遮断薬治療が全死亡の低下と関連していることが示された[19]．また，心拍数コントロールではなくβ遮断薬内服そのものの効果が高いことも示されているため[11]，心房細動合併心不全患者へのβ遮断薬の投与量は心拍数を目安にするのではなく，BNP値や血行動態を評価しつつ用量を調節する必要がある．とくに心拍数がコントロールされているにもかかわらずBNPが上昇している場合はレニン・アンジオテンシン系の亢進を反映している可能性があるため，ACE阻害薬や抗アルドステロン薬の併用も有効である．

近年，心房細動に対するアブレーションの技術が向上している．このことはアブレーションによるリズムコントロールでの心不全改善効果だけでなく，疾患に対するβ遮断薬の増量も可能になるため，重要な選択肢になるだろう．

❻ β遮断薬の心房細動合併心不全における死亡抑制効果[17]

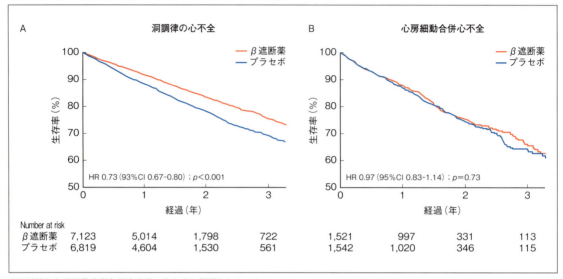

β遮断薬は心房細動合併心不全患者の生存率に影響しなかった．

❼ 心不全患者の心拍数別にみた生存率[18]

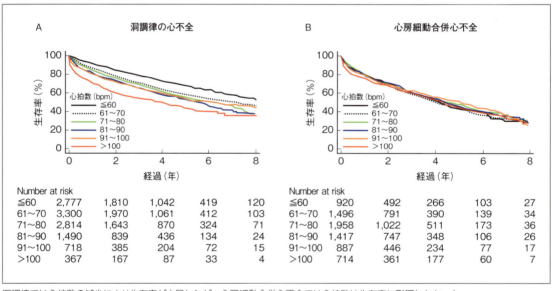

洞調律では心拍数の減少により生存率が上昇したが，心房細動合併心不全では心拍数は生存率に影響しなかった．

■ おわりに

心不全患者へのβ遮断薬の使用方法について解説した．貼付剤や注射剤のエビデンスによっては，急性期への使用や拡張不全への使用など適応疾患・適応病態は今後変化する可能性がある．いずれにしても，生命予後改善薬として期待できるβ遮断薬は使用時期や用量，急性増悪時の適切な管理によって心不全のコントロールが成功すると期待している．

（岡田 基，長谷部直幸）

● 引用文献

1) Lund LH, et al. Association between use of β-blockers and outcomes in patients with heart failure and preserved ejection fraction. JAMA 2014；312：2008-18.
2) The Cardiac Insufficiency Bisoprolol Study II (CIBIS-II)：A randomised trial. CIBIS-II Investigators and Committees. Lancet 1999；353：9-13.
3) MERIT-HF study group. Effect of metoprolol CR/XL in chronic heart failure：Metoprolol CR/XL randomised intervention trial in congestive heart failure (MERIT-HF). Lancet 1999；353：2001-7.
4) Packer M, et al. The effect of carvedilol on morbidity and mortality in patients with chronic heart failure. U.S. Carvedilol Heart Failure Study Group. N Engl J Med 1996；334：1349-55.
5) Packer M, et al. Effect of carvedilol on the morbidity of patients with severe chronic heart failure：Results of the carvedilol prospective randomized cumulative survival (COPERNICUS) study. Circulation 2002；106：2194-9.
6) Hori M, et al. Low-dose carvedilol improves left ventricular function and reduces cardiovascular hospitalization in Japanese patients with chronic heart failure：The multicenter carvedilol heart failure dose assessment (MUCHA) trial. Am Heart J 2004；147：324-30.
7) Dargie HJ. Effect of carvedilol on outcome after myocardial infarction in patients with left ventricular dysfunction：The CAPRICORN randomised trial. Lancet 2001；357：1385-90.
8) Yoshizawa A, et al. Brain natriuretic peptide response is heterogeneous during beta-blocker therapy for congestive heart failure. J Card Fail 2004；10：310-5.
9) Heart Failure Society of America. Executive Summary：HFSA 2010 Comprehensive Heart Failure Practice Guideline. J Card Fail 2010；16：475-539.
10) Bristow MR, et al. Carvedilol produces dose-related improvements in left ventricular function and survival in subjects with chronic heart failure. MOCHA Investigators. Circulation 1996；94：2807-16.
11) Fiuzat, M et al. Heart rate or beta-blocker dose? Association with outcomes in ambulatory heart failure patients with systolic dysfunction：Results from the HF-ACTION Trial. JACC Heart Fail 2016；4：109-15.
12) 日本循環器学会. 循環器病の診断と治療に関するガイドライン（2010年度合同研究班報告）：急性心不全治療ガイドライン（2011年改訂版）. http://www.j-circ.or.jp/guideline/pdf/JCS2011_izumi_h.pdf
13) Fonarow GC, et al. Influence of beta-blocker continuation or withdrawal on outcomes in patients hospitalized with heart failure：Findings from the OPTIMIZE-HF program. J Am Coll Cardiol 2008；52：190-9.
14) Haas SJ, et al. Are beta-blockers as efficacious in patients with diabetes mellitus as in patients without diabetes mellitus who have chronic heart failure? A meta-analysis of large scale clinical trials. Am Heart J 2003；146：848-53.
15) Kjekshus J, et al. Diabetic patients and beta-blockers after acute myocardial infarction. Eur Heart J 1990；11：43-50.
16) Cice G, et al. Carvedilol increases two-year survivalin dialysis patients with dilated cardiomyopathy：A prospective, placebo-controlled trial. J Am Coll Cardiol 2003；41：1438-44.
17) Kotecha D, et al. Efficacy of β blockers in patients with heart failure plus atrial fibrillation：An individual-patient data meta-analysis. Lancet 2014；384：2235-43.
18) Li SJ, et al. Prognostic significance of resting heart rate and use of β-blockers in atrial fibrillation and sinus rhythm in patients with heart failure and reduced ejection fraction：Findings from the Swedish Heart Failure Registry. Circ Heart Fail 2015；8：871-9.
19) Nielsen PB, et al. beta-blockers in atrial fibrillation patients with or without heart failure：Association with mortality in a nationwide cohort study. Circ Heart Fail 2016；9：e002597.

Expert Advice

ACE 阻害薬 /ARB/ 抗アルドステロン薬

　レニン・アンジオテンシン・アルドステロン系（RAS）ブロッカーにはアンジオテンシン変換酵素（ACE）阻害薬，アンジオテンシンⅡ受容体拮抗薬（ARB），抗アルドステロン薬*，レニン阻害薬があるが，治療薬として30年以上も歴史のあるACE阻害薬と，その半分程度の歴史をもつARBは，実臨床の高血圧と一部は慢性心不全の治療薬として頻用されている．降圧薬としての使用頻度は，強力な降圧効果のあるARBが多いと思われるが，慢性心不全に対しては，長年蓄積されたエビデンスの多さに加えて使いやすさからも，ACE阻害薬が選択されることが多い．これらの優れた薬効を十分理解し，個々の治療に活かすべきだと考える．

＊本項ではより望ましいと考えられる名称のミネラルコルチコイド受容体拮抗薬：MRAと記載する．

■ RAS活性とカリクレイン・キニン系について

　RASはナトリウム保持と血圧維持のために発達してきた必須の調節機構であるが，ナトリウム摂取が自由にできる条件下では，このナトリウム保持機構が過剰に反応し，種々の病態において影響を及ぼす．RASはカリクレイン・キニン系とともに，体内において密接に関与し一部は相反しながら，生命維持のために重要な循環動態バランスを維持している．両者は循環中だけではなく，組織内の局所においてもその活性と作用が，病態に影響を及ぼしている（❶）．

　カリクレインは血圧降下に関する蛋白質分解酵素の一種であり，腎皮質より分泌される血漿カリクレインと組織カリクレインに分類される．これらは，肝臓から分泌されるキニノーゲンのペプチド結合を加水分解し，キニン（ブラジキニンないしカリジン）を作り出し，多くの組織においてブラジキニンB_2受容体を介して一酸化窒

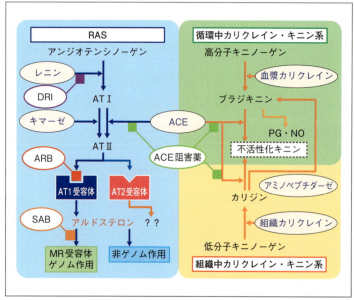

❶ RASとカリクレイン・キニン系

ATⅠ；アンジオテンシンⅠ，ATⅡ；アンジオテンシンⅡ，AT1受容体；アンジオテンシンⅡタイプ1受容体，AT2受容体；アンジオテンシンⅡタイプ2受容体，SAB；選択的アルドステロン拮抗薬，DRI；直接レニン阻害薬，PG；プロスタグランジン

素（NO）を発生し，血管平滑筋拡張や腎臓血管拡張による降圧作用と，血管透過性亢進，血液凝固系活性化，末梢神経への発痛刺激などを発現する．ブラジキニンは肺に存在する分解酵素キニナーゼにより，数分で急速に分解され不活性化するが，ACE阻害薬はブラジキニンが不活性分解物になる過程を阻害して，NO産生増加を介し血圧低下を促す（❶）．このようにACE阻害薬は，血圧を調節するRASの昇圧機構を阻害するほかに，カリクレイン・キニン系の降圧機構を促進し降圧する二重の効果をあわせもつ．

■ 循環中と組織中におけるRAS活性とその意義

血圧はLaraghの仮説で示されているとおり，体液量依存性因子（volume-factor）とレニン依存性因子（renin-factor）で規定されているため，とくに循環中のレニン依存因子が高い活性の病態（たとえば，高レニン性本態性高血圧）と，反対にレニン依存因子が低い活性の病態（たとえば，低レニン性本態性高血圧）に分けて考えることができる（❷）[1]．治療をするうえでは，レニン依存因子活性が高い病態において，よりACE阻害薬やARBは降圧効果を発揮することになる．しかしながら，組織を含めたRAS活性は循環中のものだけではなく，カリクレイン・キニン系と同様に組織RAS活性を考慮する必要があると考える[1]．とくに，食塩過剰摂取状態下では，心血管組織中のRASの活性化が起こり，組織内アルドステロン合成も上昇するとの報告があり，食塩過剰摂取に限らず，組織が何らかのダメージを負った場合も同様に組織RASの活性化が起こる（❷）[1]．

ACE阻害薬やARBの使用は循環RASの抑制だけでなく，組織RASの抑制も期待できることから，組織内RASの抑制という観点からはACE阻害薬やARBのいずれの薬剤も活用できると考える．

■ 心不全におけるRAS活性

循環動態バランスは心拍出量と循環体液量，血管抵抗が関与し規定されているが，この調節因子には神経性調節機構と体液性調節機構がある．それぞれは交感神経系やRASに代表される調節系で構成され，総じて神経体液因子という．心不全初期では心拍出量と血圧の低下に対する生体の代償機序による腎血流低下によりRASが活性化されATⅡ産生が亢進し，また動脈，心肺圧受容体を介した交感神経活動も亢進して，心拍出量と血圧は維持される．

❷ 循環RAS活性と組織RAS活性[1]

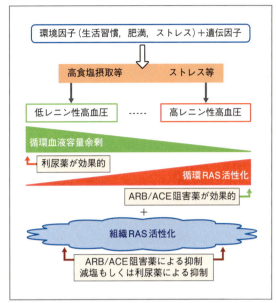

高血圧には，低レニン性高血圧と高レニン性高血圧があり，低レニン性高血圧では循環血液容量が余剰となっており利尿薬が効果的である．また，高レニン性高血圧では，循環RASが活性化されており，ACE阻害薬やARBが効果的である．組織RAS活性は，高食塩摂取下や何かしらのダメージ（ストレス）が加わった場合に活性化されている．

このようにRASと交感神経系のいずれもが亢進した状態となり，昇圧やナトリウム・体液貯留，または収縮力の増強と心拍数の上昇が起きて，重要臓器への血流を保持しようとする．しかしこの活性が慢性化すると，交感神経系やRASに代表される神経内分泌系因子が著しく亢進し，長期にわたる過剰な活性化は心血管系にとって肥大や線維化などのリモデリングを助長することになるので，代償が破綻して病態悪化の連鎖が始まる．

■ 心不全治療のガイドラインでの適応

慢性心不全治療ガイドライン[2]において，CONSENSUS（Cooperative North Scandinavian Enalapril Survival Study），SOLVD（Studies of Left Ventricular Dysfunction），SAVE（Sleep Apnea Cardiovascular Endpoints）といった大規模臨床試験結果から，ACE阻害薬とARBは幅広い適応が推奨されているが，ARBに比しACE阻害薬は無症候性であるNYHA（New York Heart Association）分類Ⅰ度（p.23参照）の初期からすべての病期で，適応が推奨されている（ClassⅠ，エビデンスレベルA）．また，ATLAS（Assessment of Treatment with Lisinopril and Survival）の結果から

高用量でより効果を認めたため，忍容性がある限り増量を試みるべきである．メタ回帰分析である BPLTTC (Blood Pressure Lowering Treatment Trialists' Collaboration) の結果からは，ACE 阻害薬と ARB それぞれによる，脳卒中，冠動脈疾患，心不全リスクに対する血圧依存性抑制効果は同程度であったが，ACE 阻害薬には冠動脈疾患イベントに対する血圧非依存性抑制効果がみられ ARB では認められなかった．このことからも，ACE 阻害薬の優位性は変わらないといえよう．確かに，CHARM (Candesartan in Heart Failure-Assessment of Reduction in Mortality and Morbidity)-Alternative では，ARB であるカンデサルタンは，慢性心不全患者に有効であったが，ほかの大規模臨床試験では ARB が ACE 阻害薬を越えるエビデンスが証明できていない．

このわずかではあるが，慢性心不全に対する ACE 阻害薬と ARB の治療ガイドラインでの積極的適応の差が，まさに両者の違いを表しており，心不全に対する ARB の適応は，咳などの副作用のために ACE 阻害薬使用に忍容性がない場合に推奨されている．また，拡張不全による心不全に対する ACE 阻害薬や ARB のエビデンスは不十分であり，ガイドライン[2]においても，NYHA 分類に関係なく ClassⅡa・エビデンスレベル B にとどまっている．

ACE 阻害薬と ARB 以外の MRA に関しては，RALES (Randomized Aldactone Evaluation Study) と EPHESUS (Eplerenone Post-Acute Myocardial Infarction Heart Failure Efficacy and Survival Study) の 2 つの明確なエビデンスに従い，とくに NYHA Ⅲ度以上の中等度以上の心不全に対しては適応となる[2]．可能であれば積極的に用いたいが，副作用などの点で少量から開始することが賢明である．さらに，レニン阻害薬に関しては，心不全に対する効果の臨床情報は乏しく，十分な検証はできていない．

■ RAS 抑制の意義

RAS においては ATⅡとならび，その最終産物であるアルドステロンの臓器や組織に対する作用が重要である（❶）．アルドステロンは血圧維持とは別に心血管系組織へも直接作用し，ある条件下では心筋線維化や心筋細胞肥大を惹起する．また，非ゲノムとゲノムによる二面作用を認め，組織に異なる影響を及ぼしている可能性が示唆されており[3]（❶），組織 RAS 活性に関しても考慮する必要がある（❷）．ヒト心筋梗塞後の組織内には強く ACE が発現していることや，さらにアルドステロンはほとんどのものが副腎で合成されるが，心不全時には心筋組織で合成されていることも証明されている[4]．このことは血液循環中の RAS 活性とは別に，各臓器組織内における RAS 活性の概念の必要性を示唆している結果である[1]（❷）．

このような心血管局所における RAS の合成は，種々の病態で活性化され組織内のアルドステロン合成が上昇し，ほぼ同様に組織 RAS の活性化も起こると考えられるため，これらによる組織リモデリングの予防は可能な限り行うよう努めるべきである．ACE 阻害薬や ARB の投与と必要に応じて MRA を併用することで，循環 RAS を抑制するだけでなく組織 RAS までをも強力に抑制することが期待できる．

■ 日本における RAS ブロッカーによる心不全治療の実際

慢性心不全治療ガイドライン[2]に従い，RAS ブロッカーを実際の心不全コントロールに活用するためには，まずは ACE 阻害薬の使用が第一に選択される．日本での保険適用に従えば使用できる製剤は限られてくるが，海外でのエビデンスも参考に使用することが事実上賢明である．一番の問題点は，大概の症例において心機能が悪いほど血圧は低く，降圧効果の強い薬物は投与しにくい．いずれの症例においても，実臨床では少量から開始して，可能な限り増量することが妥当と考える．同時に，心不全患者では腎機能低下を伴う心腎連関もしばしば経験するため，とくに血清カリウム値の上昇には気をつける．また，ACE 阻害薬と ARB の併用に関しての確定的なエビデンスはない．

慢性心不全に対する保険適用を得ているのは，3 種類 (5 製剤) の RAS ブロッカーである．ACE 阻害薬ではエナラプリル，リシノプリルが 2.5 mg (初回量) から開始して，5〜10 mg (年齢，症状により適宜増減) を 1 日 1 回経口服用とある．欧米では忍容性があれば，これ以上の用量もよく用いられる．ARB では唯一カンデサルタンのみ適応があり，軽症〜中等症の慢性心不全に対して ACE 阻害薬の投与が適切でない場合，1 日 1 回 4 mg (病態により 2 mg) から経口投与を開始し，必要に応じ 8 mg まで増量できる．また，MRA のスピロノラクトンは，心性浮腫 (うっ血性心不全) に適応があり，1 日 50〜100 mg を分割経口投与 (年齢，症状により適宜増減) する．エプレレノンは慢性心不全が保険適用追加となり，1 日 1 回 25 mg から投与を開始し，病態

❸ RASとカリクレイン・キニン系の双方による心不全改善と心保護作用

レニン・アンジオテンシン・アルドステロン系の抑制では，AT1受容体抑制による血管拡張とアルドステロン産生抑制などにより，血圧は低下しRAS活性化は抑制される．また，カリクレイン・キニン系の抑制では，ブラジキニンB$_2$受容体を介した刺激により，NO産生やPGI$_2$産生により血管拡張が起こり，このキニン系活性化増強と先のRAS活性化抑制の相互効果により心不全改善と心保護作用が期待できる．
EDHF：内皮由来過分極因子，PGI$_2$：プロスタサイクリン（プロスタグランジンI$_2$）

に応じて1日1回50 mgへ増量可能であるが，血清カリウム値，患者の状態に応じて適宜減量または中断する．多くの場合，1日1回25 mg程度が多いようである．

　いずれの治療においても，十分な治療がなされているかの効果判定を行う指標としては臨床症状の改善が基本となるが，バイオマーカーとしてナトリウム利尿ペプチド（心房性ナトリウム利尿ペプチド；ANP，脳性ナトリウム利尿ペプチド；BNP）濃度測定があり，心不全の重症度判定に役立つ[5]．心不全治療において，ACE阻害薬投与によりこれらの心不全マーカーの早期改善や血行動態の改善効果は，周知の事実である．さらに，症例によっては，ACE阻害薬の増量により血漿BNP濃度がより低下する．また，慢性心不全とは異なる，心筋梗塞における急性心不全でさえも，ごく少量のACE阻害薬を早期に投与することで，血漿BNP濃度上昇の遷延化を防ぐことができ，おそらく心筋リモデリング予防に寄与していると考えられる．

　また，新しい心不全治療薬LCZ696は，アンジオテンシン受容体・ネプリライシン阻害薬（ARNI）であり，内因性のANP・BNP濃度を上昇し環状グアノシンーリン酸（cGMP）の増強効果をもつ．予後改善効果は，ACE阻害薬を上回ることがすでに報告されており（PARADIGM-HF：Prospective Comparison of ARNI with ACEI to Determine Impact on Global Mortality and Morbidity in Heart Failure），今後が期待される．

■ ACE阻害薬かARBか？（ARBは咳の出ないACE阻害薬なのか？）

　ACE阻害薬はRAS抑制において，キマーゼを介したATⅡの産生を抑制できないので，AT1受容体の抑制においては不完全である（❸）．これに対して，ARBはAT1受容体そのものに強力に拮抗するので，ATⅡによる刺激をほぼ完全に抑えることができる．さらに，ATⅡのフィードバックによる濃度上昇によって，AT2受容体刺激が増えて臓器保護作用効果が期待できるかもしれない．しかしながら，長期投与による報告では，どちらの薬剤においてもATⅡの産生，もしくは最終的な組織障害を引き起こす可能性のある血漿アルドステロン濃度は，アルドステロンブレークスルーによって，抑えきれない可能性が示唆される．また，反対にARBが完全にAT1受容体に拮抗してATⅡの作用を抑えすぎると，本来維持すべき循環液量の保持機構が抑制されすぎるため，血圧低下も相まって循環不全などの弊害を引き起こす可能性がある．一方ACE阻害薬ではキマーゼ系のB$_2$受容体を介した，ホスホリパーゼAとホスホリパーゼCによる臓器保護作用は，考慮すべきACE阻害薬の利点でありこれによりバランスが保たれる可能性がある（❸）．ARBの利点は，RASの最も産生がさかんな臓器

である腎臓において，十分な降圧効果が必要な症例にとっては腎保護作用が期待できることである．

　以上のことから，RAS の過剰亢進により臨床所見として血圧上昇という現症を認める症例や，とくに降圧による腎保護効果を考慮すべき症例では，ARB による強力な RAS 活性拮抗が適しているといえるが，複雑な病態が絡み合い，繊細な血圧レベルの調整が必要な心不全症例などでは，腎機能や血清カリウム濃度に留意しながら，エビデンスがより豊富な ACE 阻害薬を少量より使用し，可能な限り徐々に増量するのがよいと思われる．

■ まとめ

　心不全治療において今日までの種々のエビデンスに基づけば，ACE 阻害薬や ARB と MRA による RAS 抑制は，治療の中心となる必須の治療法である．諸外国と比較して食塩摂取が多く，食塩感受性の観点からもアルドステロンによる悪影響を強力に抑える必要がある．このことは ACE 阻害薬や ARB による治療は，いずれも強力な臓器保護作用を発現することが期待できるため積極的に行われるべきである．また，より重症な低左心機能を主体とした心不全病態では，降圧効果のより強い ARB に比較して，エビデンスが豊富にあり用量調節も行いやすい ACE 阻害薬が，より優れていると考えている．

〈川井　真，吉村道博〉

● 引用文献

1) Yoshimura M, Kawai M. Synergistic inhibitory effect of angiotensin II receptor blocker and thiazide diuretic on the tissue renin-angiotensin-aldosterone system. J Renin Angiotensin Aldosterone Syst 2010；11：124-6.
2) 日本循環器学会．循環器病の診断と治療に関するガイドライン（2009 年度合同研究班報告）：慢性心不全治療ガイドライン（2010 年改訂版）．2010．p.20, 26. http://www.j-circ.or.jp/guideline/pdf/JCS2010_matsuzaki_h.pdf
3) Yamamuro M, et al. Direct effects of aldosterone on cardiomyocytes in the presence of normal and elevated extracellular sodium. Endocrinology 2006；147：1314-21.
4) Mizuno Y, et al. Aldosterone production is activated in failing ventricle in humans. Circulation 2001；103：72-7.
5) Mukoyama M, et al. Brain natriuretic peptide as a novel cardiac hormone in humans. Evidence for an exquisite dual natriuretic peptide system, atrial natriuretic peptide and brain natriuretic peptide. J Clin Invest 1991；87：1402-12.

Expert Advice

利尿薬

■ 利尿薬の使用目的とエビデンスに基づく薬剤選択

心不全において利尿薬は体液貯留に伴う呼吸困難，下腿浮腫といった臓器うっ血の症状改善を目的に主として使用される．とくにループ利尿薬はジギタリスとともに古くから使用され，肺うっ血や浮腫などの心不全症状の軽減，左室拡張末期圧の低下が図れること，かつ即効性であることから，日本循環器学会ガイドラインで推奨度が高く，今なお頻用されている．

しかしながら，β遮断薬，レニン・アンジオテンシン・アルドステロン系（RAAS）阻害薬に予後改善のエビデンスが蓄積され，心不全の標準治療薬として確立されてきた一方で，ループ利尿薬に予後改善のエビデンスはなく，それどころか予後を悪化させる可能性があるとする報告が散見されている．また，ループ利尿薬は利尿薬抵抗性や腎機能増悪がしばしば問題とされ，解決されるべき問題として残っている．

現在，心不全に対して使用される利尿薬は複数あり，よりよい薬剤選択ができるよう種々の利尿薬について概説する．

■ ループ利尿薬

作用機序，特徴

フロセミドに代表されるループ利尿薬はヘンレ係蹄上行脚に作用し，Na^+-K^+-$2Cl^-$共輸送を阻害して利尿作用を発揮する．ループ利尿薬はアルブミンと結合した状態で近位尿細管周囲の血管に運ばれ，アルブミンと解離し近位尿細管に存在する有機アニオントランスポーターを介して尿細管腔に排泄され作用する．したがって，ループ利尿薬自体は糸球体濾過を介することなく尿細管から分泌される．基本的に生体における利尿はナトリウム利尿としてなされるため，ナトリウム再吸収の抑制効果が強ければ利尿効果も強いと考えられる．そのことより，ナトリウム再吸収の割合が高いヘンレ係蹄上行脚で再吸収を抑制することを作用機序とするループ利尿薬の効果が強いことが理解できる．

ループ利尿薬は急性期，慢性期を問わず実臨床で最も使用されており，臓器うっ血の早期改善を目指すにあたって非常に有用と考える．急性心不全に対しては静脈投与されることが多いが，投与量と腎機能増悪に関する報告が散見され投与量には議論がある．日本循環器学会の『急性心不全治療ガイドライン2011年版』では「フロセミド5～10 mgの少量から静注し，反応を確認しながら増量していく」と推奨され，"2016 ESC Guidelines for diagnosis and treatment of acute and chronic heart failure"では，「外来でのフロセミドと同等量か，利尿薬の内服がない症例では20～40 mgを初期投与量とする」と推奨されている．

予後改善効果の検討

このような用量の推奨の背景には，ループ利尿薬が臓器うっ血の改善に有効であるにもかかわらず予後改善を示すエビデンスが存在しないことが考えられる．予後改善の効果が得られない原因として，RAASや交感神経系の賦活化の存在が考えられる．すなわち，ループ利尿薬による神経体液性因子の活性化が，臓器うっ血改善による予後改善効果を打ち消している可能性がある．急性心不全，慢性心不全のいずれにおいてもループ利尿薬の使用量が多いほど予後不良であるという報告がある[1, 2]．BEST試験（β遮断薬の心不全治療成績を検討したもの）のサブ解析から，慢性心不全患者における高用量ループ利尿薬に伴う死亡リスクは，血中尿素窒素（BUN：blood urea nitrogen）値に強く依存していたと報告されている（❶）[3]．

この研究では，ループ利尿薬投与量により低用量群と高用量群，BUN値により低値群と高値群の4群で予後を比較したところ，高用量群かつBUN高値群の予後が最も不良であり，次に低用量群かつBUN高値群の予後が不良であった．さらに，ループ利尿薬の投与量にかかわらずBUN低値の2群では予後に差を認めなかった．つまり，予後不良の因子がループ利尿薬の投与量ではなく，BUN値の上昇の有無によるものである可能性がある．

❶ ループ利尿薬投与量と BUN 値の予後に及ぼす影響[3]

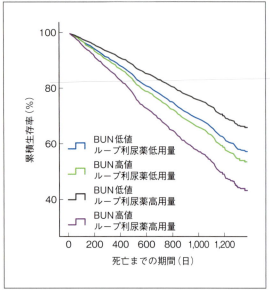

ループ利尿薬の投与量ではなく、BUN 値が予後と関連があった.

ループ利尿薬抵抗性症例

　急性期のループ利尿薬抵抗性の症例は予後不良であるとする報告が散見されており，RAAS をできるだけ抑制することが重要である．ループ利尿薬による RAAS の亢進の機序は，①体液量減少や血圧の急激な変動を介した機序，に加え，②緻密斑にあるマクラデンサへの直接作用によるレニン分泌を介した機序，が考えられている[1]．

　①については，利尿薬の作用時間を考慮した薬剤選択で対応できる可能性がある．なお，フロセミドに比して血中半減期の長い経口ループ利尿薬として，トラセミドとアゾセミドが日本では使用可能である．慢性心不全に対してフロセミドとトラセミドの効果を比較した TORIC 試験では，トラセミド投与群で有意に総死亡，心臓死が抑制された[2]．フロセミドとアゾセミドを比較した試験である「利尿薬のクラス効果に基づいた慢性心不全に対する効果的薬物療法の確立に関する多施設共同臨床研究（J-MELODIC）」[4]でも，アゾセミドがフロセミドに比較して有意に心不全症状の悪化による入院または心血管死を減少させた．慢性心不全患者における外来経口ループ利尿薬投与は，短時間作用型より長時間作用型のほうが望ましいと考えられる．

　②についての直接的な対応策は現時点ではないが，RAAS の抑制が期待される手法をコラムに示す．

> **ループ利尿薬抵抗性**
> ループ利尿薬投与中に投与量に対するナトリウム利尿が減少する状態，さらには腎機能増悪も伴い必要な利尿薬量が増える状態のこと．心不全加療中にしばしば問題になる．RAAS の亢進により輸入細動脈が収縮し腎血流の低下から糸球体濾過量が減少している状態，さらには近位尿細管をはじめとする尿細管の各部位で再吸収の亢進が生じている状態が考えられる．

腎機能増悪

　ループ利尿薬の使用に際して腎機能増悪（WRF：worsening renal function）が問題となる．WRF は治療経過中に血清 Cr 値がベースラインと比して 0.3 mg/dL 以上の上昇や 50% 以上の上昇と定義されることが多い[5,6]．

　WRF は心不全予後の規定因子とされ[7,8]，WRF を回避するように利尿薬を使用することが重要視されている．しかしながら急性期の腎機能増悪と心不全予後は相関していないとする報告もある．急性非代償性心不全における急性期の腎機能増悪と予後の関係をみたもので，予後改善に重要なことは decongestion（うっ血解除）が図れているかどうかであり，急性期の腎機能増悪が必ずしも悪影響を及ぼさない可能性がある（❷）[9]．

■ 抗アルドステロン薬
作用機序，特徴

　抗アルドステロン薬であるスピロノラクトンやエプレレノンは，アルドステロンと拮抗することで集合管のミネラルコルチコイド受容体の働きを抑制し，カリウムを保持しながらナトリウム排泄と利尿作用をもたらす．もともと集合管のナトリウム再吸収の割合が高くないこともあり，利尿作用はループ利尿薬に比して強くないが，ループ利尿薬に伴う低カリウム血症のコントロール目的で併用する場合がある．

投与目的

　一般的には抗アルドステロン薬を投与する最大の目的は，RALES 試験（NYHA Ⅲ〜Ⅳ）[10]，EMPHASIS-HF 試験[11]の結果をふまえての心不全の予後改善である．また，左室駆出率が保持された心不全（HFpEF）患者において運動耐容能の改善目的に投与を考慮する（❸）[12]．

❷ 急性期の腎機能増悪と予後との関係[9]

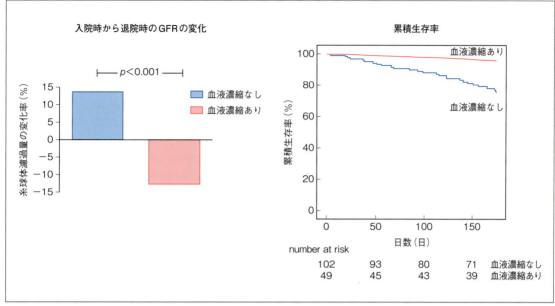

急性期の腎機能増悪が必ずしも予後を悪化させるわけではない．

❸ 左室駆出率が保持された心不全患者における抗アルドステロン薬の運動耐容能への影響[12]

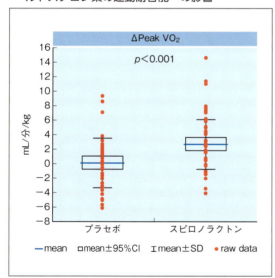

HFpEF において抗アルドステロン薬が運動耐容能を改善させた．

■ カルペリチド
作用機序，特徴

カルペリチドはヒト心房性ナトリウム利尿ペプチドの薬理作用をもつ薬剤である．利尿作用に加え血管拡張作用もあわせもっており，前負荷・後負荷を軽減し血行動態の改善をもたらす薬剤である．

急性心不全患者を対象として，日本で行われた PROTECT trial[13] では，カルペリチド群とコントロール群の 2 群間において急性期の腎機能，臨床経過に有意差はなかったものの，平均 500 日のフォローアップ期間で心臓死，心疾患イベントによる再入院はカルペリチド群でコントロール群に比して有意に低かった．急性期の RAAS の抑制効果が慢性期の予後改善につながった可能性があるかもしれない．

予後改善効果の検討

心不全の院内死亡率を上昇させているのではないかという報告がある[14]．傾向スコアマッチング解析（プロペンシティースコアマッチング解析）で急性心不全の院内死亡を主要評価項目として解析されたもので，傾向スコアによってカルペリチド投与が院内死亡に関連していたという結果であった（オッズ比 2.13 [95% CI 1.17〜3.85] $p = 0.013$）．

カルペリチドと同様のナトリウム利尿ペプチドである nesiritide が海外では用いられているが，急性心不全に対する 30 日間という短期の評価で心不全再入院，心臓死の減少を図ることはできていない[15]．

血行動態の改善に加え RAAS の抑制効果が期待される薬剤として非常に広く使用されており，2007 年から

行われた日本最大の急性心不全の疫学研究であるATTEND Registry研究[16]のデータから，58％の症例にカルペリチドが使用されているが，現時点でカルペリチドの使用の是非は明らかでない．

■ トルバプタン

作用機序，特徴

トルバプタンはループ利尿薬抵抗性における利尿効果，WRFの回避，さらには低ナトリウム血症の改善を期待された利尿薬である．下垂体後葉から分泌される抗利尿ホルモン（ADH）であるバソプレシンの受容体を阻害する．バソプレシン受容体のうちトルバプタンの標的となるのは腎集合管に分布しているV_2受容体である．

V_2受容体にADHが結合すると，環状アデノシン一リン酸依存性に水チャネルであるアクアポリン2（AQP2）の発現と管腔側細胞膜への移行が生じる．その結果，膜の水透過性が亢進し，細胞内への水の再吸収が亢進する．トルバプタンはV_2受容体に拮抗作用を有し，AQP2の発現，移行を抑制することで自由水の再吸収を抑制し水利尿作用をもたらす．

ループ利尿薬と異なり，短期投与では腎血流低下をきたさず，交感神経系やRAASの賦活化もきたさないと報告されている[17,18]．

予後改善効果の検討

長期投与による心不全予後の改善を期待され，大規模臨床試験であるEVEREST試験[19]が行われた．心不全増悪による再入院患者を対象に，従来治療にトルバプタンまたはプラセボを追加する2群で比較検討された．しかしながら，全死亡，心血管死・心不全による再入院，心血管死または心血管イベントによる再入院について2群間で有意差はなかった．ただし，EVEREST試験のサブ解析から低ナトリウム血症（血清ナトリウム濃度<130 mEq/L）を対象とした場合，プラセボ群に比してトルバプタン群の死亡率は有意に低かった[20]．

日本で行われた多施設共同研究であるAQUAMARINE study[21]は，腎機能障害（eGFR 15～60 mL/分/1.73 m^2）を合併した急性非代償性心不全を対象として，従来のフロセミド治療にトルバプタン15 mgの追加の有無で2群に分けて比較検討された．48時間尿量はトルバプタン追加群で有意に多く（6464.4 vs 4999.2 mL，$p<0.001$），フロセミドの使用量はトルバプタン追加群で有意に少なかった（80 mg vs 120 mg，$p<0.001$）．WRFの発症頻度は2群間に有意差はな

> **バソプレシン受容体**
> V2受容体のほかに，V1aおよびV1b受容体がある．V1a受容体は主に血管平滑筋に分布しており，ADHが結合すると血管収縮をもたらす．また，緻密斑にも分布し，ADHが結合するとレニン分泌をもたらす．V1b受容体は下垂体前葉の副腎皮質刺激ホルモン（ACTH）産生細胞に分布し，ADHが結合するとACTH分泌作用を媒介し，視床下部-下垂体-副腎系のストレス応答反応に関与する．

かった（24.1% vs 27.8%，$p=0.642$）．トルバプタンはWRFの頻度を増加させることなく，尿量の増加が得られる可能性がある．

現時点でトルバプタンの長期投与を支持するエビデンスはないが，低ナトリウム血症の症例や急性期の投与は考慮される．

（安藤友孝，朝倉正紀，増山　理）

● 引用文献

1) Vandongen R. Intrarenal stimulation of renin secretion by frusemide in the isolated kidney of the rat. Br J Pharmacol 1977；60：73-6.
2) Cosin J, et al. Torasemide in chronic heart failure：Results of the TORIC study. Eur J Heart Fail 2002；4：507-13.
3) Testani JM, et al. Interaction between loop diuretic-associated mortality and blood urea nitrogen concentration in chronic heart failure. J Am Coll Cardiol 2011；58：375-82.
4) Masuyama T, et al. Superiority of long-acting to short-acting loop diuretics in the treatment of congestive heart failure. Circ J 2012；76：833-42.
5) Gottlieb SS, et al. The prognostic importance of different definitions of worsening renal function in congestive heart failure. J Card Fail 2002；8：136-41.
6) Mehta RL, et al. Acute Kidney Injury Network：Report of an initiative to improve outcomes in acute kidney injury. Crit Care 2007；11：R31.
7) Heywood JT, et al. High prevalence of renal dysfunction and its impact on outcome in 118,465 patients hospitalized with acute decompensated heart failure：A report from the ADHERE database. J Card Fail 2007；13：422-30.
8) Hamaguchi S, et al. Chronic kidney disease as an independent risk for long-term adverse outcomes in patients hospitalized with heart failure in Japan. Report from the Japanese Cardiac Registry of Heart Failure in Cardiology（JCARE-CARD）. Circ J 2009；73：1442-7.
9) Testani JM, et al. Potential effects of aggressive decongestion during the treatment of decompensated heart failure on renal function and survival. Circulation 2010；122：265-72.
10) Pitt B, et al. The effect of spironolactone on morbidity and mortality in patients with severe heart failure. Randomized Aldactone Evaluation Study Investigators. N Engl J Med

コラム　ループ利尿薬の効果を最大限にするためには

急性心不全に対するループ利尿薬の使用に際しては，ループ利尿薬抵抗性，腎機能増悪の問題がある．その問題の解決法としてループ利尿薬と高張食塩水の併用が有効である可能性がある．

フロセミドはマクラデンサへの直接作用でレニン分泌をもたらし，RAAS の亢進をきたす．この RAAS の亢進により輸入細動脈が収縮し糸球体濾過量を低下させる．また尿細管での再吸収を亢進させ尿量低下の方向に働く．この RAAS の亢進がループ利尿薬抵抗性，腎機能増悪の機序の一部と考えられる．腎臓の生理学として，高張食塩水を投与することで腎血管抵抗を低下させることが報告されており[22]，フロセミド投与に伴う RAAS の亢進による腎血行動態の変化を抑制する可能性がある．

筆者らは，心不全患者にフロセミド投与に加え高張食塩水を投与することの利尿効果，腎機能に与える影響を調べた．対象は外来で経口利尿薬の投与を受けている急性非代償性心不全患者で，高張食塩水群（フロセミド 40 mg と 1.7％食塩水 500 mL の 24 時間持続投与）と非高張食塩水群（フロセミド 40 mg と 5％ブドウ糖 500 mL の 24 時間持続投与）に無作為に割り付け，解析を行った．1 次エンドポイントを 24 時間尿量，2 次エンドポイントを 24 時間後の腎機能（クレアチニンクリアランス）として評価を行ったところ，高張食塩水群で尿量が有意に多く（2,701±920 vs 1,777±797 mL，$p<0.001$），クレアチニンクリアランスが有意に高値（63.5±52.6 vs 39.0±26.3 mL/分/1.73 m^2，$p = 0.048$）であった（図 1）[23]．このことより，フロセミドに高張食塩水を併用することで利尿作用を増強させ，糸球体濾過量も改善させうることが示唆された．ほかにも，心不全において高張食塩水とループ利尿薬の併用が RAAS の抑制を含め循環動態に与える影響についての報告がある（図 2）[24]．

また，腎臓は糸球体濾過量を一定に保つための調節機構として傍糸球体装置の尿細管−糸球体フィードバック（TGF）が存在する．TGF はマクラデンサに到達する Cl$^-$ 濃度でコントロールされており，尿細管上流で NaCl の再吸収を抑制してナトリウム排泄を増加させようとしても，マクラデンサに到達する Cl$^-$ 濃度が上昇することで TGF が働きナトリウム排泄が抑制される．しかしながら，アンジオテンシン II 受容体拮抗薬（ARB）は TGF の反応性を低下させ，Na 排泄を促進するように TGF 曲線を右にシフトさせると報告されている（図 3）[25]．したがって，ループ利尿薬投与時や高張食塩水を併用する場

図 1　フロセミドと高張食塩水の併用が尿量・糸球体濾過量に与える影響[23]

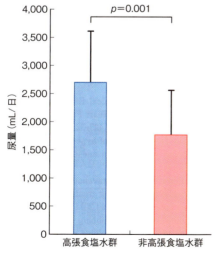
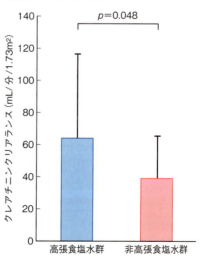

フロセミドに高張食塩水を併用することで尿量ならびに糸球体濾過量を増加させた．

■ 強心薬を使う際には，離脱させる策を考えておく

重症心不全でLOSを解除するには，一定の容量負荷が必要だが，その結果うっ血を招来してしまう．このように，うっ血とLOSの行き来を繰り返すと，一向に心不全状態から脱却できない．この解決には，FS曲線を上方にシフトさせるしか方法がない．そこで，①急性期には静注強心薬などで「とりあえず」のFS曲線シフトアップを図る，②慢性期には①のサポート下に恒常的なFS曲線のシフトアップを図る，との2段構えの戦略を立てることになる（❸）．

上記①の急性期での「とりあえず」策として，最も一般的な手法が静注強心薬である．さらに，後負荷軽減を目的とした血管拡張薬の併用が有用な場合はあるが，血圧低下を招来した場合には，心拍出量の増大が尿量の増加につながらない場合もあり，うっ血増悪の危険性もはらむ．高度な僧帽弁逆流（MR）を併発する場合は，後負荷軽減が逆流量を減少させ，前方駆出を増やすことでFS曲線のシフトアップにおおいに寄与する症例がある．その意味でも，IABPもおおいに検討に値し，時に驚くほどの有効性を発揮する．

ここで認識すべきは，①の「とりあえず」策はあくまで一時しのぎにすぎない点である．たとえば，強心薬をやめてしまえば，FS曲線は元にシフトするだけで，再びうっ血とLOSの行き来を繰り返す状態に逆戻りする．したがって，①の「とりあえず」策を続けながら，抜本的にFS曲線が上方にシフトする，あるいは，それにつながる方策②を同時進行で組み立てねばならない．ここで，異常の主体が心ポンプ異常であれば，それは左室逆リモデリングをねらうことにほかならない．心筋虚血など器質的心疾患への介入を除けば，逆リモデリングを期待できる2大治療ツールはβ遮断薬と心臓再同期療法である．強心薬の離脱過程で低心拍出が露呈する場合，β遮断薬は一向に導入が叶わないので，静注強心薬をじっと我慢して使い続ける．

■ 臨床シナリオに基づく強心薬使用の実践

心原性ショックの初期対応

心原性ショックは適切な処置なしでは致命率が高いため，組織低灌流に対する強心薬をためらってはならない．収縮期血圧は簡便かつ有用な組織低灌流の指標だが，尿量など全身状態を絡め総合的に判断する．左室充満圧が低下する心原性ショックは少なくなく，初期対応として急速補液を行う．

❸ 臨床的FS曲線のシフトアップ法

急性対処：FS曲線の暫定的シフトアップ
①強心薬：DOB（＋PDE Ⅲ阻害薬）
②IABP（PCPS）
慢性対処：FS曲線の恒常的シフトアップ維持
①薬物治療："triple therapy"（ACE阻害薬またはARB＋MRA→＋BB）
②CRT（@wide QRS/HR↓）
③トルバプタン（@Na↓，血管外うっ血）
④基礎疾患への介入：虚血，MR，不整脈
⑤ASV
⑥VAD→心移植

「とりあえずの」治療で血行動態を支えながら，同時に「最終的な」状況脱却法を進めていく．
DOB：ドブタミン，IABP：大動脈内バルーンパンピング，BB：β遮断薬，ARB：アンジオテンシンⅡ受容体拮抗薬，MRA：ミネラルコルチコイド受容体拮抗薬，CRT：心臓再同期療法，MR：僧帽弁逆流，HR：心拍数，ASV：adaptive servo ventilation，VAD：ventricular assist device

心原性ショックでは，血圧上昇と強心作用が確実なドパミンが推奨される．しかし，肺うっ血が強い場合には，肺毛細管圧を低下させるDOBを併用もしくは先行投与させる．PDE Ⅲ阻害薬は，DOBがもつ血管拡張作用を強化させ，強心作用は弱めた薬剤と考える．不十分な場合，循環血液量を適正化したうえで，ノルアドレナリンを併用する．なお，ノルアドレナリン使用群がドパミン使用群よりも，心原性ショックの短期死亡率が低いとの報告がある[2]．

HFrEF

駆出率の保たれた心不全（HFrEF）とHFpEFとの急性期管理を比べると，うっ血解除過程でのLOS露呈のリスクが異なる．その傾向はHFrEFで大きい．HFpEFでは，収縮性心膜炎やアミロイドーシスなどの強い拘束性障害がない限り，減容量にてLOSをきたすことはまれである．

LOSを回避させる第一選択薬は，DOBである．DOBはうっ血の有無にかかわらずLOSもしくは末梢循環不全時に使用され，内外のガイドラインではクラスⅡaに分類される．β刺激による陽性変力作用は20 μg/kg/分まで用量依存性だが，高用量時には$α_1$作用に基づく血管収縮やβ作用に基づく陽性変時作用および催不整脈作用が露呈しやすい．つまり，頻脈と不整脈増加で制限がかかり，5（〜10）μg/kg/分がせいぜいの上限である．

一方，低用量では$β_2$刺激や交感神経反射抑制を通じ

コラム　ループ利尿薬の効果を最大限にするためには

急性心不全に対するループ利尿薬の使用に際しては，ループ利尿薬抵抗性，腎機能増悪の問題がある．その問題の解決法としてループ利尿薬と高張食塩水の併用が有効である可能性がある．

フロセミドはマクラデンサへの直接作用でレニン分泌をもたらし，RAASの亢進をきたす．このRAASの亢進により輸入細動脈が収縮し糸球体濾過量を低下させる．また尿細管での再吸収を亢進させ尿量低下の方向に働く．このRAASの亢進がループ利尿薬抵抗性，腎機能増悪の機序の一部と考えられる．腎臓の生理学として，高張食塩水を投与することで腎血管抵抗を低下させることが報告されており[22]，フロセミド投与に伴うRAASの亢進による腎血行動態の変化を抑制する可能性がある．

筆者らは，心不全患者にフロセミド投与に加え高張食塩水を投与することの利尿効果，腎機能に与える影響を調べた．対象は外来で経口利尿薬の投与を受けている急性非代償性心不全患者で，高張食塩水群（フロセミド40 mgと1.7％食塩水500 mLの24時間持続投与）と非高張食塩水群（フロセミド40 mgと5％ブドウ糖500 mLの24時間持続投与）に無作為に割り付け，解析を行った．1次エンドポイントを24時間尿量，2次エンドポイントを24時間後の腎機能（クレアチニンクリアランス）として評価を行ったところ，高張食塩水群で尿量が有意に多く（2,701±920 vs 1,777±797 mL, $p<0.001$），クレアチニンクリアランスが有意に高値（63.5±52.6 vs 39.0±26.3 mL/分/1.73 m^2, $p=0.048$）であった（図1）[23]．このことより，フロセミドに高張食塩水を併用することで利尿作用を増強させ，糸球体濾過量も改善させうることが示唆された．ほかにも，心不全において高張食塩水とループ利尿薬の併用がRAASの抑制を含め循環動態に与える影響についての報告がある（図2）[24]．

また，腎臓は糸球体濾過量を一定に保つための調節機構として傍糸球体装置の尿細管−糸球体フィードバック（TGF）が存在する．TGFはマクラデンサに到達するCl$^-$濃度でコントロールされており，尿細管上流でNaClの再吸収を抑制してナトリウム排泄を増加させようとしても，マクラデンサに到達するCl$^-$濃度が上昇することでTGFが働きナトリウム排泄が抑制される．しかしながら，アンジオテンシンⅡ受容体拮抗薬（ARB）はTGFの反応性を低下させ，Na排泄を促進するようにTGF曲線を右にシフトさせると報告されている（図3）[25]．したがって，ループ利尿薬投与時や高張食塩水を併用する場

図1　フロセミドと高張食塩水の併用が尿量・糸球体濾過量に与える影響[23]

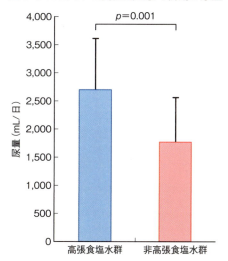
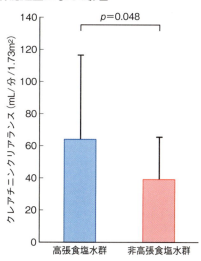

フロセミドに高張食塩水を併用することで尿量ならびに糸球体濾過量を増加させた．

合には，ARB を投与することで濾過量の低下を抑制し，利尿効果の増強が期待できる．RAAS を抑制することを中心にループ利尿薬の使い方を見直すことで，ループ利尿薬の利尿薬抵抗性，腎機能増悪の問題を解決しうる可能性がある．

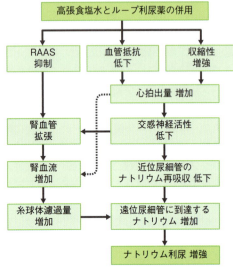

図2　高張食塩水とループ利尿薬の併用が循環動態に与える影響（文献24 より改変）

フロセミドに高張食塩水を併用することで神経体液性因子の抑制をもたらし利尿効果を増強させる．

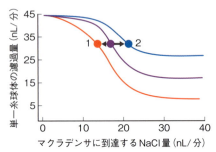

図3　ARB の尿細管-糸球体フィードバックに与える変化[25]

ARB は尿細管-糸球体フィードバック曲線を右にシフト（2）させる．

1999；341：709-17.
11) Zannad F, et al. Eplerenone in patients with systolic heart failure and mild symptoms. N Engl J Med 2011；364：11-21.
12) Kosmala W, et al. Effect of Aldosterone Antagonism on Exercise Tolerance in Heart Failure With Preserved Ejection Fraction. J Am Coll Cardiol 2016；68：1823-34.
13) Hata N, et al. Effects of carperitide on the long-term prognosis of patients with acute decompensated chronic heart failure：The PROTECT multicenter randomized controlled study. Circ J 2008；72：1787-93.
14) Matsue Y, et al. Carperitide Is Associated With Increased In-Hospital Mortality in Acute Heart Failure：A Propensity Score-Matched Analysis. J Card Fail 2015；21：859-64.
15) O'Connor CM, et al. Effect of nesiritide in patients with acute decompensated heart failure. N Engl J Med 2011；365：32-43.
16) Sato N, et al. Clinical features and outcome in hospitalized heart failure in Japan（from the ATTEND Registry）. Circ J 2013；77：944-51.
17) Miyazaki T, et al. Tolvaptan, an orally active vasopressin V(2)-receptor antagonist-pharmacology and clinical trials. Cardiovasc Drug Rev 2007；25：1-13.
18) Costello-Boerrigter LC, et al. Vasopressin-2-receptor antagonism augments water excretion without changes in renal hemodynamics or sodium and potassium excretion in human heart failure. Am J Physiol Renal Physiol 2006；290：F273-8.
19) Konstam MA, et al. Effects of oral tolvaptan in patients hospitalized for worsening heart failure：The EVEREST Outcome Trial. JAMA 2007；297：1319-31.
20) Gheorghiade M, et al. Characterization and prognostic value of persistent hyponatremia in patients with severe heart failure in the ESCAPE Trial. Arch Intern Med 2007；167：1998-2005.
21) Matsue Y, et al. Clinical Effectiveness of Tolvaptan in Patients With Acute Heart Failure and Renal Dysfunction. J Card Fail 2016；22：423-32.
22) Fujita T, et al. Effect of hypertonic saline infusion on renal vascular resistance in anesthetized dogs. Jpn J Physiol 1991；41：653-63.
23) Okuhara Y, et al. Intravenous salt supplementation with low-dose furosemide for treatment of acute decompensated heart failure. J Card Fail 2014；20：295-301.
24) Liszkowski M, et al. Rubbing salt into wounds：Hypertonic saline to assist with volume removal in heart failure. Curr Heart Fail Rep 2010；7：134-9.
25) Braam B, et al. Relevance of the tubuloglomerular feedback mechanism in pathophysiology. J Am Soc Nephrol 1993；4：1257-74.

カテコラミン/PDE Ⅲ阻害薬

Expert Advice

カテコラミン/PDE Ⅲ阻害薬

■ まず強心薬が必要な心不全を理解する

心不全管理で出現する低心拍出とは

重症心不全での管理では、「うっ血」と「低心拍出量症候群（LOS）」の綱引き、いうならば、臨床的フランク・スターリング（FS）曲線を意識することである。うっ血とLOSの関係を心筋線維の特性に投影させると、Forrester分類やNohria分類の二次元空間にFS曲線を想定できる（❶）。うっ血解除の減負荷治療は同曲線上を左下方向に沿って移動させ、volumeを減ずると心拍出が低下する。重症心不全例では、FS曲線が下方にシフトするため、うっ血解除の過程でLOSが出現する。

LOSをどう認識するか

LOSの臨床指標を❷に記す。尿量を含めた身体所見と心エコー図が重要であるが、いずれも診断精度に問題があり、現時点で最も頼りになるのはスワン・ガンツカテーテル（SG）である。

SG使用は、総死亡の減少や入院期間の短縮をもたらさないとのメタ解析[1]に基づき、急性心不全管理での使用は回避される傾向にある。しかし注意すべきは、これら研究対象の多くが比較的安定患者であり、静注強心薬や補助循環を必要とする重症例を除外している点である。SGは、必要時には使うべき診断ツールである。必要とされる最たる状況とは、①心不全急性期のショック例、②うっ血解除過程でLOSが露呈もしくは疑われる心不全難治例、である。

指標のなかでは、混合静脈血酸素飽和度（SvO_2）が最も重要で、$SvO_2 < 60\%$ を末梢循環不全の目安とする。高度三尖弁逆流（TR）例では、熱希釈法による心拍出量はあてにならない。

❶ 臨床的フランク・スターリング（FS）曲線

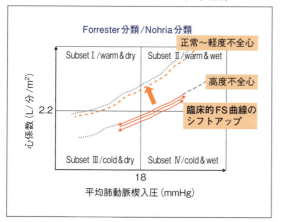

Forrester分類内にFS曲線を想定できる。低機能心ではうっ血解除により心拍出低下が生じる可能性があり、うっ血と低心拍出の往復状況を回避するFS曲線のシフトアップ法が求められる。

❷ 低心拍出および末梢循環不全の臨床指標

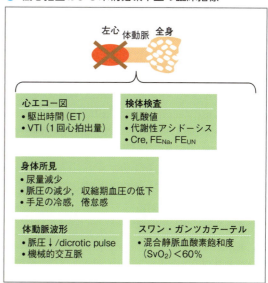

VTI：velocity-time integral、Cre：creatinine、FE_{Na}：fractional excretion of sodium、FE_{UN}：fractional excretion of urea nitrogen

■ 強心薬を使う際には，離脱させる策を考えておく

重症心不全でLOSを解除するには，一定の容量負荷が必要だが，その結果うっ血を招来してしまう．このように，うっ血とLOSの行き来を繰り返すと，一向に心不全状態から脱却できない．この解決には，FS曲線を上方にシフトさせるしか方法がない．そこで，①急性期には静注強心薬などで「とりあえず」のFS曲線シフトアップを図る，②慢性期には①のサポート下に恒常的なFS曲線のシフトアップを図る，との2段構えの戦略を立てることになる（❸）．

上記①の急性期での「とりあえず」策として，最も一般的な手法が静注強心薬である．さらに，後負荷軽減を目的とした血管拡張薬の併用が有用な場合はあるが，血圧低下を招来した場合には，心拍出量の増大が尿量の増加につながらない場合もあり，うっ血増悪の危険性もはらむ．高度な僧帽弁逆流（MR）を併発する場合は，後負荷軽減が逆流量を減少させ，前方駆出を増やすことでFS曲線のシフトアップにおおいに寄与する症例がある．その意味でも，IABPもおおいに検討に値し，時に驚くほどの有効性を発揮する．

ここで認識すべきは，①の「とりあえず」策はあくまで一時しのぎにすぎない点である．たとえば，強心薬をやめてしまえば，FS曲線は元にシフトするだけで，再びうっ血とLOSの行き来を繰り返す状態に逆戻りする．したがって，①の「とりあえず」策を続けながら，抜本的にFS曲線が上方にシフトする，あるいは，それにつながる方策②を同時進行で組み立てねばならない．ここで，異常の主体が心ポンプ異常であれば，それは左室逆リモデリングをねらうことにほかならない．心筋虚血など器質的心疾患への介入を除けば，逆リモデリングを期待できる2大治療ツールはβ遮断薬と心臓再同期療法である．強心薬の離脱過程で低心拍出が露呈する場合，β遮断薬は一向に導入が叶わないので，静注強心薬をじっと我慢して使い続ける．

■ 臨床シナリオに基づく強心薬使用の実践

心原性ショックの初期対応

心原性ショックは適切な処置なしでは致命率が高いため，組織低灌流に対する強心薬をためらってはならない．収縮期血圧は簡便かつ有用な組織低灌流の指標だが，尿量など全身状態を絡め総合的に判断する．左室充満圧が低下する心原性ショックは少なくなく，初期対応として急速補液を行う．

❸ 臨床的FS曲線のシフトアップ法

急性対処：FS曲線の暫定的シフトアップ
①強心薬：DOB（＋PDE Ⅲ阻害薬）
②IABP（PCPS）
慢性対処：FS曲線の恒常的シフトアップ維持
①薬物治療："triple therapy"（ACE阻害薬またはARB＋MRA→＋BB）
②CRT（@wide QRS/HR↓）
③トルバプタン（@Na↓，血管外うっ血）
④基礎疾患への介入：虚血，MR，不整脈
⑤ASV
⑥VAD→心移植

「とりあえずの」治療で血行動態を支えながら，同時に「最終的な」状況脱却法を進めていく．
DOB：ドブタミン，IABP：大動脈内バルーンパンピング，BB：β遮断薬，ARB：アンジオテンシンⅡ受容体拮抗薬，MRA：ミネラルコルチコイド受容体拮抗薬，CRT：心臓再同期療法，MR：僧帽弁逆流，HR：心拍数，ASV：adaptive servo ventilation，VAD：ventricular assist device

心原性ショックでは，血圧上昇と強心作用が確実なドパミンが推奨される．しかし，肺うっ血が強い場合には，肺毛細管圧を低下させるDOBを併用もしくは先行投与させる．PDEⅢ阻害薬は，DOBがもつ血管拡張作用を強化させ，強心作用は弱めた薬剤と考える．不十分な場合，循環血液量を適正化したうえで，ノルアドレナリンを併用する．なお，ノルアドレナリン使用群がドパミン使用群よりも，心原性ショックの短期死亡率が低いとの報告がある[2]．

HFrEF

駆出率の保たれた心不全（HFrEF）とHFpEFとの急性期管理を比べると，うっ血解除過程でのLOS露呈のリスクが異なる．その傾向はHFrEFで大きい．HFpEFでは，収縮性心膜炎やアミロイドーシスなどの強い拘束性障害がない限り，減容量にてLOSをきたすことはまれである．

LOSを回避させる第一選択薬は，DOBである．DOBはうっ血の有無にかかわらずLOSもしくは末梢循環不全時に使用され，内外のガイドラインではクラスⅡaに分類される．β刺激による陽性変力作用は20 μg/kg/分まで用量依存性だが，高用量時にはα₁作用に基づく血管収縮やβ作用に基づく陽性変時作用および催不整脈作用が露呈しやすい．つまり，頻脈と不整脈増加で制限がかかり，5（～10）μg/kg/分がせいぜいの上限である．

一方，低用量ではβ₂刺激や交感神経反射抑制を通じ

❹ 高度僧帽弁逆流による肺うっ血例でのPDEⅢ阻害薬の効果[5]

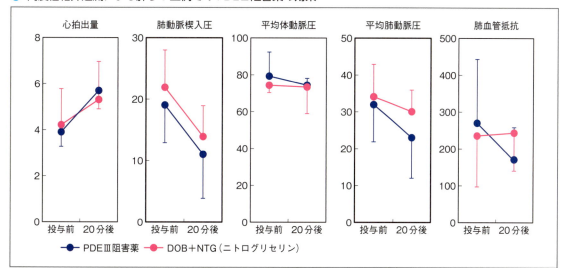

DOB＋NTGおよびPDEⅢ阻害薬のいずれも，僧帽弁逆流（MR）による肺動脈楔入圧を同様に減少させた．しかしこの際，PDEⅢ阻害薬で，肺動脈圧をより低下させた．

て血管拡張作用を有するinodilator（強心血管拡張薬）と位置づけられ，弱いながらもうっ血解除としてのポテンシャルを有する．PDEⅢ阻害薬ほど強力な血管拡張を求めない場合や低血圧例では，半減期の短さと慣用性も相まって，使い勝手のよい薬剤である．長期使用による耐性出現の有無は議論が分かれるが，β遮断薬のうち（メトプロロールでなく）カルベジロール使用下ではその作用が減弱することに留意する[3]．一方，長期予後への影響に関しては，改善させるとの報告は皆無であり，予後を悪化させるかについては議論が分かれる．ただし，不必要な使用を戒めるにこしたことはない．

虚血性心不全

PDEⅢ阻害薬は，冠灌流圧を低下させ，虚血性の急性心不全後の遠隔期予後を悪化させるとの報告[4]がある．ただし，血行動態破綻時には機械補助の必要性も絡め，その使用を躊躇すべきでない．心拍数を上昇させない必要最小限の使用を心がけたい．

重症MRによる肺うっ血

後負荷を軽減する，すなわち，体血管抵抗を減ずる薬剤が有効である．PDEⅢ阻害薬は強心薬に分類されるが，臨床家の視点からは血管拡張薬との印象が強い．カテコラミンは高用量では血管収縮作用が出現するが，PDEⅢ阻害薬はむしろ高用量で血管拡張作用が前面に立つ．とくに，低心機能例において，PDEⅢ阻害薬はその強心作用と相まって，硝酸薬などの純粋な血管拡張薬に比して血行動態が不安定になりにくく，MR合併心不全の急性期治療に便利な薬剤である．その背景として，肺血管抵抗を減ずる特徴も重要なのかもしれない（❹）[5]．なお，急性MRは，外科的介入が原則である．血行動態と呼吸状態が重症度と緊急性を決めるため，それをサポートする治療ツール，すなわち大動脈内バルーンパンピングと非侵襲的陽圧呼吸を積極的に活用する．

（猪又孝元）

引用文献

1) Shah MR, et al. Impact of the pulmonary artery catheter in critically ill patients: Meta-analysis of randomized clinical trials. JAMA 2005；294：1664-70.
2) De Backer D, et al. Comparison of dopamine and norepinephrine in the treatment of shock. N Engl J Med 2010；362：779-89.
3) Metra M, et al. Beta-blocker therapy influences the hemodynamic response to inotropic agents in patients with heart failure: A randomized comparison of dobutamine and enoximone before and after chronic treatment with metoprolol or carvedilol. J Am Coll Cardiol 2002；40：1248-58.
4) Felker GM, et al. Heart failure etiology and response to milrinone in decompensated heart failure: Results from the OPTIME-CHF study. J Am Coll Cardiol 2003；41：997-1003.
5) Hachenberg T, et al. Cardiopulmonary effects of enoximone or dobutamine and nitroglycerin on mitral valve regurgitation and pulmonary venous hypertension. J Cardiothorac Vasc Anesth 1997；11：453-7.

hANP

■ hANPとは

ヒト心房性ナトリウム利尿ペプチド（human atrial natriuretic peptide：hANP）は，日本で単離精製された，心臓に局在する生理活性ペプチドである．以前より，心房筋細胞には分泌顆粒が存在することが電子顕微鏡を用いた組織学的研究において知られていたが，それが何であるかは知られていなかった．その後の研究により，心房に負荷がかかると，心房に蓄えられていたANPが血中から全身に放出され，さまざまな生理作用をもたらすことが明らかになり，心房筋細胞内の顆粒に貯蔵されていた物質はANPであることがわかったのである．

ANPの細胞内情報伝達機構としては，ANPが細胞表面のグアニル酸シクラーゼA受容体に結合し，膜結合型グアニル酸シクラーゼが細胞内のcGMPレベルを増加させることによりGキナーゼを活性化すること，およびこのGキナーゼが生理活性作用を示すことが知られている．

ANPの生理活性作用は，血管平滑筋弛緩による血管拡張作用と腎臓における濾過量増大によるナトリウム利尿作用に代表される．このため，hANP製剤であるカルペリチド（ハンプ®注射用1000）は，利尿薬としての作用が主体であり，心臓においては前負荷軽減作用を惹起すると考えられてきた．しかしながら，その後の研究によりそれ以外の作用として，カルペリチドは交感神経系抑制作用，レニン・アンジオテンシン・アルドステロン（RAA）系抑制作用，抗酸化作用，心肥大抑制作用，間質線維化抑制作用などがあり，これらの多様な作用を有していることが明らかになった．これが前負荷軽減作用を有する血管拡張薬の代表である硝酸薬と異なる点である．また，このような多彩な作用の存在は，カルペリチドが強力な心血管保護作用を発揮することを担保する．

■ カルペリチドの心不全改善作用

カルペリチドは，慢性心不全の急性増悪期（acute decompensated heart failure：ADHF）を含む急性心不全に対して適応がある．急性心不全治療に対するカルペリチドは，0.1 μg/kg/分の投与量が添付文書に記載されているが，この用量を最初から使用すると，急激な血圧低下をきたすことがあるため，0.0125～0.025 μg/kg/分の低用量投与から開始して増量していくのが一般的である．

日本におけるカルペリチドの使用成績調査によると，8割の症例が0.05 μg/kg/分以下での投与で開始され，カルペリチドの平均投与期間は5.2日間であった．カルペリチド投与により，呼吸困難感，末梢浮腫などの心不全症状が改善することが報告された．現在では，0.025 μg/kg/分以下の低用量で管理されることが多くなっている．

このようなカルペリチド投与により，心不全症例の長期予後を改善するというエビデンスがある一方，後ろ向き観察研究では，カルペリチド投与群で予後が悪いという報告もあり，評価は一定しない．さらに，大規模臨床試験としてカルペリチドの長期予後を検証した結果はなく，今後は長期投与についての臨床研究が進むことが期待される．

一方，安全性に関しては，副作用の発現頻度は4.64％であり，最も多い副作用は低血圧であった．そのため，カルペリチド投与をするうえで，右心不全患者や低血圧患者に対する投与はきわめて慎重に行う必要があることに留意する．また最近，傾向スコアを用いた解析による後ろ向き観察研究で，カルペリチド投与と急性心不全患者の院内死亡の増加とが関連すると報告された[1]．この研究結果は，急性心不全患者に漫然とカルペリチドを投与することへの注意を促す報告である．今後，急性心不全患者に対するカルペリチドの有効性および安全性を評価する臨床試験による検証が望まれるところである．

添付文書上，重大な副作用としては，「血圧低下（8.6％），低血圧性ショック（0.2％），徐脈（0.2％）等が現れることがあるため，本剤投与にあたっては観察を十分行い，前記のような症状が現れた場合は減量又は中止等，また，血圧等の回復が不十分な場合あるいは徐脈

を伴う場合には，輸液，アトロピン硫酸塩水和物の静注等の適切な処置を行う」必要がある．また，「過剰利尿（脱水）により，電解質異常（1.8％），心室性不整脈（心室頻拍〈0.2％〉，心室細動〈0.1％〉），赤血球増加（0.1％），血小板増加（0.1％）が認められることがあるので，このような症状が認められた場合は，減量又は中止等，適切な処置を行う」．また，①「本剤は降圧作用を有するため，重篤な低血圧，又は心原性ショックのある患者」，②「右室梗塞のある患者に対して血管拡張薬や利尿薬を用いると，静脈還流が減少し，低心拍出状態を増悪させるといわれているため，右室梗塞のある患者」，③「循環血漿量の減少している患者に投与した場合，その病態を更に悪化させる可能性があるため，脱水症状の患者」に投与することは禁忌とされている（以上，添付文書 2014 年 1 月改訂〈第 14 版〉より）．

■ 急性心不全におけるカルペリチドの意義

急性心不全の主たる病態は，肺うっ血である．心不全患者の多くは，肺うっ血に伴う呼吸困難の出現や増悪により，予定外の来院に至るため急性心不全に対する重要な治療は，肺うっ血の改善である．これには，肺うっ血に至った病態を理解することが必要であり，循環血液量の増大によるものか，もしくは血圧上昇などに伴う体内水分の再分布によるものかに大別できる．

一般に急性心不全における肺うっ血の改善に用いられる薬剤として，血管拡張薬があり，血管拡張薬は，硝酸薬とカルペリチドに大別される．急性心不全に対する血管拡張薬として，カルペリチドと硝酸薬の有効性を比較したエビデンスはなく，今後の研究結果が待たれるところである．また，どちらも血管拡張作用により，血圧低下が生じるため，低血圧を呈している心不全患者への投与が困難であることがある．

■ 急性心不全治療の新しい考え方

ここ数十年のあいだで，慢性心不全の治療は劇的な変化をみせた．心不全は心機能が低下しているのだから，心機能を上げる経口強心薬が心不全の強力な治療になるのではないかと一時期考えられていたが，大規模臨床研究において経口強心薬による心不全治療は予後を逆に悪化させることが示された．その一方，RAA 系や交感神経系などのシグナルの抑制が心不全の予後改善につながることがわかってきた．これらの結果から，慢性心不全治療においては，血行動態を改善することより，心臓をはじめとした臓器保護を考慮した治療が重要であると認識されるようになった．

この慢性心不全治療に起こったパラダイムシフトは，急性心不全の治療においても臓器保護を考えた治療が求められていることを示唆しているが，急性心不全の治療は慢性心不全の治療と異なり，数時間～数日ときわめて短期間での救命や症状改善が求められるため，とりあえず心血行動態改善に重きがおかれ，臓器保護を考えた治療が検討されることはほとんどなかった．しかし近年，急性期において生じる神経体液性因子の活性化が，慢性期の予後を悪化させることや，急性心不全を経験した回数に応じてその予後が悪くなることから，急性心不全期にも心血管保護を考慮するべきと認識されるようになってきた．

急性心不全に対して血管拡張薬を投与することで，血行動態を改善し，肺うっ血が軽減することが期待できる．その一方，血行動態の変化に伴う交感神経や RAA 系の活性亢進が生じてしまう危険性がある．一方カルペリチドは，心臓から生成される心保護ペプチドと考えられており，交感神経系や RAA 系に対する抑制作用を有する．この点が，硝酸薬とカルペリチドの違いであり，急性心不全の臓器保護を考えた治療として，カルペリチドが期待される点である．

■ カルペリチドをめぐる大規模試験

興味あることに，カルペリチドと同様の利尿ペプチドである B 型（脳性）利尿ペプチド（BNP，nesiritide）を用いた臨床試験が近年，報告されている．これは海外では，カルペリチドの代わりに nesiritide（2017 年現在日本未承認）が用いられているためである．

まず，急性非代償性心不全患者の短期予後は，強心薬であるドブタミン投与と比較して，nesiritide 投与により予後が改善することが報告された[2]．nesiritide と硝酸薬の有効性を比較した VMAC（Vasodilation in the Management of Acute CHF）試験の結果も報告され，489 人の非代償性心不全患者において，nesiritide 群で硝酸薬群と比べて，肺動脈楔入圧が低下した[3]．その一方，心不全症状の改善や 6 か月後の心事故発生率などは両群間で差がなかった．

その後のメタ解析[4]では，対照群と比較して nesiritide 群のほうが予後が悪化する可能性が示唆され，ASCEND-HF（Acute Study of Clinical Effectiveness of Nesiritide in decompensated Heart Failure）試験による nesiritide の有効性の再評価が行われた[5]．7,000 人を超える急性非代償性心不全患者において，主要評価項目の一つとして心不全症状を示す呼吸困難の症状が，プラ

❶ 急性非代償性心不全患者における nesiritide の標準治療への上乗せ効果（ASCEND-HF 試験）[5]

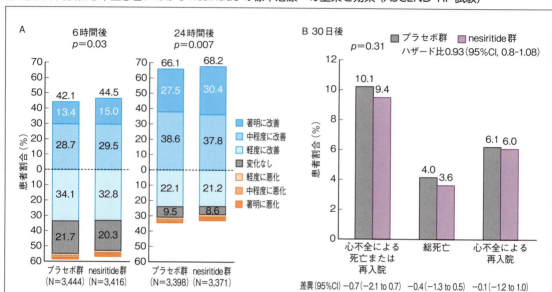

nesiritide 群で，呼吸困難症状は軽度改善するが，予後改善までは至らなかった．

❷ 急性心不全患者のカルペリチドによる心血管イベント抑制作用（PROTECT 試験）[6]

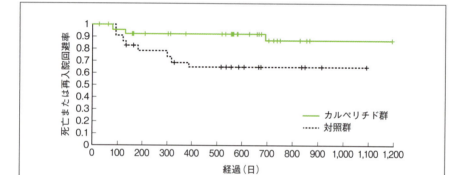

セボ群と比較して，nesiritide 群で軽度だが有意な改善を示した（❶ A）．しかし，もう一方の主要評価項目である 30 日後の総死亡および心不全による再入院による複合エンドポイントでは，両群間に差が認められなかった（❶ B）．また nesiritide 投与により腎機能が悪化する懸念が指摘されていたが，本試験においては両群間で腎機能の悪化に差は認めなかった．これらの結果より，nesiritide は急性心不全治療の標準治療としてはまだ推薦できないと結論づけられた．

一方，急性心不全患者におけるカルペリチドの有効性を示した大規模臨床試験の結果は報告されていない．小規模臨床試験としては PROTECT（Prospective Trial of Cardioprotective Effect of Carperitide Treatment）試験が報告されている[6]．49 例の急性心不全患者において，対照群と比較してカルペリチド投与群では，総死亡もしくは心不全による再入院による複合エンドポイントの発生頻度が有意に低かった（カルペリチド群 11.5％ vs 対照群 34.8％）（❷）．カルペリチドの作用機序として，投与開始 24 時間後の血中 GMP 濃度が対照群と比べて有意に増加し，血中 H-FABP（heart-type fatty-acid-binding protein）/クレアチニン比が有意に低下することが示された．また，J-WIND（Japan-Working Groups of Acute Myocardial Infarction for the Reduction of Necrotic Damage）試験では，急性心筋梗塞患者における低用量カルペリチドの持続投与が，梗塞サイズを有意に縮小し，左室駆出率を

❸ カルペリチドの急性心筋梗塞における心保護作用（J-WIND試験）[7]

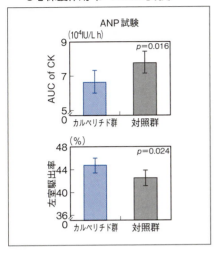

❹ 心不全症例におけるカルペリチドのアディポネクチン増加作用[9]

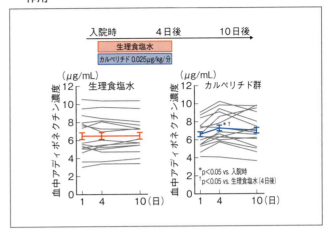

有意に改善した（❸）[7]．さらに2年半後の追跡調査では，総死亡もしくは心不全による再入院の複合エンドポイントの発生を低下させることが示された．

■ カルペリチドの新しい作用

興味あることにカルペリチドは，これまで知られていなかった作用が明らかになりつつある．まず，カルペリチドは，アルドステロンレベルを抑制することは知られていたが，バソプレッシンレベル増加も抑制することが明らかになってきた．この作用も，カルペリチドの利尿作用に深くかかわっているものと考えられる．

また，カルペリチドをイヌに冠動脈内投与すると一酸化窒素（NO）レベルの上昇を引き起こすことから，内皮細胞に作用していることや，このNO増加作用で虚血による心筋梗塞サイズの縮小が引き起こされることも明らかになってきた[8]．さらに，カルペリチドは，脂肪細胞に作用してアディポネクチン増加を引き起こすことが細胞レベルから心不全患者レベルまで証明されている（❹）[9]．このような，カルペリチドの新規の作用も相まって，急性心不全に対して心血管保護効果を惹起しているものと考えられている．

■ おわりに

カルペリチドは，日本で発見されたペプチドであり，臨床研究は日本でなされることが多い．できれば，さらに海外に導出して，海外での知見を求めていくことが，グローバルに心不全の予後改善に大きく貢献することになるため，今後，日本のみならず諸外国で新たな知見を積み重ねることが重要であると考えられる．

（北風政史）

● 引用文献

1) Matsue Y, et al. Carperitide Is Associated With Increased In-Hospital Mortality in Acute Heart Failure：A Propensity Score-Matched Analysis. J Card Fail 2015；21：859-64.
2) Silver MA, et al. Effect of nesiritide versus dobutamine on short-term outcomes in the treatment of patients with acutely decompensated heart failure. J Am Coll Cardiol 2002；39：798-803.
3) Intravenous nesiritide vs nitroglycerin for treatment of decompensated congestive heart failure：A randomized controlled trial. JAMA 2002；287：1531-40.
4) Sackner-Bernstein JD, et al. Short-term risk of death after treatment with nesiritide for decompensated heart failure：A pooled analysis of randomized controlled trials. JAMA 2005；293：1900-5.
5) O'Connor CM, et al. Effect of nesiritide in patients with acute decompensated heart failure. N Engl J Med 2011；365：32-43.
6) Hata N, et al. Effects of carperitide on the long-term prognosis of patients with acute decompensated chronic heart failure：The PROTECT multicenter randomized controlled study. Circ J 2008；72：1787-93.
7) Kitakaze M, et al. Human atrial natriuretic peptide and nicorandil as adjuncts to reperfusion treatment for acute myocardial infarction（J-WIND）：two randomised trials Lancet 2007；370：1483-93.
8) Asanuma H, et al. Carperitide induces coronary vasodilation and limits infarct size in canine ischemic hearts：Role of NO. Hypertens Res 2014；37：716-23.
9) Tsukamoto O, et al. Natriuretic peptides enhance the production of adiponectin in human adipocytes and in patients with chronic heart failure. J Am Coll Cardiol 2009；53：2070-7.

CRT/ICD

■ CRT

CRTの適応と効果

慢性心不全患者のおよそ30％において心筋障害による伝導障害が進行し，心電図上QRS幅の拡大を呈することが知られている．とくに左脚ブロックはしばしば認められる伝導障害で，左室内の電気的遅延は収縮非同期を惹起し非効率的な収縮様式を呈することとなる．このような収縮非同期の存在は左室収縮率の低下や僧帽弁逆流の増大，ひいては突然死や総死亡率の増大に関連していることが知られている．QRS幅の拡大・脚ブロックに伴う収縮非同期性を是正する治療方法が心臓再同期療法（CRT：cardiac resynchronization therapy）であり，右室中隔と左室自由壁から同時にペーシングを行うことで伝導遅延を補正し収縮を再同期させるデバイス治療である．

CRTの適応は心不全重症度（NYHA分類），左室収縮率（LVEF），伝導障害（QRS幅）によって決定される．日本のガイドラインでは，NYHA Ⅲ度以上の重症心不全患者で，LVEF 35％以下かつQRS幅120 ms以上がClass Ⅰ適応である．近年の大規模臨床試験では軽症心不全例での有効性が示され[1]，また左脚ブロックの重要性や150 ms以上の症例に有効性が高いことが報告されており，欧米では適応が拡大されている．また，120ms以下の幅の狭いQRS患者では効果が乏しく，適応とはならない．

CRTの効果として，左室収縮末期容積（LVESV）の減少やLVEFの改善（リバースリモデリング），僧帽弁逆流の改善といった形態的改善がみられる．また，心不全症状やNYHAクラス，QOL，運動耐容能の改善といった機能的改善が得られる．さらに，心不全入院率の低減や死亡率の低下が大規模臨床試験により実証されている．

しかし，CRTの効果が十分でない，いわゆるノンレスポンダーが30〜40％存在する[2]．CRTノンレスポンダーの原因を検討した過去の報告によれば，最も多い要因は房室間のペーシング間隔の設定（AVD：atrioventricular delay）の不適切な設定である．その他，CRTデバイスに起因する要因として左室リード留置部位や両心室ペーシング率の低下などがあげられる[3]．

左室リードの至適留置部位

左室リードの留置部位はCRTの効果を左右する重要な要因の一つである．左室リードが心尖部に留置された場合にCRTの効果が劣る結果が示されており，心尖部への左室リード留置を避けることが望ましい[4]．

また，CRTは電気的遅延・収縮非同期を是正するという観点から，収縮が遅延している部位をペーシングすることが望ましい．エコーやMRIで評価した収縮遅延部位に一致させて左室リードを留置することでCRTの効果が高くなることが報告されている[5]．

しかし，画像評価と術中透視画像は必ずしも一致しないことがしばしば経験される．そこで，電気的伝導遅延部位を評価して左室リード留置部位を決定する方法が報告された（❶）．QRSの立ち上がりから左室リード電極の局所電位までの時間を計測する方法（Q-LV間隔）[6]や，右室心尖部に留置された右室リード局所電位から，左室リード局所電位までの時間を計測する方法がある（RV-LV間隔）．いずれの計測方法においても，より伝導遅延した部位に左室リードを留置することで形態的改善効果が得られる．

デバイス治療におけるリード留置部位は植込み後に変更することができないため，このような術前・術中の評価はCRTの効果を高めるうえで非常に重要である．

AVDの調節

不適切なAVD設定はノンレスポンダーの最も多い原因の一つである．不要に長いAVD設定は拡張末期僧帽弁逆流を生じ，短いAVD設定では心房収縮と心室収縮の競合を生じる．その結果，心収縮性や心拍出量の十分な改善が得られない．適切なAVDの評価方法としてカテーテル検査や心エコー，電気的時間計測に基づく評価方法があるが，非侵襲的で簡便な心エコーガイド下のAVD至適化が主に行われている．

❶ 左室内伝導遅延の評価

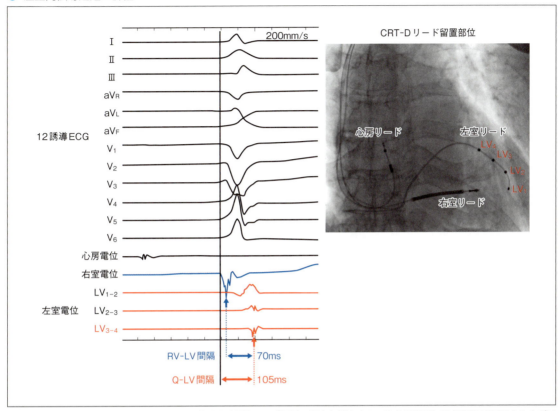

左室4極リードにおける局所電位を用いて伝導最遅延部位および遅延の程度を測定する．Q-LV 間隔は12誘導心電図の立ち上がりから左室局所電位までの時間を測定する．RV-LV 間隔は右室局所電位から左室局所電位までの時間を測定する．

　一方，リード電極による電気的な時間計測を指標にして至適 AVD を算出するデバイスアルゴリズムが以前より開発されてきた．Abbott St Jude Medical 社の Quick Opt や，Boston Scientific 社の Smart Delay などがあり，デバイス外来で計測可能な非常に簡便な方法である．

　しかし，至適 AVD は本来，安静時や活動時における心拍数や自律神経活性により経時的に変化するものである．エコーガイドやデバイスアルゴリズムによる AVD 至適化は，このような AVD の経時的な変化に対して対応ができない点に注意しなければならない．

　Medtronic 社の Adaptive CRT 機能はまた新しいデバイスアルゴリズムであり，自己房室伝導を1分おきに自動計測して経時的に AVD を至適化する．さらに，自己房室伝導が 200 ms 以内に保たれている場合には左室単独ペーシングを推奨する．右室ペーシングを温存し，自己房室伝導と左室ペーシングを融合させることで CRT を行うアルゴリズムである．このように毎分の経時的な調整を行うことによって，Adaptive CRT は心エコーガイド調節と同等の結果が報告されている[7]．さらに，左室単独ペーシング群ではエコーガイド群よりも心不全入院率および死亡率が低いことが示された．右室ペーシングを温存することで電池の節約にもつながる．同様に，経時的な AVD 調節および自己伝導と左室ペーシングとの自己 QRS との融合アルゴリズムには Abbott St Jude Medical 社の Sync AV がある．これらのデバイスアルゴリズムに基づく AVD 調節は，もちろん血行動態と一致しない可能性も十分ある．CRT が奏効しない場合には，心エコーによる至適 AVD の確認も必要である．

　近年のデバイス治療の発展はめざましく，今後も各社においてさまざまなデバイスアルゴリズムの開発が進むと思われる．術前の患者背景から，どのようなアルゴリズムが最適であるかを考慮してデバイス選択を行うことも重要である．

❷ 遠隔モニタリングで得られる心不全指標

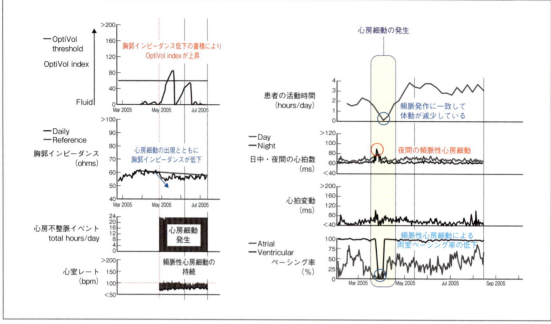

左図では心房細動の発生と頻脈の持続とともに，胸郭インピーダンスが低下している様子が観察される．右図では，頻脈性心房細動に一致して患者の活動度が低下し，両室ペーシング率が低下している様子が観察される．

遠隔モニタリング

　遠隔モニタリングシステム（RMS：remote monitoring system）は外来通院による対面診療を行わずに，デバイスの動作状況や生体情報を送信することができるシステムである．電池残量やリードデータ，ペーシング率，除細動や抗頻拍ペーシングなどの治療状況といった基本情報に加え，心房細動や期外収縮などの発生状況や患者活動，胸郭インピーダンス，心拍変動などのさまざまな生体情報が取得できる．RMS の導入により異常データに対する早期介入が可能で，全死亡や心不全入院の改善が報告されており，ノンレスポンダーを減少させる可能性もある[8]．

　CRT ペーシング率の低下はノンレスポンダーの主要因の一つであり，RMS で早期介入できる項目の一つである．頻脈性心房細動発作や，多発性心室性期外収縮などの不整脈は CRT ペーシング率を低下させる原因となるため，RMS での確認と早期介入を要する．心不全管理のための RMS 情報としては，心房細動発生時の持続時間や頻脈の程度，心拍数変動の低下や夜間の心拍数上昇，活動度の低下や胸郭インピーダンスなどを組み合わせることで，心不全入院のリスクが高くなるとの報告がある．

　何か一つの情報で心不全を予測することは難しいが，連動するさまざまな生体情報を考慮しながら早期介入を行うことで，心不全入院を防ぐ必要がある（❷）．

新しい CRT 機能「マルチポイントペーシング」

　CRT レスポンダーのためには，左室内の伝導最遅延部位へのリード留置が重要であることは前述のとおりである．しかし，このような伝導遅延部位は心筋内の線維化や瘢痕組織に起因しており，ペーシング閾値が高い．また，ペーシング後の伝導が遅いため伝導遅延が補正できず，VVD（両室間のペーシング間隔の設定）調節が必要となることも少なくない．さらに，冠静脈の形態や分布，横隔神経刺激などの理由から至適部位にリードを留置できないこともしばしば経験される．これらのような患者ではノンレスポンダーとなる可能性がある．

　近年では，特殊な場合を除き左室リードは 4 極リードの使用が主流となった．そこで，4 極リードの任意の 2 電極を使用し，右室とは独立して左室の 2 か所からペーシングを行う機能がマルチポイントペーシング（MPP）である．瘢痕組織が大きく伝導障害が強い症例や，最遅延部位へリードが留置できなかった症例などにおいて，左室で 2 か所からペーシングを行うことで，

伝導・収縮遅延の是正を補助することができ，ノンレスポンダー回避の可能性を高める新機能である．実際，従来のCRTに比べてMPPではレスポンダー率が高いという報告が散見される[9]．

現在，このようなMPPシステムは各社のデバイスで使用可能である．一方で，ペーシング部位が一つ増えることで電池消費への影響も懸念される．いつ，どのようなCRT患者においてMPPを導入するかはまだわかっておらず，今後の臨床試験の結果に注目したい．

■ ICD
ICDによる心臓突然死の予防効果

植込み型除細動器（ICD：implantable cardioverter defibrillator）は心臓突然死を予防する強力な治療方法である．AVID trial[10]をはじめとした過去の大規模臨床試験から，器質的心疾患に伴った心室頻拍／心室細動（VT/VF）に対する二次予防として，ICDは薬物療法に比較して予後改善効果が高いことが示されている．とくに心機能低下例での予後改善効果は大きい．

ICDの一次予防効果に関しては低心機能症例で有効性が多く示されてきた．MADIT-II trialでは心筋梗塞後の低心機能患者のみで予後を検討したが，ICDは薬物治療に比較して約30％の死亡率減少効果を示した[11]．SCD-HeFT trialでは虚血性と非虚血性を約半数ずつ含んでいるが，低心機能患者においてICDは有意に死亡率を低下させた[12]．これらの結果から欧米ではLVEF 35％以下の低心機能患者はICDの適応を考慮することとなっている．日本のガイドラインでも中等度以上の心不全で非持続性VTがあれば，LVEF 35％以下の低心機能患者ではICD適応となる．

一方，非虚血性心疾患におけるICDの予後改善効果は再考の余地がある．DEFINIT trialは非虚血性のみを対象に予後を検討した試験であるが，ICD群の死亡率は薬物療法群よりも34％低かったものの，有意差は認められなかった[13]．SCD-HeFT trialの結果においても非虚血性心疾患に注目した場合，同様の結果であった．

近年報告されたDANISH trialは，1,100人以上のLVEF 35％以下の非虚血性心疾患患者を登録しICD群と薬物治療群に割り付けたRCT trialである．総死亡において有意な両群間差は認められなかった．心臓突然死はICD群で有意に低い結果を示したが，心血管死では両群間差は認められなかった．しかしながら，年齢による違いがサブ解析で示されており，68歳以下ではICD群の死亡リスクが低い結果となっている[14]．

したがって，非虚血性心疾患の一次予防を考慮する際は年齢や患者背景を十分考慮してICD適応を検討する必要があろう．

WCD

着用型除細動器（WCD：wearable cardioverter defibrillator）は旭化成ゾールメディカル社によって取り扱われており，LifeVest®として知られている（❸A）．背面2か所と左胸部1か所に除細動電極を配置し，その他に心電図電極とコンソールで構成されるベストのような着用型の除細動器である．患者自身で着脱可能で入浴時以外は着用して過ごす．

ICDの過度な適応を避けるためにある程度の判定期間が必要とされ，急性心筋梗塞発症40日以内や，冠血行再建直後，至適薬物治療導入期においては低心機能であってもICD適応とはならない．WCDによって，このような期間において安全に経過観察することが可能となった．WEARIT-II trialでは，器質的心疾患患者のおよそ40％においてWCDによる待機期間中にLVEFの改善が認められ，ICDの一次予防適応を回避するに至ったと報告されている[15]．

血行再建や薬物療法導入期にどの程度の突然死リスクがあるのかはまだわかっていないが，このような待機期間にWCDは安全かつ有用であると考えられる．

S-ICD

従来の経静脈的ICDの問題点として，デバイス感染やリードトラブルがあげられる．デバイス感染は死亡率が高く，システムの完全抜去を必要とする．また，静脈や心内へのアクセスを必要とし，血気胸や心タンポナーデなどの植込みに伴うリスクも伴う．皮下植込み型除細動器（S-ICD：subcutaneous implantable cardioverter defibrillator）は，これらのリスクを解消することができる新しい植込み型デバイスである（❸B）．

本体およびリード電極をすべて皮下に留置するため，静脈や心臓内へのアクセスを必要としない．ポケットのみで完結するため感染時のリスクも従来のICDに比較して少ない．一方，心内にリードを留置しないためペーシングすることはできず，したがって徐脈に対するペーシング治療や抗頻拍ペーシングは行うことができない．S-ICDは体表面心電図から頻拍を感知しなければならず，センシング不全を避けるために専用の心電図スケールを用いてスクリーニング検査を行う必要がある．

心不全患者や一次予防に限らず，ペーシング治療が不

❸ 新しい除細動デバイス

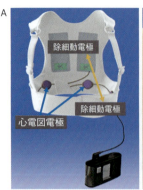
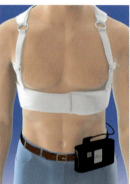
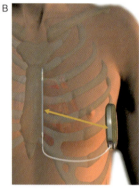
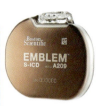

- 容量：59.5mL
- 重量：130g
- 厚さ：12.7mm
- エネルギー：80J（デリバリ）
- 波形：二相性

・完全皮下植込み型
・心血管内へのリード挿入不要
・80Jの二相性ショック（デリバリ）
・10秒以下の80Jチャージタイム
・電池寿命が7.3年（予測値）
・アルゴリズムによるVT/VFの効果的な検出

A：WCD．頻拍検出のアルゴリズムを内蔵し，頻拍の感知とともに除細動電極から導電性ジェルが自動放出され，150Jの二相性ショックが放出される．
B：S-ICD．ショックリードを胸骨左縁，ジェネレータ本体を左側胸部の皮下へ留置する．80Jの二相性ショックが放出される．

要で心室細動を目的としたICD適応であれば，S-ICDは非常に有用なデバイスである．

ショック作動の低減（ショックリダクション）

ICDショック作動は疼痛によりQOLを低下させるだけでなく，心不全入院や死亡のリスクを増加させることが知られている．適切作動だけでなく，不適切作動でも死亡リスクを増加させることから，可能な限りショック作動を低減させるようなデバイスプログラミングが望まれる．

MADIT-RIT trialは3種類のプログラミングを比較して不適切作動および死亡を調査した大規模臨床試験である．従来の2 zone設定群（conventional），200 bpmの1 zone設定群（high rate），3 zoneであるが頻拍検出時間を延長させた群（duration delay）の3群において，high rate群およびduration delay群はconventional群に比較して有意に不適切作動の発現が少なかった．また，conventional群よりもduration delay群で死亡が少なく，high rate群で最も死亡が少ない結果であった[16]．

したがって，頻拍検知レートを上げ，頻拍検知までの時間やNIDを延長させることは非常に重要である．その他，抗頻拍ペーシング（ATP）を設定しショック作動前に頻拍の停止を試みることや，上室性頻拍の鑑別アルゴリズム機能の設定，T波オーバーセンシングの回避機能などを設定することも大切である．VF zone内の頻拍であっても実際はrapid VTであることも少なくないため，ATP during chargeやbefore chargeなどのATP機能を設定することは非常に重要である．

また，不適切な頻拍検出や不適切作動に対して早期介入・回避するためにも，遠隔モニタリングは非常に有用である．

CRT患者におけるICDの役割（CRT-PかCRT-Dか）

CRTの適応患者はLVEFの低下した慢性心不全患者であり，大部分の患者でICDの適応を満たすためCRT-D（両室ペーシング機能付き植込み型除細動器）を選択することになる．しかし，CRTの効果によりリバースリモデリングが得られ，心不全や突然死リスクが改善する可能性がある．とくにICD一次予防の場合，CRTの効果によりLVEFが35％を上回れば適応から外れる可能性もある．CRTへのレスポンスをいかに予測できるかが重要となる．

CRT-P（ペーシング機能のみのCRT）と薬物療法の比

較において突然死は同程度との報告がある一方，CRT-D では薬物療法に比べ当然，突然死の頻度は少ない．非虚血性心疾患患者を対象とした DANISH trial では CRT 患者を 58％含むが，ICD 群と薬物治療群で突然死は ICD 群で有意に少なかったものの総死亡に差は認められなかった[14]．

高齢者では心血管死以外の死亡原因が増加するため，年齢は十分考慮する必要がある．MADIT-CRT では，75 歳以下では適切作動が多く，死亡率は低い結果が示されている．

心不全の重症度や基礎心疾患（とくに非虚血性），年齢や社会的背景を考慮し，個々の症例で CRT-P か CRT-D かを選択する必要がある．

〈柳下大悟，萩原誠久〉

● 引用文献

1) Tang AS, et al. Cardiac-resynchronization therapy for mild-to-moderate heart failure. N Engl J Med 2010；363：2385-95.
2) European Heart Rhythm Association, et al. 2012 EHRA/HRS expert consensus statement on cardiac resynchronization therapy in heart failure：Implant and follow-up recommendations and management. Heart Rhythm 2012；9：1524-76.
3) Mullens W, et al. Insights from a cardiac resynchronization optimization clinic as part of a heart failure disease management program. J Am Coll Cardiol 2009；53：765-73.
4) Singh JP, et al. Left ventricular lead position and clinical outcome in the multicenter automatic defibrillator implantation trial-cardiac resynchronization therapy (MADIT-CRT) trial. Circulation 2011；123：1159-66.
5) Khan FZ, et al. Targeted left ventricular lead placement to guide cardiac resynchronization therapy：The TARGET study：a randomized, controlled trial. J Am Coll Cardiol 2012；59：1509-18.
6) Gold MR, et al. The relationship between ventricular electrical delay and left ventricular remodelling with cardiac resynchronization therapy. Eur Heart J 2011；32：2516-24.
7) Martin DO, et al. Investigation of a novel algorithm for synchronized left-ventricular pacing and ambulatory optimization of cardiac resynchronization therapy：Results of the adaptive CRT trial. Heart Rhythm 2012；9：1807-14.
8) Hindricks G, et al. Implant-based multiparameter telemonitoring of patients with heart failure (IN-TIME)：A randomised controlled trial. Lancet 2014；384：583-90.
9) Pappone C, et al. Improving cardiac resynchronization therapy response with multipoint left ventricular pacing：Twelve-month follow-up study. Heart Rhythm 2015；12：1250-8.
10) Antiarrhythmics versus Implantable Defibrillators (AVID) Investigator. A comparison of antiarrhythmic-drug therapy with implantable defibrillators in patients resuscitated from near-fatal ventricular arrhythmias. N Engl J Med 1997；337：1576-83.
11) Moss AJ, et al. Prophylactic implantation of a defibrillator in patients with myocardial infarction and reduced ejection fraction. N Engl J Med 2002；346：877-83.
12) Bardy GH, et al. Amiodarone or an implantable cardioverter-defibrillator for congestive heart failure. N Engl J Med 2005；352：225-37.
13) Kadish A, et al. Prophylactic defibrillator implantation in patients with nonischemic dilated cardiomyopathy. N Engl J Med 2004；350：2151-8.
14) Kober L, et al. Defibrillator Implantation in Patients with Nonischemic Systolic Heart Failure. N Engl J Med 2016；375：1221-30.
15) Kutyifa V, et al. Use of the wearable cardioverter defibrillator in high-risk cardiac patients：data from the Prospective Registry of Patients Using the Wearable Cardioverter Defibrillator (WEARIT-II Registry). Circulation 2015；132：1613-9.
16) Moss AJ, et al. Reduction in inappropriate therapy and mortality through ICD programming. N Engl J Med 2012；367：2275-83.

IABP/PCPS

■ IABP

IABPの適応と禁忌

IABP (intra-aortic balloon pumping；大動脈内バルーンパンピング) は以下の場合に適応となる．

①心原性ショック：急性心筋梗塞やその合併症（心室中隔穿孔，乳頭筋断裂），開心術後，急性心筋炎，拡張型心筋症などによる心不全に対する循環補助として第一に選択される．しかし，心拍出量の増加効果は0.5～1 L/分と限定的であり，高度の低心拍出量症候群には効果は小さい．

②急性冠症候群：冠血流増加，心筋酸素消費量の減少という効果から，急性心筋梗塞や不安定狭心症における虚血の改善や梗塞範囲の縮小を目的に使用される．

③カテーテルインターベンション（PCI）や冠動脈疾患合併患者の非心臓手術施行時：サポートにも使用される．

禁忌となるのは，大動脈弁閉鎖不全，下行大動脈の大動脈瘤，解離，高度の粥状硬化，腸骨動脈の狭窄や高度蛇行などの場合で，CTや経食道心エコーで確認してから使用する．

IABP施行中の管理

・カテーテルの選択

通常7～8Frのサイズを選択するが，6Frのものも市販されており，下肢の虚血が心配される場合には選択肢となる．しかし，バルーンの膨張，収縮不全により十分に補助効果が発揮できなかったり，頻脈に対する追従性が十分でなかったりする可能性があることを念頭におく．腹腔動脈下にバルーンが留置されると腹部分枝の虚血を生じたり，バルーン破裂を起こしたりする危険性が高まる．日本人向けのショートバルーンが市販化されており，身長に対し適切なバルーン長を選択する．

・駆動タイミングの設定

IABPの補助効果を十分に得るために重要である．バルーン拡張のタイミングは大動脈弁閉鎖によって生じるdicrotic notchに一致し，収縮のタイミングは拡張末期動脈圧が最低になるように調節する（❶）．伝達時間の誤差が少ないので中枢圧としてバルーン先端圧，あるいはセンサーバルーンの感知する動脈圧を用いる．最近は駆動アルゴリズムが装置に内蔵されており，これによる駆動で使用する場合が多いが，常にこのアルゴリズムに当てはまるとは限らないので，モニターの定期的チェックを怠らないようにする．

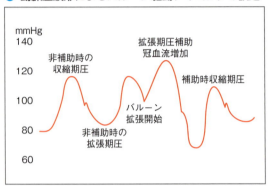

❶ 動脈圧波形によるバルーン駆動タイミングの設定

IABPからの離脱

・IABP離脱基準

血行動態に関してはSwan-Ganzカテーテルによる諸指標をモニタリングしていることがほとんどであり，その数値を離脱基準とするのが一般的である．心拍出係数2.0 L/分/m² 以上，肺動脈楔入圧20 mmHg以下が離脱の目安となる．

カテコラミンをどの程度使用してこれらの血行動態を維持するかについては，施設さらには対象患者によって方針が異なると思われる．筆者らは可能な限り中等度程度（ドパミン5～10 μg/kg/分）以下まで減量してからウィーニングを開始するようにしている．

不整脈も重要な要素であり，上室性頻拍，心房細動，心室性頻拍などが起こり血行動態の悪化を認める場合，抗不整脈薬投与やカテコラミンの減量などによりコント

> **コラム** 離床可能なIABP補助—鎖骨下動脈から挿入するIABP
>
> 拡張型や虚血性心筋症による慢性心不全が進行し，カテコラミンのみで維持できなくなればIABP補助の適応となるが，大腿部からのカテーテル挿入のため離床できず，長期の補助には適さない．鎖骨下動脈に人工血管を吻合し，そこからIABPを通常と逆方向に挿入することで離床を可能とする方法が報告されている．最大4か月程度の補助の後，心臓移植や植込み型補助人工心臓治療にブリッジが可能であったとされており[2]，日本でも心臓移植適応判定が得られるまでの循環補助の選択肢として使える可能性がある．

ロールがつくのを待ってから離脱を開始する．

腎機能障害を伴った症例では，腎灌流圧を上げないと十分尿量が得られなかったり，クレアチニン値の上昇を認めたりすることが多い．このような場合，IABPにより腎灌流圧を保つことは重要であり，腎機能の悪化傾向がなく，尿量が十分得られることを確認してからウィーニングを図る．

- 離脱の進め方

最も一般的なウィーニング方法は，補助比率を1：1から1：2へ，さらに1：3と段階的に下げていくアシスト比ウィーニングである．1：2での観察期間は4～5時間程度が一般的である．1：3での観察に関しては不要との意見もあるが，この段階を踏むとしても1～2時間程度で問題ないことが多い．

一方でバルーンの駆動ガス容量を徐々に下げていく方法，すなわちボリュームウィーニングを行う場合もある．この場合，ボリュームを10％程度ずつ1～2時間おきに減少させていくといった方法がとられる．この方法のほうがより細かくウィーニングを進めることができ，心筋負荷や末梢血管抵抗が保たれたままウィーニングを進めることができるとの報告[1]があり，心機能が不良な重症例では試みる価値があると思われる．

PCPS

PCPSの適応

急性心筋梗塞やその合併症，劇症型心筋炎，急性肺塞栓，開心術後などにより心原性ショックや重症心室性不整脈の遷延状態となり，薬物療法やIABPでも循環を維持できない場合にPCPS（percutaneous cardiopulmonary support；経皮的心肺補助法）が適応となる．この場合，PCPSによる循環動態安定後，手術やカテーテルインターベンション，心筋stunningや炎症の消退などによる心機能の回復へのブリッジ（bridge to recovery）が目標となる．

このほかにも心肺停止に対する緊急心肺蘇生，高リスクPCIや呼吸器外科手術の術中サポートなどにも適応される．

拡張型心筋症や虚血性心筋症による慢性心不全の急性増悪でもショック状態になればPCPSの適応となりうるが，自己心機能回復の可能性が乏しい場合の適応に関しては，最終的に心臓移植へのブリッジ（bridge to transplantation）が可能か否かの判断が重要であり，PCPSの導入を検討する際にも考慮に入れておく必要がある．

PCPS施行中の管理

心機能の回復を得るためには，カテコラミンはなるべく減量して心筋障害を軽減するのが理想であるが，左室機能低下が著しくPCPSによる後負荷増加からまったく左室から拍出ができなくなると，左室内血栓や肺うっ血をきたすことになる．こういった場合，心エコーで観察しながら左室からある程度の拍出が保たれるようにカテコラミン投与を継続する必要がある．

人工呼吸器条件の設定は，理想的には肺傷害の進行を予防するため吸入酸素濃度を50％以下に下げ，最大気道内圧も30 mmHgを超えないようにするのが望ましい．しかしながら，自己肺を通過した血流が左室から拍出されるので，必ず右橈骨動脈に動脈ラインをとり，動脈血ガスを定期的にチェックし，脳障害を回避しうるだけの酸素化が保たれるように呼吸器条件を設定する必要がある．

抗凝固療法はヘパリン持続静注により活性凝固時間（ACT）180～200秒，活性化部分トロンボプラスチン時間（APTT）60～70秒に維持する．開胸術後早期や出血合併症などにより抗凝固レベルを低く抑えたい場合にはAPTTを40～50秒程度とする．こういったレベルで

❷ ECMO カニュレーション

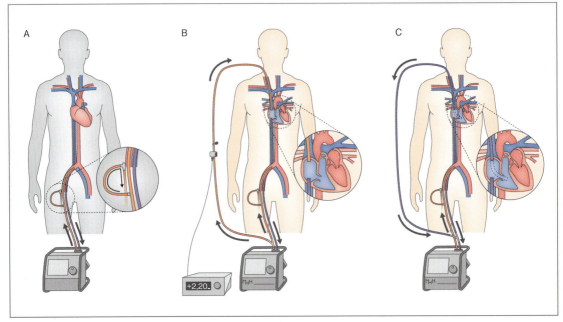

A：VA ECMO（通常のPCPS）．下肢末梢はシースを挿入して還流している．
B：VAV ECMO．上大静脈に動脈血を送血．
C：VVA ECMO．上大静脈から脱血を追加．
（Napp LC, et al. Cannulation strategies for percutaneous extracorporeal membrane oxygenation in adults. Clin Res Cardiol 2016；105：283-96[3) より]

はACTは誤差が大きいのでAPTTを用いて調節を行う．

PCPS合併症への対策

・下肢虚血

下肢末梢血流不全が疑われる場合，大腿部を切開し，直接または経皮的に大腿動脈末梢側に4～6Frのシースを挿入し，PCPS送血の側枝から還流する（❷A）[3)]．小柄な体格の患者など明らかにハイリスクと考えられる症例ではPCPS開始後早期に上記の処置を予防的に追加しておく．虚血による筋肉壊死が起こった場合はきわめて予後が不良であるので，下肢虚血を疑ったら可及的早期の対処が必要である．

・central (differential) hypoxia

うっ血などによる肺障害を合併し，自己肺での酸素化が不良な場合，人工肺で十分酸素化された血流により左上半身と下半身は還流されるが，自己肺から左室を通って拍出される低酸素飽和度の血液が右上半身を還流するため（❸），同部の低酸素血症を生じうる（centralまたはdifferential hypoxia）[3)]．自己左室機能低下が少なければ上半身全体がhypoxiaとなり，逆に左室障害が高度であれば冠動脈血流のみがhypoxiaとなりうる．いずれにしても脳障害や心筋障害を生じる可能性があり対策を要する．

対策の一つは上半身に送血を行う方法で，右腋窩動脈に端側吻合した8～10 mmの人工血管から送血する方法，開胸して上行大動脈に直接送血する方法などがある．これは下行大動脈から腸骨動脈に高度の粥状硬化や血栓が認められ，塞栓症が危惧される場合にも応用できる．

もう一つはVAV ECMOで通常のPCPS回路に加え右総頸静脈から上大静脈に進めたカニューレからも酸素化血を送血する方法である．血流量をモニタリングし肺障害の改善に従って徐々に送血量を減量していく（❷B）[3)]．

・肺うっ血の進行，高度の左室機能低下

PCPSでは左心系のunloadingはできず，むしろ後負荷を増大させる．高度の左室機能障害では大動脈弁の開放がほとんど認められず，大動脈基部に血流うっ滞によるもやもやエコー像と高度の僧帽弁逆流を認める場合がある．このような場合，肺障害が急速に進行し，回復

❸ PCPS 装着例での造影 CT 像

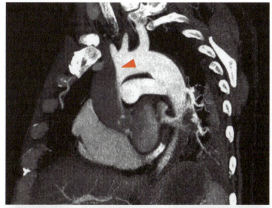
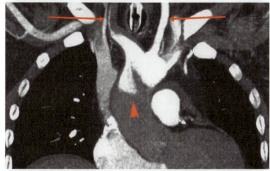
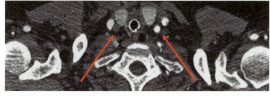

上行大動脈と腕頭動脈は左室から拍出された血液で環流され，左頸動脈以遠は PCPS からの血流で環流されている．
(Napp LC, et al. Cannulation strategies for percutaneous extracorporeal membrane oxygenation in adults. Clin Res Cardiol 2016；105：283-96[3] より)

不能な状況に陥る可能性があり，左心系の血液を抜き出す（venting）ことが必要になる．開胸して左房または左室心尖部から脱血カニューレを挿入し，PCPS 脱血側に Y 型コネクターで接続する方法は，侵襲は大きいが効果は高い（❹）．心房中隔をバルーンにより裂開する方法も報告されているが一般的ではない．

日本でも経皮的軸流ポンプである IMPELLA® が使用可能になったので，今後はこれを PCPS と組み合わせて左室の venting を行うことが可能になれば，侵襲の大きい開胸手術が不要となり成績向上が期待される[4]．

- 多臓器不全の進行

PCPS による循環補助を行っているにもかかわらず，肝機能や腎機能障害の進行を認める場合，十分なうっ血の解除と補助流量の確保が得られていないことが多い．一つの対策としては体格に応じた十分なサイズのカニューレに交換することがあげられる．とくに良好な脱血は重要であり，脱血カニューレ先端が適切に右房の中に留置されているか確認する．カニューレのサイズは最大 29 Fr のものまで販売されているので，それ以下のものが使用されている場合はサイズアップを検討する．これが困難な場合は右総頸静脈から右房にもう一本脱血管を追加することも有効である（❷ C）[3]．

- 溶血

溶血は急性腎不全を惹起し，予後を不良にするのでただちに対処する必要がある．カニューレのサイズに比して高回転で遠心ポンプを設定し，陰圧がかかりすぎていることが原因であることが多い．可能な限り低回転にするか脱血カニューレをサイズアップすることを検討する．遠心ポンプ内の血栓形成でも起こりうるので回路を交換することも考慮する．

PCPS から VAD への移行

PCPS はあくまで一時的な循環補助であり，長期補助になると上述のもの以外にも感染や出血，塞栓症など種々の合併症が発生する可能性が高くなる．したがって一定期間内に心機能回復が得られない場合は，VAD（ventricular assist device；心室補助人工心臓）への移行を考慮する．

移行の時期は原疾患により異なる．心機能の回復の可能性が低いかあるいは回復するとしても数か月以上の期間を要する場合，肺うっ血が高度でなく肝腎機能が保たれていれば，PCPS 開始後数日であっても VAD 移行を考慮する．

たとえば，左冠動脈主幹部や左前下行枝近位部の閉塞による急性心筋梗塞で，PCI による再灌流まで時間を要し，最大 CK 値が 15,000 U/L を超えるような場合，回復の可能性は低い．拡張型心筋症の急性増悪でも回復するとしても時間を要するので，VAD に移行してから心不全治療を強化して離脱を図るほうが成功の可能性が高い場合が多い．

一方で劇症型心筋症では数週間で改善を認めることがあり，日本では長期に PCPS で管理する施設が多いが，欧米では 5〜7 日程度で回復傾向を認めなければ VAD に移行するという報告が多く，筆者らも同様の方針をとっている．

全身状態が回復すれば心臓移植の適応になりうる場合

❹ PCPS装着後高度肺うっ血を認めた症例の胸部X線像

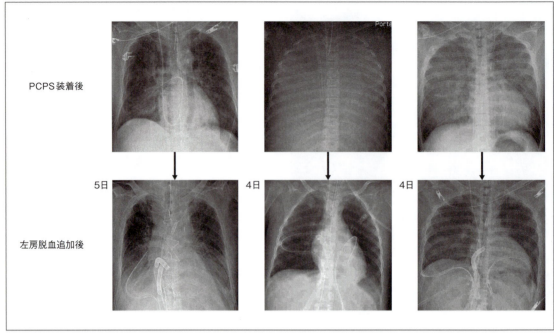

左房脱血追加後4〜5日には肺うっ血の著明な改善を認めている．この後，短期補助用補助人工心臓装着術を施行した．

には植込み型VADの適応となるが，日本では中央審査があり，少なくとも数か月の準備期間を要するので，短期補助用のデバイス（体外式拍動流ポンプまたは遠心ポンプ）装着を行って全身状態を改善させ，心機能の回復がなく心臓移植の適応になると判断された場合に植込み型VADを装着するという方法（bridge to bridge）がとられる．

一方で，現時点で日本においては補助人工心臓の永久使用（destination therapy）が認められていないため，年齢などの条件（65歳以上）で明らかに心臓移植の適応にならず，自己心機能回復の可能性が乏しい場合は，短期補助用でもVADの適応は慎重にならざるをえない．現時点では心臓移植適応にならなければ植込み型VADも使用できず，結局退院できないためである．

(松宮護郎)

● 引用文献

1) Onorati F, et al. How should I wean my next intra-aortic balloon pump? Differences between progressive volume weaning and rate weaning. J Thorac Cardiovasc Surg 2013；145：1214-21.
2) Tanaka A, et al. The subclavian intraaortic balloon pump：A compelling bridge device for advanced heart failure. Ann Thorac Surg 2015；100：2151-7；discussion 2157-8.
3) Napp LC, et al. Cannulation strategies for percutaneous extracorporeal membrane oxygenation in adults. Clin Res Cardiol 2016；105：283-96.
4) Pappalardo F, et al. Concomitant implantation of impella® on top of veno-arterial extracorporeal membrane oxygenation may improve survival of patients with cardiogenic shock. Eur J Heart Fail 2017；19：404-12.

Expert Advice

補助人工心臓

　1990年代後半以降，小型の第2世代連続流型VAD (ventricular assist device；心室補助人工心臓)が臨床応用され始めた．連続流型VADは，動く部品がインペラー1つであるために故障が少ない．連続流型VADには軸流ポンプと遠心ポンプの2種類がある．インペラーの安定した高速回転を可能とするために，第2世代VADでは回転軸である接触軸受が必須であった．しかし，この軸受における熱発生によって血栓が形成され，当初は脳梗塞などの血栓塞栓症やデバイス血栓症が少なくなかった．

　21世紀に入り第3世代VADが誕生し，合併症は大幅に減少した．第3世代VADは，磁力による反発力(磁気浮上型)や，流体によって生まれる揚力(動圧浮上型)を利用して，インペラーが血液室内に浮いたまま非接触で回転することを可能とした．

　日本では2011年春にEVAHEARTおよびDuraHeartが健康保険適用された(後者は2017年3月に販売終了)．2013年4月にHeartMate II (HM-II)，2014年1月にJarvik 2000が相次いで保険適用され，体格や病態に応じたデバイス選択が可能となってきた．HVADは治験装着が完了し現在審査中である．欧米では従来の植込み型VADの限界を克服することを期待してHeartMate 3 (HM-3)の導入が始まりつつある．

■ 各種植込み型VADの特徴

　現在，日本で保険適用されている，あるいは導入が期待される植込み型VADについてデバイスの特徴や成績について述べてみたい．

　❶に補助人工心臓の分類を示す．

EVAHEART[1] (❷)

　EVAHEARTは日本で開発された第2世代遠心ポンプ

❶ 補助人工心臓の分類

①ポンプ設置位置による分類		
a. 体外設置型	駆動ポンプが体外 (通常は腹壁上) に出ているタイプ	
b. 植込み型	駆動ポンプが体内 (通常は腹直筋直下) に植込まれるタイプ	
②ポンプの駆動形式による分類		
a. 第1世代	拍動流ポンプともよばれる．ポンプ血液室が圧縮・拡張を繰り返して，拍動する血液駆出を行う	
b. 第2世代	連続流ポンプ，あるいは定常流ポンプともよばれる．血液室内で羽根車 (インペラーとよばれる) が一定スピードで回転して血液を送り出す．インペラーの回転がぶれないようにするために，血液室内に回転軸で固定 (接触軸受) されている	
c. 第3世代	連続流ポンプであるが，第2世代と異なるのはインペラーの回転に際して接触軸受がない点である．つまり，羽根車は血液室内に浮いたまま一定スピードで回転して血液を送り出す	
③連続流ポンプの羽根車の形式による分類		
a. 軸流ポンプ	駆動原理は船のスクリューと類似している．インペラーの回転軸方向に血液を送り出す補助形式である	
b. 遠心ポンプ	インペラーの回転によって生じる遠心力によって血液を送り出す補助形式である．血液は回転軸方向にポンプ内に引き込まれ，円周方向へ送り出される	
④第3世代VADの羽根車の浮上形式による分類		
a. 磁気浮上システム	インペラーと血液室にそれぞれ永久磁石が組み込まれ，磁気の反発力で血液室内にインペラーを浮かばせる．血液室の永久磁石の対側に電磁石を組み込み，インペラーの位置や回転の制御を行う．リニアモーターカーに原理が近い	
b. 動圧浮上システム	血液室の内面に動圧溝とよばれる刻みがあり，インペラーが高回転するときに流れる血液がこの溝に当たって揚力を発生してインペラーを浮上させるという原理を利用している	

❷ EVAHEART および装着後の胸部 X 線写真

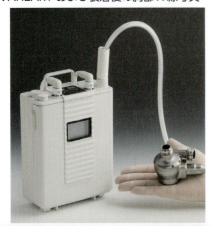

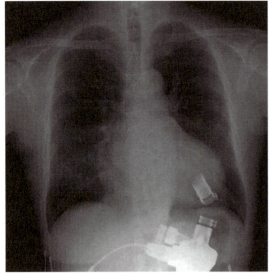

❸ HM-Ⅱ および装着後の胸部 X 線写真

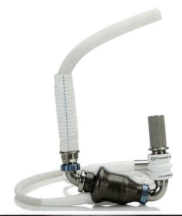

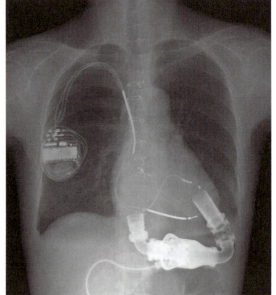

型 VAD である．外形 58 mm，高さ 76 mm，重量 420 g である．軸受におけるインペラー接触部の熱発生と摩耗を防止する目的で，ポンプ内で純水を循環させるクールシールシステムとよばれる機構を組み込んでいる．ワルファリンによる抗凝固療法（PT-INR 3.0 前後）と低用量アスピリン投与を行う．

2011 年に保険適用されてから約 150 例の植込みが行われている．最長補助期間は 8 年を超えた．装着後 1 年および 2 年生存率は，89.4％および 81.7％と優れた成績である．血栓塞栓症を予防するためにチタンメッシュ構造を搭載した新しい脱血カニューレが開発され，駆動コントローラの小型化が実現した．ポンプ重量を約 1/3 にした小型の EVAHEART Ⅱ が開発され，2018 年中の臨床導入が期待されている．アメリカにおいて臨床試験が開始され，欧州では CE マークを取得した．

HeartMate Ⅱ[2]（❸）

HM-Ⅱ は第 2 世代軸流ポンプ型 VAD である．最長横幅 81 mm で重量 340 g である．現在世界で最も多く植込まれ，25,000 例以上の実績があり，最長補助期間が 10 年を超えている．ワルファリンによる抗凝固療法（PT-INR 2.0〜2.5）と低用量アスピリン投与を行う．アメリカでは 2008 年 4 月に BTT* 使用，2010 年 1 月に DT* 使用が認可となり，市販後も植込み成績は改善の一途をたどっている．

日本では 2013 年 4 月に保険適用されてから 4 年で 350 例以上の装着が行われ，日本においても最も多く使用されている植込み型 VAD である．1 年および 2 年生存率は，94.6％および 93.6％と非常に優れた成績で

❹ Jarvik 2000 と装着後の胸部 X 線写真

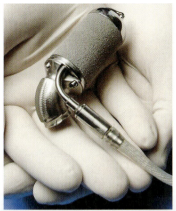
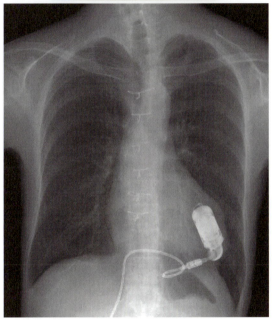

ある.
＊BTTとDTの詳細は後述.

Jarvik 2000（❹）

Jarvik 2000 は第2世代軸流ポンプ型VADで，成人用植込み型VADのなかでは最小・最軽量（90 g）である．脱血カニューレがなく，ポンプ本体を左室内へ直接挿入留置する．送血人工血管は正中切開下に上行大動脈へ吻合する場合と，左開胸下に下行大動脈に吻合する場合のいずれも可能である．ワルファリンによる抗凝固療法（PT-INR 2.0〜2.5）と低用量アスピリン投与を行う．現在までに900例以上の装着があり，最長補助期間は約9年である．

日本では，2014年1月に保険適用されてから3年半で，体表面積 1.2 m² 以下の患者を含めて約140例の装着が行われた．体外設置型VADからの植替え症例を除くBTT症例の1年および2年生存率は84.5%および81.9%と比較的優れた成績である．体重10 kg以下の小児に対しても使用できる植込み型VADであるChild Jarvik（Jarvik 2015）が，アメリカNIH（National Institute of Health）の小児用VAD開発プログラムであるPumpKIN（pumps for kids and infants）プログラムに選定された．2017年中にアメリカで臨床試験が開始される予定である．

HVAD（❺）

HVADは第3世代遠心ポンプ型VADである．磁気浮上と動圧浮上の両者を併用するハイブリッド制御を採用した最初のVADである．重量140 g，容積50 mLと小型で，Jarvik 2000と同様に脱血カニューレがなく，ポンプ先端の脱血管を左室内へ挿入する．ポンプ本体が小さいために体表面積 1.2 m² 以下の体格が小さい患者にも装着が可能である．

アメリカにおけるBTT臨床試験（ADVANCE trial）では，6か月および1年生存率が91%および84%とアメリカ史上最も優れた臨床試験成績をあげ，2012年12月にFDA（Food and Drug Administration）の承認が得られた．DT臨床試験（ENDURANCE trial）の中間成績では，ポンプ血栓症と脳出血が多いことが判明した．そのため，機器の改良やプロトコールの改変が行われ，追加の患者登録が完了して結果が発表された[3]．主要評価項目は装着後2年における，後遺障害のある脳血管障害（mRS〈modified Rankin Scale〉>3）回避かつ血栓によるポンプ交換・抜去回避生存率である．対照群であるHM-Ⅱと比較して非劣性が示された（HVAD 55.0%，HM-Ⅱ 57.4%）．日本においてはBTT臨床試験が2014年4月に開始され，6例に装着された．2017年4月現在で全例が生存中である．

HeartMate 3

HeartMate 3 は完全磁気浮上システムを搭載した第3世代遠心ポンプ型VADである．ポンプ内の血液流路が広く設計され，定常流に定期的な拍動を組み込んだ駆動アルゴリズムを採用している（❻）．このような特徴から，HM-ⅡやHVADで報告されたポンプ血栓症，溶血，消化管出血を回避し，長期予後を改善させる期待がもたれている．2014年に欧州を中心とした10施設で

50例に行われた臨床試験では，優れた長期予後に加えて，ポンプ血栓症や溶血を回避できることが示された．

アメリカにおいては，HM-3とHM-IIを無作為に割り付けて6か月および2年で比較するMOMENTUM3試験が進行中である．このうち，6か月の成績については最近発表された．興味深いRCTであるために，次の項で詳述する．日本でも近い将来，本デバイスが導入されることが期待される．

MOMENTUM3 臨床試験[4]

MOMENTUM3臨床試験はHM-IIとHM-3を1対1に割り付ける非盲検前向き無作為割付試験である．観察は装着後6か月と2年の2時点で行い，各時点でのHM-3の非劣性を示すことが主目的である．主要評価項目は，後遺障害のある脳血管障害（mRS > 3）回避かつ血栓によるポンプ交換・抜去回避生存率である．副次評価項目としては，有害事象の頻度，生存率，NYHA分類とQOLなどがある．アメリカで実施された植込み型補助人工心臓の臨床試験では初めて，BTTとDTのいずれの目的でも登録可能としている．

予定登録数は6か月評価のために294人，2年の主要評価項目評価のために366人，さらに2年における副次評価項目評価のために1,028人が必要と設定された．2014年9月から294人が登録され，152人がHM-3群，142人がHM-II群に割り付けられた（病院数47，外科医69人）．患者背景を❼に示す．両群間に有意差のある背景因子はなかったが，85%以上で強心薬投与中，10%以上でIABP補助中であった．DT目的での装着が両群ともに約55%であった．装着前の重症度ではINTERMACS (Interagency Registry for Mechanically Assisted Circulatory Support) profile 2と3の割合が高かった．

装着後在院日数（中央値）はHM-3群19.5日，HM-II群17.5日と有意差はみられなかった．6か月時点で在宅療養期間はHM-3群79%，HM-II群81%と同等であった．6か月における主要評価項目であるイベント回避生存率はHM-3群86.2%，HM-II群76.8%で（❽），HM-3の非劣性が示されたのみならず，HM-3群で有意に生存率が良好であった．HM-3群ではポンプ交換が1例しかなく，HM-II群の11例と比較して有意に少なかったことが最も影響したと考えられた．ポンプ血栓症の確定・疑い例はHM-3群には1例もなかった．後遺障害のある脳血管障害（mRS>3）や消化管出血は両群間で有意差を認めなかった（❾）．LDHはHM-3群

❺ HVADと装着後の胸部X線写真

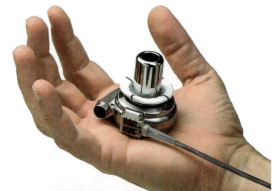

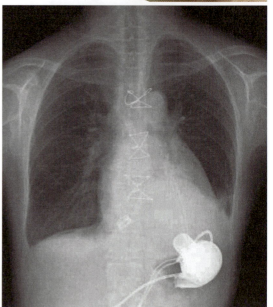

では1か月で正常化したが，HM-II群は6か月に至るまで継続的に高値を示し，HM-3は溶血をより起こしにくく，血液適合性がより優れていると考えられた．装着後のQOLに関しては，両群ともに同等に著明な改善を示していた．

■ 植込み型VADの適応について

VADは，NYHA分類IV度（および致死性不整脈を繰り返すNYHA IIIb）の末期重症心不全患者の循環不全を改善することによって，救命し，全身状態を改善させ，社会復帰を可能とすることを目的としている．VAD治療前に心不全重症度評価にはINTERMACS分類が使用される．

❻ HM-3の装着イメージ図（左）とポンプ断面図（右）[4]

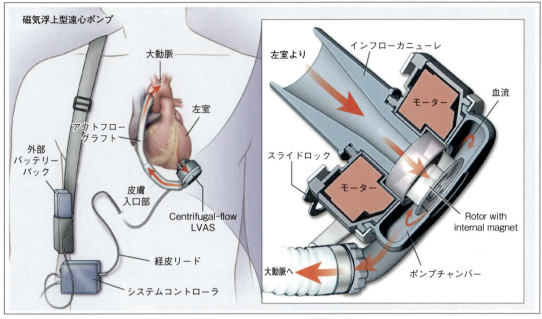

血液は赤矢印の方向へ流れる．

❼ MOMENTUM3試験における患者背景

患者背景	HM-3 (N＝152)	HM-Ⅱ (N＝142)
年齢（歳）	60.3±12.3	58.9±12.0
性別（男性％）	121 (79.6)	114 (80.3)
体表面積（m²）	2.1±0.3	2.1±0.3
脳血管障害の既往（％）	12 (7.9)	14 (9.9)
虚血性心筋症（％）	68 (44.7)	72 (50.7)
左室駆出率（％）	17.1±5.0	17.3±4.9
肺動脈楔入圧（mmHg）	23.4±8.5	22.0±9.4
心係数（L/分/m²）	1.9±0.5	2.0±0.7
右房圧（mmHg）	10.3±5.8	10.6±6.8
血清クレアチニン（mg/mL）	1.4±0.4	1.4±0.4
強心薬投与中（％）	132 (86.8)	121 (85.2)
IABP補助中（％）	18 (11.8)	21 (14.8)
BTT目的（％）	41 (27.0)	37 (26.1)
BTC目的（％）	27 (17.8)	27 (19.0)
DT目的（％）	84 (55.3)	78 (54.9)
INTERMACS profile 1（％）	1 (0.7)	4 (2.8)
profile 2（％）	50 (32.9)	44 (31.0)
profile 3（％）	76 (50.0)	69 (48.6)
profile 4（％）	22 (14.5)	23 (16.2)
profile ＞5（％）	2 (1.3)	2 (1.4)

HM：HeartMate，IABP：intra-aortic balloon pumping，
BTT：bridge to transplant，BTC：bridge to candidacy，
DT：destination therapy，INTERMACS：Interagency
Registry for Mechanically Assisted Circulatory Support

❽ 後遺障害のある脳血管障害回避およびポンプ交換・抜去回避生存率

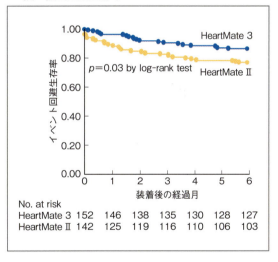

VAD装着の目的

VAD装着の目的は，大きく5つに分けることができる．

- 心臓移植への橋渡し（bridge to transplantation：BTT）

心臓移植待機期間をVADによって循環状態を安定化

❾ MOMENTUM3 臨床試験における結果

	HM-3 (N = 152)		HM-Ⅱ (N = 142)		ハザード比 (95% CI)	p
	N	%	N	%		
非劣性解析						
主要評価項目	131	86.2	109	76.8		<0.001
優位性解析						
主要評価項目	131	86.2	109	76.8	0.55 (0.32-0.95)	0.04
有害事象						
mRS>3	6	3.9	4	2.8	1.31 (0.37-4.64)	0.59
ポンプ交換・抜去	1	0.7	11	7.7	0.08 (0.01-0.60)	0.002
ポンプ血栓（確定＋疑い）	0	0	14	10.0	NA	<0.0001
消化管出血	24	15.8	21	14.7	1.04 (0.61-1.79)	0.87
6か月以内死亡	13	8.6	14	9.9	0.82 (0.38-1.73)	0.70

HM：HeartMate，mRS：modified Rankin Scale

させて，安全に心臓移植に到達することを目的とする．植込み型 VAD の臨床導入によって，自宅療養をしながら，さらには職場復帰や復学を果たしながら心臓移植を待機することが可能となった．

- **永久植込み使用（destination therapy：DT）**

　心不全重症度としては心臓移植が必要な状態であるが，何らかの除外条件があるために移植登録ができない心不全に対する VAD 装着である．移植の除外条件として最も多い理由は高齢であるが，ほかに高度肺高血圧，腎機能障害，悪性腫瘍根治後 5 年未満などがある．DT では自宅療養を基本とするために，使用する VAD は植込み型になる．

- **自己心機能回復への橋渡し（bridge to recovery：BTR）**

　VAD を装着して自己心への容量負荷を軽減し循環不全を改善すると，deconditioning 状態から脱却して心機能が回復してくることは少なくない．そのなかで，VAD 補助を行わなくても十分に循環を維持できるまで回復して VAD から離脱できる症例がある．どのような術前因子の症例にどのような後治療を行うと心機能が回復してくるかについて多くの研究が行われているが，いまだに結論は得られていない．したがって，一般的には，ほかの 4 つの目的で VAD を装着した後に自己心機能が回復してきて，結果的に BTR となる場合が圧倒的に多い．

- **移植適応を目指した装着（bridge to candidacy：BTC）**

　心臓移植適応除外条件があるものの，循環状態などを改善することによって移植適応を取得することを目的とした装着．中程度の腎機能障害，中等度（〜高度）肺高血圧，うっ血性肝障害などが該当する．

- **重症心不全のトリアージ（bridge to decision：BTD）**

　急性心筋梗塞（AMI），劇症型心筋炎（FM），慢性心不全の急性増悪，開心術後人工心肺離脱困難などの重症心原性ショック（INTERMACS profile 1）では，循環不全による多臓器不全を合併していることが少なからずあり，植込み型 VAD には適していない．この場合に体外設置型 VAD を装着して，救命，全身状態・臓器機能の改善を目指す．この治療方針を BTD とよんでいる．残念ながら救命できない場合も少なくないが，AMI や FM では自己心機能が回復して最終的には VAD 離脱，つまり BTR に到達できることがある．また，全身状態は十分に回復したものの心機能が回復しない場合には，心臓移植適応を取得することによって植込み型 VAD への植え替えが可能となる．これを bridge to bridge（BTB）とよぶ．

日本における植込み型 VAD の適応の現状

　植込み型 VAD は 2011 年春に保険償還され，2017 年 3 月までに 680 例の装着が実施された（❿）[5]．昨年 1 年の装着数は約 160 例である．植込み型 VAD を装着できるのは，実施医基準を満たす外科医がいる実施施

⑩ J-MACS登録による植込み月別の登録数と累積数*[5]

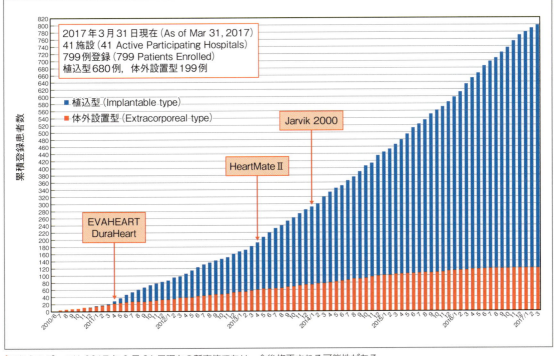

*これらのデータは2017年3月31日現在の暫定値であり，今後修正される可能性がある．

設認定基準を満たした施設に限定されている．2017年4月現在45施設が認定を受けている（⑪）[6]．毎年，実施施設認定と実施医認定が行われている．実施医と実施施設は診療実績を報告することが義務づけられており，5年ごとに更新審査が行われる．

植込み型VADの適応は，欧米ではBTTとDTの2つに分けられるが，日本ではBTTに限定されている．植込み型VADの患者選択基準と除外基準の主要な項目を⑫と⑬に示す．詳しくは，日本臨床補助人工心臓研究会のホームページを参照されたい[7]．GDMT（Guideline Directed Medical Therapy）を行ったにもかかわらず，治療効果の得られない重症の心不全状態が対象となる．これに加えて，心臓移植の適応が認定されていること，および十分な家族サポートがあることなどが必要な条件となる．日本においてもDTの必要性の高まりから，2016年9月からHM-Ⅱを対象としたDTの臨床試験が7施設で9症例を目標に開始された．

■ 植込み型VAD登録システムからみた日本の現状

アメリカには植込み型VAD登録システムINTERMACSがある．症例登録の目的は，VAD患者の術前リスクの層別化を行い，適応の最適化を図り，有害事象を解析することである（⑭）．2015年の第7次報告によると年間装着数は着実に増加傾向にあり，年間約3,000例のVAD装着が行われている．INTERMACSホームページでは最新の植込み型VAD症例数を報告しており，2017年9月12日現在，166施設で22,499例の装着がある．最近では重症化する前（カテコラミン依存のprofile 3と心不全入院を繰り返すprofile 4）での装着が増加している．この推移は相乗的にVAD装着成績の改善に寄与している．最近，アメリカではDT目的の装着が約45%と増加しつつある．

日本ではINTERMACSにならい，J-MACS（Japanese Registry for Mechanically Assisted Circulatory Support）を2010年より開始した．INTERMACS同様に，植込み型VAD施設認定を受けた施設が症例登録・有害事象報告を行うことが義務づけられている．2016年12月末までに植込み型VAD装着を受けた19歳以上の患者のうち，初回装着の429人の解析結果が医薬品医療機器総合機構ホームページ内（J-MACSに関するデータ・資料等）で公開されている[5]．男性327人

⓫ 植込み型補助人工心臓実施施設（成人）[6]

北海道大学病院	東京医科歯科大学医学部附属病院	近畿大学医学部附属病院
弘前大学医学部附属病院	東京女子医科大学病院	国立循環器病研究センター
岩手県立中央病院	東京大学医学部附属病院心臓外科	医療法人渡辺医学会桜橋渡辺病院
東北大学病院	東京都健康長寿医療センター	神戸大学病院
秋田大学医学部附属病院	日本大学医学部附属板橋病院	東宝塚さとう病院
福島県立医科大学附属病院	社会福祉法人三井記念病院	鳥取大学医学部附属病院
医療社団法人筑波記念会筑波記念病院	北里大学病院	心臓病センター榊原病院
筑波大学附属病院	横浜市立大学附属病院	愛媛大学医学部附属病院
自治医科大学	福井心臓血圧センター・福井循環器病院	九州大学病院
獨協医科大学病院	JA長野厚生連佐久総合病院佐久医療センター	久留米大学病院
群馬県立心臓血管センター	信州大学医学部附属病院	佐賀大学医学部附属病院胸部・心臓血管外科
自治医科大学さいたま医療センター	名古屋大学医学部附属病院	長崎大学病院
埼玉医科大学国際医療センター	名古屋第二赤十字病院	熊本赤十字病院
埼玉県立循環器・呼吸器病センター	医療法人徳洲会名古屋徳洲会総合病院	大分大学医学部附属病院
千葉大学医学部附属病院	京都大学医学部附属病院	沖縄県立南部医療センター・こども医療センター
帝京大学医学部付属病院	大阪大学医学部附属病院	琉球大学医学部附属病院

⓬ 植込み型VADの選択基準（文献7より抜粋）

		[適応基準]
対象	疾患・病態	心臓移植適応基準に準じた末期的重症心不全で，対象となる基礎疾患は，拡張型および拡張相肥大型心筋症，虚血性心筋疾患，弁膜症，先天性心疾患，心筋炎後心筋症などが含まれる．
選択基準	心機能	NYHA：クラスⅢ-Ⅳ（Ⅳの既往あり）
	ステージ	AHA/ACC Stage D（重症の構造的疾患があり，最大限の内科治療にもかかわらず，安静でも明らかな心不全症状がある患者）
	薬物治療	ジギタリス・利尿薬・ACE阻害薬・ARB・硝酸塩・β遮断薬などの最大限の治療が試みられている
	強心薬・補助循環	ドブタミン・ドパミン・エピネフリン・ノルエピネフリン・PDEⅢ阻害薬などに依存，またはIABP，体外設置型補助人工心臓などに依存
	年齢	65歳未満が望ましい

⓭ 植込み型VADの除外基準（文献7より抜粋）

除外基準	感染症	重症感染症
	呼吸器疾患	重度のCOPD，高度の肺高血圧症など
	循環器疾患	開心術後早期，中等度以上の大動脈弁閉鎖不全症
		治療不可能な腹部動脈瘤や重度の末梢血管疾患，胸部大動脈瘤，心室瘤，心室中隔破裂
	神経障害	重度の中枢神経障害や精神神経障害，薬物中毒またはアルコール依存の既往
	臓器不全	重度の肝臓疾患，重度の出血傾向，高度慢性腎不全，慢性腎不全による透析症例，癌などの生命予後不良な悪性疾患，膠原病などの全身性疾患，インスリン依存性重症糖尿病

⓮ INTERMACS心不全重症度分類

profile 1 (crash and burn)	PCPS依存などの重症心原性ショック
profile 2 (sliding fast)	高用量カテコラミン投与でも不安定な重症心不全
profile 3 (dependent stability)	カテコミランを投与しているあいだは安定している重症心不全
profile 4 (frequent flyer)	繰り返し入退院が必要な重症化に向かいつつある心不全
profile 5 (house bound)	心不全症状が容易に出現するために外出がままならない心不全
profile 6 (walking bound)	数100m程度の歩行で症状が出現する心不全
profile 7 (advanced NYHA Ⅲ)	安定した心不全

PCPS：percutaneous cardiopulmonary support

（76％），年齢：44.6歳，体重：57.9 kg，BMI：20.7，BSA：1.65 m^2 であった．拡張型心筋症に対する装着が69％と最も多く，虚血性心疾患は10％であった．重症度ではprofile 2が48％と最も多く，次いでprofile 3が44％であった．日本全体の初回装着の植込み型VADの1年および2年生存率は92％および88％と欧米と比較してきわめて良好である．

（小野　稔）

引用文献

1) Saito S, et al. Post-approval study of a highly pulsed, low-shear-rate, continuous-flow, left ventricular assist device, EVAHEART：A Japanese multicenter study using J-MACS. J Heart Lung Transplant 2014；33：599-608.
2) Ono M, et al. Japanese multi-center outcomes of the HeartMate II LVAD in patients with small body surface area. Circ J 2016；80：1931-6.
3) Rogers JG, et al. Intrapericardial left ventricular assist device for advanced heart failure. N Engle J Med 2017；376：451-60.
4) Mehra MR, et al. A fully magnetically levitated circulatory pump for advanced heart failure. N Engl J Med 2017；376：440-50.
5) 医薬品医療機器総合機構．日本における補助人工心臓に関連した市販後のデータ収集（J-MACS）．
http://www.pmda.go.jp/safety/surveillance-analysis/0009.html（accessed Sept 11, 2017）
6) 補助人工心臓治療関連学会協議会．植込み型補助人工心臓認定一覧．
http://j-vad.jp/registry-licensed-facilities-adult/（accessed Feb, 2018）
7) 日本臨床補助人工心臓研究会．植込型補助人工心臓の使用に係る体制等の基準案について．
https://www.jacvas.com/application/2/standard/（accessed Sept 11, 2017）

心臓移植

はじめに

2010年7月の改正臓器移植法の施行，2011年4月からの植込型補助人工心臓（ventricular assist device：VAD）の保険償還，2014年2月の心臓移植適応年齢の変更などにより，日本における重症心不全に対する心臓移植の役割は大きく増加している．植込み型VADが使用可能になった現在においても，重症心不全治療において最も確立された治療法は心臓移植である．循環器領域を専門とする医療従事者にとって，心不全に対する最終療法としての心臓移植の適応・日本の実情を理解し，適切なタイミングで心臓移植実施施設へコンサルトすることは重要である．

■ 日本での心臓移植実施数の増加

日本では1997年10月に臓器移植法が施行され，1999年2月に臓器移植法に基づく第1例目の心臓移植が行われた．2010年7月に改正臓器移植法が施行され，この改正により本人が生前に拒否の意思を示していない場合は家族承諾により脳死下臓器提供ができるようになり，15歳未満の子どもも脳死下臓器提供ができるようになった．この結果，改正前まで心臓移植は12年間で計69例であったが，改正後2016年12月までの7年間で計248例まで増加を認めた[1]．2016年には，年間51例まで実施数は増加している（❶）．

■ 移植待機期間

日本における移植実施数は増加しているものの，

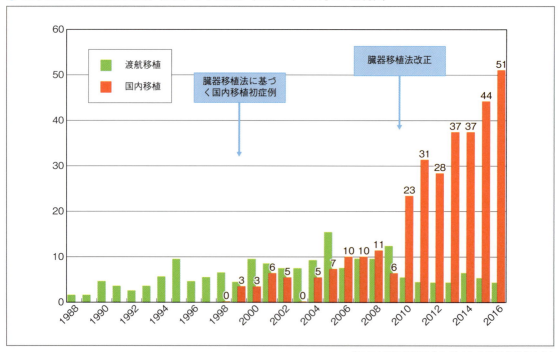

❶ 日本における心臓移植施行（総数）の年次推移（2016年12月31日現在）

（日本心臓移植研究会レジストリ委員会報告より）

❷ 心臓移植適応新規評価件数および心臓移植件数の推移（〈2015，2016年の新規評価件数には，自施設申請症例件数を含む〉2016年12月31日現在）[1]

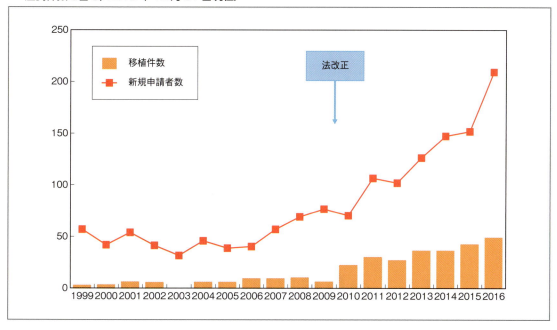

❸ 心臓移植年間施行者数とstatus 1 平均待機日数（2016年12月31日現在）[1]

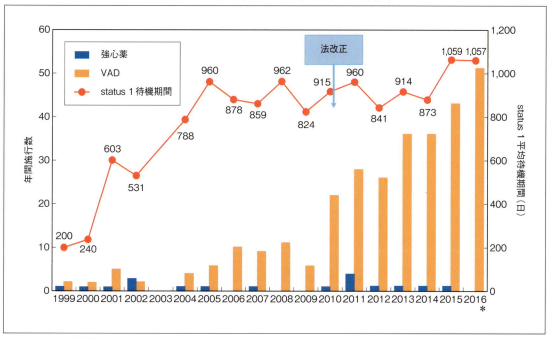

＊：status 2 の小児例1例を除く．

2011年に植込み型VADが心臓移植への橋渡し（bridge to transplantation：BTT）として保険償還されたことや，2014年2月から心臓移植の望ましい適応年齢が60歳未満から65歳未満に引き上げられたこともあり，移植実施件数に比べて希望登録者は著明に増加し，移植待機期間は逆に増加している（❷，❸）．

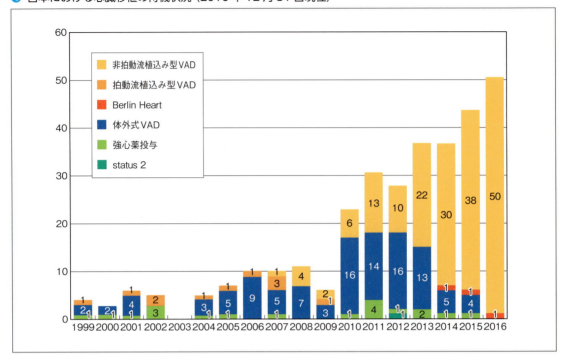

❹ 日本における心臓移植の待機状況（2016年12月31日現在）[1]

VAD：ventricular assist device

2016年12月31日までに施行された317例の心臓移植のうち，status 2での待機からの移植は10歳未満の1例のみで，ほかはstatus 1であった．status 1での待機期間は，2016年は平均1,057日であり，ここ数年で延長している（❸）．2016年の移植症例のうち，27例（53％）は3年以上のstatus 1での待機であった．

status 1の状況は，重症室に収容された強心薬治療によるものは19例（7％）のみで，その他の298例（92％）は各種のVADによるBTT例であった．BTT例における補助期間は平均940日，2016年は平均1,064日で，3年以上の補助例が27例（53％）であった．

BTTに用いられたVADは従来，体外式Nipro VADが多かったが，定常流型植込み型VADが保険償還されてからは植込み型VADによるBTT例が増加している（❹）．また，19例の小児心臓移植が行われ，14例がBTT症例（Nipro VAD 8例，EXCOR VAD 3例，定常流型植込み型VAD 3例）であった．

■ 心臓移植適応基準

日本循環器学会心臓移植委員会により定められている心臓移植レシピエントの適応を❺に示す[2]．適応基準は，心臓移植以外に有効な治療手段がなく，患者・家族が移植治療を理解し，免疫抑制療法など移植後の治療を一生涯継続できることである．また適応除外条件としては，不可逆的な重度の肝腎機能障害，高度肺血管抵抗，活動性の感染症，悪性腫瘍（根治術後5年以上無再発で経過したものを除く）などがある．日本循環器学会循環器病ガイドラインシリーズ2016年版「心臓移植に関する提言」のなかに，心臓移植適応判定のためのチェックリスト（❻）が記載されているので，参考にされたい[3]．心臓移植の適応かどうか検討する際に，どの程度条件を満たしているかを簡便に評価することが可能である．

一般に重症心不全の病態は進行性であることも多いため，可能な限り患者の状態が安定しているあいだに心臓移植実施施設でコンサルトが行われるのが望ましい．適応条件をすべて満たしえない場合にも，専門医などとの協力のもと移植適応となるケースもあることから，心臓移植実施施設へのコンサルトのタイミングが遅れないように心がけていただきたい．

2017年4月現在，国立循環器病研究センター，大阪大学医学部附属病院，東京女子医科大学病院，東京大学

❺ 心臓移植レシピエントの適応[2]

Ⅰ．心臓移植の適応は以下の事項を考慮して決定する．
Ⅰ．移植以外に患者の命を助ける有効な治療手段はないのか？ Ⅱ．移植治療を行わない場合，どの位の余命があると思われるか？ Ⅲ．移植手術後の定期的（ときに緊急時）検査とそれに基づく免疫抑制療法に心理的・身体的に十分耐え得るか？ Ⅳ．患者本人が移植の必要性を認識し，これを積極的に希望すると共に家族の協力が期待できるか？ などである
Ⅱ．適応となる疾患
心臓移植の適応となる疾患は従来の治療法では救命ないし延命の期待がもてない以下の重症心疾患とする． Ⅰ．拡張型心筋症，および拡張相の肥大型心筋症 Ⅱ．虚血性心筋疾患 Ⅲ．その他（日本循環器学会および日本小児循環器学会の心臓移植適応検討会で承認する心臓疾患）
Ⅲ．適応条件
Ⅰ．不治の末期的状態にあり，以下のいずれかの条件を満たす場合 　a．長期間またはくり返し入院治療を必要とする心不全 　b．β遮断薬およびACE阻害薬を含む従来の治療法ではNYHA3度ないし4度から改善しない心不全 　c．現存するいかなる治療法でも無効な致死的重症不整脈を有する症例 Ⅱ．年齢は65歳未満が望ましい Ⅲ．本人および家族の心臓移植に対する十分な理解と協力が得られること
Ⅳ．除外条件
Ⅰ．絶対的除外条件 　a．肝臓，腎臓の不可逆的機能障害 　b．活動性感染症（サイトメガロウイルス感染症を含む） 　c．肺高血圧症（肺血管抵抗が血管拡張薬を使用しても6 wood単位以上） 　d．薬物依存症（アルコール性心筋疾患を含む） 　e．悪性腫瘍 　f．HIV（Human Immunodeficiency Virus）抗体陽性 Ⅱ．相対的除外条件 　a．腎機能障害，肝機能障害 　b．活動性消化性潰瘍 　c．インスリン依存性糖尿病 　d．精神神経症（自分の病気，病態に対する不安を取り除く努力をしても，何ら改善がみられない場合に除外条件となることがある） 　e．肺梗塞症の既往，肺血管閉塞病変 　f．膠原病などの全身性疾患
Ⅴ．適応の決定
当面は，各施設内検討会および日本循環器学会心臓移植委員会適応検討小委員会の2段階審査を経て公式に適応を決定する．心臓移植は適応決定後，本人および家族のインフォームドコンセントを経て，移植患者待機リストにのった者を対象とする． 医学的緊急性については，合併する臓器障害を十分に考慮する．
付記事項
Ⅰ．上記適応症疾患および適応条件は，内科的および外科的治療の進歩によって改訂されるものとする．

医学部附属病院，東北大学病院，九州大学病院，北海道大学病院，埼玉医科大学国際医療センター，岡山大学病院，名古屋大学医学部附属病院（2017年4月に正式に認定）の計10施設が心臓移植実施施設として認定されている．また11歳未満の移植可能施設は，国立循環器病研究センター，大阪大学医学部附属病院，東京女子医科大学病院，東京大学医学部附属病院の4施設である．

■ 日本臓器移植ネットワークへの登録

患者が心臓移植を受けるためには，日本臓器移植ネットワークに登録する必要がある．レシピエント候補者は❼に示すとおり，①心臓移植実施施設内の心臓移植検討会，②日本循環器学会心臓移植委員会適応検討小委員会の2段階審査を経て日本臓器移植ネットワークへ登録されるシステムになっており，この時点で初めて移植患者待機リストに載ることになる．日本臓器移植ネット

❻ 心臓移植適応判定のためのチェックリスト[3)]

基本項目
年齢は65歳未満である

①心臓移植が必要な心機能，心不全状態か
  1. 下記のいずれかに該当している
    ☐ 長期間入院または繰り返し入院が必要
    ☐ 現時点で十分な治療を行っても，NYHA Ⅲ度より改善しない
    ☐ 現時点で十分な治療を行っても無効な，致死的重症不整脈を呈する
  2. 十分な診断と治療が行われているか
    1）薬物治療
      ☐ 心筋保護薬は現在投与可能な最大量が使用されている
        ☐ β遮断薬
        ☐ ACE阻害薬（使用できない場合はARB）
        ☐ ミネラルコルチコイド受容体拮抗薬
      ☐ 症状を取り除くための最大限の努力がなされている
        ☐ 利尿薬
        ☐ 血管拡張薬
        ☐ 強心薬，ジギタリス
      ☐ 現在の薬物治療介入手段（経口，静脈内投与）は正しく選択されている
      ☐ 上記治療にて（   ）ヵ月以上経過を観察しているが十分な改善が認められない
    2）非薬物治療
      ☐ 安静，塩分制限，体重コントロールなど生活習慣への介入は十分なされている
      ☐ ペースメーカ治療（CRT，ICDなど）の適応が考慮されているか，または施行されている
      ☐ アブレーション治療の適応が考慮されている，または施行されている
      ☐ 弁膜・心膜疾患への介入適応が考慮されている，または施行されている
      ☐ 虚血治療の適応が考慮されている，または施行されている
      ☐ 他の非薬物治療（酸素療法，持続的気道陽圧法［CPAP］，リハビリテーション，体外限外濾過法［ECUM］など）の適応が考慮，または施行されている
    3）基礎疾患への検索
      ☐ 治療により可逆的な心疾患は，十分に除外されている
      ☐ 非虚血性症例には，心筋生検が行われ，正しく評価されている
      ☐ 移植適応がない心疾患（アミロイドーシス，ある種の筋ジストロフィ症，他臓器に不可逆的な障害をきたしている膠原病など）が除外されている

②心臓移植に耐えられる身体的環境にあるか
  ☐ 本人に移植のルールについて十分理解できる能力がある
    ☐ 薬剤を決められたとおり飲むことができる
    ☐ 検査を決められたとおり受けることができる
    ☐ 以前に服薬などのコンプライアンスについて問題を起こしたことがない
  ☐ 本人が一人で薬剤を管理・服用できる
  ☐ 精神神経疾患が認められない
  ☐ 肝機能障害は心不全が原因で，かつ可逆的である
  ☐ 腎機能障害は心不全が原因で，かつ可逆的である
  ☐ 肺血管抵抗は6 Wood単位未満
  ☐ 活動性の感染症がない（感染による炎症の場合C反応性蛋白［CRP］の目安はおおよそ2.0 mg/dL以下）
  ☐ 肝炎ウイルス陰性（過去の感染既往は除く）
  ☐ ヒト免疫不全ウイルス（HIV）陰性
  ☐ アルコールを含む薬物依存症がない
  ☐ 悪性腫瘍の存在が除外されている
    ☐ 全身単純CTにて腫瘍を疑わせる所見がない（可能であれば造影）
    ☐ 腹部超音波検査にて腫瘍を疑わせる所見がない
    ☐ 便潜血陰性（陽性の場合は基本的には内視鏡検査に異常がない）
    ☐ 尿潜血陰性（陽性の場合は基本的には膀胱鏡など画像検査に異常がない）
    ☐ 婦人科的検査陰性
  ☐ 糖尿病がコントロールされている
    ☐ おおよそHbA1c（NGSP）7％前後にコントロールされている
    ☐ 進行した網膜症，腎症，神経症が存在しない
  ☐ 呼吸機能はスパイロメトリー，CTにて評価され，大きな問題がない
  ☐ 他の全身疾患（膠原病，ミトコンドリア脳筋症，全身性サルコイドーシスなど）が併発していない
  ☐ 禁酒，禁煙を維持できる（必要に応じて宣言書を用意）
  ☐ 肥満（BMI≧25）がない

③心臓移植に耐えられる社会的環境にあるか
  ☐ 最低1名（できれば2名以上）の，成人の肉親・配偶者がサポートする意思がある
  ☐ 家族は移植について理解している
  ☐ 経済的にサポートできる環境にある
    ☐ 本人は現在仕事に就いている，または，以前は就いていた
    ☐ 本人は移植後，就労の意欲がある
    ☐ 家族は経済的に十分サポートできる

❼ 現行のレシピエントの評価判定システム[3]

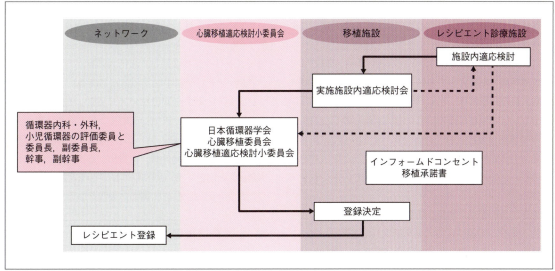

ワークへの心臓移植希望登録は1997年10月から開始され，2017年11月30日現在653例（4例の心肺移植を含む）が登録されている[4]．

2015年5月からは，心臓移植実施数50例以上で適切にレシピエント候補患者の評価を行っている施設については，自施設内適応検討のみにて日本臓器移植ネットワークに登録することが可能になった．現在は，国立循環器病研究センター，大阪大学，東京大学の3施設が上記自施設内判定施設となっている．このシステムで日本臓器移植ネットワークに登録した症例であっても，登録後の日本循環器学会心臓移植委員会への報告ならびに移植実施後の事後検証は必要となっている．

■ 心臓移植レシピエントの原疾患

心臓移植適応となる疾患は，①拡張型心筋症および拡張相の肥大型心筋症，②虚血性心筋疾患，③その他（日本循環器学会および日本小児循環器学会の心臓移植適応検討会で承認する心臓疾患），である（❺）．

2016年までの国内移植317例における原疾患は，拡張型心筋症が212例（67％：拡張型心筋症＋虚血性心筋症2例，右胸心拡張型心筋症1例を含む）と最も多く，次いで拡張相肥大型心筋症35例（11％），二次性拡張型心筋症32例（10％），虚血性心筋症27例（9％），拘束型心筋症5例（2％），その他6例であった（❽）[1]．

❽ 日本における心臓移植の原疾患（2016年12月31日現在）[1]

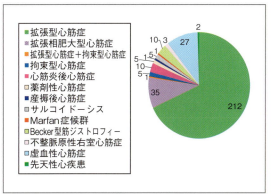

拡張型心筋症＋虚血性心筋症の2例は拡張型心筋症に分類．
拡張型心筋症の1例は右胸心．

拡張型心筋症および拡張相の肥大型心筋症

拡張型心筋症は，「左室のびまん性収縮障害と左室拡大を特徴とする症候群であり類似した疾患を除外したもの」と定義される．

拡張型心筋症に類似した疾患として，第一に，心臓サルコイドーシス，脚気心，Fabry病，そして虚血性心筋症のなかでも残存虚血を有しているもののように，積極的な治療法が存在する疾患を鑑別する．これらの疾患であることが判明した場合は，原則的には積極的治療を行った後，または積極的治療法が無効であると推測され

る病態でなければ移植登録をすべきではない．

第二に，アミロイドーシス，筋ジストロフィーに伴う心筋疾患，ミトコンドリア心筋症などの全身性疾患を鑑別する．これらの疾患は一部を除き移植適応とはならない．Becker型筋ジストロフィーなどは条件次第では移植登録可能であるが，これはBecker型は心障害が先行し，全身の筋障害，とくに呼吸筋障害が移植の妨げにならないと判断されるという理由によるもので，海外でも移植事例が報告されている．すべての疾患において，心臓以外の病態が今後予後を決定しないことを示す必要があり，そのために必要に応じて専門医のコメントを準備する．

第三に，心筋炎，産褥心筋症，飲酒中止後のアルコール性心筋症，服薬中止後の薬剤誘発性心筋症のように，自然回復にある程度の時間が必要な疾患は，回復判断に十分時間をかけることが必要となる．それ以外の疾患は「③その他」に含まれるものと考え，適応を検討することとなる．

拡張相肥大型心筋症は，以前に心肥大の存在が確認され，現在，心拡大・左室収縮能低下を示している症例にて疑うこととなるが，特異的な治療法が存在しない点は拡張型心筋症と同様である．ただし，一般に予後不良と考えられており，早めの心臓移植登録が望ましい．

虚血性心筋疾患

虚血性心筋疾患では，冠動脈狭窄が存在しないこと，または存在しても生存心筋が失われていること，その虚血心筋量が小さく心筋虚血が改善しても予後の改善に至らないことを示す必要がある．

その他

その他（日本循環器学会および日本小児循環器学会の心臓移植適応検討会で承認する心疾患）として，拘束型心筋症，心筋炎後心筋症，サルコイドーシス，修復不可能な先天性心疾患などが登録されている．先述のとおりBecker型筋ジストロフィーなど一部の疾患においても，専門医との連携により移植適応を取得可能な場合もあることから，適応に悩む場合には移植施設へのコンサルトも検討すべきである．

■ 心臓移植手術

心臓移植の方法は，以前はLowerおよびShumwayらが提唱したbiatrial technique（両心房法；Lower-Shumway法ともいう）が中心であったが，近年はDreyfusらが提唱したbicaval technique（上下大静脈法）が中心となっている．現在，日本では北村らが開発したmodified bicaval techniqueがおよそ70％の症例に用いられている．この方法はレシピエントの右房後壁をストリップ状に残し，上行大動脈と下大静脈（に近い右房）をそれぞれ吻合する方法である．そのため，レシピエントとドナー間のサイズミスマッチがあったとしても調整しやすく，またレシピエント右房後壁を大きくとることで吻合部狭窄のリスクが軽減する．吻合は通常は左房より始め，肺動脈，大動脈，右房（または上・下大静脈）を吻合する．肺動脈は長すぎると折れてしまうことがあるので，長さの調節が重要である．

■ 心臓移植後の免疫抑制療法

1962年に今野らによって開発された心臓カテーテル法による心筋生検法が拒絶反応診断に導入され，1970年代後半から心臓移植実施施設が増える傾向となった．また1980年代に免疫抑制薬シクロスポリンが心臓移植に導入され，安定した成績が得られるようになった．

現在心臓移植後における初期免疫抑制療法は，カルシニューリン阻害薬であるシクロスポリン（CyA，ネオーラル®）またはタクロリムス（Tac，プログラフ®）を基本に，核酸合成阻害薬ミコフェノール酸モフェチル（MMF，セルセプト®），およびステロイド製剤を加えた3薬併用療法が行われている．

またエベロリムス（サーティカン®）は，移植後冠動脈病変，腎機能障害，悪性腫瘍合併，MMF不耐容例などにおいて，半数以上の症例で維持期にMMFから切り替えあるいは追加で用いられている．

■ 心臓移植後の生存率と社会復帰について

❾に日本での心臓移植後の生存率を示す．移植後5年，10年および15年の生存率は93.2％，90.5％および84.7％であり，国際心肺移植学会レジストリーより発表されている生存率と比較して良好な成績である[1]．

心臓移植後の死亡原因として，早期はグラフト不全，感染，多臓器不全，拒絶反応が，その後はグラフト不全，悪性腫瘍，移植心冠動脈病変，感染症，腎不全などがある．日本では，感染症9例（クリプトコッカス髄膜炎1例を含む），多臓器不全2例，移植後冠動脈病変1例，固形悪性腫瘍2例，腎不全1例，致死的不整脈1例，グラフト機能不全2例，移植後悪性リンパ腫（posttransplantation lymphoproliferative disorder：PTLD）1例，不明死2例，の計21例の死亡が報

告されているが，290例以上が外来通院している．また，主婦やパート勤務の方も含め150例以上が社会復帰し，心臓移植後の生活の質は良好である[5]．

（岡田　厚，安斉俊久，福嶌教偉）

● 引用文献

1) 日本心臓移植研究会．日本における心臓移植報告（2016年度）．移植 2017；52：148-54．
2) 日本循環器学会心臓移植委員会．心臓移植レシピエントの適応．
http://j-circ.or.jp/hearttp/HTRecCriteria.html
3) 日本循環器学会．心臓移植に関する提言（2016年版）．
http://www.j-circ.or.jp/guideline/pdf/JCS2016_isobe_h.pdf
4) 日本臓器移植ネットワーク．移植に関するデータ．
https://www.jotnw.or.jp/datafile/index.html（2017年12月閲覧）
5) Fukushima N, et al. Registry Report on Heart Transplantation in Japan (June 2016). Circ J 2017；81：298-303．

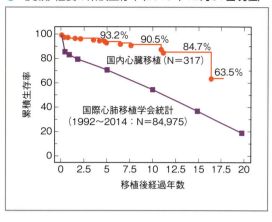

❾ 心臓移植後の累積生存率（2016年12月31日現在）[1]

第5章

さまざまな心不全
病態に応じた治療の実際

不整脈を伴った心不全
a．心房細動

関口幸夫，野上昭彦

> **Point!**
> - 心不全に心房細動が発生しやすい原因として以下を念頭におく．
> - 心房への圧負荷や容量負荷により心房壁や肺静脈壁に解剖学的な構造変化が生じ，催不整脈作用が生じる．
> - 交感神経活動亢進，RAASの亢進，心筋虚血，アシドーシス，低酸素血症，電解質異常，抗不整脈薬の催不整脈作用などの修飾因子が影響する．
> - 基礎心疾患が心房筋に影響を及ぼすことがある．
> - 低心機能例に対する心房細動治療としては抗凝固療法が最も重要である．
> - 洞調律維持を目指すリズムコントロール，そして心房細動のまま脈拍をコントロールするレートコントロールによる治療がある．
> - カテーテルアブレーションが心不全に及ぼす治療効果が近年注目されている．

- 陳旧性心筋梗塞，心筋症など器質的心疾患を有する低心機能患者では多彩な上室性・心室性不整脈が出現する．心筋梗塞患者であれば，梗塞により変性した一部の心室筋の瘢痕組織が解剖学的な障壁となってリエントリー性の心室頻拍が生じうるが，心房においても，心不全による心房への圧負荷や容量負荷上昇に伴う心房壁の伸展，神経体液性因子の修飾などによって心房細動をはじめとする上室性不整脈が出現する．
- 本項では，心不全と心房細動との関連，そして心房細動を伴った心不全に対する治療法について考える．

1．心不全における心房細動発生機序

- 心機能が低下した心不全例ではしばしば心房細動を併発し，この心房細動がさらなる心不全の増悪をきたすケースは決して珍しくない．そして心不全の程度が進行するにつれて心房細動併発頻度も増大する．
- 心不全例で心房細動が発生しやすい原因としていくつかの機序が考えられるが，そのうちの一つとして，心房への圧負荷や容量負荷があげられる．これらの上昇に伴い心房壁そして肺静脈壁が伸展され解剖学的な構造変化（リモデリング）が進行し，催不整脈作用をもつ細胞構造へ変化するというメカニズムである．心不全によって心房は拡張し，心筋細胞の肥大・配列変化，さらには炎症性サイトカインによる間質の線維化，そして心筋壊死が生じる．

- 心筋肥大は活動持続時間延長をきたしやすく，不応期の延長を生じる．この不応期の延長は各部位の心筋肥大の程度によって異なるため，不応期の不均一性が増し，遅延脱分極を促すことで不整脈の引き金ともいえる撃発活動が生じる素因となる．
- また，心筋細胞の線維化に伴い局所的な伝導遅延が生じることで伝導ブロックによるリエントリー回路が形成され，不整脈が持続する素地ができあがってしまう．心筋障害が高度であればあるほど，これらのさまざまな心筋異常に基づいた不整脈基盤から容易に心房細動が生じることとなる．
- この不整脈基盤に加えて，交感神経活動の亢進，レニン・アンジオテンシン・アルドステロン系（RAAS）の亢進，心筋虚血，アシドーシス，低酸素血症，電解質異常，抗不整脈薬の催不整脈作用などの修飾因子が不整脈発生をよりいっそう惹起する．
- 一方，基礎心疾患が心房筋に及ぼす影響も否定できない．陳旧性心筋梗塞例よりも拡張型心筋症や肥大型心筋症をはじめとする心筋症の左房は線維化が進行しやすいともいわれており，原疾患が心不全の進行程度に影響すると同時に心房筋の線維化にも関与する場合がある．

RAAS：renin-angiotensin-aldosterone system

2. 心房細動が心機能に与える影響

- 心房細動が生じると，心房は不規則かつ高頻度に興奮することで心房の補助ポンプとしての機能が失われる．血行動態的には，①心房収縮が消失するため心室への血液流入量が減少する，②頻脈によって心室拡張期が短縮し血液が心室内に充満するまでの時間が不足する，③僧帽弁閉鎖が遅れ，収縮早期の僧帽弁逆流が生じる，④頻脈によって頻脈依存性心筋症（tachycardia-induced cardiomyopathy）が生じることがあり左室収縮能障害をきたす，といった病態が生じうる．
- これらの要因のほかに，心房細動治療のために用いられる抗不整脈薬の陰性変力作用が心機能に悪影響を及ぼすことがあり，抗不整脈薬を使用する際には注意が必要である．

3. 心房細動を伴う心不全例に対する治療

1 抗凝固療法

- 心不全を有する心房細動例では，血栓塞栓症を予防することがまず何より大事である．心房細動による脳血栓のリスクを評価するためCHADS$_2$スコアがよく用いられるが，これはリスク因子であるC（Congestive heart failure；心不全），H（Hypertension；高血圧），A（Age≧75 y；年齢），D（Diabetes mellitus；糖尿病），S（Stroke；脳卒中の

既往)のそれぞれの頭文字を集めてスコア化したものであり，心不全「C (Congestive heart failure)」の有無が脳塞栓発症のリスク因子として大きくかかわっていることがわかる．
● 日本循環器学会の『心房細動治療(薬物)ガイドライン(2013年改訂版)』には抗凝固療法治療指針が定められており，これによると心不全例に対しては$CHADS_2$スコアがすでに1点以上となることから，ワルファリンあるいは直接経口抗凝固薬(DOAC)による治療が推奨(もしくは考慮)されることとなる．

② リズムコントロール

● リズムコントロールとは洞調律維持を目指すことを目的とした治療法である．抗不整脈薬を用いた治療がその中心となるが，その前にまずは，前述したさまざまな修飾因子を是正することから不全心における不整脈の治療はスタートする．心不全では心負荷により心筋に対して多大な伸展ストレスが生じており，心筋細胞レベルでの不応期の不均一性の増大につながっている．利尿薬や血管拡張薬を投与することで心不全の改善をもたらすと同時に，壁伸展ストレスを解除し，ひいては不整脈治療へとつながることとなる．

● ただし，心不全治療の一環として利尿薬が投与されることで低カリウム血症が生じやすくなり，同時に血圧低下などの理由からACE阻害薬が中止されるとさらにカリウム低下が増強されることがある．細胞外カリウムが低下すると心筋細胞は過分極し，プルキンエ線維の自動能亢進が惹起されることで催不整脈作用へとつながってしまうため，カリウム値のコントロールは大切である．

抗不整脈薬治療

心房細動に対するリズムコントロール治療の中心は抗不整脈薬を用いた薬物療法である．脳塞栓を予防するために十分な抗凝固療法がすでに施されていることがその条件となるが，抗不整脈薬投与については，心房細動を併発した心不全患者において抗不整脈薬を内服した群のほうが内服しない群よりも心死亡率が高いとする報告もみられ[1]，投与には十分な注意が必要である．心機能障害を有する心不全例には，心臓への陰性変力作用をもつ抗不整脈薬の使用は，当然ながら控えるべきである．

アミオダロンは，甲状腺，肺，角膜をはじめとする副作用発現に注意を要するが，心室だけでなく上室性不整脈に対しても効果を有し，心臓への陰性変力作用がなく徐拍化作用もあるため心不全例の心房細動管理に比較的適している．

③ レートコントロール

● レートコントロールとは洞調律維持を目指すのではなく，心房細動のまま脈拍をコントロールすることを目的とした治療法である．薬物を用いて治療することが多く，ジゴキシン，アミオダロン，β遮断薬，カル

DOAC (direct oral anticoagulant)：以前はNOAC (new/novel oral anticoagulant)とよばれていたが，近年は凝固因子の活性を特異的に直接阻害する作用機序からこのようによばれている．

ACE：angiotensin converting enzyme (アンジオテンシン変換酵素)

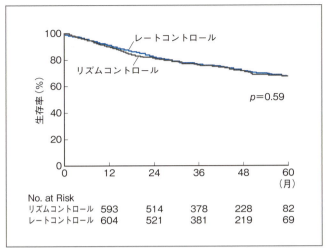

❶ 心不全患者に合併する心房細動治療法の比較（リズムコントロール vs. レートコントロール）(文献2より改変)

シウム拮抗薬などが使用される．β遮断薬やカルシウム拮抗薬は陰性変力作用があるため，左室収縮能が低下した症例には注意が必要である．

4 リズムコントロール vs. レートコントロール

- 以前は，心房細動を併発した心不全患者には洞調律維持を目的としたリズムコントロール治療が望ましく，心房細動が併発している，もしくは新規発症した心不全患者の予後は不良であるとされていたが，AF-CHF試験において両者を比較した研究では，心不全患者へのリズムコントロール，レートコントロール治療で一次エンドポイントに設定した心血管死に有意差を認めない結果となった（❶）[2]．本研究が発表された当初は，一般に心房細動のリズムコントロールのメリットは少ないと評価された．しかし，本研究のリズムコントロールの症例は抗不整脈薬投与によるリズムコントロールのみであり，カテーテルアブレーション（以下アブレーション）による根治を目指した症例が含まれていないことは大きなlimitationであった．

- 心房細動に対するリズムコントロールは長らく薬物療法が中心であったが，不整脈に対する電気生理学的検査ならびにアブレーションの技術進歩により，心房細動もアブレーションによる根治が可能となった．日本では発作性〜持続性心房細動に対するアブレーションが標準治療となり，心不全を合併した心房細動に対するアプローチもさらに変化・進歩していくことが予想される．この試験にはアブレーション治療症例は含まれておらず，現在の最新治療におけるデータの集積が期待される．

5 カテーテルアブレーション

心房細動アブレーション

心房細動アブレーションとは，心房細動を惹起する電気的興奮もしく

AF-CHF：atrial fibrillation and congestive heart failure

❷ 心房細動アブレーション（肺静脈隔離術）

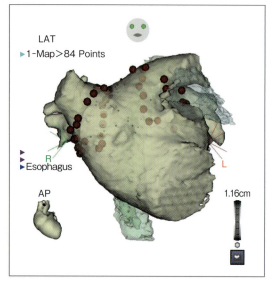

CTを用いて作成した左房ならびに4本の肺静脈の3D画像を3Dマッピングシステム（CARTOシステム）に取り込み，アブレーションポイント（赤のドット）を画像に表示している（正面像）．これをみると，肺静脈と左房の接合部を円周上に取り囲むように焼灼していることがわかる．

は心房細動を維持する基質を焼灼する*ことで心房細動の根治を目指すリズムコントロール治療であり，通常，心房細動のトリガーとなる電気的興奮を最も頻回に発する肺静脈を，接合する左房からカテーテルを用いて電気的に隔離することが最も有効な治療法とされる（肺静脈隔離）（❷）．

　心房細動基質も肺静脈が大きく関係するとされ，この肺静脈隔離によって同時に基質への治療を兼ねている場合も少なくない．ただし持続性または長期持続性心房細動の症例では，肺静脈のみならず左房（後壁や前壁，天井部など）や上大静脈，右房にも不整脈基質が広がることが多く，これらの部位を正確に同定してアブレーションする治療が数多く研究されているものの，現段階では統一された治療法の見解は出ていない．

左室収縮不全を伴う心不全例へのアブレーション効果

　左室収縮不全心に合併した心房細動アブレーションの成績と治療効果を報告した研究の発端は，2004年に発表されたHsu LFらの論文である．彼らは，左室収縮機能障害58例に心房細動アブレーションを施行し，12±7か月の経過で69％が抗不整脈非投与下で洞調律維持が可能であったと報告している[3]．このアブレーションによる心房細動抑制によって，心機能，運動耐容能，QOL，心不全の程度を表すNYHA分類において，コントロール群と比較して有意な改善が認められた（❸）．

　心不全症例における心房細動アブレーション治療効果に関するメタ解析も近年報告されており[4]，これらのデータからは，心房細動アブレーションの治療成績は健常者と心不全症例とでさほど変わらないこと，心

*心房細動を引き起こす契機となる異所性電気的興奮はtrigger（トリガー），不整脈を持続させる不整脈素地はsubstrate（サブストレイト）とよばれ，ともに心房細動の治療のターゲットとなる部位とされる．

NYHA分類：New York Heart Association（ニューヨーク心臓協会）による心機能分類であり，心不全の程度を自覚症状に基づいて分類したもの（p.23参照）．

❸ 心不全患者へのアブレーション治療効果（文献3より改変）

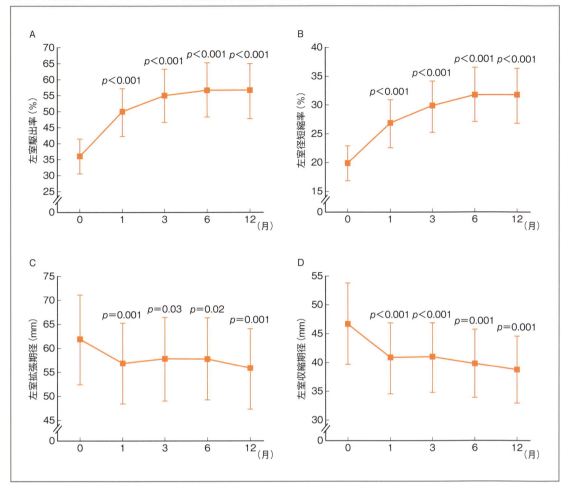

不全症例においても有効なアブレーション治療が提供できる可能性，さらには心不全の初期段階でのアブレーションの介入が効果的であり，その後長期的に左室収縮能をはじめ心機能の改善を得ることが報告されている．

HFpEF例への心房細動アブレーション治療効果

　左室収縮能が保たれた心不全（HFpEF）に合併する心房細動では，心房細動の背景に高齢・動脈硬化・高血圧・肥満・睡眠時無呼吸症候群そして左室肥大を有することが多く，肥大型心筋症を有することもある．これらの病態では，左室拡張能低下による左室拡張末期圧上昇，左房圧上昇が認められる．とくに高齢・動脈硬化を有する症例では後負荷不整合（afterload mismatch）も起こりやすく，左房圧の上昇により心房細動が惹起され，また心房細動による頻脈により拡張能の低下が助長されて血行動態が増悪する．このようなことから，心不全イベントの回避目的に心房細動の根治が望まれる．

HFpEF : heart failure with preserved ejection fraction

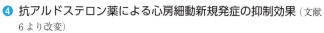

❹ 抗アルドステロン薬による心房細動新規発症の抑制効果（文献6より改変）

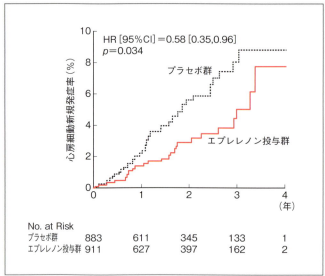

　2013年，74例のHFpEFに合併した心房細動症例に対するアブレーション治療効果についてわれわれが調べたところ，複数の心房細動アブレーションかつ抗不整脈薬を用いた洞調律維持率は73％であり，洞調律を維持しえたリズムコントロール群と心房細動の再発を認めレートコントロールへ変更した群を比較した結果（追跡期間34±16か月），洞調律が維持されたリズムコントロール群で左室拡張能および左室拡張末期径の改善が認められた[5]．

　これらの結果から，心房細動アブレーションは左室収縮不全による心不全例のみならず左室拡張不全を主とするHFpEF例にも有効である可能性がある．

4. 心不全例の心房細動新規発症を防ぐためには

- 心房・心室の線維化・リモデリングを軽減し，不整脈発生基盤の成立を未然に防ぐアップストリーム治療として，ACE阻害薬，アンジオテンシンⅡ受容体拮抗薬（ARB），β遮断薬，抗アルドステロン薬といった薬剤があげられる．
- EMPHASIS-HF試験ではACE阻害薬もしくはARBと，β遮断薬がともに90％以上投与されている心不全症例に抗アルドステロン薬であるエプレレノンを追加投与したところ，有意に心房細動の新規発症が抑制されたことが報告されており（❹）[6]，今後のさらなる研究が期待される．

ARB：angiotensin II receptor blocker

EMPHASIS-HF：eplerenone in mild patients hospitalization and survival study in heart failure

● 引用文献

1) Flaker GC, et al. Antiarrhythmic drug therapy and cardiac mortality in atrial fibrillation. J Am Coll Cardiol 1992；20：527-32.
2) Roy D, et al. Rhythm control versus rate control for atrial fibrillation and heart failure. N Engl J Med 2008；358：2667-77.
3) Hsu LF, et al. Catheter ablation for atrial fibrillation in congestive heart failure. N Engl J Med 2004；351：2373-83.
4) Anselmino M, et al. Catheter ablation of atrial fibrillation in patients with left ventricular systolic dysfunction：A systematic review and meta-analysis. Circ Arrhythm Electrophysiol 2014；7：1011-8.
5) Machino-Ohtsuka T, et al. Efficacy, safety, and outcomes of catheter ablation of atrial fibrillation in patients with heart failure with preserved ejection fraction. J Am Coll Cardiol 2013；62：1857-65.
6) Swedberg K, et al. Eplerenone and atrial fibrillation in mild systolic heart failure：Results from the EMPHASIS-HF（Eplerenone in Mild Patients Hospitalization And Survival Study in Heart Failure）study. J Am Coll Cardiol 2012；59：1598-603.

不整脈を伴った心不全
b. 心室頻拍／心室細動

劍 卓夫，奥村 謙

1. 急性期治療

Point!
- 心不全合併の心室頻拍（VT）では，心筋梗塞（虚血）と拡張型心筋症が原因となるものが最も多い．
- QT延長によるtorsade de pointesや多形性心室頻拍は，アミオダロンやニフェカラント静注により，病態が増悪する可能性がある．

- 急性期治療はACLSに準拠した治療を行う．不整脈治療と並行して，血行動態の把握，心不全の評価，不整脈の誘因を考えながら治療を行うことが重要である．

VT：ventricular tachycardia
ACLS：Advanced Cardiovascular Life Support

1 心室性不整脈の種類

- 心不全に合併する心室性不整脈としては，心室期外収縮，持続性心室頻拍，非持続性心室頻拍，心室細動（VF），torsade de pointesがあげられる．

VF：ventricular fibrillation

- 心不全合併のVTの原因で最も多いのは心筋梗塞（虚血）と拡張型心筋症に関連したVTであり，その機序として瘢痕組織を基質としたリエントリー性頻拍が一般的である．しかし，ほかにも心不全治療で内服している利尿薬のために電解質異常（低カリウム血症や低マグネシウム血症）をきたしたり，抗不整脈薬内服によりQT時間が延長し，催不整脈作用としてtorsade de pointesを発症したりすることも少なくない．

2 治療の実際

- VTにより血行動態が破綻している場合は，すみやかに電気的カルディオバージョンを施行する．頻拍の再発のリスクがある場合は，アミオダロン，ニフェカラント，リドカインの静注投与を行う（❶）[1]．

アミオダロン

　薬理作用はNaチャネル，Kチャネル，Caチャネルの遮断が主であり，交感神経抑制作用も含まれる．急性期はNaチャネル，Caチャネル遮断作用が主体となり心筋細胞の興奮性と伝導性を抑制し，頻拍を停止させる．アミオダロンは一般的にQT延長をきたしにくい薬剤とされているが，それでも急性期にNaチャネルの遮断による伝導遅延が優位になるとかえってインセサント型になる場合もある．また，薬剤の脂溶性が高いことにより分布容積が大きくなるため，ニフェカラントと比較

インセサント型（頻発型）VT：種々の治療（薬物治療や電気的除細動）にもかかわらず，直ちに再発を繰り返し持続するVT．

❶ 持続性心室頻拍の停止法[1]

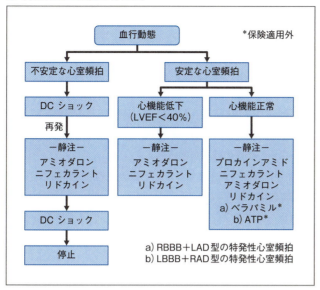

すると効果発現までに時間を要するとの報告もある．

投与法：
- 初期投与：125 mg を 5％ブドウ糖 100 mL で希釈し 600 mL/ 時で 10 分で投与．
- 負荷投与：750 mg を 5％ブドウ糖 500 mL で希釈し 33 mL/ 時で 6 時間投与．
- 維持投与：750 mg を 5％ブドウ糖 500 mL で希釈し 42 時間投与．

ニフェカラント

　日本で開発され，1999 年から VT と VF に対して適応がある．薬理作用としては純粋な K チャネル（I_{Kr}）遮断作用を有し，心筋の活動電位持続時間を延長，不応期を延長させることにより頻拍を停止させる．アミオダロン（半減期：19〜53 日間）と比較し，ニフェカラントは半減期が短いため（1.5〜2.0 時間），On-Off が容易であること，Ca チャネルの遮断作用や交感神経抑制作用がないため，陰性変力作用や血圧に変動を与えにくいという利点がある．しかし，一方で K チャネル遮断作用は逆頻度依存性があり，徐脈時に作用が増強し，QT 時間の延長から torsade de pointes を惹起しやすいため，定期的な心電図評価が必須である．

投与法：
- 0.3 mg/kg を 5 分かけて静注，その後 0.3〜0.5 mg/kg/分で持続静注（QT 時間 0.50 秒以上で減量，0.55 秒で中止する）．

● 一般的に，アミオダロンやニフェカラントは，血行動態の安定・不安定を問わず汎用性の高い薬剤であるが，QT 延長による torsade de

❷ アミオダロン，ニフェカラントが無効または増悪する可能性のある VT

①QT 延長症候群
先天性や薬物，電解質異常により二次性にQT延長を生じる
治療：硫酸マグネシウム静注，電解質補正，ペーシング治療
②ベラパミル感受性VT
右脚ブロック，上方軸，やや幅の狭いQRS波形を呈することが多い
治療：ベラパミル静注
③Brugada 症候群
V_1, V_2誘導のST上昇から多形性VTが誘発される
治療：イソプロテレノール静注，ペーシング治療

pointes や一部の多形性 VT では，アミオダロンやニフェカラント静注により頻拍が憎悪する可能性があり，注意が必要である（❷）．

2. 慢性期治療

> **Point!**
> - 心室性不整脈の予防・治療には心不全に対する基本的な内服加療を行うことが前提となる．再発のリスクを認める場合は，ICD，CRT-D の植込みにより予後の改善が図られる．
> - Ⅲ群抗不整脈薬（アミオダロン）は不整脈発作頻度を減少させるが，予後改善効果は単独処方においては認められておらず，あくまで補助的な目的で用いる．
> - WCD や S-ICD の新しいデバイスや，カテーテルアブレーション治療にも著しい進歩が認められており，その適応や治療にも習熟しておく必要がある．

1 基本的な心不全加療

- 安静，酸素投与，血管拡張薬や利尿薬により心負荷の軽減を図ることで不整脈数が減少することは，しばしば経験する．さらに ACE 阻害薬，アンジオテンシンⅡ受容体拮抗薬，β遮断薬，抗アルドステロン薬はそれぞれ大規模臨床試験において心不全の予後を改善し，突然死を減少させることが報告されているため，これらを血行動態の許す範囲内で最大限投与することが大前提となる．

2 デバイス (ICD，CRT-D など) による治療

ICD

心不全を発症する病態のうち，いわゆる低心機能例（HFrEF）に関しては，ほぼ全例で植込み型除細動器（ICD）植込みの検討が必要となる．ICD の適応は一次予防[*1]と二次予防[*2]に分けられる（❸，❹）[2)]．

二次予防において，VT，VF 合併低心機能患者の生命予後に対する ICD の有用性が，実際に統計学的に証明されているのは 1997 年の AVID study のみであるが，VF の再発率は 10〜20％といわれており，積極的な植込み基準が設けられている．また，AVID，CASH，CIDS

ACE：angiotensin-converting enzyme
ICD：implantable cardioverter defibrillator
HFrEF：heart failure with reduced ejection fraction

*1 一次予防における適応：VT が非持続性である場合または失神を認めるが心電図で不整脈が記録されていない場合．
*2 二次予防における適応：心肺停止，持続性 VT，VF の心電図が記録されている場合．

AVID：Antiarrhythmics versus Implantable Defibrillators
CASH：Cardiac Arrest Study Hamburg
CIDS：Canadian Implantable Defibrillator Study

---

❸ ICD による二次予防— Class Ⅰ 適応[2)]

1. 心室細動が臨床的に確認されている場合
2. 器質的心疾患に伴う持続性心室頻拍を有し，以下の条件を満たすもの
   (1) 心室頻拍中に失神を伴う場合
   (2) 頻拍中の血圧が 80 mmHg 以下あるいは脳虚血，症状や胸痛を訴える場合
   (3) 多形性心室頻拍
   (4) 血行動態の安定している単形性心室頻拍であっても，薬物療法が無効または副作用のため使用できない場合や薬効評価が不可能な場合，あるいはカテーテルアブレーションが無効あるいは不可能な場合

❹ 器質的心疾患を有する患者に対する一次予防— Class Ⅰ 適応[2)]

1. 冠動脈疾患または拡張型心筋症に基づく慢性心不全で，十分な薬物治療を行っても NYHA クラスⅡまたはクラスⅢの心不全症状を有し，かつ左室駆出率 35％以下で，非持続性心室頻拍を有する場合．
2. NYHA クラスⅠで冠動脈疾患，拡張型心筋症に基づく左室機能低下（左室駆出率 35％以下）と非持続性心室頻拍を有し，電気生理検査によって持続性心室頻拍または心室細動が誘発される場合．

コラム
非虚血性心疾患における一次予防[3]

非虚血性心不全患者（EF35％以下，NYHA Ⅱ～Ⅳ度）においてICD群（556人）はコントロール群（560人）に対して，突然死は予防した（図下）が予後改善効果（図上）は示さなかった．階層別にみると，59歳未満の患者群ではICDが予後改善効果を示したが，年齢とともに心臓死以外が増加し，59歳以上の患者群では高齢になるほどにICDによる突然死予防効果が打ち消され，有意差がつかなかった．高齢者の非虚血性心疾患に対するICD植込みは慎重に検討されるべきことが示唆されている．

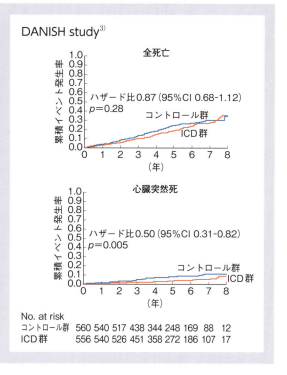

studyではいずれも虚血性心疾患が70～80％を占めているが，日本でICD適応の6割を占める非虚血性心疾患の二次予防に関するデータは少ない．AVID，CIDS studyの254例（非虚血患者）のメタ解析では，ICD植込みにより死亡率が31％減少したが，有意差は認められなかった．症例数が少ないことが影響していると考えられ，その効果は虚血性心疾患と同様と想定されている．

一次予防に対しては，左室駆出率（EF）と心不全症状の組み合わせでICDの植込みの適応が決定されている．EFが30～35％以下でNYHA Ⅱ～Ⅲ度の心不全患者に関して，虚血性心疾患（MADIT，MADIT-Ⅱ，DINAMIT），非虚血性心疾患（DEFINITE，虚血非虚血の両方を含むSCD-HeFT）の各試験の結果，ICDが薬物治療に対して死亡率を20～30％低下させた（❺）[4]ことにより，付加検査なく，Ⅰ度適応となっている．反対に，NYHA Ⅰ度の患者に関する研究は少なく，電気生理検査でのVTの誘発性の評価を必要としている．

一方，これまでの北米での大規模臨床試験がそのまま日本でも当てはまるかに関しては，いまだ確立されていない．Tannoらのコホート研究では，MADIT-Ⅱに適合させた90人の患者のうち30か月の経過観察期間で突然死したのは2人であり，MADIT-Ⅱのコントロール群（年間の突然死の発症は約5％）に比べて圧倒的に少なかった．また，4,133例の心筋梗塞患者の前向き観察研究であるHIJAMI-Ⅱでも平均4.1年の観察期間中に突然死は5年で1.2％であり，MADIT-Ⅱでの虚血患

EF：ejection fraction
NYHA：New York Heart Association
MADIT：Multicenter Automatic Defibrillator Implantation Trial
DINAMIT：Defibrillator in Acute Myocardial Infarction Trial
DEFINITE：Defibrillators in Non-Ischemic Cardiomyopathy Treatment Evaluation Trial
SCD-HeFT：Sudden Cardiac Death in Heart Failure Trial

HIJAMI：Heart Institute of Japan Acute Myocardial Infarction

❺ ICDの一次予防効果と二次予防効果を検討した試験[4]

試験名	治療法の割り付け	時期(年)	症例数	登録基準	ICDによる死亡率低下
一次予防試験					
MADIT	ICD vs 薬物療法	1996	196	NYHA I-II度 with MIの既往 and LVEF ≦35% with 誘発性VT	0.46 ($p=0.009$)
CABG-PATCH	Epicardial ICD vs 非ICD	1997	900	LVEF≦35% with SAECGの異常 and CABG	1.07 ($p=0.64$)
MADIT II	ICD vs 非ICD	2002	1,232	NYHA I-III度 with LVEF≦30% with MI後	0.69 ($p=0.016$)
DINAMIT	ICD or 非ICD (<40 days after MI)	2004	674	MI後40日以内 with LVEF≦35%	1.08 ($p=0.78$)
DEFINITE	ICD vs 非ICD	2004	458	非虚血性心不全患者, LVEF<36% with >10 PVCs/hr or NSVT	0.65 ($p=0.08$)
SCD-HeFT	ICD vs アミオダロン vs プラセボ	2005	2,521	NYHA II-III度 and LVEF≦35%；虚血性 or 非虚血性	0.77 ($p=0.007$)
IRIS	ICD vs 非ICDに無作為割り付け	2009	898	31日以内 or MI後 with LVEF≦40%, NSVT or HR>90	1.04 ($p=0.78$)
二次予防試験					
AVID	ICD vs アミオダロン	1997	1,016	VF停止 or VT and 失神 with EF≦40%	0.73 ($p<0.02$)
CIDS	アミオダロン vs ICD	2000	696	VF/VT停止 or 失神	0.70 ($p=0.142$)
CASH	ICD vs アミオダロン vs メトプロロール	2000	346	VT/VF停止	0.61 ($p=0.2$)

CABG；冠動脈バイパス術，HR；hazard ratio，LVEF；左室駆出分画(率)，MI；心筋梗塞，NSVT；非持続性心室頻拍，PVC；心室期外収縮，SAECG；加算平均心電図検査

のICD適応基準は日本ではそれほど高い費用対効果が得られない可能性も指摘されている．

以上より，日本のガイドラインでは，非持続性VTや，電気生理学的検査による持続性VTまたはVFの誘発など，不整脈基質の存在を示唆する所見が適応基準に加えられている．

S-ICD

完全皮下植込み型除細動器(S-ICD)はリードおよび本体をすべて皮下に植込む，植込み型除細動器である*．2009年に欧州でCEマークを取得し，2012年にアメリカFDAで認可を受け，日本では2016年2月より保険償還された．経静脈的にリードを挿入する必要がないため，手技に伴う合併症の軽減や慢性期における感染から解放される点で患者に対する恩恵は非常に大きいと期待されている．

最近，EFFORTLESS登録研究の結果が報告され，5年での適切作動率は13.5%，不適切作動率は11.7%，電気的除細動の成功率は97.4%と，通常の経静脈的除細動器TV-ICDに比し遜色のない結果が得られている．今後，TV-ICDとの前向き比較試験の結果が待たれる．

TV-ICDとS-ICDの特徴を❻に示す．

CRT-D

低心機能患者の突然死(VTによる不整脈死)予防にICDの植込みの

S-ICD：subcutaneous implantable cardioverter-defibrillator

*S-ICDについてはp.208も参照．

FDA：Food and Drug Administration

TV-ICD：transvenous implantable cardioverter-defibrillator

CRT-D：cardiac resynchronization therapy-defibrillator

❻ TV-ICD と S-ICD の比較

	TV-ICD	S-ICD
術前スクリーニング	不要	心電図スクリーニングが必須
麻酔	局所麻酔	全身麻酔，または深鎮静＋局所麻酔
徐脈治療	ペーシングが可能	除細動後のバックアップペーシングのみ
抗頻拍ペーシング	可能	不可
感染	心内膜炎の可能性あり	皮下感染のみに限局する可能性が高い
システムの抜去	レーザーなどを要する	皮下のみの処置で可能

❼ CRT-D — Class I 適応，Class IIa 適応（適応 1〜3 のうちの 1）[2]

Class I：最適の薬物治療でも NYHA クラスⅢまたは通院可能な程度のクラスⅣの慢性心不全を呈し，左室駆出率 35％以下，QRS 幅 120 msec 以上，洞調律で ICD の適応となる場合．

Class IIa：最適の薬物治療でも NYHA クラスⅡの慢性心不全を呈し，左室駆出率 30％以下，QRS 幅 150 msec 以上，洞調律で ICD の適応となる場合．

適応があると判断された場合，さらにその患者に対して，両室ペーシングを付加すべきかどうかを検討する必要がある（❼）[2]．

ICD と除細動機能付き心臓再同期療法（CRT-D）を直接比較した MIRACLE-ICD（NYHA Ⅲ〜Ⅳ度，EF 35％以下，QRS 幅 130 ms 以上）や RAFT（NYHA Ⅱ〜Ⅲ度，EF 30％以下，QRS 幅 120 ms 以上）試験において，いずれも CRT-D が ICD に比較して，QOL，心不全入院や総死亡を有意に減少させた．心不全を合併した低心機能例で QRS 幅が延長している場合は，ICD ではなく，CRT-D の植込みが推奨される．しかし，EF の低下と QRS の延長のみでは CRT-D を植込んだ患者の 3〜4 割が「ノンレスポンダー（両室ペーシングにより心不全改善効果が認められない患者群）」であるため，より精度の高い評価指標が求められている．

なお QRS 幅や波形に関して，近年，RethinQ や Echo CRT において，エコーで dyssynchrony が検出されても QRS 幅が 120〜130 ms 以下の患者に対し，CRT は最大酸素消費量，総死亡，心不全入院に関して優位性を示さなかった．さらに，QRS 波形のメタ解析では，左脚ブロック患者に対してのみ，CRT の有用性が示されている[5]．

MIRACLE-ICD：Multicenter InSync ICD Randomized Clinical Evaluation

RAFT：Resynchronization-Defibrillation for Ambulatory Heart Failure Trial

③ 薬物治療（❽）[1]

アミオダロン

CAST 試験にて I 群抗不整脈薬の有用性が否定された後，心筋梗塞および心機能低下患者に対し，アミオダロンに関し，多くの臨床研究が行われた．SCD-HeFT 試験において，NYHA Ⅲ度の心不全患者の予後を増悪させたが，ほとんどの臨床研究において，総死亡に関しては改善させないものの，不整脈死・突然死は有意に減少させている．

ICD 植込み患者に対してのショック低減に関して，β 遮断薬にアミオダロンを追加することにより，β 遮断薬単独より 73％ものリスク軽減効果が OPTIC study で示されている．2000 年以前の臨床研究においては，

CAST：Cardiac Arrhythmia Suppression Trial

OPTIC：Optimal Pharmacological Therapy in Cardioverter Defibrillator Patients

⑧ 持続性心室頻拍の再発予防[1]

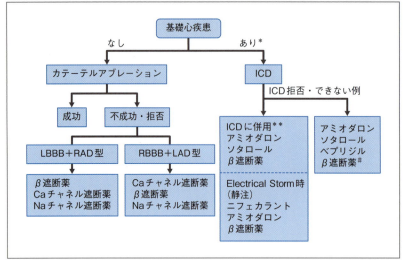

*：基礎疾患がある例でもカテーテルアブレーションの有効例がある．
**：ソタロールまたはアミオダロン＋β遮断薬で作動の減少が図れる．
#：心不全例で有用．

　非持続性VT，心室期外収縮のある心筋梗塞患者に対して（一次予防）予後改善効果が示されているが，そのエビデンスレベルは高くない．また近年の心筋梗塞治療の向上と相まって，その後の研究においては単独投与ではプラセボ群に対して優位性を示せてはいない．そのため，あくまでICD植込みができない患者に対する治療法または補助治療と考えられている．

　アミオダロンはそのほとんどが肝代謝を受け，脂溶性が高いため，体内に広く分布する．副作用として間質性肺炎，甲状腺機能障害（低下，亢進），肝障害などが認められる．とくに間質性肺炎は，致死性になりうることより，注意が必要で，日本の500例の検討では1年発症率が4.2％とされ，高齢，高用量，デスエチルアミオダロン血中濃度が高いことがリスク因子としてあげられている．

ソタロール

　ソタロールは光学異性体であるd-ソタロールとl-ソタロールの半量ずつから構成される薬剤である．その薬効はβ遮断作用と主にKチャネルのブロックにより不応期を延長させ，VTの発症を抑制する．臨床研究において，ソタロールの有効性を直接証明した研究はほとんどない．OPTIC studyにおいて，β遮断薬単独よりもICD作動を抑制したものの，不整脈死は有意差がなく，アミオダロンよりも劣る結果となった．

　β遮断作用（$d>l$-ソタロール）は，Kチャネル遮断作用（$d=l$，同等）よりも低用量・低血中濃度からその効果が出現するため，低心機能患者においては低用量時から心不全増悪に留意しながら使用することが大切である．エビデンスとしてアミオダロンに劣るものの，心外副作用が少ないことは優位に働き，副作用のためアミオダロンが投与困難な場合などに代替薬として有用である．

❾ 心室頻拍のリエントリー回路モデル[6]

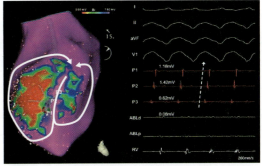

❿ サブストレイトマップ[7]

紫色で示された健常部位の中に2つの島状に，瘢痕・低電位領域を認める．頻拍はそのあいだを common pathway として8の字に旋回する．

4 アブレーション治療

器質的心疾患におけるVTの機序

心機能低下症例の場合，虚血性であれば心筋梗塞による瘢痕組織や障害心筋，非虚血であれば変性心筋や線維化組織などにより，心筋の伝導遅延や伝導障害が生じ，リエントリー性頻拍が発症することが多い．そのモデルとして，1993年にStevensonらが発表したリエントリー回路が幅広く使用されている（❾）[6]．このモデルによると，瘢痕組織のあいだに生じた common pathway が遅延伝導部位となり頻拍回路が形成される．common pathway の出口より QRS は開始され，健常部位を興奮させた後，再度 common pathway に入ることにより頻拍が成立する．そして，この common pathway に対するアブレーションにて頻拍の停止が可能となる．

器質的心疾患におけるVTアブレーションの方法

3Dマッピングの進歩とともに，洞調律中に心内膜における心室筋の電位波高や性状をマッピングしていくことによりいわゆるcommon pathwayを同定し，アブレーションすることが可能となった（サブストレイトマップ；❿[7]）．そのため，血行動態の破綻するようなVTに対してもアブレーションが可能である．

アブレーションのターゲットはいわゆる瘢痕組織に関連してリエントリー回路を作成するため，あらかじめ瘢痕組織の分布を術前にMRIの遅延造影像や術中の真空内エコーで把握することで成功率が向上することが報告されている*（⓫）[8]．

また，アブレーションカテーテルの進歩も著しく，イリゲーションカテーテルやコンタクトフォースにより心筋への接触圧が測定できるようになり，血栓形成の低減や，より安全で確実な焼灼層の形成が可能となっている（⓬）．

*かつてのX線透視下でのアブレーションではこのようなリエントリー回路を正確に自らの頭の中に構築していくことはきわめて困難であったが，1996年に electro-anatomical mapping system（CARTO, Biosense社）の登場によりリエントリー回路の正確な空間評価が可能となり，複雑なVTアブレーションに対する道を開いた．

⓫ MRIの遅延造影像（左）とCARTO Map（右）[8]

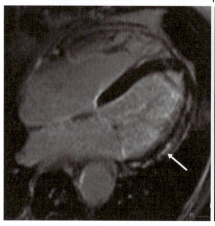
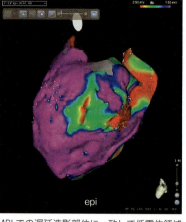

左室後側壁，心外膜側に遅延造影を認める（左）．MRIでの遅延造影部位に一致して低電位領域を認め，同部位への通電にて頻拍が停止している（右）．

⓬ イリゲーションアブレーションカテーテル（上）とコンタクトフォース（下）

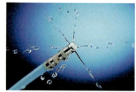

(Thermocool®, Johnson and Johnson)

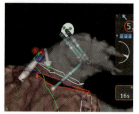

カテーテルが心筋と接触している強さ（5 g）と向きが表示できる（下）．

⓭ 心室頻拍に対するアブレーションの長期成績（非再発率）[9]

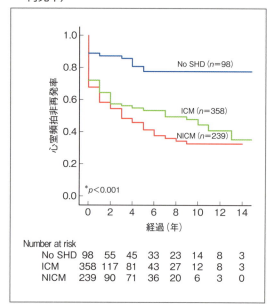

No SHD：非器質的心疾患，ICM：虚血性心筋症，NICM：非虚血性心筋症

⓮ カテーテルアブレーションの合併症[10]

合併症率	6.2〜11.2%
院内死亡	1.1〜1.6%
輸血	2.30%
血管に関連する合併症	3.6〜6.9%
血腫	0.96〜5.48%
その他血管損傷（仮性瘤・動静脈瘻）	1.46〜2.6%
心臓に関連する合併症	2.0〜4.47%
心膜炎・心タンポナーデ	0.4〜1.57%
急性心筋梗塞	1.70%
医原性の心臓合併症	1.50%
刺激伝導系への障害	1.00%
神経学的合併症（脳梗塞・一過性脳虚血発作）	0.45〜0.7%

器質的心疾患におけるVTアブレーションの成績

　アブレーションの成績に関しては，虚血性心疾患のほうが非虚血よりも良好である（⓭）[9]．虚血心の場合は冠動脈の走行の影響で瘢痕層が心内膜側に形成されることが多いため，心内膜側からのアブレーションにて焼灼可能な例が多い．一方，拡張型心筋症などの非虚血心の場合，心筋変性が心外膜や心筋のいずれの層にも作成されるため，30％は心外膜アプローチでのアブレーションの追加が必要となり，より複雑なアブ

> **コラム** 外科的アブレーション

経皮的カテーテルアブレーション治療が普及した現在ではほとんど行われることが少なくなった手技であるが，やはり難治性の VT ではいまだに報告が散見される．心内膜/心外膜アプローチでの経皮的アブレーションの不成功症例や海外では LVAD の術中に並行して行われることが多い．本症例は陳旧性心筋梗塞症例で，2 回のアブレーション治療は不成功に終わった．そのため，前壁中隔の心室瘤切除に並行して，アブレーションを施行した．前下行枝と第一対角枝のあいだの領域にて持続の長い拡張期電位を認め，同部位へのアブレーションにて頻拍は停止した．

CARTO マップ（左）と開胸下でのアブレーション（右）

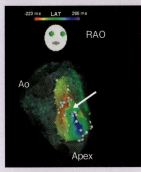 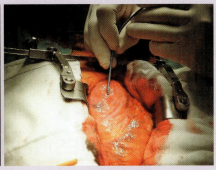

⇨：有効通電部位（左）．

レーションを求められることが多く，このことが影響している．

近年，治療抵抗性の VT に対して，アルコールアブレーションや外科的アブレーション，2 本のカテーテルを用いた bipolar ablation などの報告もある．

器質的心疾患における VT アブレーションの合併症（⑭）[10)]

VT アブレーションのエキスパート病院での報告では，合併症率は 6～11％と比較的高くはない．しかし，上室性頻拍に対するアブレーションと異なり 1～2％の院内死亡も認められており，致死的な合併症が発症する可能性はある．とくに低心機能患者のアブレーションの場合，VT を頻回に誘発したり，術時間が長期にわたるためにイリゲーションカテーテルの生理食塩水の負荷量が多くなったりするために，術中に血行動態の増悪や肺うっ血をきたす可能性もある．そのため，術中のモニタリングや利尿薬の投与，陽圧換気，IABP や PCPS の挿入なども適宜検討する必要があり，常に全身状態の把握に努める必要がある．

5 WCD

- 着用型除細動器（WCD）は 2014 年 4 月より保険償還された．WCD は着用ベルト，電極ベルト，コントローラーと比較的簡易なシステムで構成されるが，ICD に劣らぬ診断感度・特異度が達成されていることが報告されている＊．
- 現在その適応については，2015 年 4 月に日本不整脈心電学会から示されたステートメントに示されている（⑮）[11)]．現在はまだ何らかの理由

IABP：intra aortic balloon pumping
PCPS：percutaneous cardiopulmonary support
WCD：wearable cardioverter defibrillator

＊WCD については p.208 も参照．

⑮ WCD の使用を考慮する病態[11]

1. 左室駆出率35％以下で，NYHAクラスIIもしくはクラスIIIの心不全症状を有する急性心筋梗塞発症後40日以内の症例
2. 左室駆出率35％以下で，NYHAクラスIIもしくはクラスIIIの心不全症状を有する冠動脈バイパス後または経皮的冠動脈インターベンション（PCI）後90日以内の症例
3. 左室駆出率35％以下で，非虚血性急性心不全発症後90日以内の症例
4. 心移植待機条件を満たす非可逆性重症心不全症例
5. ICDの適応があるが，他の身体的状況により直ちに手術を行えない症例
6. ICDによる心臓突然死二次予防を考慮するが，臨床経過観察や予防治療の効果判定が優先される症例
7. 感染等の理由で一時的にICDを抜去する症例

でICDをすぐには植込めない患者のICD植込みまでのブリッジ治療，またはICDの適切な植込み適応を検討するあいだの安全弁として使用されている．

3. electrical storm（ES）に対する治療

> **Point!**
> - 多臓器不全や致死的状況を回避するため，すみやかに集約的治療を行う．
> - ESの発症は死亡率や複合リスクを上げるといわれ，予防と治療法の確立が課題である．

- 24時間以内に3回以上の持続性心室頻拍，またICD患者においても3回以上の適切作動（ATP作動，除細動）が認められる状態と定義される．
- もともと低心機能例に発症することが多く，治療の遅延は，多臓器不全や致死的状況に容易に陥るため，すみやかに集約的な治療が求められる．

ATP：anti-tachycardia pacing（抗頻拍ペーシング）

1 治療の実際

ICU，CCUへの入室

持続的なモニタリングや集約的治療を行うためにもCCUまたはICUでの管理が望ましい．

頻回作動の回避

ICD植込み患者においては，再プログラミングを行い，不要な除細動回数を減らすことを第一に考える．必要に応じて，除細動治療を中止，手動による除細動に切り替える．

誘因の究明，治療

心不全の増悪，感染，ストレス，電解質異常，不整脈薬の副作用などが考えられ，補正可能な因子に対する治療も積極的に行う．

薬物治療

アミオダロンやニフェカラント，リドカインなどの静注薬を用いる．また，electrical storm（ES）の発症には交感神経亢進が強く関与しているため超短期型β遮断薬の持続静注，交感神経の遠位側の抑制に星状神

経節ブロックや硬膜外麻酔も有効であるとの報告もある.

挿管，人工呼吸器管理，心臓補助デバイス

人工呼吸器も考えた鎮静，除痛，呼吸器管理も躊躇なく行う．血行動態の不安定さがさらにVT，VFに関与してくるため，IABPやPCPSなどの挿入も検討する．

アブレーション治療

上記治療でもVTコントロールに難渋する場合，アブレーション治療が検討される．Carbucicchioらの95症例の報告（10例がPCPS）では急性期の手技成功は92％とされており，手技終了時にVTが誘発されなかった場合にはESの再発はなく，心室頻拍としての再発率は16％と良好であった．しかし，cilnical VTが最後まで誘発された10例中8例はそのまま心臓死を認め，アブレーション治療が最後の砦となっている現状を示唆している[12]．

2 ESの予後

- 2013年に報告されたメタ解析では，ESを発症すると，死亡率および複合リスク（総死亡，心臓移植，心不全入院）はそれぞれ3.1倍，3.4倍になるとされ，その予防と治療法の確立が今後の課題となっている．

● 引用文献

1) 日本循環器学会．循環器病の診断と治療に関するガイドライン（2008年度合同研究班報告）：不整脈薬物治療に関するガイドライン（2009年改訂版）．
http://www.j-circ.or.jp/guideline/pdf/JCS2009_kodama_h.pdf
2) 日本循環器学会．循環器病の診断と治療に関するガイドライン（2010年度合同研究班報告）：不整脈の非薬物治療ガイドライン（2011年改訂版）．
http://www.j-circ.or.jp/guideline/pdf/JCS2011_okumura_h.pdf
3) Køber L, et al. Defibrillator Implantation in Patients with Nonischemic Systolic Heart Failure. N Engl J Med 2016；375：1221-30.
4) Antman EM, et al. Cardiovascular Therapeutics：A Companion to Braunwald's Heart Disease. 4th edition. Elsevier Saunders；2012.
5) Sipahi I, et al. Effect of QRS morphology on clinical event reduction with cardiac resynchronization therapy：Meta-analysis of randomized controlled trials. Am Heart J 2012；163（2）：260-7.
6) Stevenson WG, et al. Identification of reentry circuit sites during catheter mapping and radiofrequency ablation of ventricular tachycardia late after myocardial infarction. Circulation 1993；88：1647-70.
7) Tschabrunn CM, et al. High-Resolution Mapping of Ventricular Scar：Comparison Between Single and Multielectrode Catheters. Circ Arrhythm Electrophysiol 2016；9：e003841.
8) Reithmann C, et al. Epicardial ventricular tachycardia substrate visualized by magnetic resonance imaging：Need for a transpericardial ablation approach? Clin Res Cardiol 2016；105：827-37.
9) Kumar S, et al. Long-term outcomes after catheter ablation of ventricular tachycardia in patients with and without structural heart disease. Heart Rhythm 2016；13：1957-63.
10) 松下紀子，副島京子．心室頻拍アブレーションの適応と目標．Heart View 2015；19：1210-14.
11) 日本不整脈心電学会WCDワーキンググループ．着用型自動除細動器（WCD）の臨床使用に関するステートメント（2015年4月改訂）．http://new.jhrs.or.jp/pdf/guideline/statement201505_01.pdf
12) Carbucicchio C, et al. Catheter ablation for the treatment of electrical storm in patients with implantable cardioverter-defibrillators：Short-and long-term outcomes in a prospective single-center study. Circulation 2008；117：462-9.

弁膜症による心不全

高谷陽一，伊藤 浩

- 弁膜症は心不全の原因の約20％を占め，その頻度は社会の高齢化とともに増加している．心臓弁膜症は治療のいらない軽症のものから外科的治療が必要となる重症のものまでバリエーションが大きい．
- ここで大切なポイントは重症の弁膜症に対して「とりあえず薬で様子をみましょう」と内科治療で粘らないことである．薬物治療でいったん症状は改善するが，その後，症状が再び出現したときには心機能が低下し，手術による改善が期待できない状態になっていることがあるからである．心臓弁膜症の機序とともに重症度を定量的に評価し，手術適応を検討するために必須なのは心エコー図検査である．
- 本項では，弁膜症のなかでも，心不全を合併する頻度の高い僧帽弁疾患，大動脈弁疾患について概説する．

1. 僧帽弁閉鎖不全症（MR）

> **Point!**
> - MRは，弁自体に異常を認める器質性MRと，心機能低下に伴い二次的に生じる機能性MRに分けられる．
> - 高度の器質性MRは，無症状でも突然死のリスクがあり，左心機能不全が認められれば手術適応となる．
> - 機能性MRは左室の疾患であり，左室収縮不全やリモデリングに対する薬物療法など集学的な介入が必要である．

1 成因・病態

- 僧帽弁閉鎖不全症（MR）は弁尖，弁輪，腱索，乳頭筋を含む僧帽弁複合体のいずれかの異常により，左室から左房へ逆流が生じる疾患である．大きく器質性MRと機能性MRの2種類に分類される．
- 器質性MRは僧帽弁逸脱症，感染性心内膜炎，リウマチ性など僧帽弁自体に異常が生じたものである．以前多かったリウマチ性はまれであり，腱索断裂や僧帽弁尖の粘液変性による僧帽弁逸脱症が多くを占める（❶）．
- 機能性MRは虚血性心疾患や拡張型心筋症など左心機能障害に続発するものである．僧帽弁自体に異常はないが，左室拡大，左室収縮不全，乳頭筋の偏位に伴う僧帽弁のtetheringによる接合不全で逆流が生じる．逆流はさらに左室に容量負荷をきたし悪循環に陥る．

MR：mitral regurgitation

tethering：左室拡大により乳頭筋が外上方に偏位し弁尖を引っ張られることをいい，弁尖の接合位置が左室方向に偏位するtentingをきたし，接合不全が生じる．

❶ 僧帽弁逸脱症

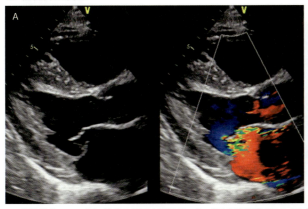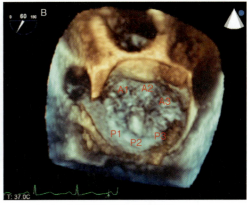

A：経胸壁心エコー図，後尖の逸脱を認める．B：3D経食道心エコー図（surgeon's view）で逸脱した後尖を認める．

❷ 僧帽弁閉鎖不全症の重症度評価（文献1より抜粋）

	軽度	中等度	高度
逆流量（/beat）	<30 mL	30〜59 mL	≧60 mL
逆流率	<30%	30〜49%	≧50%
有効逆流弁口面積	<0.20 cm²	0.20〜0.39 cm²	≧0.40 cm²

- また，MR は発症パターンから急性と慢性に分類される．乳頭筋断裂や腱索断裂などで生じる急性 MR は，左室・左房の代償性の拡大がなく，左室拡張末期圧が上昇して肺うっ血を呈し，前方駆出量の低下により心原性ショックに陥る．慢性 MR では容量負荷により左室拡大をきたし，左室拡張末期圧が上昇，左心機能が低下し，肺うっ血を呈する．

2 心エコー図検査による評価

- 心エコー図検査は，MR の原因や弁形態，重症度，左心機能の評価に不可欠である．必ず Volumetric 法や PISA 法を用いて重症度の定量的評価（逆流量，逆流率，逆流弁口面積）を行う．それが手術適応を考慮するファーストステップとなる（❷）[1]．
- 手術を考量するときには，弁形態や弁下組織の評価が重要である．3D 経食道心エコー図での surgeon's view は，これらの構造的異常を視覚的に把握でき，術式の決定に有用である（❶）．

3 治療方針

器質性 MR

急激に血行動態が悪化する急性 MR は緊急の外科的治療が必要である．

慢性の器質性 MR も重症例の根本的な治療は外科的治療である．心不全症状を有する場合，無症状でも左心機能不全，新たな心房細動や肺高血圧症を認める場合には手術適応となる（❸）．

重症 MR 患者は年間 1% 前後の頻度で突然死を生じる危険があること

Volumetric 法：パルスドプラ法で左室流出血流量と流入血流量を計測し，逆流量，逆流率，逆流弁口面積を算出する．

PISA 法：左室側に生じる吸い込み血流と通過する瞬時血流量から，逆流量，逆流率，逆流弁口面積を算出する．

PISA：proximal isovelocity surface area

❸ 高度 MR における治療方針（器質性 MR の場合）[1]

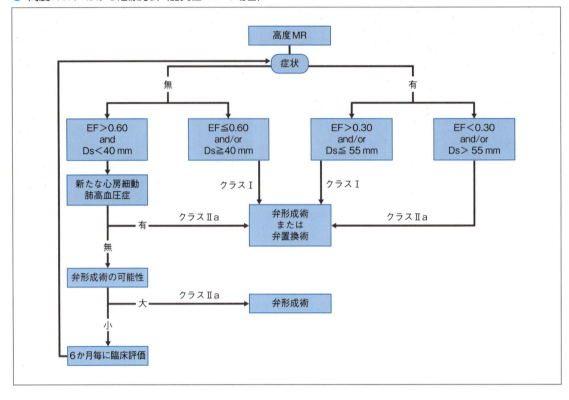

を忘れてはならない．したがって，上記に合致しない重症 MR においても，弁形成術が可能な場合には早期の手術が推奨されている．弁形成術は外科医の技量が向上したため，安全かつ確実に施行することが可能になり，器質性 MR の外科的治療の第一選択である．

機能性 MR

多くの多施設臨床試験から，機能性 MR に対する外科手術の生命予後改善効果は乏しいことが明らかとされている．機能性 MR は左室の疾患であるため，ACE 阻害薬（あるいは ARB），β遮断薬，アルドステロン受容体拮抗薬などの薬物治療が中心となる．dyssynchrony を改善させる心臓再同期療法（CRT），ASV など非薬物療法も組み合わせた集学的な介入が必要である．

十分な内科的治療を行ったうえでも心不全がコントロールできない場合に外科的治療が選択肢としてあげられる．しかし，高度の機能性 MR は，高齢，低左心機能，合併症など手術リスクが高く，開胸手術が困難な症例も少なくない．近年，侵襲性の低い，MitraClip® などカテーテル治療が進歩しており，今後，有用な選択肢として期待される．

ACE：angiotensin converting enzyme
ARB：angiotensin II receptor blocker
CRT：cardiac resynchronization therapy
ASV：adaptive servo ventilation

2. 僧帽弁狭窄症（MS）

> **Point!**
> - 最近，高齢化とともに僧帽弁輪石灰化に伴う MS 患者が増加している．
> - 中等度〜高度の MS で，心不全症状を有する場合，侵襲的治療の適応となる．
> - PTMC，OMC，MVR があり，弁形態が適していれば PTMC は低侵襲で有効な治療法である．

1 成因・病態

- 僧帽弁狭窄症（MS）は弁尖の肥厚や石灰化，交連部の癒合，腱索や乳頭筋の萎縮をきたすことで生じ，弁狭窄に伴う左房から左室への流入障害である．左房圧，肺静脈圧が上昇し，肺高血圧症，肺うっ血を呈して，心拍出量の低下をきたす．また，左房拡大により高率に心房細動を合併し，MS に合併した心房細動は血栓が形成されやすく，塞栓症のリスクが高い．

MS：mitral stenosis

- リウマチ熱への治療により MS は激減したが，最近の高齢化とともに僧帽弁輪石灰化による MS は増加している．

2 重症度評価

- 心エコー図検査で，僧帽弁輝度の上昇，前尖のドーム形成，後尖の可動不良，交連部の癒合を認める．重症度は Planimetry 法，圧半減時間（PHT）法で求めた弁口面積，左房 - 左室平均圧較差を照らしあわせて評価する．

PHT：pressure half time

- Planimetry 法は，弁口面積を直接トレースし計測する（軽度：＞$1.5\,cm^2$，中等度：$1.0 \sim 1.5\,cm^2$，高度：＜$1.0\,cm^2$）．
- PHT 法は，弁口面積（cm^2）＝220/PHT（ms）から推定する．左房 - 左室平均圧較差は，僧帽弁血流速波形から計測する（軽度：＜5 mmHg，中等度：5〜10 mmHg，高度：＞10 mmHg）[1]．

3 治療方針

- MS は機械的な弁狭窄であり，重症患者であれば経皮経静脈的僧帽弁交連裂開術（PTMC），僧帽弁直視下交連切開術（OMC），僧帽弁置換術（MVR）といった侵襲的な治療が必要である．弁口面積が $1.5\,cm^2$ 以下の中等度〜高度の MS 患者においても，薬物療法で心不全症状を有する場合，手術が考慮されることもある．また，弁口面積が $1.5\,cm^2$ 以上でも運動負荷で肺高血圧や圧較差の増悪を認める場合も，侵襲的治療の適応となる．なかでも，PTMC は，外科的手術と比較して低侵襲で安全な治療法であり，弁形態が適している場合，手術リスクが高い場合に推奨される（❹）．

PTMC：percutaneous transvenous mitral commissurotomy
OMC：open mitral commissurotomy
MVR：mitral valve replacement

- 内科的治療は対症療法である．肺高血圧，肺うっ血を生じる患者には利尿薬投与など体液管理を行う．心房細動合併例では塞栓リスクが高いため，ワルファリンによる抗凝固療法（PT-INR 2.0〜3.0）と β 遮断薬に

PT-INR：prothrombin time-international normalized ratio

❹ NYHA Ⅲ・Ⅳ度の MS に対する治療方針[1)]

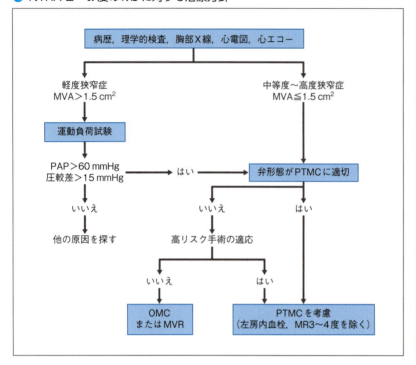

よる心拍数コントロールを行う[2)].

3. 大動脈弁狭窄症（AS）

Point!

- 高齢化とともに退行性変性（加齢変性）による AS は激増している．いったん，有症状となった AS 患者の予後不良である．
- 根治的な治療は AVR である．近年，手術の高リスク例に対して TAVR という選択肢ができた．

1 成因・病態

- 大動脈弁狭窄症（AS）は大動脈弁口面積が狭小化し，左室から大動脈への駆出が障害される疾患である．進行例では求心性の左室肥大を生じ，拡張能障害に伴う左室拡張末期圧の上昇から肺高血圧をきたす．また，左室肥大は心筋酸素需要が大きく，心内膜側で心筋虚血をきたすために狭心症症状を呈することもある．病態が進行すると左心機能が低下し，心不全に陥る．
- AS に特徴的な症状に失神がある．AS の原因は，加齢変性，リウマチ性，先天性がある．リウマチ性はほとんどみられず，加齢変性に伴うものが増加している．また，若年者の AS の多くは二尖弁である．

AS：aortic stenosis

❺ AS の心エコー図

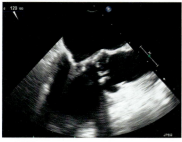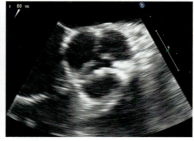

経食道心エコー図で，大動脈弁の弁尖肥厚，開放制限を認める．

❻ 大動脈弁狭窄症の重症度評価[1]

	軽度	中等度	高度
連続波ドプラ法による最大血流流速 (m/s)	<3.0	3.0〜4.0	≧4.0
簡易ベルヌイ式による収縮期平均圧較差 (mmHg)	<25	25〜40	≧40
弁口面積 (cm^2)	>1.5	1.0〜1.5	≦1.0
弁口面積係数 (cm^2/m^2)	—	—	<0.6

2 重症度診断

- 心エコー図検査で，大動脈弁の肥厚や石灰化，開放制限，弁口面積の狭小化を認める（❺）．
- 重症度は，大動脈弁の最大血流速度，平均圧較差，Planimetry 法や連続の式で算出する弁口面積で評価し（❻）[1]，手術適応の判断に有用である．ただし，最大血流速度や圧較差は弁を通過する血流量に依存するため，左心機能が低下している場合，重症度が過小評価されることがある（low-flow low-gradient）．そのときにはドブタミン負荷を行い，AS 弁口面積の変化を確認するとよい．

3 治療方針

- AS は狭心症，失神そして心不全症状が出現すれば予後不良であり，そのような場合には外科的治療（大動脈弁置換術〈AVR〉）を考慮する[1]．
- 外科的治療はこれまで AVR のみであったが，近年，日本でも経カテーテル的大動脈弁置換術〈TAVR〉が保険収載され，高齢で合併症があるなど手術リスクが高い場合，治療の選択肢として検討されるようになっている[3]．最近では中等度の手術リスクの患者においても TAVR の治療成績が AVR と変わらないことが報告され，TAVR の適応は拡大されつつある．
- また，大動脈弁バルーン形成術も，一時的な血行動態の改善を目的に，重症心不全において，AVR や TAVR へのブリッジに有用な可能性がある．

AVR：aortic valve replacement

TAVR：transcatheter aortic valve replacement

4. 大動脈弁閉鎖不全症（AR）

Point!

- 感染性心内膜炎や急性大動脈解離に合併する急性の重症ARは，急激な血行動態の破綻をきたすため，緊急外科的治療が必要である．
- 慢性ARは，心不全症状を有する場合，無症状でも左心機能低下や左室拡大を認める場合に手術適応となる．
- 外科的手術はAVRが基本であり，大動脈基部拡大を伴う場合は大動脈基部置換術が必要となる．

1 成因・病態

- 大動脈弁閉鎖不全症（AR）は，大動脈弁自体の異常，先天性，大動脈基部や弁輪部拡大によるものに分けられる．また，急性に生じた場合と慢性の場合で病態や治療方針が異なる．
- 急性ARは，急性大動脈解離や感染性心内膜炎などで生じ，急激な左室の容量負荷や前方駆出量の低下により，肺うっ血や心原性ショックに陥る．
- 慢性ARは，加齢変性やリウマチ性など弁変性，二尖弁，上行大動脈拡大などで生じる．容量負荷により左室の遠心性肥大や拡大をきたし，左心機能が低下し，肺うっ血を呈する．

AR : aortic regurgitation

2 重症度評価

- ARの機序の診断や重症度評価に心エコー図検査は必須である（❼）．
- 重症度評価として，Vena contracta幅やPHTなど半定量評価に加え，Volumetric法とPISA法による定量評価（逆流量，逆流率，逆流弁口面積）が必須である（❽）[4]．左室拡張末期径，左室収縮末期径も手術時期の決定に重要である．
- ARの原因として，二尖弁や弁尖逸脱の有無，バルサルバ洞径や上行大動脈の形態評価も，術式を検討するうえで大切である．

3 治療方針

- 急性ARは，急激に血行動態が悪化するため，緊急に外科的治療を行う必要がある．慢性ARは心不全や左心機能低下に対して，利尿薬やアンジオテンシン変換酵素阻害薬など薬物療法が行われるが，高度のARに対する根本的な治療は外科的治療である．心不全症状を有する場合，無症状でも左心機能低下や中等度以上の左室拡大を認める場合に手術適応となる．左心機能が保たれていても高度の左室拡大を認める場合も，手術が推奨されており，早期に外科的介入を行うことが有効である．
- なお，AHA/ACCガイドラインでは，高度の左室拡大は左室収縮末期径＞50 mm，左室拡張末期径＞65 mmと示されているが[4]，体格の小さい日本人においては，より小さい値を念頭におき判断しなければならない．
- 外科的手術は基本的にはAVRを行う．バルサルバ洞径が50 mm以上

❼ AR の心エコー図

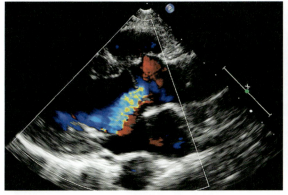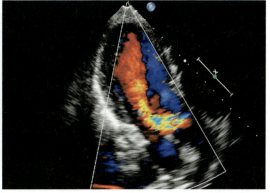

経胸壁心エコー図で，高度の大動脈弁逆流を認める．

❽ AR の重症度評価[4]

	軽度	中等度	高度
半定量評価			
Vena contracta 幅 (mm)	<3	3〜6	>6
PHT (ms)	>500	200〜500	<200
定量評価			
逆流量 (mL)	<30	30〜59	≧60
逆流率 (%)	<30	30〜49	≧50
逆流弁口面積 (cm^2)	<0.10	0.10〜0.29	≧0.30

の大動脈基部拡大を伴う場合，大動脈基部置換術を考慮する．また，弁形成術や自己弁温存基部置換術など人工弁を用いない術式も選択肢となってきている．

● 引用文献

1) 日本循環器学会．循環器病の診断と治療に関するガイドライン（2011 年度合同研究班報告）：弁膜疾患の非薬物治療に関するガイドライン（2012 年改訂版）．
http://www.j-circ.or.jp/guideline/pdf/JCS2012_ookita_h.pdf
2) 日本循環器学会．循環器病の診断と治療に関するガイドライン（2012 年度合同研究班報告）：心房細動治療（薬物）ガイドライン（2013 年改訂版）．
http://www.j-circ.or.jp/guideline/pdf/JCS2013_inoue_h.pdf
3) Nishimura RA, et al. 2014 AHA/ACC guideline for the management of patients with valvular heart disease：A report of the American College of Cardiology/American Heart Association Task Force on Practice Guidelines. J Am Coll Cardiol 2014；63：e57-185.
4) Zoghbi WA, et al. Recommendations for evaluation of the severity of native valvular regurgitation with two-dimensional and Doppler echocardiography. J Am Soc Echocardiogr 2003；16：777-802.

HFpEF

大手信之

1. HFpEFとは

> **Point!**
> - HFpEF発症のベースには左室拡張障害が存在する．
> - 左室拡張障害をASE/EACVIのガイドラインに基づいて診断する．

- LVEF≧50％を呈する心不全をHFpEFとよぶ．心不全患者の約40％がHFpEFに分類されるとされてきたが，直近のアメリカ，メイヨークリニックからはその比率がすでに50％を超えるに至ったことが報告されている．HFpEFであれHFrEF（LVEF＜50％の心不全）であれ，左室拡張機能低下の程度に応じて運動耐容能や心不全症状の重症度が決まる．HFrEF患者においては，程度の差はあれ一様に左室拡張機能低下が存在する．
- HFpEFが急性肺水腫として発症すればその診断は容易であるが，代償期に労作性呼吸困難などの非特異的な症状しか訴えない場合にはどのように診断すればよいのであろうか？　心エコーで左室壁運動に注目しても，定義どおりに左室はよく動いており心不全は診断できない．

1 HFpEFの定義と診断

- 2016年のESCによる急性・慢性心不全診断・治療ガイドライン[1]に示される定義が実臨床に即している．
    ① 心不全の症状・所見があること．ただし初期のHFpEF患者や利尿薬を投与されている患者では症状がないこともある．
    ② LVEF≧50％
    ③ ナトリウム利尿ホルモンレベルの上昇（BNP＞35 pg/mL and/or NT-proBNP＞125 pg/mL）．
    加えて少なくとも以下の一項目を満たす．
    a. 明らかな心構造の異常（左室肥大 and/or 左房拡大）
    b. 左室拡張障害の存在（心エコードプラ法で診断される，後述）
- HFpEF診断に資する血漿BNPあるいはNT-proBNPの上昇閾値の低さに注目すべきであり，日常臨床において明らかな心不全の症状を呈さないがこれらのレベルのBNPあるいはNT-proBNPを有する患者は非常に多い．

LVEF：left ventricular ejection fraction（左室駆出率）
HFpEF：heart failure with preserved (left ventricular) ejection fraction
HFrEF：heart failure with reduced (left ventricular) ejection fraction

ESC：European Society of Cardiology

BNP：brain natriuretic peptide
NT-proBNP：N-terminal-pro-BNP

- 従来 HFpEF を定義する LVEF の閾値を＞40％とすることも多かったが，ESC ガイドラインでは LVEF 40～50％の心不全患者を HFmrEF として区別して扱っている．したがって心不全の LVEF による層別化が HFrEF，HFmrEF，HFpEF となる．LVEF の心不全病態に及ぼす影響が HFmrEF と HFpEF では異なると思われ，理にかなっている．HFmrEF の定義・診断は LVEF の閾値以外は HFpEF に準ずる．
- 2007 年に ESC から公表された HFpEF 診断基準では，維持された左室収縮機能の定義として，LVEF＞50％かつ左室拡張末期容積係数＜97 mL/m^2 が提示されていた．後者によって大動脈弁逆流や僧帽弁逆流などを原因とした左室拡大を伴う弁膜症による心不全が，ある程度自動的に排除されるような基準となっていた．現在の ESC ガイドラインには HFpEF を左室拡張末期容積係数で層別化する基準がなく弁膜症が必ずしも除外されないが，機能性僧帽弁閉鎖不全以外の外科的治療が第一選択である一次性弁膜症を HFpEF から除くべきであろう．

2 心エコードプラ法による左室拡張障害の診断

- 心エコードプラ法による左室拡張障害の診断にいまだ確実な指標は同定されていない．ASE/EACVI のガイドライン[2]に沿って定性的に診断する．以下にその概要を示す．
- LVEF が正常の患者における左室拡張障害の有無を判定する．
  1. 中隔側と側壁側の平均 E/e'＞14
  2. 中隔側 e' velocity＜7 cm/s あるいは側壁側 e' velocity＜10 cm/s
  3. 三尖弁逆流速度＞2.8 m/s
  4. 左房容積係数＞34 mL/m^2

  ここで，1～4のうち3項目以上を満たせば左室拡張障害あり，0項目あるいは1項目しか満たさなければ左室拡張機能正常と判断し，2項目を満たすときには左室拡張機能の正常・異常の判定はできない．実臨床では2項目に該当する例が意外に多い．なお 2016 年 ESC ガイドライン[1]による HFpEF 診断基準では，左房拡大が心構造の異常とされているので，左房容積係数＞34 mL/m^2 が存在すれば自動的に左室拡張障害が存在することになる．2項目該当時には，そのなかに左房容積係数の増加が含まれるか否かが拡張障害有無の診断に参考となろう．
- LVEF が低下した患者あるいは心筋疾患が存在するも LVEF が正常の患者において左室流入圧（左房圧）の上昇を判定するアルゴリズムが ASE/EACVI ガイドライン[2]に示されている．「心筋疾患が存在するも LVEF が正常の患者」の意味は健常者を除くことにある（E, e' の挙動が正常心と病的心では異なるため）．
- まず僧帽弁口血流速波形を評価して，
  E/A≧2.0 のとき，grade III 拡張不全（従来の拘束障害パターンに類似）・左房圧上昇；

HFmrEF：heart failure with mid-range (left ventricular) ejection fraction

ASE/EACVI：American Society of Echocardiography/European Associaton of Cardiovascular Imaging

E；拡張早期僧帽弁口血流速度
e'；拡張早期僧帽弁輪移動速度

A；心房収縮期僧帽弁口血流速度

❶ 左室圧‐容積曲線模式図（A）と LVEF＝52％の HFpEF 症例（B）

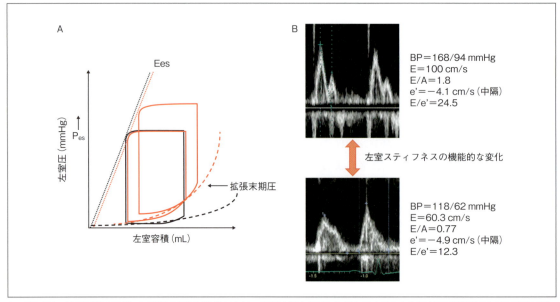

A：HFpEF では拡張期の容積‐圧関係の傾斜が急峻であり，収縮末期血圧（P_{es}）が上昇すると左室最低圧（弛緩遅延➡最低圧上昇），拡張末期圧ともに正常心に比べ著しく上昇する．結果として左房圧も上昇する．
黒：正常心，赤：HFpEF．
B：降圧により A のように拡張末期圧が下がると（左房圧も下がる），grade II 拡張不全（B 上）が grade I 拡張不全（B 下）に短時間で改善する．血圧の変化によって左室スティフネスが機能的に変化し，左室拡張機能を表す心エコードプラ指標も追従する．
Ees：収縮末期左室エラスタンス．

E/A≦0.8 かつ E≦50 cm/s のとき，grade I 拡張不全（従来の弛緩障害パターンに類似）・左房圧正常；

E/A≦0.8 かつ E＞50 cm/s あるいは 0.8＜E/A＜2.0 のときは，以下の基準により定性的に判定する．すなわち 1．中隔側と側壁側の平均 E/e'＞14，2．三尖弁逆流速度＞2.8 m/s，3．左房容積係数＞34 mL/m^2 のうち，3 項目すべてあるいは 3 項目中 2 項目を満たせば grade II 拡張不全（従来の偽正常化パターンに類似）・左房圧上昇と判断し，3 項目すべてあるいは 3 項目中 2 項目が該当しなければ grade I 拡張不全・左房圧正常と判断する．2 項目該当時の判断は直接ガイドラインを参照されたい．

● HFpEF の患者では血圧上昇時に心不全が非代償化することが多く，このとき一過性に僧帽弁口血流速波形の E/A 比は拡張不全 grade II あるいは III を呈するが，降圧薬あるいは利尿薬投与により容易に代償化し，僧帽弁口血流速波形の E/A 比も拡張不全 grade I に復する（❶）．大部分の HFpEF 患者は，その代償期において僧帽弁口血流速波形は grade I 拡張不全にとどまる．50～60 歳以上のとくに心疾患を有さない健常者においても E/A 比は grade I 拡張不全を呈する．加齢に伴う拡張不全である．したがって E/A 比を用いて心不全代償時の HFpEF 患者の病的拡張障害と高齢健常者の生理的拡張障害の鑑別は困難である．いわゆ

る弛緩障害パターンを呈する対象において，病的弛緩障害パターンと生理的弛緩障害パターンのあいだにはかなりのオーバーラップがある．

2. HFpEF の治療

> **Point!**
> - HFpEF の症状・所見の改善に利尿薬の使用が推奨される．
> - HFpEF 患者の予後改善に有効な薬物療法は同定されていないが，スピロノラクトンに可能性が示唆される．

1 病因と治療戦略

- HFpEF の発症前要因として高血圧，糖尿病，左室肥大，加齢，女性などの従来から指摘されてきた事項に加えて，最近では慢性腎臓病，慢性閉塞性肺疾患，貧血などの強い関与が考えられている．HFrEF の主たる発症要因が虚血性心疾患や拡張型心筋症であるのと比較して明瞭に異なる．HFpEF の非代償化要因としては心房細動の合併や収縮期高血圧が指摘されている．
- HFrEF についてはエビデンスに基づいてガイドライン[1]に示された明瞭な薬物治療戦略があるが，一方で血圧のコントロールされた HFpEF に対して予後改善作用を有する治療薬は同定されていない．最近の ESC のガイドライン[1]においても HFpEF による症状および症候の改善に利尿薬投与の有用性が class I の水準で推奨されているにすぎない．

メタアナリシス

筆者の教室*から，HFpEF の治療に関するメタアナリシスを以下のように報告している．

① propensity score マッチングを行った観察研究において，RAS 阻害薬を用いた治療により全死亡の RR 低下がみられたが（RR 0.90 [95% CI 0.81–1.00]），RCT では全死亡の RR 低下は証明されなかった（RR 0.99 [95% CI 0.87–1.12]）[3]．いずれの手法の研究においても RAS 阻害薬が心不全入院を減少させる傾向にあることを示した（それぞれ RR 0.92 [95% CI 0.83–1.03]，RR 0.86 [95% CI 0.86–1.01]）．

② propensity score マッチングを行った観察研究において，β遮断薬投与により有意な全死亡の RR 低下がみられた（RR 0.79 [95% CI 0.66–0.95]）．RCT においてもその傾向がみられた（RR 0.80 [95% CI 0.61–1.05]）[4]．

③ propensity score マッチングを行った観察研究において，スタチン投薬により有意な全死亡の RR 低下がみられた（RR 0.69 [95% CI 0.49–0.97]）[5]．

④ HFpEF 患者における運動療法は運動耐容能（peak $\dot{V}O_2$，6 分間歩行距離）や QOL を有意に改善するが，RAS 阻害薬，β遮断薬，抗アル

*名古屋市立大学心臓・腎高血圧内科学教室．

propensity score（傾向スコア）：propensity score matching 解析とは，無作為割り当てが不可能な観察研究データにおいて，擬似的に無作為割り当て状況を作り出す手法．

RAS：renin-angiotensin system（レニン・アンジオテンシン・アルドステロン系）
RR：relative risk（相対危険度）
RCT：randomized control trial（前向き無作為割り付け試験）
CI：confidence interval（信頼区間）

QOL：quality of life（人生の内容の質や社会的にみた生活の質）

ドステロン薬などによる薬物療法にはこのような効果がなかった[6]．

発症要因からの治療法

HFpEF の発症要因に関する最近の報告から治療法を考察する．

Neprilysin（ネプリライシン）阻害薬

HFpEF 発症のリスクファクターである高血圧や糖尿病では酸化ストレスが亢進しており，血管内皮障害により心筋細胞への NO の拡散が減少している．膜結合型のグアニル酸シクラーゼと細胞内可溶性グアニル酸シクラーゼは，それぞれナトリウム利尿ホルモン，NO の受容体である．ナトリウム利尿ホルモンあるいは NO の結合によりこの酵素が活性化されてセカンドメッセンジャーである cGMP が産生され，cGMP が PKG を活性化する（NO-cGMP-PKG 系）．この NO-cGMP-PKG 系の障害は左室求心性肥厚，titin*のリン酸化障害による心筋細胞の硬化，間質へのコラーゲン沈着増加などを介して HFpEF の発症に関与する．NO-cGMP-PKG 系を活性化する Neprilysin 阻害薬の HFpEF の予後改善効果が期待される．

NO：nitric oxide（一酸化窒素）

cGMP：cyclic guanosine monophosphate（環状グアノシン一リン酸）
PKG：cGMP-dependent protein kinase
*titin：骨格筋の収縮にかかわる蛋白質であり，筋肉の構造を作り弾力性を生み出している．

完全冠血行再建

メイヨークリニックからの報告では，HFpEF の 68% が冠動脈造影で証明された虚血性心疾患を有しており（日本における報告よりも高頻度である），虚血性心疾患を有する HFpEF 患者はそれを有さない HFpEF 患者に比べ，後の左室駆出率低下の程度が大きく，加えて死亡率が高かったとしている．完全冠血行再建を受けた患者は不完全冠血行再建に終わった患者に比べ，LVEF 低下が軽度で死亡率も改善された．HFrEF 患者のみならず HFpEF 患者においても冠動脈疾患が多く含まれ，完全冠血行再建は予後を改善する．

スピロノラクトン

LVEF≧45% の HFpEF に対する抗アルドステロン薬スピロノラクトンの効果を検討した前向き無作為割り付け試験 TOPCAT において，複合一次エンドポイント（心血管死，致死性不整脈からの回復，心不全入院）の減少は証明されなかったが心不全入院を減少させる効果が明らかにされた．TOPCAT 研究はアメリカとロシア・ジョージアにおいて行われたが，両地域において患者の年齢，心不全重症度などに大きな差があったことが判明している．より重症な心不全を多く含むアメリカのデータの事後解析において，スピロノラクトンは一次エンドポイント発生率を有意に減少させており，事後解析ではあるものの HFpEF 治療に関する RCT において初めて予後改善効果が示された．

TOPCAT：Treatment of Preserved Cardiac Function Heart Failure with an Aldosterone Antagonist

SGLT2 阻害薬

SGLT2 阻害薬が糖尿病患者において死亡と心不全入院（HFpEF と HFrEF の区別はなされていない）を著明に減らすことが明らかとなった（EMPAREG OUTCOME 試験，CANVAS 試験）．今後，糖尿病合併

SGLT：sodium-glucose cotransporter
CANVAS：Canagliflozin Cardiovascular Assessment Study

あるいは非合併HFpEF，HFrEFを対象としたSGLT2阻害薬の心不全治療薬としての役割を検証する臨床研究も予定されている．

治療不応性—トランスサイレチンの沈着

HFpEFにおいて野生型トランスサイレチンの心臓への沈着が年齢，性の一致した対照に比べ，より高頻度に認められることがメイヨークリニックから報告された．老人性全身性アミロイドーシスの部分症として心臓にトランスサイレチンが広範に沈着する症例がHFpEF患者中5％程度にみられ，これらの患者におけるHFpEFの原因は心筋へのアミロイド沈着であると推論している．また，たとえトランスサイレチンの沈着が比較的軽度であっても，その程度は心筋線維化の程度や心筋重量の増加と正相関したと報告している．心筋へのトランスサイレチン沈着は非可逆的であり，このような病態に対する根本的な治療法はない．すなわち治療不応性のHFpEFの存在を示唆している．

2 HFmrEFの意義と治療戦略

LVEF 50～60％心不全

心不全をLVEF 50％の上下でHFpEFとHFrEFに分けるが，ではなぜ50％で分けるのであろうか？ 筆者らは，LVEF約60％以下の左室がその収縮機能の相対的低下のために収縮後期大動脈血流に慣性力を与えることができず，結果として左室拡張機能が低下することを報告してきた．左室圧曲線に注目すると，左室圧は収縮早期に一気に上昇してピークに達するが，その後，大動脈弁が閉まるまでのあいだは収縮期であるにもかかわらず（血液は左室から大動脈に駆出されている），すでに左室圧は下降を始めている．すなわち左室は積極的に血液を駆出しているわけではない．収縮早期に勢いよく駆出された血液（高い運動量を有する）は慣性を有しており，この慣性力が収縮後期にも駆出を維持し，左室から血液を大動脈へあたかも吸い出すように作用するため左室は収縮末期に過収縮状態になる．これが左室のelastic recoilのメカニズムであり，elastic recoilは左室弛緩を促進する．すなわち慣性力を有する左室では拡張機能が維持されている．言い換えれば良好な左室収縮機能は良好な左室拡張機能，とりわけ良好な左室弛緩を担保する．

HFpEFを呈する比較的多くの患者はLVEF 50～60％に分布する．LVEF 50～60％を呈する左室は前述の慣性力を欠いている場合が多い．すなわち，この範囲のLVEFを有する患者では，健常者に比べ相対的な左室収縮機能低下に伴う左室拡張障害が存在してHFpEFの一因になっている可能性がある．HFpEFの原因として相対的な左室収縮機能低下が原因であるとする同様の報告が多くみられる．

このLVEF 50～60％の範疇に入る患者の原疾患には冠動脈再灌流後の心筋梗塞が多く含まれる．LVEF 50～60％のHFpEF患者に潜在的収縮機能障害があり，しかも心筋梗塞を基礎疾患にもつものが多ければ，

❷ TOPCAT試験におけるスピロノラクトンの効果[7]

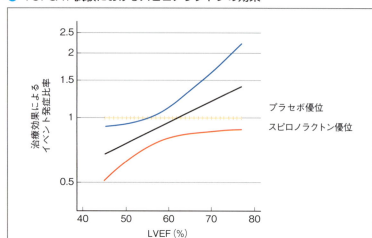

LVEFの低い領域の患者における有効性が示されている．

これらの患者群にβ遮断薬やRAS阻害薬が有効である可能性が考えられる．TOPCATの成績をLVEFで層別化して事後解析した結果では，LVEF＞60％においてスピロノラクトンによる複合一次エンドポイント抑制効果が消失する傾向がうかがえる（❷）[7]．仮にHFmrEFの定義をLVEF 40～60％の範囲にある心不全と考えると，心筋保護薬の適応範囲がより明確になる．

LVEF＞60％心不全

　LVEF 60％以上の左室収縮機能が（真に）正常と思われる患者での心不全はどのような理由で生じるのであろうか？　この群においては前述の高血圧，糖尿病，高齢，左室肥大，女性，心房細動，左室－大動脈カップリングの異常などが原因となって心不全を発症すると考える．

　高血圧は左室後負荷増加となり，また左室肥大を介して左室拡張機能を低下させる．高齢者，女性における孤立性収縮期高血圧の発症は脈波の理論から説明可能であり，やはり左室拡張機能を低下させる．動脈硬化による実効動脈エラスタンスの上昇と収縮末期左室エラスタンスの不適切なカップリングは，より収縮末期容積の小さい左室で生じやすい．

　一般に男性に比べて体表面積の小さい女性の左室容積は小さく，HFpEFを発症しやすい左室－動脈カップリングの状態にあるといえる．このような状態では，前負荷増加に対して過大な血圧上昇が生じ，左室拡張機能は障害される．いずれも血管の特性変化に依存した左室後負荷増加がHFpEFを引き起こすと考えられる．この範疇に属するHFpEF患者に心筋保護薬の効果はみられにくい．

3 治療戦略総括

● HFpEFのなかには元より薬物療法の効果の乏しい患者が含まれるが，

HfpEF治療のガイドライン[1]に沿って心不全の症状・所見の改善のために利尿薬がまず適応となる．HFpEF発症のベースとして高血圧の存在を考えるとき，高齢者における収縮期高血圧のコントロールが心不全発症を抑制することを証明したSHEP試験（利尿薬とβ遮断薬）やHYVET試験（利尿薬とRAS阻害薬）の結果からHFpEF発症の予防に積極的な降圧が望まれる．

- スピロノラクトンはTOPCAT試験において心不全入院を抑制し，事後解析ではあるが生命予後の改善が示されており，積極的に使用すべき薬剤であろう．しかし同試験において高カリウム血症や血清クレアチニン上昇が高率に認められており，RAS阻害薬との併用には注意を要する．
- 糖尿病患者においてはSGLT2阻害薬の早期使用が心不全発症を減らし，心不全患者の再入院を抑制する．
- 運動療法によって薬物療法では得られない運動耐容能やQOLの改善が得られる．
- エビデンスの裏づけはないが，HFpEF治療の困難さを鑑みるとき，以下の治療をオプションとすることが許されるかもしれない．
  ① 冠動脈狭窄が存在すれば完全冠血行再建を試み，かつスタチンを使用すること．
  ② 合併する発作性あるいは持続性心房細動にアブレーションを試みること．
  ③ LVEFが40～60％にある場合にβ遮断薬を投与すること．とくに陳旧性心筋梗塞（残存虚血の有無にかかわらず）がある場合．

SHEP：Systolic Hypertension in the Elderly Program
HYVET：Hypertension in the Very Elderly Trial

引用文献

1) Ponikowski P, et al. 2016 ESC Guidelines for the diagnosis and treatment of acute and chronic heart failure: The Task Force for the diagnosis and treatment of acute and chronic heart failure of the European Society of Cardiology (ESC) Developed with the special contribution of the Heart Failure Association (HFA) of the ESC. Eur Heart J 2016；37：2129-200.
2) Nagueh SF, et al. Recommendations for the evaluation of left ventricular diastolic function by echocardiography: An update from the American Society of Echocardiography and the European Association of Cardiovascular Imaging. J Am Soc Echocardiogr 2016；29：277-314.
3) Fukuta H, et al. Effect of renin-angiotensin system inhibitors on mortality in heart failure with preserved ejection fraction: A meta-analysis of observational cohort and randomized controlled studies. Heart Fail Rev 2017；22：775-82.
4) Fukuta H, et al. The effect of beta-blockers on mortality in heart failure with preserved ejection fraction: A meta-analysis of observational cohort and randomized controlled studies. Int J Cardiol 2017；228：4-10.
5) Fukuta H, et al. The effect of statins on mortality in heart failure with preserved ejection fraction: A meta-analysis of propensity score analyses. Int J Cardiol 2016；214：301-6.
6) Fukuta H, et al. Effects of drug and exercise intervention on functional capacity and quality of life in heart failure with preserved ejection fraction: A meta-analysis of randomized controlled trials. Eur J Prev Cardiol 2016；23：78-85.
7) Solomon SD, et al. Influence of ejection fraction on outcomes and efficacy of spironolactone in patients with heart failure with preserved ejection fraction. Eur Heart J 2016；37：455-62.

右心不全

波多野 将

1. 右心不全とは

> **Point!**
> - 右心不全を考える際には，それが右室自身の固有の機能障害により（＝一次的に）生じているのか，あるいは前負荷・後負荷の増大などにより二次的に生じているのかを区別して考えることが重要である．
> - 右心不全の主な症状は，左心不全と同様にうっ血と低心拍出によるものであるが，左心不全では左房圧の上昇に伴う肺うっ血を呈するのに対し，右心不全では右房圧ないし中心静脈圧上昇に伴う静脈系のうっ血を呈する点が異なる．

- 肺高血圧症（PH）治療の進歩や心室補助人工心臓（VAD）の普及などに伴い，右心不全は現在とくに注目を集めているテーマであるが，その定義については実はいまだに定まったものはない．近年，International Right Heart Failure Foundation Scientific Working Group が，「右心系の循環システムの構造的ないし機能的変化により，安静時ないし労作時の肺血流の障害及び／もしくは静脈圧の上昇をきたす臨床症候群」と定義したが[1]，その原因疾患は❶のようにさまざまである．
- このように多岐にわたる原因疾患に対するアプローチを一元的には説明できないため，右心不全が右室自身の固有の機能障害により（＝一次的に）生じているのか，あるいは前負荷・後負荷の増大などにより二次的に生じているのかを区別して考えると理解しやすい．実際，先に述べた Working Group は，前者を「右室不全（right ventricular failure：RVF）」，後者を「右心不全（right heart failure：RHF）」とよぶことを提唱している．本稿では，以下後者を狭義の右心不全という意味で RHF と表記する（広義の右心不全はそのまま右心不全と表記する）．
- 右心不全の主な症状・検査所見は，左心不全と同様にうっ血と低心拍出によるものである．左心不全では左房圧の上昇に伴う肺うっ血を呈するのに対し，右心不全では右房圧ないし中心静脈圧上昇に伴う静脈系のうっ血（頸静脈怒張，腹水，下腿浮腫，肝・腎うっ血など）を呈する点が異なる．また，低心拍出は肝腎機能障害をもたらすが，うっ血が肝腎機能障害の主たる原因となっていることも多く*，心不全患者における臓器障害をみた際には，うっ血と低心拍出のどちらの要素が強いのかをよく考える必要がある．

PH：pulmonary hypertension
VAD：ventricular assist device

❶ 右心不全の原因疾患

心原性
特発性・二次性心筋症（拡張型心筋症，肥大型心筋症，不整脈原性右室心筋症，心臓アミロイドーシスなど）
弁膜症（三尖弁閉鎖不全，肺動脈弁閉鎖不全など）
先天性心疾患（Ebstein 奇形，ファロー四徴症，両大血管右室起始症など）
右室梗塞
肺高血圧
肺動脈性肺高血圧症
左心疾患に伴う肺高血圧症
肺疾患・低酸素血症に伴う肺高血圧症
急性・慢性肺血栓塞栓症

＊一次的な右心不全の場合のみならず，左心不全患者においても二次的な右心不全から同様の病態を招くことも多い．

2. 右心機能の評価

> **Point!**
> - 右室は三角錐形をしているため，二次元心エコーで駆出率を計測することはできない．このため，二次元心エコーで右心機能を評価する際には，RVFAC，TAPSE，RV MPI などを用いる．
> - 右心機能は三次元的に評価をするのが最も正確であり，MRI による評価がゴールドスタンダードで，三次元心エコーも有用．右心カテーテルでは RVSWI が重要．

1 二次元心エコーで右心機能を評価する

- 右室は左室と異なり三角錐形をしているため，通常の二次元心エコーで左室駆出率を測定する方法は適用できない．このため，二次元心エコーで右心機能を評価する際には以下の指標を用いる．それぞれの詳細については他項に譲るが，ここではその定義と正常値を記しておくことにする．

右室面積変化率（RVFAC）

$$RVFAC(\%) = (RVEDA - RVESA)/RVEDA \times 100 \quad (<35\%で異常)$$

三尖弁輪部移動距離（TAPSE）

右室は長軸方向の収縮が重要であることから，右室の収縮力を簡便に評価できる指標として有用である．TAPSE<16 mm で右室収縮力低下を表す．PH においては予後予測因子になるとされる．

右室パフォーマンス指標（RV MPI）

$$RV\ MPI = (ICT + IRT)/ET$$

左室の総合的心機能評価指標として知られている TEI index を右室に応用したもので，RV Tei index ともよばれる．RV MPI>0.4 で右心機能低下を表す．

2 右心機能を三次元的に評価する

- 右心機能は三次元的に評価をするのが最も正確であり，この点においては MRI がゴールドスタンダードである．シネ MRI は造影剤を使用することなく右室内腔容積や右室駆出分画率（❷）を算出でき，さらにガドリニウム造影剤を用いれば，心筋の線維化を反映する遅延造影（LGE）の分布から各種心筋症の鑑別の手がかりとなる．
- 最近では MRI 対応のペースメーカーが使用できるようになったが，MRI は一部に施行できない患者がいることが問題であった．三次元心エコーであれば対象患者に制限はなく，その正確性も MRI に劣らないことが近年報告されているが，専用の解析用ソフトウェアが必要であり，計測に要する時間が長いことが問題点である．
- MRI や三次元心エコーの結果をみる際には，容積の変化だけではなく形態の変化，さらには右室だけでなく左室にも注目することが重要である．先にも述べたように，正常の右室は立体的には三角錐型，断面は三

RVFAC：right ventricular fractional area change
RVEDA；右室拡張末期面積

TAPSE（tricuspid annular plane systolic excursion）：右室心尖四腔像において，右室心尖部から右室自由壁側の三尖弁輪部のMモードを記録したときの，三尖弁輪の縦方向の収縮期移動距離．

RV MPI：right ventricular myocardial performance index
ICT；等容（性）収縮時間
IRT；等容（性）弛緩時間
ET；駆出時間

❷ 右心系パラメーターの正常値

左室拡張末期容積（LVEDV）：	$70 \sim 100\ mL/m^2$
右室拡張末期容積（RVEDV）：	$80 \sim 150\ mL/m^2$
右室駆出分画率（RVEF）：	$45 \sim 50\%$
右室拡張末期面積（RVEDA）：	男性 $16 \pm 4\ cm^2$ 女性 $13 \pm 3\ cm^2$
右室収縮末期面積（RVESA）：	男性 $9 \pm 3\ cm^2$ 女性 $7 \pm 2\ cm^2$

LGE：late gadolinium enhancement

❸ 初期併用療法により著明な右室拡大および形態異常の改善を得た症例の三次元心エコー図

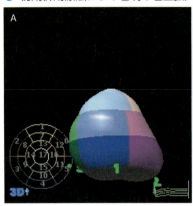
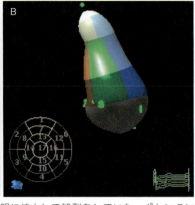

A：mPAP 65 mmHg, CI 1.03（L/分/m²）, PVR 36.8単位. RV-EDVI/ESVI 79/62（mL/m²）.
B：mPAP 18 mmHg, CI 2.05（L/分/m²）, PVR 4.1単位. RV-EDVI/ESVI 58/20（mL/m²）.

A：IPAHの49歳女性．初診時は右室は著明に拡大して球型をしていた．ボセンタン250 mg，タダラフィル40 mg，ベラプロスト360μgによる初期併用療法を行ったところ．
B：心拡大は著明に改善して形態も三角錐型となった．

日月型をしているが，右心不全を呈すると拡大するとともに丸みをおびてくる．❸に特発性肺動脈性肺高血圧症（IPAH）の患者の治療前後の三次元心エコー像を示したが，治療により拡大した右室の容積が正常化するとともに，形態も正常の三角錐型に戻っていることがわかる．

- また，RVEDV/LVEDVは0.91〜1.27程度が正常であるが，右心不全の患者では右室の拡大により通常この比は上昇する．しかし，両心不全の場合には左室も拡大し，右室の拡大はあってもRVEDV/LVEDVの値はあまり変わらない．このような両心室の容積，形態の変化は心室間相互作用の変化をもたらし，もう一方の心室に互いに影響を及ぼしあう．
- 重症の右心不全を呈すると，著明に拡大した右室は心室中隔を左室側に圧排して奇異性運動を生じさせるとともに，心膜からの外圧による影響も加わって，左室への血液充満障害（≒拡張障害）が起こる．
- 肺高血圧症の患者に肺移植を行った際には，術後左心不全の管理に難渋するケースをしばしば経験するが，これは肺移植によって右室の後負荷が一気に軽減したことによる左室前負荷の増大に，長く拡張障害を呈していた左室が適応できないことによると考えられる．このように，右心不全を考える際には心室間相互作用にも十分に注意を払う必要がある．
- 右心カテーテルでは，右室1回仕事係数（RVSWI）が右心機能評価に有用である．RVSWI＝（mPAP−CVP）×SI×0.0136（g・m/m²）＝（mPAP−CVP）×（CI/HR）×0.0136（g・m/m²）で表され，RVSWI＜4で右心機能低下を示すとされる．水は高いところから低いところに流れるので，右室は肺血管床という壁（＝肺血管抵抗〈PVR〉）を超えるところまで血液を持ち上げてやらないと左心系に血液は流れていかないが，RVSWIは，この「どれだけ血液を高いところまで持ち上げられるか」という力を表すと考えればよい．

IPAH：idiopathic pulmonary arterial hypertension

心室間相互作用：右室と左室の相互作用．右心不全では，心室中隔を通した心室間相互作用によって左室にも影響が及ぶ．

RVSWI：right ventricular stroke work index
mPAP；平均肺動脈圧
CVP；中心静脈圧
SI；1回拍出係数
CI；心係数
HR；心拍数
PVR：pulmonary vascular resistance
PAH：pulmonary arterial hypertension
CTEPH：chronic thromboembolic pulmonary hypertension

- RVFにおいてRVSWIは当然低下するが，肺動脈性肺高血圧症（PAH）や慢性血栓塞栓性肺高血圧症（CTEPH）などによるRHFではPVRが上昇しているため，必ずしもRVSWIは低下しておらず，むしろ高値となることに注意が必要である．また，右室は左室と比べて後負荷増大に弱いことが知られており，❹で示すように，肺動脈圧が上昇（＝後負荷が増大）した際の1回拍出量の低下が，左室のそれに対して著しい[2]．

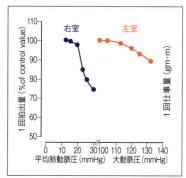

❹ 右室圧，左室圧と1回仕事量[2]

3. 右心不全の治療

Point!
- 非代償期には強心薬・昇圧薬の投与を行う．PVRを上昇させてしまう要因（低酸素血症，高炭酸ガス血症，アシドーシスなど）を補正することも重要．
- 右室に対してβ遮断薬やRA系阻害薬がどの程度有効かは，今後の検討課題である．
- 必要な症例に対しては，三尖弁に対する外科的介入を行う．
- 適切な前負荷・後負荷のコントロールを行い，常に心室間相互作用に配慮する．

- 右心不全に対する治療を考える際には，前述したような方法で機能を評価したうえで，右室の一次的なポンプ機能障害（＝RVF）に対する治療や三尖弁逆流症（TR）に対する治療，さらに二次的に右心機能を障害する要因に対する治療を行っていく必要がある．

TR：tricuspid regurgitation

1 RVFやTRに対する治療
- 非代償期には強心薬・昇圧薬の投与を行う．強心薬としてはドブタミンおよびPDE Ⅲ阻害薬（ミルリノン，オルプリノン）が，昇圧薬としてはドパミンおよびノルアドレナリンなどが用いられる．
- 強心薬としては肺血管拡張作用を有するPDE Ⅲ阻害薬が好んで使用されるケースもあるが，ドブタミンよりも有効であるというエビデンスがあるわけではない．ノルアドレナリンや高用量のドパミンはPVRを上昇させる恐れがあるので使用をためらわれることがあるが，高度な右心不全を呈している症例においてはこれらの使用なくして循環を維持できないケースも少なくないので，重症例に対しては使用を躊躇するべきではない．
- 不整脈が循環を破綻させている場合には，早急に電気的除細動を行う．低酸素血症，高炭酸ガス血症，アシドーシスはPVRを上昇させるため極力補正する．また，胸腔内圧上昇も肺血流を悪化させてしまうために避ける．循環が破綻したケースにおいては，必要に応じて体外膜型人工肺（ECMO）の使用も考慮する．ECMOを使用する場合には，central ECMO（コラム参照）の使用も考慮する．
- 代償期には左心不全と同様に心筋のリバースリモデリングを目指してβ

ECMO：extracorporeal membrane oxygenation

❺ 三尖弁閉鎖不全症に対する手術の推奨[3]

クラス I	1. 高度TRで，僧帽弁との同時初回手術としての三尖弁輪形成術 2. 高度の一次性TRで症状を伴う場合（強い右室不全がないとき）
クラスIIa	1. 高度TRで，弁輪形成が不可能であり，三尖弁置換術が必要な場合 2. 感染性心内膜炎によるTRで，大きな疣贅，治療困難な感染・右心不全を伴う場合 3. 中等度TRで，弁輪拡大，肺高血圧，右心不全を伴う場合 4. 中等度TRで，僧帽弁との同時再手術としての三尖弁輪形成術 5. 左心系の弁手術後の高度TRで症状がある場合．ただし左心不全や右室不全がないとき
クラスIIb	1. 中等度TRで，弁輪形成が不可能であり三尖弁置換術が必要な場合 2. 軽度TRで，弁輪拡大，肺高血圧を伴う場合
クラスIII	1. 僧帽弁が正常で，肺高血圧も中等度（収縮期圧60 mmHg）以下の無症状のTR

遮断薬やRA系阻害薬などが用いられるが，これらの薬剤が右室に対してどの程度有効であるかについてはエビデンスがないため，個々の症例に応じて治療反応性をみながら慎重に使用するべきである．

- 右心不全に合併したTRは，さらなる右心系の拡大を招き悪循環に陥る．このため，高度なTRに対しては外科的介入を考慮すべきである（❺）[3]．

❷ 右心機能を二次的に障害する要因に対する治療

前負荷のコントロール

両心不全ではRAP（右房圧）10 mmHg，肺高血圧ではRAP 15 mmHgを超えると予後不良であることが知られているので，RAPを10 mmHg以下にコントロールするよう適宜利尿薬を用いる．容量負荷はさらなる右室拡大や心室中隔の左室側へのシフトを招き，右心機能をいっそう低下させてしまうことに加え，左室の充満障害も招いてしまうため避けるべきである．

RAP：right atrial pressure

後負荷軽減

先にも述べたように右室は後負荷にきわめて弱いことから，右心不全の患者において後負荷（＝PVR）を下げる治療は重要である．PAHやCTEPHにおいてはこの治療がほぼすべてといってよく，とくにPAHにおいては初めから複数の肺血管拡張薬を使用するupfront combination therapy*が現在では広く行われている．左心不全に伴う肺高血圧症（PH-LHD）に肺血管拡張薬を使用するべきかどうかについては，p.280を参照されたい．

＊upfront combination therapy（初期併用療法）など，PAHやCTEPHに対する治療の詳細については，本シリーズの肺高血圧症をテーマとした巻（続刊として刊行予定）を参照．

併存する左心疾患に対する治療

PH-LHDの場合には原疾患に対する治療が最も重要である．実際，高度なPHを合併した左心不全であっても，強心薬やIABPなどによって心不全が改善すれば，肺血管拡張薬を使用しなくてもPHの著明な改善を得ることはしばしば経験する．一口に左心疾患といってもその原因はさまざまであるが，左心疾患に二次的に右心不全を合併した場合には，まずは左心疾患の治療を優先すべきであることは，重ねて強調しておく．

左心不全に対する治療の最終手段は左室補助人工心臓（LVAD）および心臓移植であるが，右心不全合併例においては左室のみの補助では循

PH-LHD：PH owing to left heart disease

LVAD：left ventricular assist device

> **コラム** central ECMO

鼠径部からのアプローチによる通常のperipheral ECMOは緊急時の救命手段としては最も強力であるが，下肢虚血，流量不足，穿刺部からの出血，感染，central hypoxia，左室後負荷増大などの問題がある．central hypoxiaとは，自己肺での酸素化が不良な場合，十分に酸素化されていない血液が左室から拍出され冠動脈や頸部分枝を灌流してしまうことをいう（図A）．また，peripheral ECMOは左室後負荷を増大させてしまうため，肺水腫を惹起してcentral hypoxiaを招いてしまう．このような場合に有用なのがcentral ECMOである．これは開胸下で右房脱血，上行大動脈送血で行うものであるが，左室心尖ベント（脱血）を併用すると，左室後負荷を軽減することもできるためにさらに有用である（図B）．

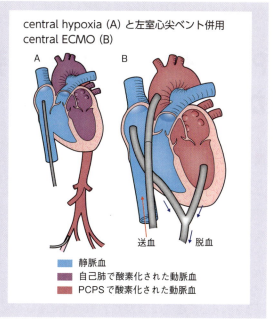

central hypoxia (A) と左室心尖ベント併用 central ECMO (B)

- 静脈血
- 自己肺で酸素化された動脈血
- PCPSで酸素化された動脈血

環が維持できず，両心室にVADを必要とするケースもあることに注意が必要である．日本においては両心室に植み込型VADを装着することは保険上認められていないため，このような場合には右室には体外式VADを装着する必要があり，患者は退院できなくなってしまう．このためVADを植込む際には，右室VAD (RVAD) を必要とする恐れの高いケースを事前に知っておくことが重要である*．

近年では，LAVD装着前には右心不全が明らかでなかった症例であっても，LVAD装着遠隔期に右心不全が顕在化してくることがあり，大きな問題となっている．Imamuraらは，術後遠隔期の右心不全（RVSWI<4.0 g・m/m^{2}で定義）発症の予測因子が，術前のLVDd<64 mmであることを報告している[4]．このような症例においては，もともと大きくない左室がLVADからの脱血によってさらに狭小化し，心室中隔が左室側に偏位して逆に右室は拡大していってしまうものと考えられる．

*体外式VADにおけるものであるが，筆者らの検討によれば，右房圧/肺動脈楔入圧>0.8，およびRVR>4.5単位がそのリスクであり，RVR>4.5単位ならば28.6%，右房圧/肺動脈楔入圧>0.8ならば41.7%，さらにその両者を満たす場合には実に83.3%の確率でRVAD装着を必要とした．

LVDd；左室拡張末期径

● 引用文献

1) Mehra MR, et al. Right heart failure: Toward a common language. J Heart Lung Transplant 2014；33：123-6.
2) MacNee W. Pathophysiology of cor pulmonale in chronic obstructive pulmonary disease. Part One. Am J Respir Crit Care Med 1994；150：833-52.
3) 日本循環器学会．循環器病の診断と治療に関するガイドライン（2011年度合同研究班報告）：弁膜疾患の非薬物治療に関するガイドライン（2012年改訂版）．
http://www.j-circ.or.jp/guideline/pdf/JCS2012_ookita_h.pdf
4) Imamura T, et al. Late-onset right ventricular failure in patients with preoperative small left ventricle after implantation of continuous flow left ventricular assist device. Circ J 2014；78：625-33.

Advanced Lecture

PH-LHD に肺血管拡張薬を使用するべきか？

■ PH-LHD

　左心不全に伴う肺高血圧症（PH-LHD）の原因は本来肺血管床にあるわけではないので，必ずしもPVR（肺血管抵抗）の上昇を伴っている必要はないが，PH-LHDであっても実際にはPVRの上昇を伴っていることも少なくない．このような症例においては平均肺動脈圧（mPAP）と肺動脈楔入圧（PAWP）との圧較差（TPG＝mPAP－PAWP）が上昇している（＞12 mmHg）．このような肺高血圧症（PH）は反応性（reactive もしくは out-of-proportion）PH とよばれ，TPG が 12 mmHg 未満のものは受動性 PH とよばれる．

　out-of-proportion PH においては，肺動脈の攣縮やリモデリングといった，肺動脈性高血圧症（PAH）の患者において起こっているのと似たような変化が加わった結果として PVR の上昇をきたしているものと考えられている．近年ではさらに，肺動脈拡張期圧（dPAP）と PAWP との圧較差（DPG＝dPAP－PAWP）がより重要と考えられており，TPG＞12 mmHg かつ DPG≧7 mmHg の場合には，「左心不全に肺血管病変を合併した病態」と考えられている（❶）[1]．

■ PH-LHD の治療

　PH-LHD に対する治療は，まず何といっても原疾患に対する治療が最も重要である．PH-LHD に対する安易な肺血管拡張薬の使用は肺うっ血をきたして心不全を悪化させる恐れがあるので原則慎むべきである．しかしながら，とくに out-of-proportion PH においては先にも述べたとおり肺血管自体にも変化が起こっていると考えられていることから，一方で肺血管拡張薬の有効性に期待がもたれているものの，PH-LHD に対するエビデンスは十分ではなく，その使用にあたっては個々の症例に応じて十分な検討が必要である．

■ 肺血管拡張薬の有効性・安全性

　筆者らは PH-LHD 患者に対して肺血管拡張薬の有効性・安全性を検証するために，まず一酸化窒素（NO）吸入（20 ppm）による急性肺血管反応試験を行っている．これまでに 19 人の PH-LHD 患者（年齢 45.3±16.0 歳，NYHA 3.5±0.7 度，拡張型心筋症 9 人，虚血性心筋症 3 人，弁膜症 2 人，その他 5 人，左室駆出率 31.5±21.1％）に対して急性肺血管反応試験を行ったが，その結果は❷のとおりであった．

　全体として心係数（CI）の有意な上昇と mPAP，PVR の有意な低下を認めたが，PAWP は有意な上昇を認め，やはり PH-LHD に対する安易な肺血管拡張薬の使用は肺うっ血を悪化させる恐れがあることが確認できた．その一方で，筆者らの検討では負荷前の PVR が高い症例ほど NO 負荷による PVR の低下度が大きいことも明らかとなった（R^2＝0.77，$p<0.01$）．特発性肺動脈性肺高血圧症（IPAH）などでは PVR が高い症例ほど急性肺血管反応試験の反応が悪いといわれており，これとは相反する結果といえる．IPAH では重症化に伴って肺動脈の器質的な変化が進行するのに対し，PH-LHD においてはより攣縮の要素が強いことが示唆される．

　このため，PVR の上昇した PH-LHD に対しては肺血管拡張薬の有効性が期待できるものと思われ，実際，筆者らも NO に対する反応が良好であった症例についてはシルデナフィル 20 mg 単回投与による急性肺血管反応試験を追加で行っている（$n=4$）．結果は❸のとおりで，CO，mPAP については NO とほぼ同様の反応を示した一方で，PAWP については NO 負荷の際のような上昇を認めなかった．

　この結果を受けて実際にシルデナフィルを治療に導入して良好な経過をたどった症例もあり，PH-LHD の症例であっても肺血管病変の関与が大きく（≒ PVR が高い），かつ急性肺血管反応試験の結果が良好なケースでは，肺血管拡張薬の投与が有効な可能性もある．

〈波多野　将〉

● 引用文献

1) Gerges C, et al. Diastolic pulmonary vascular pressure gradient: A predictor of prognosis in "out-of-proportion" pulmonary hypertension. Chest 2013; 143: 758-66.

Advanced Lecture：PH-LHDに肺血管拡張薬を使用するべきか？

❶ 左心疾患による肺高血圧の分類（文献1より改変）

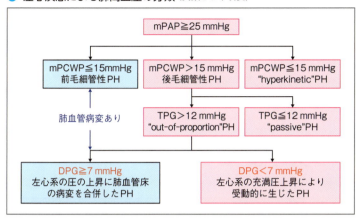

急性肺血管反応試験

右心カテーテル検査中に短時間作用性の肺血管拡張薬を投与し，肺血行動態の変化の有無を観察して治療方針を決定する目的で行われる．エポプロステノール持続静注，アデノシン静注，NO吸入などが用いられる．本来はIPAH患者におけるカルシウム拮抗薬のレスポンダーを検出する目的で行われるもので，心拍出量の低下なくmPAPが10 mmHg以上低下し，40 mmHg以下となることが陽性の基準となる．陽性例はIPAH患者の10％程度といわれており，陽性例においてはカルシウム拮抗薬の有効性が期待できるとされている．

❷ 当院[*]におけるPH-LHD患者に対する急性肺血管反応試験の結果 (n=19)

	NO負荷前	NO負荷後	p value
SBP (mmHg)	107±25	100±23	0.03
mPAP (mmHg)	39.0±9.6	36.9±8.8	0.12
PAWP (mmHg)	22.3±5.8	25.2±6.4	0.007
TPG (mmHg)	16.7±8.6	11.7±4.6	0.009
CI (L/分/m^2)	2.2±0.6	2.4±0.7	0.003
PVR (dyne・sec/cm^5)	374±181	248±98	0.004
SvO$_2$ (%)	54.8±12.1	57.6±12.1	0.08

[*]東京大学医学部附属病院.
SBP：systolic blood pressure（最大血圧）

❸ NOおよびシルデナフィル負荷の効果の比較

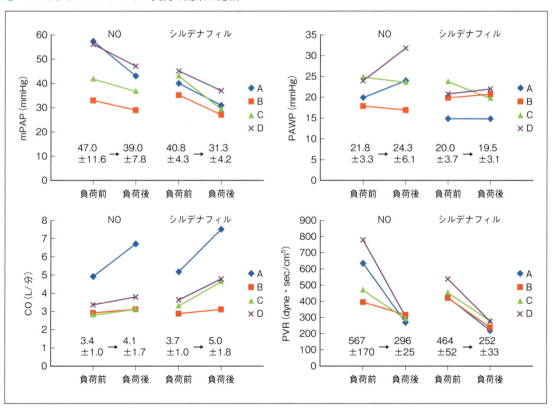

心臓サルコイドーシス

藤田修一, 寺﨑文生, 石坂信和

1. 心臓サルコイドーシスとは

Point!

- サルコイドーシス患者においては心臓病変の有無が生命予後を左右し, 日本では欧米と比べて病変が心臓に波及する割合が高い.
- 心臓サルコイドーシスの診断には, 本症の可能性を念頭におき, 心電図や心エコー図所見の異常や経時的変化を見逃さず, また, ^{18}F-FDG PET や心臓 MRI を活用して, 早期に的確に診断をつけることが重要である.
- 心臓サルコイドーシスの治療においては, 薬物療法と非薬物療法の両者を駆使して, 集学的に行うことが重要である.

- サルコイドーシスは原因不明の全身性非乾酪性類上皮細胞肉芽腫性疾患である. 病変が心臓に波及したものは心臓サルコイドーシスとよばれ, 頻度は欧米に比べて日本が高い.
- 心臓病変は, 房室ブロック, 重症心室性不整脈, 心ポンプ機能の低下, 突然死などの原因となり, 予後や ADL に重篤な影響を与える.
- 110 人の心臓サルコイドーシス患者の経過を 25 年みた後ろ向き研究では, 診断時に心不全がある場合, 診断時の EF が 35％未満である場合, NYHA 分類がⅢ度, Ⅳ度である場合には予後が不良であると報告されている[1].
- 一方で, ステロイド投与やデバイス留置などによる集学的治療により, 心臓サルコイドーシスの予後は近年飛躍的に改善している.

■ 診断・治療適応
- 心臓サルコイドーシスによる不整脈, 心不全を防ぐためには, 早期に心臓サルコイドーシスの診断をつける必要があるが, それは必ずしも容易ではない. 心臓サルコイドーシスと診断される過程は 2 つあり, 1 つは肺や眼などの他臓器でサルコイドーシスと診断された症例の経過中に何らかの心症状が出現する場合, 2 つ目は不整脈や心不全の原因を検索する過程で診断される場合である. 心筋生検での非乾酪性類上皮細胞肉芽腫の検出率が高くないため, 剖検, 諸種の心臓手術, 心臓移植の際に得られた心筋の組織学的検索により, 初めて診断に至る症例も存在する.
- 近年, ^{18}F-FDG PET や心臓 MRI (LGE, T1 mapping) など画像診断技術の進歩や, 症例の集積により, 心臓サルコイドーシスが早期に疑われ

ADL：activity of daily life

NYHA：New York Heart Association

^{18}F-FDG：fluorine-18 fluorodeoxygluose
PET：positron emission tomography
MRI：magnetic resonance imaging
LGE：late gadolinium enhancement

❶ 心臓サルコイドーシスの病態に応じた治療手順（文献4, 5より改変）

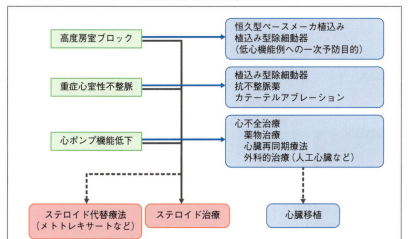

心臓限局性サルコイドーシス：心臓以外の臓器に明らかな病変を認めず，心筋生検上，非乾酪性類上皮細胞肉芽腫が認められる，あるいは臨床所見上，心臓サルコイドーシスと矛盾しない症例の報告がある．欧米では，"isolated cardiac sarcoidosis"という表現が用いられており，従来，日本語訳として「孤発心臓サルコイドーシス」が多く使用されてきた．『心臓サルコイドーシスの診療ガイドライン』[3]では「心臓限局性サルコイドーシス」という語に統一することが提言され，『心臓限局性サルコイドーシス診断の手引き』が新たに作成された．

る機会が増えていることから，より実効性のある診断・治療を行うことが可能となってきた[2]．さらに，他臓器に病変が認められず，心臓に病変が限局する心臓限局性サルコイドーシスという新たな病態の存在も認識されるようになった．

● 高度房室ブロック，重症心室性不整脈，心ポンプ機能低下などの出現，心筋生検などによる非乾酪性類上皮細胞肉芽腫の組織学的証明，また^{18}F-FDG PETや心臓MRIなどの画像所見と総合して，活動性の心臓サルコイドーシスと診断された場合には，原則的に副腎皮質ステロイド（代替療法を含む）による免疫抑制療法の治療適応となる[3]．また，上記の主たる3つの病態に対応して，各々，恒久型ペースメーカ留置，抗不整脈薬投与，カテーテルアブレーション，植込み型除細動器（ICD）留置，心臓再同期療法（CRT〈-D〉），左室形成術，人工心臓治療，心臓移植などの，薬物および非薬物療法が適応となる（❶）[4,5]．

ICD：implantable cardioverter defibrillator
CRT(-D)：cardiac resynchronization therapy (-plus defibrillator)

2. 薬物治療

Point!

- 活動性の心臓サルコイドーシスと診断された場合，ステロイドによる治療を行う．
- 心機能が保たれている時期からステロイド治療を導入したほうが，病態や予後を改善する効果が高いとする報告が多い．
- 心臓サルコイドーシスにおいてステロイド治療導入後，比較的早期に，心室頻拍などの致死性不整脈が出現することがあり，注意深い観察が必要である．
- ステロイド治療における抗炎症作用の効果判定については，^{18}F-FDG PETの有用性が報告されているが，ステロイドの初期投与量，減量の仕方とともに今後の検討課題である．

コラム ¹⁸F-FDG PET と組織学的所見の一致

　心臓サルコイドーシス症例において剖検心における組織学的病変部位と ¹⁸F-FDG PET の所見が一致したとの報告がある．左室前壁，心室中隔から左室後壁にかけてサルコイド肉芽腫の分布が認められ（図B），その部位に一致して ¹⁸F-FDG の集積亢進が認められた（図A）．心臓サルコイドーシスの診断と活動性の評価における ¹⁸F-FDG PET の有用性を支持する重要な報告と考えられる．

症例の PET 画像と剖検心[6]

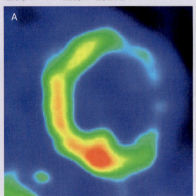 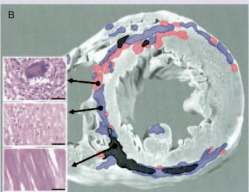

1 副腎皮質ステロイド

炎症の抑制

　活動性の心臓サルコイドーシスと診断された場合は，炎症の抑制を期待して，原則的に副腎皮質ステロイド（代替療法を含む）による免疫抑制療法の治療適応となる．プレドニゾロンの投与量に関しては，用量による予後の差はなかったとの報告があり，初期量として現在はプレドニゾロン換算で 30 mg/ 日の連日投与もしくは，60 mg/ 日の隔日投与が一般的となっている．しかし，心臓病変の活動性が高く，進行が速い症例や体重の重い症例に対しては初期量を高めに設定する場合やパルス療法を試みる場合もある．初期量を4週間継続した後，2〜4週ごとに，5 mg/ 日または隔日に 10 mg/ 日ずつ減量し，維持量は連日 5〜10 mg/ 日または隔日に 10〜20 mg/ 日とする[3]（❷）．

ステロイド減量の指標について

　心臓サルコイドーシスに対するステロイド治療により，¹⁸F-FDG PET における心臓の異常集積が改善したとの報告が多い．心臓サルコイドーシスの活動性をリアルタイムに示す画像診断やバイオマーカーは確立されていないが，¹⁸F-FDG PET が最も期待され，利用されていると思われる．FDG の集積の改善をステロイド減量の指標としたいが，現状ではプレドニゾロンの投与を開始後，ある程度機械的に減量し維持量で継続していることが多い．

＊¹⁸F-FDG PETにおける心臓の生理的集積：心臓サルコイドーシスで観察されるFDG集積像は，病変部に浸潤した活性化マクロファージなどの炎症細胞への集積亢進を反映したものと考えられており，本症の診断において感度81〜100％，特異度82〜91％と報告され診断精度が高い．一方，FDGは心筋に生理的に集積するため，検査前日の低炭水化物・高脂肪食，前日からの絶食（12時間以上），検査前のヘパリン投与などにより，その影響を除外することがきわめて重要である[3]．

❷ 心臓サルコイドーシスにおける副腎皮質ステロイドの一般的な全身投与[3]

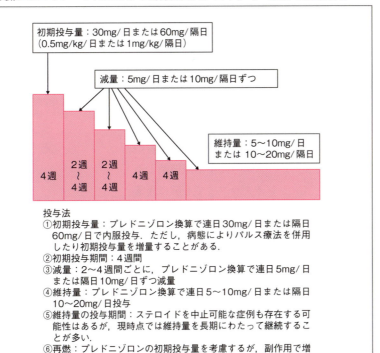

投与法
①初期投与量：プレドニゾロン換算で連日30mg/日または隔日60mg/日で内服投与．ただし，病態によりパルス療法を併用したり初期投与量を増量することがある．
②初期投与期間：4週間
③減量：2〜4週間ごとに，プレドニゾロン換算で連日5mg/日または隔日10mg/日ずつ減量
④維持量：プレドニゾロン換算で連日5〜10mg/日または隔日10〜20mg/日投与
⑤維持量の投与期間：ステロイドを中止可能な症例も存在する可能性はあるが，現時点では維持量を長期にわたって継続することが多い．
⑥再燃：プレドニゾロンの初期投与量を考慮するが，副作用で増量が困難な場合は他の免疫抑制薬の併用を考慮する．

心機能の改善

　Nagaiらは，心臓サルコイドーシス患者83例（ステロイド治療群67例，非治療群16例）を検討した結果，ステロイド治療群において心不全による入院が有意に少なく，左室収縮能低下を有意に抑制したと報告している[7]．心機能が保持された状態でステロイド治療を開始した症例は，心機能低下例と比較して予後が良いとの報告がある[8]．また，早期にステロイド治療を開始して心機能の改善がみられることもある[9]．心機能低下が進行した症例では，ステロイドの有効性が限られるため，可及的早期に診断し，ステロイドの投与を検討する必要がある．

不整脈への効果

　心臓サルコイドーシスでは心室中隔基部の病変が特徴的であり，初発の不整脈としては房室ブロックの頻度が最も高い．ステロイド治療による房室ブロックの改善については，従来から数多くの報告があり，Sadekらは，房室ブロックを合併したサルコイドーシス症例に対して，ステロイドを投与した57例のうち27例に房室伝導の回復が認められたと報告している[10]．

　一方，再発例の報告もあり，また，ステロイド内服下でのペースメーカなどのデバイス植込みは感染や創部治癒遅延のリスクが増大するため，ペースメーカ植込み後にステロイドの内服を開始することが推奨さ

れているのが現状である．ステロイド投与により房室ブロックが改善するか，またペースメーカの植込みを回避できるかを前向きに検証するのは困難な状況にある．

ステロイドにより心室性不整脈を抑制できたとする報告が散見されるが，否定的な報告やステロイドにより心室性不整脈が増加したとする報告も存在するため，われわれの施設[*]では，入院のうえモニター心電図監視下にステロイドを導入するようにしている．

[*]大阪医科大学附属病院．

Segawa らは，心臓サルコイドーシスに対してステロイド治療を開始した後の心室頻拍の発症について検討を行い，ステロイド治療開始 1 年以内に心室頻拍の発症が多く，また，^{67}Ga シンチグラフィで心臓に異常集積があることが心室頻拍を起こす独立した予測因子であると報告している[11]．また，心収縮能が保たれた早期の段階において，ステロイド投与を開始すると心室性不整脈が抑制されるという報告があり[12]，心収縮能が保たれている場合でも早期のステロイド導入を検討する必要がある．

2 免疫抑制薬

- ステロイドの効果が不十分な症例，副作用でステロイドが使用できない，増量できない場合はその他の免疫抑制薬による代替治療が検討される．
- 免疫抑制薬としては，シクロホスファミド，シクロスポリン，アザチオプリン，メトトレキサート（MTX），サリドマイド，ヒドロキシクロロキン，ペントキシフィリン，ミコフェノール酸などが使用される．
- 日本では，ステロイドの代替療法として，またはステロイドと併用する形で少量の MTX を用いることが多く，ステロイドの減量や副作用の軽減に有用である可能性が示されている．しかし，MTX による白血球減少，肝機能障害，間質性肺炎などの副作用に注意する必要がある．MTX の投与量に関しては，日本では週 1 回 5〜8 mg で投与されることが多い．
- 心臓サルコイドーシスに対して，初めからステロイド単独ではなく，低用量ステロイドに加えて少量の MTX を併用することで心機能が保持されたという報告がある[13]．

3. 非薬物治療

> **Point!**
> - 心臓サルコイドーシス症例に対する恒久ペースメーカの適応については，ほかの心疾患と同様に，日本循環器学会による『不整脈の非薬物治療ガイドライン』[14]に従い決定される．
> - 心臓サルコイドーシス患者では，心室性不整脈による突然死の予防が重要であり，突然死のリスクが高い症例はICDの適応となる．とくに，薬物治療を行っても左室駆出率が35％以下である場合はリスクが高い．
> - 心臓サルコイドーシス症例に特化したCRTの有用性に関するまとまった報告はない．したがってその適応については，ほかの心疾患と同様に，『不整脈の非薬物治療ガイドライン』に準じて行われる．
> - ペースメーカが必要となる房室ブロック症例で致死的不整脈の発生が多いことが報告されており，突然死予防のためにICD，CRT（-D）の植込みも検討する必要がある．
> - ステロイドや免疫抑制薬により伝導障害が改善する場合もあるが，感染や創部治癒の問題もあり，ステロイド治療に先立って恒久ペースメーカなどデバイスの植込み術を行っているのが現状である．

1 恒久ペースメーカ

- 房室ブロックは心臓サルコイドーシスの病態のなかで頻度が高いものの一つである．房室ブロックがステロイド治療により改善する場合もあるが，基本的には恒久ペースメーカを植込むことになる．しかし，房室ブロック発症時にすでに左室駆出率が低下している場合は，恒久ペースメーカではなく，CRTの植込みについて検討する必要がある．また，左室収縮能の低下に加えて，重症心室性不整脈を有する症例では，ICD，CRT（-D）の植込みについて検討する必要がある．

2 ICD

- 心臓サルコイドーシス患者で，心室性不整脈の既往がある場合は，心室性不整脈の再発による突然死の危険性がある．心室性不整脈の再発予防に，アミオダロンなどの抗不整脈薬，β遮断薬が広く用いられており，とくにβ遮断薬は心不全治療の観点からも積極的に使用されているが，再発を完全に予防することは困難であり，ICDもしくはCRT（-D）の植込みが必要となる．
- 心臓MRIは心臓サルコイドーシスの診断だけではなく，予後の評価にも有用であるとされており，遅延造影が認められる症例ではICDの作動回数が多くなることが報告されている[15]．

クラスI適応

　心停止もしくは持続性心室頻拍の既往がある場合，また，左室駆出率35％以下で，非持続性心室頻拍があるか，電気生理学的検査で持続性心室頻拍もしくは心室細動が誘発された症例ではICDの植込みがクラスIとなる（③）[3]．

クラスIIa適応

　①最適な薬物療法（免疫抑制療法を含む）を行っても左室駆出率35％

❸ 心臓サルコイドーシスにおける ICD の適応[3]

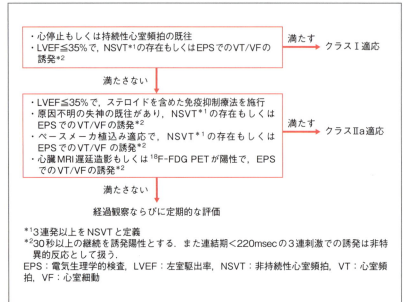

以下の症例，②原因不明の失神があり，非持続性心室頻拍があるか，電気生理学的検査にて持続性心室頻拍もしくは心室細動が誘発された症例，③左室駆出率50％未満で，ペースメーカの適応があり，非持続性心室頻拍があるか，電気生理学的検査にて持続性心室頻拍もしくは心室細動が誘発された症例，④左室駆出率50％未満で，心臓MRIの遅延造影，^{18}F-FDG PETもしくは^{67}Gaシンチグラフィが陽性であり，電気生理学的検査にて持続性心室頻拍もしくは心室細動が誘発された症例では，ICDの植込みがクラスⅡaとなる（❸）[3]．

3 CRT（-D）

- これまでの大規模臨床試験により，CRTにより心室内の同期不全を改善することで，心不全の悪化を防止し，予後を改善することが報告されている．心臓サルコイドーシス症例におけるCRTの適応を❹に示す[3]．

4 カテーテルアブレーション

- 心臓サルコイドーシスに合併する心室性不整脈による突然死を防ぐために，ICD，CRT（-D）は有用であるが，患者のQOLを守るためには，これらが作動する回数をできるだけ減らす必要がある．しかし，抗不整脈薬，免疫抑制療法の心室性不整脈に対する効果は議論のあるところであり，作動を完全に回避することはできない．

- 心臓サルコイドーシスに合併する心室性不整脈に対して，抗不整脈薬，免疫抑制療法を用いても，コントロールできない場合，また，心室性不整脈が頻発する場合はカテーテルアブレーションの適応となる．しかし，サルコイドーシスは，進行性の病気であり，また心室性不整脈の起

QOL：quality of life

❹ 心臓サルコイドーシスにおけるCRTの適応[3]

クラスⅠ
最適の薬物治療でもNYHA（New York Heart Association：ニューヨーク心臓協会）の心機能分類Ⅲ度または通院可能な程度のⅣ度の慢性心不全を呈し，左室駆出率35%以下，QRS幅120msec以上で，洞調律の場合（レベル6，グレードB）

クラスⅡa
(1) 最適の薬物治療でもNYHAⅢ度または通院可能な程度のⅣ度の慢性心不全を呈し，左室駆出率35%以下，QRS幅120msec以上で，心房細動を有する場合（レベル6，グレードB）
(2) 最適の薬物治療でもNYHAⅢ度または通院可能な程度のⅣ度の慢性心不全を呈し，左室駆出率35%以下で，徐脈に対してペースメーカが植込まれ，または予定され，高頻度に心室ペーシングに依存するかまたはそれが予想される場合（レベル6，グレードB）

クラスⅡb
最適の薬物治療でもNYHAⅡ度の慢性心不全を呈し，左室駆出率35%以下で，徐脈に対してペースメーカの植込みが予定され，高頻度に心室ペーシングに依存することが予想される場合（レベル6，グレードC2）

クラスⅢ
(1) 左室駆出率は低下しているが無症状で，徐脈に対するペースメーカの適応がない場合（レベル6，グレードC2）
(2) 心不全以外の慢性疾患により身体機能が制限されたり，余命が12ヵ月以上期待できない場合（レベル6，グレードC2）

源が多くあることから，ほかの心筋疾患に伴う心室性不整脈と比較して，有意に再発率が高いとされている[16]．アブレーションを行うことによって，心室性不整脈の発症を減らせる可能性はあるが，結果的には，ICD，CRT（-D）の植込みが必要となる場合が多い．

⑤ 外科的治療（左室形成術，僧帽弁形成術）

- 虚血性心筋症の場合と同様に，心臓サルコイドーシス症例で左室の一部に限局している病変であれば，その病変を切除形成（**左室形成術**）することで，左室形態を改善し，左室機能を回復させることが期待できる．また，左室の拡張に伴い，機能性僧帽弁閉鎖不全症を引き起こす場合もあり，その際は左室形成術とともに，僧帽弁の形成術も合わせて行うべきである．
- 心臓サルコイドーシスによる重症心不全症例であっても，^{18}F-FDG PETや心臓MRIなどの画像診断で心筋の性状を精査することにより，心筋障害の進展範囲が限局していることがわかれば，左室形成術を行い，人工心臓や心臓移植を回避，もしくはその適応を延長できる．

⑥ 人工心臓，心臓移植

- 心臓移植の適応は，従来の最大限の治療を行っても，重度の心不全を呈し，心臓移植以外の治療がないことが条件であり，心臓サルコイドーシスも，心臓移植の適応となりうる疾患である．
- しかし，日本には十分なドナーがいないため，人工心臓補助下で長期間の待機を余儀なくされている．また，心臓移植後に心臓サルコイドーシスが再発した報告もあり，心臓移植の適応については，十分に検討，評価される必要がある．薬物療法，デバイスの植込み，カテーテルアブレーション，外科的治療を組み合わせた集学的治療により，心臓移植の回避を目指しているのが現状である．

左室形成術：従来，虚血性心筋症に対して，瘤化した梗塞部位を直接切除やパッチによってexcludeして，心室形態をより生理的な形に整えて心機能の改善を図るのが左室形成術（SVR）の概念である．前壁中隔梗塞に対する左室形成術（SAVE）などがある．surgical reverse remodelingを期待して，左室形成術を非虚血性心筋症に応用する場合がある．

SVR：surgical ventricular reconstruction
SAVE：septal anterior ventricular exclusion

❺ 提示症例—心不全増悪時の ¹⁸F-FDG PET

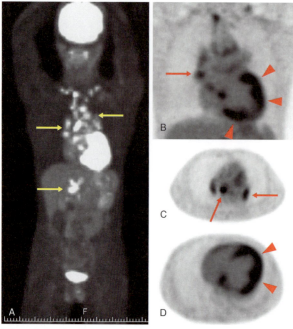

頸部，縦隔・両側肺門および肝門部リンパ節に集積亢進が認められる（⇨）．心臓にも集積亢進が認められるが diffuse パターンの傾向があり，前処置が不十分で生理的集積が是正できていない可能性がある（➡）．A：MIP 像，B：胸部前額断面，C・D：胸部水平断面．

❻ 提示症例—左室形成術施行時の切除心筋組織像

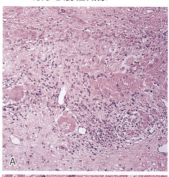

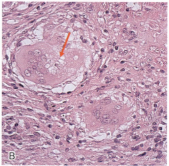

リンパ球，類上皮細胞，多核巨細胞から成る非乾酪性肉芽腫を認める．一部の多核巨細胞には星状体（asteroid body）（➡）を認める．
HE 染色．A：×100，B：×400．

4. 症例提示

■ ［症例］50 歳代の男性

38 歳

　完全房室ブロックを発症して恒久ペースメーカ植込み術が施行された．その後，近医に通院していた．

44 歳

　労作時呼吸困難と起座呼吸（NYHA Ⅳ度）が出現して当院を受診した．胸部 X 線検査で心拡大（心胸郭比＝60％）と胸水貯留を認めた．血液検査で，血漿 BNP＝1,070 pg/mL と高値であった．心エコー図では，左室拡大とびまん性の壁運動低下（LVDd/LVDs＝81/77 mm，LVEF＝11％），僧帽弁閉鎖不全，三尖弁閉鎖不全を認めた．¹⁸F-FDG PET で縦隔・肺門リンパ節に集積亢進が認められ（❺），心臓サルコイドーシスが疑われた．

　患者，家族とともに治療方針を検討し，SAVE，僧帽弁形成術，三尖弁形成術，心室再同期療法（CRT，術中に心外膜リードを使用）を施行した．手術時の左室心筋生検で非乾酪性類上皮細胞肉芽腫を認め（❻），

BNP：brain natriuretic polypeptide
LVDd：left ventricular end-diastolic dimension
LVDs：left ventricular end-systolic dimension
LVEF：left ventricular ejection fraction

❼ 提示症例—CRT（-D）植込み後の胸部 X 線写真と心電図

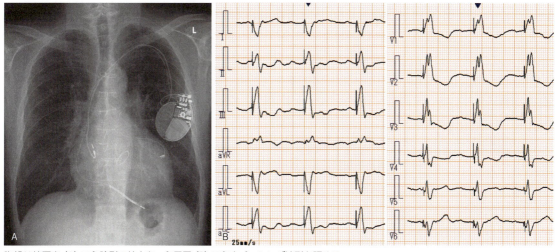

胸部 X 線写真（A）で心陰影の拡大を，心電図（B）で心室ペーシング波形を認める．

❽ 提示症例—現在の心エコー図所見

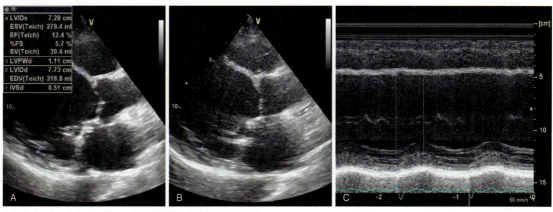

左室拡大，心室中隔の菲薄化，左室壁運動の高度低下を認める．
A：拡張末期，B：収縮末期，C：左室 M モード．

組織学的に心臓サルコイドーシスと診断された．β遮断薬，利尿薬，抗アルドステロン薬による心不全治療に加えてステロイド治療を開始，心不全症状は改善した（NYHA Ⅱ度）．

51 歳

持続性心室頻拍が出現したため，CRT から CRT（-D）にグレードアップを行った（❼）．

54 歳

重症の低心拍出量症候群をきたして入院．カテコラミンの一時的な経静脈的投与により症状は改善した．

現在

その後，状態は比較的安定したが，心エコー図での左室拡大と壁運動低

下は継続し（LVDd/LVDs＝78/73 mm，LVEF：12％）（❽），血漿 BNP＝214.6 pg/mL である．ADL の低下を認め，自宅で訪問看護を受けながら，車椅子での外来通院の状況となっている．

● 引用文献

1) Kandolin R, et al. Cardiac sarcoidosis：Epidemiology, charactersitics, and outcome over 25 years in a nationwide study. Circulation 2015；131：624-32.
2) Terasaki F, Ishizaka N. Deterioration of cardiac function during the progression of cardiac sarcoidosis：Diagnosis and treatment. Intern Med 2014；53：1595-605.
3) 日本循環器学会．心臓サルコイドーシスの診療ガイドライン（2016 年版）（班長：寺﨑文生）．
   http://www.j-circ.or.jp/guideline/pdf/JCS2016_terasaki_h.pdf
4) 日本サルコイドーシス/肉芽腫性疾患学会，ほか．サルコイドーシス治療に関する見解—2003．日サ会誌 2003；23：105-14.
5) 加藤靖周，森本紳一郎．サルコイドーシス心病変の診断と治療．日サ会誌 2008；28：15-24.
6) Koiwa, et al. Images in cardiovascular medicine：Imaging of cardiac sarcoid lesions using fasting cardiac 18F-fluorodeoxyglucose positron emission tomography：An autopsy case. Circulation 2010；122：535-6.
7) Nagai T, et al. Effect of corticosteroid therapy on long-term clinical outcome and left ventricular function in patients with cardiac sarcoidosis. Circ J 2015；79：1593-600.
8) Chiu CZ, et al. Prevention of left ventricular remodeling by long-term corticosteroid therapy in patients with cardiac sarcoidosis. Am J Cardiol 2005；95：143-6.
9) Terasaki F, Ishizaka N. Reversal of cardiac remodeling after treatment of IgG4 related cholangitis-Possibility of IgG4-related heart disease? Int J Cardiol 2016；223：477-8.
10) Sadek MM, et al. Corticosteroid therapy for cardiac sarcoidosis：A systematic review. Can J Cardiol 2013；29：1034-41.
11) Segawa M, et al. Time course and factors correlating with ventricular tachyarrhythmias after introduction of steroid therapy in cardiac sarcoidosis. Circ Arrhythm Electrophysiol 2016；9：e 003353.
12) Yodogawa K, et al. Effect of corticosteroid therapy on ventricular arrhythmias in patients with cardiac sarcoidosis. Ann Noninvasive Electrocardiol 2011；16：140-7.
13) Nagai S, et al. Treatment with methotrexate and low-dose corticosteroids in sarcoidosis patients with cardiac lesions. Intern Med 2014；53：427-33.
14) 日本循環器学会．循環器病の診断と治療に関するガイドライン（2010 年度合同研究班報告）：不整脈の非薬物治療ガイドライン（2011 年改訂版）（班長：奥村　謙）．
    http://www.j-circ.or.jp/guideline/pdf/JCS2011_okumura_h.pdf
15) Crawford T, et al. Magnetic resonance imaging for identifying patients with cardiac sarcoidosis and preserved or mildly reduced left ventricular function at risk of ventricular arrhythmias. Circ Arrhythm Electrophysiol 2014；7：1109-15.
16) Kopaln BA, et al. Refractory ventricular tachycardia secondary to cardiac sarcoid：Electrophysiologic characteristics, mapping, and ablation. Heart Rhythm 2006；3：924-9.

心臓アミロイドーシス

小山　潤

1. 心臓アミロイドーシスとは

Point!
- 二次性心筋症である心臓アミロイドーシスは，従来，根治療法がない疾患と考えられてきたが，最近の医学の進歩で治療可能な疾患となってきている．
- 心臓アミロイドーシスは全身性アミロイドーシスにおいて，心筋細胞間質にアミロイド蛋白が沈着し，形態的，機能的異常をきたす病態と定義される．

- アミロイドーシスの原因は❶，❷のようにさまざまである[1-3]．
- 心アミロイドーシスはその原因によって治療法がまったく異なるため，その原因を診断することが重要なポイントとなる．
- 原発性（AL）アミロイドーシスは，心不全発症後無治療での生命予後は平均6か月と不良である．根治療法である自己末梢血幹細胞移植を併用した大量メルファラン療法は，生理学的年齢70歳以上，NYHA分類Ⅲ度以上の心不全の存在，低血圧などがあると適応がない．
- 近年，プロテアソーム阻害薬や免疫調整薬が使用可能となり，従来治療の対象となりえなかった心不全を有するALアミロイドーシス患者の治療への道筋が確立されつつある．
- また，家族性アミロイドーシス（FAP）は，肝臓で産生される変異トランスサイレチン4量体が構造的に不安定で，これがmisfoldingを起こすことでアミロイド線維の重合を生じることが病因である．タファミジス　メグルミン（ビンダケル®）はサイロキシン結合部位に結合し不安定なトランスサイレチンを安定化させる作用があり，末梢神経障害の進展を遅らせる作用が確認されている．日本では末梢神経障害を有するFAP患者に投与の適応がある．
- 老人性アミロイドーシス（SSA）は，現時点で特異的な治療薬はないが，新薬の開発が進行中である．房室ブロックをきたした症例では，ペースメーカ植込みを考慮する．

■ 心臓アミロイドーシスの心不全の一般的治療
- 心不全を発症した心臓アミロイドーシスの一般的治療はタイプにかかわらず以下のとおりである．
- 治療の中心は利尿薬の使用で，消化管浮腫による薬物吸収障害がある

❶ 心臓アミロイドーシスの原因

| 原発性アミロイドーシス（AL, light-chain amyloidosis） |
| 家族性アミロイドーシス（familial amyloid polyneuropathy〈FAP〉, mutated transthyretine associated〈ATTRm〉） |
| 老人性アミロイドーシス（senile systemic amyloidosis〈SSA〉, wild type transthyretine associated〈ATTRwt〉） |
| 二次性アミロイドーシス（AA） |
| 心房アミロイドーシス（AANP） |

❷ 心臓アミロイドーシスの原因，標的臓器，治療[2, 3]

学名	原因（前駆物質）	標的臓器	治療	コメント
AL（原発性）(light-chain associated)	免疫グロブリン軽鎖 plasma cell dyscrasia（多発性骨髄腫）	心, 腎, 肝, 脾, 末梢神経, 自律神経, 軟部組織, 消化管	化学療法（大量メルファラン＋自己末梢血幹細胞移植）プロテアソーム阻害薬	多発性骨髄腫に伴うことは少ない／心病変は1/3〜1/2の患者にみられ，心不全は急速に進む傾向あり
ATTRm（家族性FAP）(mutated transthyretin associated)	変異トランスサイレチン（>130種類）（正常TTRの追加沈着）	末梢, 自律神経, 心	肝臓移植 diflunisal タファミジス メグルミン	常染色体優性遺伝／変異TTRとwild TTRが混ざって沈着／肝臓移植前に心病変があると移植後も心病変は進行する
ATTRwt（senile）老人性 (wild type transthyretin associated)	野生型トランスサイレチン	心, 手根管	対症療法 diflunisal？ タファミジス メグルミン？	高齢男性に多くみられる／症状の進行は遅い
AA	血漿アミロイド蛋白A	腎, 心（まれ）	炎症の治療	心病変をきたすことはまれ／あったとしても臨床的に問題とならないことが多い
AANP	心房利尿ペプチド	心房に限局	不要	よくみられる／心房細動のリスクを高める

患者では全身浮腫を伴うことが多く，利尿薬の静脈内投与が必要となる．

- 心不全治療薬であるアンジオテンシン変換酵素（ACE）阻害薬やアンジオテンシンⅡ受容体拮抗薬（ARB）の投与のエビデンスはないが，少量でも低血圧を引き起こすため実際の使用は困難であることが多い．アミロイドーシス沈着による交感神経障害により血圧が低下し，これに対してレニン・アンジオテンシン・アルドステロン系が代償的に亢進しており，これがブロックされることにより著しい低血圧症状を呈すると考えられる．
- β遮断薬に関してもエビデンスはないが，心不全，低血圧のため使用は困難である．
- カルシウム拮抗薬はALアミロイドーシスでは禁忌である．アミロイド線維と結合し，強い陰性変力作用をきたす．
- 硝酸薬は無効である．
- ジギタリスは無効でアミロイド線維と強く結合するため，ジギタリス中毒をきたしやすい．
- アミオダロンの使用に関しては，ALアミロイドーシスにおいては心静止をきたすことがあり（自験例），使用は控えるべきである．アミオダロンは脚ブロックなどの心室内伝導障害のないATTRm＋wtに対しては使用されることがある．
- 抗凝固療法は心房細動例では必須である．ATTRm＋wtと比しALアミロイドーシスのほうが左房内血栓をきたしやすい．心房機能障害のある患者では，洞調律でも左房内血栓を生じうる．経胸壁心エコーで僧帽

ACE：angiotensin converting enzyme
ARB：angiotensin Ⅱ receptor blocker

❸ 改訂メイヨークリニック AL アミロイドーシスステージングシステム[4]

Stage	コホート相対頻度 (%) ＞800 患者数	生存期間中央値 (月)
1 (0 points)	25	94.1
2 (1 point)	27	40.3
3 (2 points)	25	14
4 (3 points)	23	5.8

点数
1：心筋トロポニン T≧0.025 ng/mL
1：NT-ProBNP≧1,800 pg/mL
1：dFLC (free light-chain) ≧18 mg/dL
dFLC：the difference between involved and uninvolved LCs；モノクローナルな amyloidogenic FLC から正常 FLC を引いたもの．治療効果判定に用いられる．

弁血流速 A 波が 20 cm/ 秒以下，あるいは経食道心エコーで，左心耳血流速が 40 cm/ 秒未満の場合は左房内血栓のリスクが高く，抗凝固療法の適応となる．
- ❷に示すように心臓アミロイドーシスの沈着原因蛋白はさまざまなものがあり，それぞれの治療法は異なる．以下，心臓アミロイドーシスのタイプ別治療介入に関して最近の特異的治療を解説する．

2. 原発性 (AL) アミロイドーシスの治療

Point!
- AL アミロイドーシスは心病変の重症度で予後が規定される．
- 従来の自己末梢血幹細胞移植を併用した，大量メルファラン投与療法は重度の心不全を発症している患者には適応がなかったが，免疫調節薬やプロテアソーム阻害薬は使用できる場合がある．
- 免疫調整薬やプロテアソーム阻害薬の適応基準は確立されていない．

- AL アミロイドーシスは plasma cell dyscrasia が原因で，免疫グロブリン軽鎖がモノクローナルに産生され，これが重合してアミロイド蛋白を形成する．
- 心不全を発症すると無治療の場合の平均生存期間は約 6 か月と不良である．メイヨークリニックの 800 人以上の AL アミロイドーシス患者のコホート研究によると，心筋トロポニン T，NT-proBNP，異常免疫グロブリン軽鎖の 3 項目でスコア化するとおおよその平均予命の推定が可能である (❸)[4]．

NT-proBNP：N-terminal pro-brain natriuretic peptide

1 自己末梢血幹細胞移植を併用した大量メルファラン療法
- 根治療法は，従来自己末梢血幹細胞移植を併用した大量メルファラン療法であるが，メイヨークリニックの基準では，生理学的年齢が 70 歳

以下，パフォーマンススコアが2以下，NYHA分類Ⅰ，Ⅱ度，心筋トロポニンT 0.06 ng/mL未満，収縮期血圧が90 mmHgを超えること，有意な臓器障害が3臓器未満であることが本治療の適応基準であり，この基準から外れた患者には本治療の適応はなく，対症療法が基本となる（❹）[5]．

- 循環器内科で発見されるALアミロイドーシスは，心不全症状が主訴であることが多く，発見時に本治療の適応となる患者はきわめて少ないのが現状であった．

2 免疫調整薬（IMiDs）

- サリドマイド，レナリドミド，ポマリドミドなどがこれにあたる．原発性アミロイドーシスの治療は，多発性骨髄腫に対する治療を転用して使用されているという歴史がある．❺[6]に多発性骨髄腫に対する治療の時代による変遷を示す．これらの薬剤は，副作用として静脈血栓症を生じることが知られている（予防的に抗凝固療法を行っても，一定の頻度で生じる）．

3 プロテアソーム阻害薬（PIs）

- ボルテゾミブ，カルフィルゾミブなどがこれにあたる．本剤は心毒性があるため，使用に際しては心エコーなどによる心機能の経過観察が必要である．
- 自験例では，1クール治療が終了するたびに心機能を評価し，心機能に問題がなければ，次のクールに進む方針をとっている．
- 本治療は，従来，心病変のため治療の適応がなかった患者へも使用が可能な場合があるが，自己末梢血幹細胞移植を併用した大量メルファラン療法のように治療適応に関するガイドラインは存在せず，今後の検討を要する．治療による寛解率は自己末梢血幹細胞移植を併用した大量メルファラン療法では40％前後なのに対し，本療法は70〜80％の寛解率が報告されており，心病変が退縮する例も報告されていることから，今後の治療適応拡大が望まれる．
- 治療に対する反応は血液学的反応（HR）と臓器反応（OR）に分けて判定がなされる（❻）[7]．

4 沈着したアミロイド蛋白を標的とした新しい治療

SAP抗体

SAPはすべてのアミロイド沈着物の一部を構成する糖蛋白である．また，SAPはアミロイド線維の安定化と蛋白融解に対する抵抗性を示す物質である．抗ヒトSAPモノクローナル抗体を投与したマウスの内臓に沈着したアミロイドを貪食細胞を介して除去できたとの報告があった．CPHCPという薬剤は血流に乗って循環するSAPを取り除く作用があり，組織に沈着した蛋白をSAP抗体で除去する以前に使用される．Phase 1トライアルで，とくに肝臓の沈着アミロイドを減少させること

❹ メイヨークリニックのALアミロイドーシスに対する自己末梢血幹細胞移植の適応基準[5]

- 生理学的年齢≦70歳
- パフォーマンススコア≦2
- NYHA分類 I/II度
- 心筋トロポニンT <0.06 ng/mL
- 収縮期血圧>90 mmHg
- クレアチニンクリアランス ≧30 mL/分/1.73 m^2 （長期透析がない場合）
- 有意な臓器障害3臓器未満

IMiDs：immunomodulatory drugs

❺ 多発性骨髄腫の治療の変遷（文献6より改変）

年代	治療
1962〜	メルファラン＋プレドニゾロン
1983〜	高用量メルファラン
1984〜	ビンクリスチン＋ドキソルビシン＋デキサメタゾン
1986〜	高用量デキサメタゾン
1999〜	免疫調整薬（IMiDs）サリドマイド レナリドミド ポマリドミド
2003〜	プロテアソーム阻害薬（PIs）ボルテゾミブ カルフィルゾミブ

PIs：proteasome inhibitors

HR：hematological response

OR：organ response

SAP：serum amyloid P

❻ 血液学的反応および臓器反応のクライテリア[7]

血液学的反応 (HR)	
完全寛解 (CR)	尿，血漿免疫固定電気泳動陰性，遊離免疫グロブリン軽鎖比 (κ/λ) 正常
良好な部分的寛解 (VGPR)	dFLC＜4 mg/dL
部分的寛解 (PR)	dFLC：50％以上の減少
無反応	PR未満
臓器反応 (OR)	
心臓の反応	NT-proBNP：30％以上の減少，300 pg/mL以上の減少 (基準値＞650 pg/mLの場合)，NYHA分類：2ポイント減少 (NYHA分類III or IV度の場合)
腎臓の反応	蛋白尿：30％減少，0.5 g/24 h以下 (それぞれに対し腎機能悪化なし：＞25％ eGFR減少)
肝臓の反応	ALP：50％以上の低下，核医学的肝臓サイズ：2 cm以上の縮小
神経学的反応	電気生理学的神経伝導速度の改善

が示されている．NEOD001はミスフォールドした免疫グロブリン軽鎖をターゲットにしたモノクローナル抗体である．反応は心臓で57％，腎臓で60％みられたとされる．

ドキシサイクリン

トランスサイレチン (TTR) アミロイドーシスモデルで有効であったドキシサイクリンもマウスモデルではアミロイド線維生成を抑制したという報告があり，ケースコントロールスタディで，ドキシサイクリンをボルテゾミブなど3剤のレジメンに加えることで早期死亡を減少させることが報告されている．

TTR：transthyretin

緑茶

緑茶の併用が，心機能とQOLを改善したとの報告があり，緑茶抽出物のALアミロイドーシス治療に与える影響について，現在単施設ランダム化試験が進行中である．

3. 家族性アミロイドーシス (FAP) の治療

Point!
- FAPの予後は遺伝子変異のタイプにより規定される．
- 肝臓移植が根治療法であるが，網膜脈絡叢で産生される変異TTRを抑制することはできない．
- 変異TTRの構造を安定化させる薬剤が末梢神経障害を伴うFAPに適応があるが，心臓に対する作用は明らかではない．

- FAPの成因は，肝臓で産生されるTTRの遺伝子変異により，不安定な構造を呈し，misfoldingを生じこれが重合することでアミロイド線維を形成することによる．130種類以上の遺伝子変異が報告されており，遺伝子変異のタイプにより予後は異なる．

1 肝臓移植

- 遺伝子変異を伴う変異 TTR を産生する肝臓を正常な肝臓に置き換えること，すなわち肝移植が根治療法となる．発症早期に行えば，ニューロパチーや内臓の臓器障害の進行を抑える有効な手段と考えられる．しかしながら，網膜脈絡叢で産生されるアミロイド蛋白の産生は抑制できず，眼症状は移植後も進行する．
- 肝臓移植後の予後は，遺伝子変異のタイプに左右され，遺伝子変異によっては肝臓移植を行っても生命予後を期待できないタイプも存在する．また，末梢神経障害による末梢神経障害スコア高値，起立性低血圧の存在，NYHA 分類，心電図上の QRS 幅＞120 ms，心室中隔が厚いなどの項目が多いほど，肝臓移植後の予後は不良であることが報告されている．

2 トランスサイレチン安定化薬剤

- さまざまな薬剤がスクリーニングされ，消炎鎮痛薬の一種である diflunisal（ドロビット®〈日本では製造中止〉）は不安定な変異トランスサイレチン 4 量体のサイロキシン結合部位に結合し，構造を安定化させる．本剤により，FAP の諸症状の進行を抑制したとの報告がある．本剤は，NSAIDs の特徴をもち，症例によっては腎機能を悪化させることがあり，中止を余儀なくされることがある．
- 本剤と類似構造をもち，腎機能に悪影響が少ないタファミジス メグルミン（ビンダケル®）は，欧州および日本で使用が可能で，日本では末梢神経障害を伴う家族性アミロイドーシス患者に保険適用がある．アメリカでは現在までのところ使用されていない．タファミジス メグルミンは末梢神経障害の進行を抑制することが報告されているが，心病変の進行を抑えるかどうかは知られておらず，今後の臨床研究の結果が期待される．

NSAIDs：non-steroidal anti-inflammatory drugs

3 対症療法

- 心伝導障害に対してはペースメーカ植込みが考慮される．心不全に対しては，利尿薬が，起立性低血圧に対しては，ドロキシドパ，アメジニウムメチル硫酸塩の投与，弾性ストッキング，腹帯などの使用が考慮される．消化器症状に対しては，ポリカルボフィルカルシウム，ロペラミド塩酸塩，頻回の激しい下痢に対しては，人工肛門が考慮される．
- 四肢末梢の電撃痛に対してはカルバマゼピンが用いられる．排尿障害に a_1 遮断薬，陰萎に対してはシルデナフィル（バイアグラ®）が用いられる．

4. 老人性アミロイドーシス（SSA）の治療

> **Point!**
> - SSA に対する特異的治療は現在までのところ存在しない．
> - 対症療法が治療の基本となる．

- SSA に対する特異的な治療は現在のところ存在しない．心不全や不整脈に対する対症療法が主体となる．心不全出現後の平均余命は5年である．60歳代後半に高度な心不全を発症した患者に心臓移植が有用であったとの報告があるが，一般的治療ではない．手根管症候群に関しては，手根管開放術の適応がある．

- 薬物療法に関しては，TTR を安定化する薬剤の開発が進行している．タファミジス メグルミン（ビンダケル®）は候補薬の可能性があるが，現時点では本症に適応はない．ジギタリスは中毒を生じやすく，使用すべきではない．

- 房室ブロックに対しては，ペースメーカ植込みが考慮される．SSA では，左室駆出率の低下，完全左脚ブロックを呈する場合が多く，心不全症状（NYHA 分類Ⅲ，Ⅳ度）があれば CRT-P (D) の適応になる場合がある．実際，心不全症状が改善する症例がある．

CRT-P (D)：cardiac resynchronization therapy pacemaker (defibrillator)

● 引用文献

1) Falk RH, et al. The systemic amyloidoses. N Eng J Med 1997；337：898-909.
2) Falk RH. Diagnosis and management of the cardiac amyloidoses. Circulation 2005；112：2047-60.
3) Falk RH. Cardiac amyloidosis：A treatable disease, often overlooked. Circulation 2011；124：1079-85.
4) Kumar S, et al. Revised prognostic staging system for light chain amyloidosis incorporating cardiac biomarkers and serum free light chain measurements. J Clin Oncol 2012；30：989-95.
5) Muchtar E, et al. Immunoglobulin light-chain amyloidosis：From basics to new developments in diagnosis, prognosis and therapy. Acta Haematol 2016；135：172-90.
6) Li W, et al. Cardiovascular Complications of Novel Multiple Myeloma Treatments. Circulation 2016；133：908-12.
7) Gertz MA, et al. Definition of organ involvement and treatment response in immunoglobulin light chain amyloidosis (AL)：A consensus opinion from the 10th International Symposium on Amyloid and Amyloidosis, Tours, France, 18-22 April 2004. Am J Hematol 2005；79：319-28.

第5章 さまざまな心不全—病態に応じた治療の実際

Fabry病

竹中俊宏

1. Fabry病とは

> **Point!**
> - Fabry病は，ライソゾーム酵素の一つであるGLAの酵素活性低下・欠損により生じる先天性スフィンゴ糖脂質代謝異常症である．
> - Fabry病には，幼少時に発症し典型的な症状を呈する古典型と，中高年で発症し心症状を主徴とする非典型的な心亜型（心Fabry病）が存在する．

- Fabry病は，1898年にドイツ人皮膚科医FabryとイギリスJ人皮膚科医Andersonにより，それぞれ別に報告されたX連鎖性の遺伝形式をとる先天性スフィンゴ糖脂質代謝異常症である．本症では，全身の細胞のライソゾーム（lysosome）に存在する加水分解酵素の一つである α-ガラクトシダーゼA（GLA）の活性低下または欠損により，GLAの生体内基質であるグロボトリアオシルセラミド（Gb3）やガラビオシルセラミドなどのスフィンゴ糖脂質が全身の細胞のリソソームに進行性に蓄積し，多臓器障害を生じる．

GLA：α-galactosidase A
Gb3：globotriaosylcer-amide

■ 古典型と心亜型

- Fabry病の男性患者には，典型的な症状を呈する古典型のほかに，非典型的な心臓特異的症状を呈する心亜型が存在することが知られている．
- 古典型（典型的）Fabry病の男性患者では，全身の臓器組織へのスフィンゴ糖脂質の蓄積により，若年時から症状が出現する．小児期から四肢末端の激しい疼痛発作や異常感覚，発汗障害（低汗症，無汗症）を認め，次第に腹部，外陰部，臀部，大腿部に好発し，圧迫によって消退しない赤紫色の被角血管腫や放射状，渦巻き状，びまん性の角膜混濁などが出現する．また，腹痛，嘔吐，下痢，便秘などの消化器症状，耳鳴，聴力低下などの耳鼻科的症状，立ちくらみなどの自律神経障害，うつなどの精神症状を認めることも多い．加齢とともに，蛋白尿，血尿などの腎障害，左室肥大，刺激伝導障害や不整脈，虚血性心疾患などの心障害が出現増悪し，腎不全や心不全に至る．脳梗塞，とくに多発性ラクナ梗塞や脳出血などの脳血管障害を発症することも多い．
- 一方，中高年で発症し，左室肥大を主とした心障害が主徴で，古典型Fabry病で認める多臓器障害を欠いた非典型的な心亜型Fabry病の男

性患者が1990年ごろから報告されるようになり，心Fabry病とよばれている．

2. 病因・遺伝形式・疫学

> **Point!**
> - Fabry病でのGLA酵素活性異常は，GLA遺伝子変異により生じる．
> - GLA遺伝子はX染色体上にあるため，Fabry病はX連鎖性遺伝形式をとる．
> - Fabry病や心Fabry病は，臨床的に肥大型心筋症と診断された患者や左室肥大を有する患者のなかに，これまで考えられていたよりも高い頻度で存在すると考えられる．

1 病因

- Fabry病は，GLA蛋白をコードする遺伝子であるGLA遺伝子の変異に起因したGLA酵素活性の低下や欠損により生じる．
- GLA遺伝子は全長約13,000塩基対で，7個のエクソンと6個のイントロンで構成されている．これまでに約800種類のGLA遺伝子変異が報告されており，その種類はミスセンス変異，ナンセンス変異，欠失変異，挿入変異，スプライシング変異など多様であるが，なかでもミスセンス変異が最多であり半数以上を占める．

2 遺伝形式

- GLA遺伝子はX染色体の長腕Xq22.1に存在するため，本症はX連鎖性の遺伝形式をとる．
- 男性患者（ヘミ接合体）の子どもは，男児の場合は正常となるが，女児の場合はすべて保因者（ヘテロ接合体）となる．一方，女性保因者（ヘテロ接合体）の子どもは，男児の場合は50％が保因者（ヘミ接合体）となり，女児の場合も50％が保因者（ヘテロ接合体）となる．最近になり，*de novo*変異により発症したと推測される患者も報告されるようになっている．

3 疫学

- Fabry病は，かつてはまれな疾患と考えられており，その発症頻度は，欧米で男性40,000人に1人，豪州では出生117,000人に1人とされていた．しかし，新生児を対象に行われたスクリーニングの結果，イタリアでは男児3,100人に1人，台湾では男児1,250〜1,370人に1人の頻度で検出された[1]．さらに，2013年に報告された日本における新生児スクリーニングでは，約7,000人に1人の頻度であった[2]．
- 一方，筆者らは，左室肥大を有する日本人男性患者の約3％に心Fabry病が検出されたことを1995年に報告した[3]．その後，臨床的に肥大型心筋症と診断された患者または左室肥大を有する患者の0.9〜4％にFabry病または心Fabry病が存在したことが欧州各国から報告され

> **ヘミ接合体**：X染色体にFabry病の病因となるGLA遺伝子変異を有する男性保因者．
>
> **ヘテロ接合体**：2本あるX染色体の一方にFabry病の病因となるGLA遺伝子変異を有する女性保因者．

た[1]．さらに最近になり，心室中隔心筋切除術を施行された左室流出路圧較差を認める閉塞性肥大型心筋症患者235人中3人（1.3％）が心Fabry病であったことが報告された[4]．
- これらの知見から，Fabry病や心Fabry病は，臨床的に肥大型心筋症と診断された患者や左室肥大を有する患者のなかに，これまで考えられていたよりも高い頻度で存在していることが示唆される．

3. Fabry病の心障害

Point!
- Fabry病や心Fabry病の男性患者では，病初期には進行性の左室肥大を認め，左室拡張能障害を主とした肥大型心筋症様の病態を呈する．
- 病期の進行に伴い，左室肥大の退縮や左室後壁基部の限局性菲薄化を認め，左室収縮能障害が出現，増悪し，心不全を発症する．この時期の病態は拡張相肥大型心筋症に類似する．
- 本症では，さまざまな心電図異常に加え，洞機能不全，刺激伝導障害（房室ブロックや心室内伝導障害），上室または心室期外収縮，心室頻拍などの不整脈を高頻度に認める．

1 病期の進行に伴う男性患者の症状
- Fabry病や心Fabry病の男性患者の心臓では，胎生期からのスフィンゴ糖脂質の進行性蓄積（❶）により心障害を生じ，病期により異なった臨床像を示す．
- 小児期には，心エコー図などの通常の非侵襲的な検査で心臓の形態や機能に異常を認めることはまれである．その後，加齢とともに進行性の左室肥大が出現し，病期の進行に伴い左室壁厚は増大する（❷）．左室壁厚30 mmを超える高度な肥大を認める症例もある．
- 左室肥大の様式は，対称性であることが多いが，非対称性中隔肥大を呈する症例や左室流出路狭窄を認める症例も報告されるなど[4]，多様である．右室肥大を認める症例も多い．
- 左室肥大が顕著な時期の心機能障害は左室拡張能障害が主であり，病態は肥大型心筋症に類似する．この時期には，心エコー図で評価した左室駆出率や左室内径短縮率などの左室収縮能は通常良好である．しかし，組織ドプラ法やスペックルトラッキング法での検討の結果，本症では左室肥大が生じる以前の壁厚が正常な時期から左室拡張能のみならず左室収縮能も障害されていることが示されている[5]．
- さらに病期が進行すると，限局性またはびまん性の左室肥大の退縮が生じ，左室後壁基部に限局した菲薄化が出現する（❸）．この心臓の形態変化とともに限局性またはびまん性の左室壁運動異常が生じ，左室収縮能障害が出現，増悪する．心機能障害は経時的に増悪し，次第に左室拡大，機能性僧帽弁閉鎖不全や三尖弁閉鎖不全も伴うようになる．この

❶ 心Fabry病（男性）の心筋病理—ヘマトキシリン - エオジン染色所見

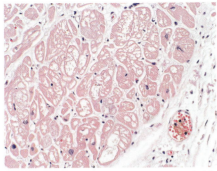

心筋細胞の細胞質に著明な空胞化を認める．空胞化は，蓄積したスフィンゴ糖脂質がヘマトキシリン - エオジン染色の過程で使用するアルコールによって溶出することにより生じる．

❷ 心Fabry病（男性，44歳）の傍胸骨長軸（A）および短軸（B）断層心エコー図所見

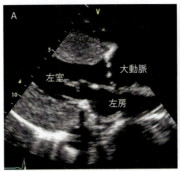

著明な対称性左室肥大（心室中隔壁厚28 mm，左室後壁壁厚27 mm）と左室内腔の狭小化（左室拡張末期径38 mm）を認めた．左室駆出率は66％で，左室の局所壁運動低下は認めなかった．

❸ 心Fabry病（男性，81歳）の傍胸骨長軸（A）および短軸（B）断層心エコー図所見

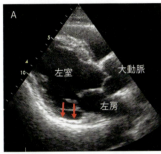
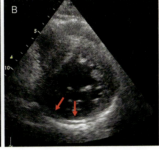

心室中隔壁厚14 mm，後壁壁厚5 mmであり，後壁の菲薄化を認める（➡）．左室拡張末期径65 mmと拡大し，左室壁運動は後下壁が広範囲にakinesis，前側壁がmoderate hypokinesisを呈していた．左室駆出率は37％と低下しており，拡張相肥大型心筋症様の所見を呈していた．

❹ 心不全で死亡した心Fabry病（男性，78歳）の心臓肉眼病理所見

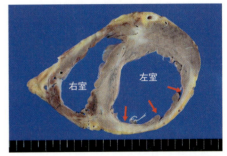

左室前壁18 mmと肥大を認めたが，左室後下壁から側壁にかけて菲薄化が著明であった（➡）．

ころの病態は拡張相肥大型心筋症に類似し，心不全を発症するに至る．

- 筆者らが経験した13例の心Fabry病の男性患者での検討では，左室後壁基部の菲薄化（心室中隔壁厚／後壁壁厚＞1.3）が平均67.2歳で出現，NYHA Ⅲ度またはⅣ度の心不全を平均71.2歳で発症し，平均71.9歳で心臓死に至っていた[6]．このことから，心Fabry病の男性患者では，心不全発症後の予後はきわめて不良と考えられる．また，この研究により，総合的な心機能指標であるTei index＞0.6および左室後壁基部菲薄化の出現が心不全，心臓死の予測因子となることが明らかとなった．
- 本症の男性患者では，左室肥大が著明で肥大型心筋症様の病態を示す時期から，ガドリニウム造影MRIで左室後側壁基部を中心に心筋線維化の指標とされる心筋遅延造影を認めることが報告されている[7]．さらに筆者らは，心不全死した心Fabry病の男性患者6例の剖検で，全例に左室後壁基部を中心とした菲薄化（❹）および菲薄化部位の著明な線

NYHA : New York Heart Association

維化が観察されたことを報告した[8]．心筋細胞へのスフィンゴ糖脂質の蓄積からいかなる機序で心線維化に至るのかに関してはいまだ明らかではなく，治療法の開発の観点からも今後の検討が望まれる．

- Fabry病や心Fabry病の男性患者では，病初期には心電図で異常を認めないことが多い．しかし，病期の進行に伴い左室側高電位，異常Q波，非特異的ST変化，陰性T波など，さまざまな異常が出現し，病期とともに変化する．本症の心臓では，スフィンゴ糖脂質の進行性蓄積は心筋細胞のみならず，刺激伝導系の細胞にも生じる．そのため，この刺激伝導系細胞への蓄積によると考えられる洞機能不全，房室ブロック，心室内伝導障害などの刺激伝導障害を認める症例も数多く存在する．ほかに，心房細動，上室期外収縮，心室期外収縮，心室頻拍などの不整脈を認める症例も多い．不整脈突然死に至る症例もある．

2 ヘテロ接合体女性保因者の症状

- Fabry病や心Fabry病のヘテロ接合体である女性保因者では，個々の細胞に2本存在するX染色体のうち一方がランダムに不活化されるため，各細胞のGLA酵素活性は正常か欠損かのいずれかとなる．その結果，心臓をはじめとした各臓器では，GLA活性が正常な細胞と異常な細胞が理論的には50％ずつ存在すると考えられる．しかし実際には，その割合は臓器によりさまざまであるため，臨床的にまったく無症状である症例から，男性と同様に重篤な症状を呈する症例（症候性ヘテロ接合体）まで多様となる．
- 女性保因者の心障害に関しては，左室肥大を認めない保因者のうち，約23％の症例ですでに心筋線維化が存在することが報告されており[7]，注意を要すると考えられる．

> 症候性ヘテロ接合体：2本あるX染色体の一方にFabry病の病因となるGLA遺伝子変異を有する女性保因者のうち，何らかのFabry病の症状を認める女性．

4. Fabry病の心障害に対する治療

> **Point!**
> - Fabry病や心Fabry病の心障害により生じた心不全に対しては，対症的に既存の心不全治療が行われる．また，徐脈性不整脈に対しては恒久ペースメーカー植込みがなされ，致死性不整脈に対しては抗不整脈薬の投与やICDが用いられることもある．
> - 本症に対しては，根本的治療法であるERTが可能となっている．心障害に対する有用性も報告されているが，心筋線維化が生じる以前の早期に治療を開始することの重要性が示されている．

- Fabry病や心Fabry病の心障害に対しては，現時点では対症療法および根本的治療法の一つと考えられる酵素補充療法（ERT）が行われている．

1 対症療法

- 心機能障害の増悪により心不全を発症した症例には，通常の心不全治療と同様にアンジオテンシン変換酵素（ACE）阻害薬，アンジオテンシ

ERT : enzyme replacement therapy

ACE : angiotensin converting enzyme

ンⅡ受容体拮抗薬（ARB），β遮断薬，利尿薬などが投与される．
- 洞機能不全症候群や高度〜完全房室ブロックなどの徐脈性不整脈を生じた症例に対しては恒久ペースメーカ植込み術が行われ，致死性不整脈を認める症例に対しては抗不整脈薬の投与や植込み型除細動器（ICD）が用いられる．

ARB：angiotensin II receptor blocker

ICD：implantable cardioverter defibrillator

2 根治的治療法 — ERT

- 根本的治療法の一つと考えられるERTは，欧州では2001年8月，アメリカでは2003年4月，日本では2004年4月から可能となった治療法で，遺伝子組換え技術を用いて作製したヒトGLA酵素蛋白を2週間に1回点滴で静脈内に投与するものである．
- Fabry病や心Fabry病の心障害に対する効果として，これまでに，左室壁厚や左室心筋重量の減少，局所左室機能障害の改善，左室機能障害出現の抑制，刺激伝導障害の改善を認めたとする報告が数多くなされている．一方，心障害に対するERTの有用性に関し，ERT開始時の心障害の程度を心筋線維化の程度により3群に分け，3年間のERTの効果を検討した研究では，左室後壁壁厚，心室中隔壁厚，左室心筋重量が有意に減少したのは，ERT開始時に心筋線維化を認めない群においてのみであった[9]．また，心エコー図の収縮期最大ストレインレートで評価した局所左室機能および運動耐容能に有意な改善を認めたのも，ERT開始時に心筋線維化を認めない群においてのみであった．以上の結果より，Fabry病や心Fabry病の心障害に対しては，心筋線維化が出現する以前の早期にERTを開始することの重要性が示唆された．
- さらに最近になり，これらの治療法とは別に，特定のGLA遺伝子変異を有する症例に対するシャペロン療法など[10]，さまざまな治療法の検討が行われている．
- Fabry病や心Fabry病は，循環器領域では特定心筋症（二次性心筋症）の一つとして分類されている．そのなかで，根本的治療法が可能となった数少ない疾患群であり，さらに，これまで考えられていたよりも高い頻度で存在することが示唆されていることから，臨床的に肥大型心筋症と診断された患者や左室肥大を有する患者において早期に鑑別することは，臨床的にきわめて有意義と考えられる．

● 引用文献

1) 井田博幸ほか編．ファブリー病Up Date．診断と治療社；2013．p.79-83．
2) Inoue T, et al. Newborn screening for Fabry disease in Japan：prevalence and genotypes of Fabry disease in a pilot study. J Hum Genet 2013；58：548-52.
3) Nakao S, et al. An atypical variant of Fabry's disease in men with left ventricular hypertrophy. N Engl J Med 1995；333：288-93.
4) Cecchi F, et al. Intraoperative Diagnosis of Anderson-Fabry Disease in Patients With Obstructive Hypertrophic Cardiomyopathy Undergoing Surgical Myectomy. JAMA Cardiol 2017；2：1147-51.
5) Shanks M, et al. Systolic and diastolic function assessment in fabry disease patients using

speckle-tracking imaging and comparison with conventional echocardiographic measurements. J Am Soc Echocardiogr 2013 ; 26 : 1407-14.
6) Kawano M, et al. Significance of asymmetric basal posterior wall thinning in patients with cardiac Fabry's disease. Am J Cardiol 2007 ; 99 : 261-3.
7) Niemann M, et al. Differences in Fabry cardiomyopathy between female and male patients : Consequences for diagnostic assessment. JACC Cardiovasc Imaging 2011 ; 4 : 592-601.
8) Takenaka T, et al. Terminal stage cardiac findings in patients with cardiac Fabry disease : An electrocardiographic, echocardiographic, and autopsy study. J Cardiol 2008 ; 51 : 50-9.
9) Weidemann F, et al. Long-term effects of enzyme replacement therapy on fabry cardiomyopathy : Evidence for a better outcome with early treatment. Circulation 2009 ; 119 : 524-9.
10) Germain DP, et. al. Treatment of Fabry's Disease with the Pharmacologic Chaperon Migalastat. N Engl J Med 2016 ; 375 : 545-55.

先天性心疾患（CHD）における心不全

高橋 生，赤木禎治

Point!

- 成人期に到達するCHD患者は，診断，治療技術の進歩により増加しており，それに伴い生じる遠隔期合併症は循環器医が対処すべき大きな問題点である．
- 虚血性心疾患が左心不全をきたすのに比べ，CHDに伴う心不全は右心不全が多く，原因は複合的である場合が多い．
- 同じ診断名であっても，形態，重症度，合併奇形，治療歴など多種多彩であり，治療方針についても十分なエビデンスが構築されていない．このため患者ごとに血行動態評価や治療法を検討する必要がある．

1. 特徴

- 日本では毎年1万人近い先天性心疾患（CHD）患者が新たに成人期に達しているといわれている．これら成人CHD患者には軽症から重症の患者まで幅広い疾患が含まれる．成人CHD患者の多くは比較的自覚症状も乏しく，運動耐容能の低下があるにもかかわらず心不全に特徴的な症状を認めないことも多い．このため心不全の評価には定期的に心エコーをはじめとした画像評価を行い，有意な血行動態異常を認めれば精査加療を行う必要がある[1]．また心不全を早期に認知するためには，明らかな心機能低下や症状がない場合でも，BNPや心肺運動負荷試験（CPX）検査などの他覚的評価を経時的に行い，その変化を検出することが重要である（❶）[2,3]．

CHD：congenital heart disease

BNP：brain natriuretic peptide
CPX：cardiopulmonary exercise testing

2. 評価

1 血液検査

- BNP，NT-proBNP値は診断ごとでベースラインが異なり複雑性が高い疾患であるほど高値となる傾向がある（❷）[3]．
- 心房中隔欠損，心室中隔欠損ではシャントの程度と肺動脈圧が[4,5]，Fallot四徴症術後においてはRV拡大とPR重症度がBNPと相関するとした報告がある[6]．
- 単心室患者においては，有症候の心不全の程度と相関があり有用と考えられている一方で，無症候患者ではBNP値は健常者と同等にとどま

NT-proBNP：N-terminal pro-brain natriuretic peptide

RV：right ventricular
PR：pulmonary regurgitation

❶ 成人 CHD に対する心不全治療のアルゴリズム

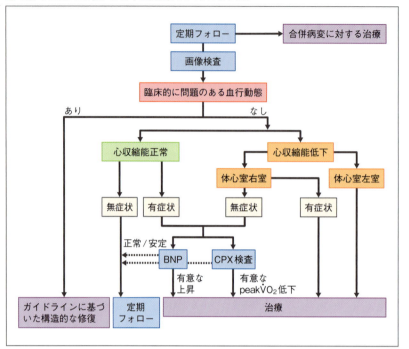

心不全を早期に認知するためには，明らかな心機能低下や症状がない場合でも，BNP や CPX 検査などの他覚的評価を経時的に行いその変化を検出することが重要である．

❷ 各種 CHD と BNP 値の関連

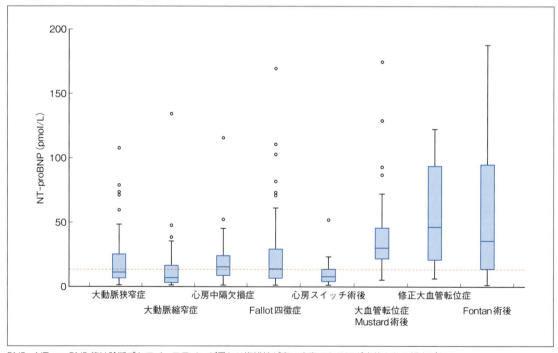

BNP，NT-proBNP 値は診断ごとでベースラインが異なり複雑性が高い疾患であるほど高値となる傾向がある．

❸ 各種CHDとCPXによるpeak $\dot{V}O_2$ との関連

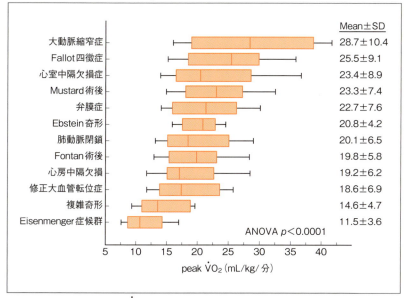

同じ疾患名であってもpeak $\dot{V}O_2$ 値は報告値により異なり，患者ごとに経時的な変化を定量的に測定することが重要である．

り，予後とは関連しないという報告もある．

2 CPX

- 成人期には単純性CHDや心内修復後患者も含め，多くのCHD患者に運動耐容能の低下が認められる（❸）．しかし意識的・無意識的に運動制限されていることや右心不全主体である患者が多いことなどから，運動耐容能の低下に気づかれにくい．このような患者に対しCPXを行うことで早期に運動耐容能の低下を検出することは重要である．
- peak $\dot{V}O_2$ <15 mL/分/kgで死亡率が有意に増加するとする報告もあり，今後の検討が必要である．疾患ごとのpeak $\dot{V}O_2$ 値は報告値によって異なるため疾患に合わせた運動処方を行う必要があるが，同じ疾患名であっても安易に統一した処方をすることは難しく，患者ごとに経時的な変化を定量的に測定することが重要である．

3 画像検査

- とくに複雑な形態と血行動態をもつCHDにおいては多岐にわたる心不全の原因（❹）を特定するために画像検査が担う役割は大きい．それぞれの画像検査の長所と短所を把握したうえでmultimodalityな評価が重要である．
- cardiac MRIでは，時相ごとに心室容積や心筋重量が正確に計測可能であるため，形態が複雑なCHDにおいて心室機能評価のゴールドスタンダードとして活用されている．phase contrast法を用いた弁逆流量の定量評価にも用いられるが，撮影や解析方法によって誤差を生じうることを認識しておく必要がある．

❹ 先天性心疾患における心不全の原因

①左右シャントや弁逆流による容量負荷（手術device機能不全を含む）
②弁疾患や閉塞性病変による圧負荷（手術device機能不全を含む）
③内因的な心筋障害（HLHS，体心室右室など）による心室機能低下
④CHD，心機能低下，OSASなどによる肺高血圧
⑤大動脈縮窄症や，後天的な腎障害，動脈硬化などによる高血圧
⑥先天性，後天性要因による冠動脈疾患
⑦チアノーゼ
⑧徐脈性/頻脈性不整脈，心房性/心室性不整脈

HLHS；左心低形成症候群，OSAS；閉塞性睡眠時無呼吸症候群

❺ ACHDの心不全に対する薬物療法の選択（文献2より改変）

	症状	RAAS阻害薬	β遮断薬	MRA	利尿薬	ジゴキシン	肺動脈拡張薬	CCB
体心室左室機能低下	有症状/無症状時	✓	✓	✓	✓	✓		
体心室機能低下（右室）	有症状時	✓	✓	✓	✓			
単心室機能低下	有症状時	✓	✓	✓	✓	✓		
肺心室機能低下	有症状時				✓	✓	✓	
拡張性心不全（HFpEF）	有症状時		✓		✓			✓

RASS：レニン・アンジオテンシン・アルドステロン系，MRA：抗アルドステロン薬，CCB：カルシウム拮抗薬

- CTも，近年の撮像技術の革新に伴い解像度が向上し，成人期CHD領域においてその有用性を増している．cardiac MRIよりも空間解像能の高さと撮像範囲の広さがあり，冠動脈異常や側副血行路，心外病変評価も可能である．
- 心エコーが最も優位性を発揮するのがリアルタイムでの心機能評価，シャント定量などの血行動態評価である．最近ではfusionエコーを用いてエコー画像とCT・MRIを同期することで，双方の弱点を補完する試みも行われている．

3. 治療

1 薬物療法

- 成人期CHD（ACHD）に対する薬物加療のコントロールスタディは限られているが，一般に，症候の有無，二心室か単心室か，体心室が右室か左室か，収縮能低下やシャントの有無などに分けて，使用する薬剤が推奨されている[1-3]．
- たとえば体心室が左室機能低下の場合は，無症候であってもとくに神経体液性因子，交感神経系が亢進している場合にレニン・アンジオテンシン阻害薬，抗アルドステロン薬，β遮断薬は使用できるとされているが，一方で修正大血管転位症に代表される体心室右心機能低下の場合，無症候性では薬剤の使用は薦められていない（❺）．
- 単心室患者に対する長期予後を改善する薬物はいまだ報告されていないが，β遮断薬の有効性や，抗アルドステロン薬が蛋白漏出性胃腸症に有効であったという報告もある．また肺血管抵抗が高い場合には，肺高血圧薬の使用も考慮されるが十分な検討は行われていない．また無症候性のFontan患者の心室機能低下例に対する利尿薬の使用は，low outputをきたす場合があり使用には慎重でなければならない．

2 CRT

- CHD患者に対する心臓再同期療法（CRT）のエビデンスは限定的だが，その効果は心室構造，房室弁逆流や伝導遅延の程度などにより異なると考えられている．PACES/HRSのガイドラインでは最も効果が期待で

ACHD：adult congenital heart disease

CRT：cardiac resynchronization therapy
PACES：Pediatric and Congenital Electrophysiology Society
HRS：Heart Rhythm Society

❻ ACHD に対する CRT 療法の適応（文献 5 より改変）

体心室	体心室駆出率	病状	心電図	推奨度
体心室左室	EF＜35％	NYHA Ⅱ＜	洞調律/CLBBB/QRS 150 ms 以上（ペーシング含む）	class Ⅰ
体心室右室	EF＜35％	NYHA Ⅱ＜	右室拡大/CRBBB	class Ⅱa
単心室	EF＜35％	NYHA Ⅱ＜	RBBB，LBBB に類似した心室内伝導/QRS 150 ms 以上	class Ⅱa
	EF＜35％	NYHA Ⅰ＜	心室ペーシング率が 40％を超えると予測される場合	class Ⅱa

CLBBB；完全左脚ブロック，CRBBB；完全右脚ブロック，RBBB；右脚ブロック，LBBB；左脚ブロック

きる良い適応は，洞調律で左脚ブロックを伴う体心室左室機能低下としている（❻）[5]．

- ACHD の場合，虚血性心筋症や特発性心筋症と比較して有効性が高いため，自覚症状が比較的軽度であっても積極的に適応を考慮される傾向にある．ただし心内シャントが残存している際には，静脈リードの存在は体循環血栓症リスクが高くなるため注意が必要である．
- 修正大血管転位に代表される体心室右室の場合にも CRT 療法は選択肢となりうるが，心室径，駆出率の改善は体心室左室と比べて軽度である．
- 解剖学的な問題から経静脈的にアクセスが困難な場合や至適位置への留置が困難な場合には開胸のうえ心外膜への留置を行うが，過去の開心術により心膜の癒着が激しいことがあり，注意を要する．

4. 治療のポイント

- 代表的な CHD 疾患としてここでは，心房中隔欠損，Fallot 四徴症術後，修正大血管転位，Fontan 術後の問題点を述べる．

1 心房中隔欠損

- 心房中隔欠損は 40 歳以上の ACHD のうちで 35〜40％を占める日常臨床で最も出会うことの多い疾患である．近年ではほとんどが学童期までに発見されるようになったが，成人例においても検診などを契機に初めて指摘されるケースもまれではない．成人期においても無症状で経過する期間が長いが，加齢に伴う左室コンプライアンスの低下により短絡量は増大し，長期の右室容量負荷から多くの症例が 60 歳以上で心不全や不整脈などの臨床症状を呈するようになる．
- 右心系容量負荷による拡大がみられる場合は治療の適応であるが，欠損孔径が 10 mm 以下の比較的小さな欠損孔においても心房性不整脈や奇異性脳塞栓を合併している場合には閉鎖の適応となる．
- 肺高血圧を伴う症例においては，肺高血圧薬の使用を先行させること

で肺血管抵抗値6〜8 Wood以下に低下が得られれば，その後，欠損孔の閉鎖を行うtreat and repairという治療戦略が試みられている[5]．

2 Fallot四徴症術後

- Fallot四徴症の肺動脈狭窄に対する右室流出路の形成術式は形態によりさまざまで，狭窄が軽度から中等度の場合には右室流出路筋肉切除と肺動脈弁交連切開術を行うが，高度狭窄例ではパッチ拡大，弁輪低形成の症例では弁輪拡大を施行している．また右室流出路の拡大が困難な症例では人工導管による右室流出路を作成する．

- これら右室流出路形成術の遠隔期にはパッチの変性や弁機能不全などが原因で肺動脈弁逆流（PR）が問題となる．PRは右室容量負荷から右室拡大をきたし，さらに三尖弁閉鎖不全をきたし右心不全や致死性不整脈の原因となる．右室機能低下は本疾患の予後規定因子であり，不可逆化する前に手術介入をする必要がある．

- 一方で弁の耐久性や繰り返される手術リスクを考慮したときには過度に早期の手術は避けなければならない．右室拡張末期容量140〜170 mL/m^2，不整脈の発生，遺残短絡や肺動脈狭窄の合併などが手術適応として提唱されているが，術後に重度右心不全が遷延することもあり，手術の至適時期に関しては今後の課題である．

- 心エコー図では，右室流出路の逆流flowが目立たずPRの重症度が過小評価されることがあり，注意を要する．エコーによる重症評価基準は定まっていないがvena contracta/RVOT径>0.5，PR index<0.77，肺動脈内の拡張期reversal flowや右室容量40 mLなどを基準に総合的に判定している[3]．

PR：pulmonary regurgitation

RVOT：right ventricular outflow tract

3 修正大血管転位

- 小児期に診断された症例で手術可能な場合には解剖学的左室を体心室に変換するanatomical repairが行われることがあるが，physiological repairを施行されている症例や，成人期に至るまで未治療であった症例では，長期間右室が体循環を担うことになる．このため遠隔期に体心室である右室機能低下が出現し，geometryの変化から三尖弁閉鎖不全症が高率に併発する．Grahamらは，心内合併病変のある場合，45歳までに67％が，ない場合でも25％がうっ血性心不全を発症すると報告している[6]．

- 術前の右室駆出率低下例では術後右室機能の改善が乏しいことが報告されており，無症候であっても手術時期を逸することのないよう右心機能，弁膜症の定期的な他覚的な評価が必要である．重度三尖弁閉鎖不全の合併例ではRVEF<45％となる前に手術を行うことが推奨されている．

RVEF：right ventricular ejection fraction

4 Fontan術後

- 肺心室をもたないFontan循環はいわば究極の右心不全ともいえる非生理的な循環である．肺と体心室に血液を駆出するためには中心静脈圧の

上昇は避けられず，各重要臓器は慢性的なうっ血状態から，最終的に不可逆の臓器障害を受ける．また肺心室がないため体心室への前負荷は不十分となりやすく，体血管抵抗は代償的に上昇する．さらに，体心室機能そのものも，原疾患の内因的な機能障害，複数回の手術侵襲，幼少期の低酸素状態，自律神経・液性因子の活性化など複合的な理由から低下する．Pediatric Heart Network Investigators による Fontan study では Fontan 術後約 15 年の観察期間で収縮機能低下が 27％，拡張機能低下が 72％に認められたと報告されている[7]．これに房室弁閉鎖不全症（とくに三尖弁閉鎖不全）が合併すると，心機能低下はさらに進行する．

- Fontan 術後の心機能評価で心室駆出率を算出する定量評価では MRI が最も信用性が高い．弁逆流の評価においては 2 つの房室弁をもつ場合には，いずれが僧帽弁，三尖弁かを判断し，それぞれの重症度評価を行うが，形態や大きさ，機序の評価には 3D TEE が有用である．

- Fontan 循環を破綻させることなく長期間維持するために，心機能を維持し，肺血管抵抗と静脈圧を低く保つ必要があり，薬剤治療，電気的再同期療法，カテーテル治療や再手術，理学療法などの集学的な介入を行う．

- 再手術の適応はいわゆる failed Fontan であり，大きなエネルギーロスを生じうる狭窄や拡大などの血行力学的な問題，心内・回路内血栓症，内科治療抵抗性の不整脈，蛋白漏出性胃腸症の合併などが適応となる．Fontan 回路の conversion と同時に必要に応じて不整脈治療やデバイス植込み術を行う．ただし再手術の際の合併症も多く再手術自体が遠隔期死亡の原因の一つであるため，慎重な適応判断が求められる．

TEE：transesophageal echocardiography

◉ 引用文献

1) 市田蕗子ほか．成人先天性心疾患診療ガイドライン 2017．Circulation Journal 2017 (in press)
2) Stout KK, et.al. Chronic heart failure in congenital heart disease. A scientific statement from the American Heart Association. Circulation 2016；133：770-801.
3) Budts W, et al. Treatment of heart failure in adult congenital heart disease：A position paper of the Working Group of Grown-Up Congenital Heart Disease and the Heart Failure Association of the European Society of Cardiology. Eur Heart J 2016；37：1419-27.
4) Eindhoven JA, et al. The usefulness of brain natriuretic peptide in simple congenital heart disease-A systematic review. Cardiol Young 2013；23：315-24.
5) Khairy P, et al. PACES/HRS Expert Consensus Statement on the Recognition and Management of Arrhythmias in Adult Congenital Heart Disease. Heart Rhythm 2014；11：e102-65.
6) Graham TP Jr, et al. Long-term outcome in congenitally corrected transposition of the great arteries：A multi-institutional study. J Am Coll Cardiol 2000；36：255-61.
7) Anderson PA, et al；Pediatric Heart Network Investigators. Contemporary outcomes after the Fontan procedure：A Pediatric Heart Network multicenter study. J Am Coll Cardiol 2008；52：85-98.

睡眠呼吸障害（SDB）を伴った心不全

百村伸一

1. 心不全に合併する睡眠呼吸障害（SDB）の病的意義

Point!
- SDBは心不全には高率に合併し，予後悪化の要因となる．
- OSAは心不全の危険因子であり，CSAは心不全の結果起きる．

1 OSAとCSA

- 睡眠時にみられる呼吸の障害の総称を睡眠呼吸障害（SDB）とよび，そのなかで睡眠時無呼吸は睡眠中の10秒以上の呼吸の停止をさす（コラム p.315 参照）．
- 睡眠時無呼吸は閉塞性睡眠時無呼吸（OSA）と中枢性睡眠時無呼吸（CSA）に分けられる．
- OSAは気道の閉塞により生じるもので，生活習慣（肥満など）と密接に結びついており，成人男性の20％以上に存在する common disease である．
- CSAは呼吸中枢からのドライブの消失により生じるもので，一般人口においてはまれであるが心不全患者にしばしば合併し，覚醒時にみられる周期的呼吸であるチェーン・ストークス呼吸（CSR）と同様の機序であることからCSR-CSAとよばれることも多く，ここではCSR-CSAを用いる．

2 心不全の発症進展におけるOSAとCSAの役割

- 2つのタイプの睡眠呼吸障害はいずれも高率に合併し，心不全の不良な予後と関連するが，心不全の発症進展における両者の役割は異なる（❶）．
- OSAは無呼吸に伴う低酸素血症，交感神経活性の亢進，胸腔内陰圧による左室後負荷増大，血管内皮機能障害，酸化ストレス，炎症，凝固機能の亢進，さらにはインスリン抵抗性など，さまざまな機序を介して血管機能障害，冠動脈プラークの破綻，心筋障害，不整脈などを惹起し，心血管イベントへと導く．心不全の発症リスクも高まり，いわば心不全の危険因子と位置づけられる（❷）．
- CSR-CSAは心不全の結果起きるもので，心不全に伴う肺うっ血から肺迷走神経反射を介して起きる過呼吸の結果もたらされる CO_2 分圧の低

SDB：sleep disordered breathing

コラム 睡眠呼吸障害と睡眠時無呼吸，睡眠時無呼吸症候群

『循環器領域における睡眠呼吸障害の診断・治療に関するガイドライン』[1])では，「自覚症状の有無を問わずに AHI≧5 のものを睡眠呼吸障害 (SDB) とし，そのうち閉塞型呼吸イベントが優位のものを"閉塞性睡眠時無呼吸 (obstructive sleep apnea：OSA)"，中枢型呼吸イベントが優位のものを"中枢性睡眠時無呼吸 (central sleep apnea：CSA)"とする，また，後者のうち，10 分以上持続する漸増漸減の呼吸パターンを伴ったものを"Cheyne-Stokes 呼吸を伴う中枢性睡眠時無呼吸 (central sleep apnea with Cheyne-Stokes respiration：CSR-CSA)"とする」としている．

さらに睡眠時無呼吸症候群 (SAS) は SDB の結果，睡眠中の大きないびき，昼間の過度の眠気，起床時の爽快感の欠如などのさまざまな症状を呈する場合をさす．

AHI：apnea hypopnea index，SAS：sleep apnea syndrome

❶ 心不全の発症進展における睡眠呼吸障害の役割

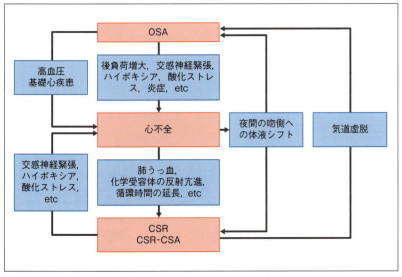

実際にはさまざまな割合で OSA と CSR-CSA が混在することが多い．

❷ 心不全などの心血管疾患危険因子としての OSA

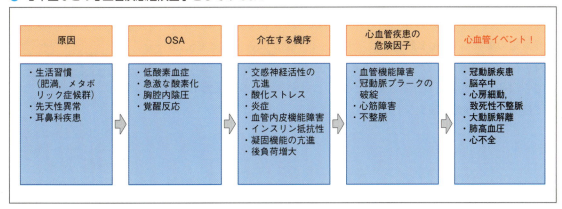

❸ 心不全におけるCSAの発生機序

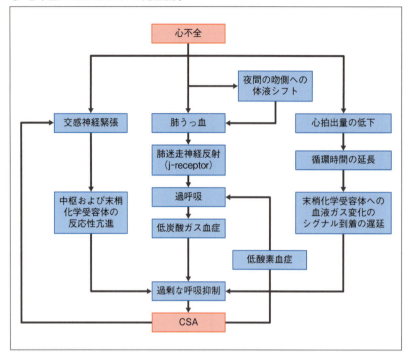

下（低炭酸ガス血症）に対する過剰な呼吸抑制によって生じ，循環時間の延長による情報伝達の遅れがその発生を助長する（❸）．
- また，CSR-CSAの成立には化学受容体の反応性亢進も重要な役割を果たしており，さらにこの化学受容体反応性の亢進には心不全における交感神経緊張が関与している．
- OSAは高血圧や虚血性心疾患の発症などを介して間接的に心不全をもたらし，またCSAは交感神経緊張，ハイポキシア，再酸素化に伴う酸化ストレスなどにより心不全を増悪させる．
- 心不全患者では多くの場合，OSAとCSAの両者がさまざまな割合でみられることが多く，どちらが支配できているかによって，それぞれに分類される．
- また，OSAとCSAはお互いに影響を及ぼしあい，たとえばCSAに伴う気道の虚脱はOSAを悪化させ，一方，心不全が改善するとCSAが減少しOSAが主体となってくることも多い．
- さらに心不全患者におけるOSAとCSAに対する共通の増悪因子として**夜間の吻側への体液シフト**がある．

吻側への体液シフト(rostroal fluid shift)：心不全患者で多くみられる体液過剰状態では夜間睡眠時に臥位をとると，昼間下肢に蓄積していた過剰な体液が上半身（吻側）に再分布する．そうなると，首の周囲径が増しOSAが起こりやすくなり，また肺うっ血が増強される．結果CSAも起こりやすくなる．Yuminoらは57人のHFrEF患者において夜間の体液シフトを実際に測定し，OSA合併心不全患者では首の周囲径およびAHIと，CSA患者では首の周囲径およびAHI，そして皮下の炭酸ガス張力とシフトした体液量が相関することを報告した[2]．このように吻側への体液シフトは心不全患者におけるOSA，CSAのいずれの成因にも関連している．

HFrEF：heart failure with preserved ejection fraction

> **コラム** AHI[1]
>
> 　無呼吸は睡眠中の 10 秒以上の呼吸の停止，低呼吸は呼吸による換気が 10 秒以上 50％以下に低下することと定義されるが，睡眠中の無呼吸と低呼吸の総数を睡眠時間で除し，1 時間あたりとしたもの (/hr) が AHI である．AHI 5 未満は無呼吸なし，5 以上 15 未満は軽症，15 以上 30 未満は中等症，30 以上は重症に分類される．
>
> 　なお，SDB の重症度を表す指標としては以下のようなものがある．
>
> ・ODI (oxygen desaturation index；酸素飽和度低下指数)：SpO_2 の低下の総数を睡眠時間で除し，1 時間あたりとしたもの (/hr)．2％，3％，4％低下などを算出する．3％ ODI や ODI[3] などと表す．
>
> ・RDI (respiratory disturbance index；呼吸障害指数)：定義の異同が多いが，現状では，簡易モニター上での指数．無呼吸と低呼吸の総数を自己申告による推定睡眠時間で除し，1 時間あたりとしたもの．
>
> これらの指標は主に脳波などによって睡眠状態が正確に把握できない簡易計での重症度の指標として用いられる．

2. 心不全に合併する SDB の診断

> **Point!**
> - 心不全では高率に SDB を合併するのですべての心不全患者において SDB のスクリーニングを行うことが望ましい．
> - まず簡易診断装置でスクリーニングを行う．
> - 確定診断には PSG が必要となる．

- 心不全では非常に高率で SDB を合併し，予後の悪化要因となることから，日本のガイドラインでは心不全患者には基本的に睡眠時無呼吸のスクリーニングを行うことが推奨されている．
- 一般に OSA で昼間の過度の眠気や，夜間のいびき，起床時の爽快感の欠如などの症状を伴う場合は，いわゆる閉塞性睡眠時無呼吸症候群 (OSAS) であることが多いが，心不全患者では OSA であっても自覚症状が欠如していることがしばしばあり，まして CSA に至っては自覚症状を伴わないことが多い．したがって自覚症状の有無にかかわらず，まず簡易診断装置によるスクリーニングを行う．

OSAS：obstructive sleep apnea syndrome

- スクリーニングに用いられる機器は指先の酸素飽和度のみを連続モニターするものから，気流，呼吸音，胸部や腹部の動きなど，複数の指標を測定できるものまでさまざまある．
- 確定診断を行うためには睡眠の状態を正しく評価する必要があり，そのためには入院のうえマルチチャンネルの脳波や筋電図も含めた PSG (睡眠ポリグラフ) 検査を行う必要がある．

PSG：polysomnography

- 循環器内科では SDB のエキスパートがいないことも多いため，呼吸器内科，臨床検査部などの協力を仰ぐことが必要となる．

- これらの検査結果をもとに睡眠時無呼吸の重症度として1時間あたりの無呼吸と低呼吸の回数を合計したAHIがよく用いられる．

3. 心不全に合併する睡眠呼吸障害の治療

Point!
- SDBを合併する心不全に対しては，ガイドラインにのっとった心不全自体の治療が基本となる．
- OSAに対してはCPAPが最も有効な治療である．
- 心不全に合併するCSR-CSAに対する最も有効な治療はASVであるが，ASVの心不全予後改善効果は証明されていないので慎重に対処する．

- SDBの合併が明らかとなった場合にはSDBのマネージメントを考慮する．

1 一般療法

- OSAについては生活習慣との関連が深い疾患であるため，肥満者の減量，適切な運動療法，禁煙，節酒などの生活習慣の改善の余地があればまずそれを行うべきである．
- 次にOSAにせよCSAにせよ心不全に合併する場合は，心不全自体のガイドラインに準拠した治療を行うことが肝要である．
- すでに述べたように心不全患者においては夜間の体液シフトがいずれのタイプのSDBであっても重要な役割を果たしている．利尿薬による体液量の適正化は体液シフトを最小限に抑えることによってSDBを軽症化する．実際，心不全患者で利尿薬を用いることによって夜間の気道面積が増加し，OSAが軽減されることも報告されている．CSAについても，その発生のトリガーとなるのが肺うっ血であるから，利尿薬によってとくに夜間の肺うっ血が軽減されればCSAも軽症化することが期待できる．
- HFrEF患者の予後改善効果が証明されているβ遮断薬はCSR-CSAを改善することが報告されているが，β遮断薬は心不全の改善のみならず化学受容体の反応性を直接是正することによってもCSR-CSAを改善すると考えられる．HFrEF患者に対する心臓再同期療法（CRT）もHFrEFに伴うCSAを改善することが知られている．

2 陽圧治療

OSA

OSAに対して最も有効な治療法はCPAP（持続陽圧呼吸）である．心不全などの心疾患のない患者で重症OSAをCPAPで治療することにより大幅に心血管イベントを抑制できたとする前向き試験が有名である．また心不全患者については少数例を対象としたものではあるが，CPAPがHFrEF患者の左室駆出率を改善したという無作為試験の報告や，死

CRT: cardiac resynchronization therapy
CPAP: continuous positive airway pressure

CPAP: 気道の閉塞を上回る圧を供給するフラットな圧を呼吸周期を通じて気道に供給することにより気道の閉塞を防ぐ装置．気道圧は一晩のあいだに刻々と変化するので，その状態を監視し，最適の気道陽圧を設定する必要がある．以前は圧が固定された装置であったため，夜間に技師や医師が泊まり込みでタイトレーションを行い最適圧を設定していたが，現在では自動調整するauto-CPAPが主流である．さらに最近ではCPAPから得られるざまざまなデータを遠隔モニターすることも可能となった．

コラム　CANPAP

トロント大学のBradleyらはCPAPがCSA合併心不全患者の予後改善効果を検証するために258人のHFrEF患者について無作為試験CANPAPを行い，その結果を2005年のNew England Journal of Medicineに発表している[3]．CPAP群では3か月の治療後，対照群に比べてAHIは大きく減少し，血中ノルエピネフリンと夜間酸素濃度の低下は有意に減少，LVEFは改善，6分間歩行距離も増加したが，BNPやQOLスコアには有意差がなく，一次エンドポイントである心移植回避生存率は対照群でむしろ良い傾向があり，18か月後にCPAP群優位に転じたが結局長期予後に差はなかった．

ただしその後，発表されたpost-hoc解析[4]ではCPAP治療によりAHIが15未満となった群とそうでない群についての解析が行われた．AHI 15未満となった群（57例）では対照群に比べて3か月の時点でのLVEFは有意に改善し，生存率も改善したのに対し，CPAPでAHI 15未満とならなかった群（43例）では対照群に比べてLVEFおよび生存率に差がなかった．このことはCSA合併HFrEF患者にはCPAPに対するresponderとnonresponderが存在することを示唆する．

亡または入院のイベントがCPAPを行った患者で有意に減少したという前向き試験，メタ解析試験などの結果がある．

しかしながら心不全を合併するOSA患者でCPAPが心血管イベントを抑制したという多数例を対象とした無作為対照試験はない．

現時点ではOSAに基づく多彩な症状を有するいわゆるSAS患者に対し，その症状改善のため，重症OSAを合併するHFrEF患者の心機能改善を期待してCPAPを行うことは推奨される．また症状があり，簡易計でAHIが40以上，あるいはPSGで20以上であれば保険適用となる．

CSA

心不全を合併するCSA患者に対する陽圧呼吸の試みも数多く行われてきた．OSA患者の標準治療であるCPAPは胸腔内を陽圧化することで肺のうっ血を改善するが，CSAにも効果がある可能性がある．

このようなことからCSR-CSA合併HFrEF患者においてCPAPが予後を改善できるかどうかがCANPAP試験により検証されたが，予後改善効果を明らかにすることはできなかった[3]．

その後CSAをより強力に治療できる陽圧機器としてASV（サーボ制御圧感知型人工呼吸器）が登場し，CSR-CSAを合併する心不全患者を対象とした多くの臨床試験が行われた．

ASVは上記患者の心機能や運動耐容能を改善し，BNPを低下させ，さらに心イベントを抑制するというポジティブな試験結果が多く得られたが，いずれも無作為試験ではあるが小規模であったり，無作為対照試験ではなかったりするものであった．

そこで，大規模臨床試験によってASVが心不全患者の予後を改善するかどうかを明らかにしようとしたのがSERVE-HFであった．しかし

CANPAP：Canadian Continuous Positive Airway Pressure Trial for Congestive Heart Failure

ASV：adaptive servo ventilation

ASV：主にCSAに用いられる陽圧機器で，CPAPはフラットな持続陽圧を供給するが，これでは呼吸ドライブの消失によって起きるCSAを積極的に治療することは難しい．ASVはTeschlerらによって開発された機器で，一呼吸ごと吸気時にさらに圧サポートを加え空気を肺に押し込むことができる．その圧サポート波形は患者個人の自然な呼吸に近似したもので，CSAが起きていない状態では低圧の圧サポートのみが供給されるが，患者の呼吸が低下するとASVが検出し，低下の程度に応じて圧サポートを増強する．それによって一定幅の一回換気量を維持することができる．併存するOSAに対してもCPAP圧を自動供給し，治療できるタイプが主流となってきている．

SERVE-HF：treatment of sleep-disordered breathing with predominant central sleep apnea by adaptive servo ventilation in patients with heart failure

❹ 心不全症例におけるASV適正使用に関するステートメント（第2報）[6]

1) SERVE-HF試験の被験者と同じ状態の患者（中枢型優位の睡眠時無呼吸を伴い安定状態にある左室収縮機能低下 [左室駆出率≦45%] に基づく心不全患者）へのASV
これらの患者に対するASVの導入・継続は禁忌ではないが，慎重を期する必要がある．実臨床においては，わが国のガイドライン（13，14）に明示されているように，まずCPAPの導入を検討し，CPAPでは睡眠時無呼吸の改善が不十分な場合やCPAPに忍容性がない場合に，ASV導入を考慮することが望ましい．ASV継続中も，経過を慎重に観察しCPAPへ変更可能と判断される症例ではCPAPへの変更を考慮する．いずれにしても，わが国のガイドラインのみならずこれまでの複数の小規模臨床試験（10）とSERVE-HF試験（2），SAVIOR-C試験（11）の結果や欧米でのガイドライン，行政機関による使用規制の状況を対象患者およびその家族に説明し同意を得た上での導入および継続が必須である．
2) 上記1) に該当しないが睡眠時無呼吸を有する心不全患者（閉塞型優位の睡眠時無呼吸を伴う心不全患者，睡眠時無呼吸を有する左室収縮能の保持された心不全患者 [LVEF>45%] など）へのASV
現在のところ，これらの患者へのASVの導入・継続を制限する理由はない．ただし安全性を考慮して，導入・継続後の経過を慎重に観察する必要がある．導入に際してはCPAPで治療可能か検討した上で必要症例に限ってASVを導入することが望ましい（保険適応に関しては，個別に考慮する必要がある）．
3) 睡眠時無呼吸の有無と関係なく高度のうっ血に対してASVが使用され奏効した心不全患者へのASV
心不全による入院中に，通常の内科治療を行っても高度のうっ血があるため睡眠時無呼吸の有無と関係なくASVが使用され，奏功した心不全患者のうち，ASVの中止により心不全の悪化が予想される患者では，ASVを継続使用してもよい．ただし，経過中，臨床的に心不全が安定化していると判断された時点で，またはASV導入後6ヶ月が経過した時点で必ずASVからの離脱やASV以外の治療へ変更可能か再検討する必要がある．この際，可及的に睡眠時無呼吸の有無を評価し，睡眠時無呼吸を合併する症例に関しては上記1,2) に従うものとする．
4) 上記1-3) 以外の患者へのASV
上記1-3) 以外でのASVの使用に関しては，その是非を含め今回のステートメントの範疇に含まない．
5) 臨床研究におけるASV
SERVE-HF試験の被験者と同じ状態の患者であっても，各施設の倫理規定に基づいて行われる臨床研究においてASVの使用は制限されない．しかしながら，臨床研究以外での使用状況や，これまでの複数の小規模臨床試験とSERVE-HF試験，SAVIOR-C試験の結果が，被験者またはその家族に説明がなされた上で同意が得られていることが必要である．また，すでに進行中のASVを使用する臨床研究においてはSERVE-HF試験の結果を安全性に関する新たな情報として各施設の該当部署へ報告する必要がある．
6) その他の注意事項
1-5) の記述に関してSERVE-HF試験やその他の研究から新たな情報が明らかになった場合は適宜修正，加筆が行われるものとする．

ながらSERVE-HFでは予想に反してCSA優位のSDBを合併するHFrEF患者において一次複合エンドポイントはASV群では対照群と比較して有意に改善せず，総死亡と心血管死亡はむしろ有意に増加するという結果に終わった[5]．

SERVE-HFの結果を受けて最新のヨーロッパ心臓病学会（ESC）やアメリカ心臓病学会／アメリカ心臓協会（ACC/AHA）ガイドラインにおいても class Ⅲ，CSA主体のHFrEF患者に対してASV使用は推奨されない（not recommended）あるいは有害であるという位置づけとなった．しかし，SERVE-HFという一つの無作為臨床試験の結果のみでASVの評価を決定づけることは早計であるという考えも根強くあり，前述のASVのもう一つの大規模臨床試験 ADVENT-HF の結果が待たれるところである．

日本では一定の制限のもとにSDBを合併する心不全患者にASVを使用することは保険で認められているが，SERVE-HFの結果も考慮して，2016年11月日本循環器学会および日本心不全学会から保険適用も考慮した適正使用のためのステートメント（第2報）（❹）が発表されて

ESC：European Society of Cardiology
ACC/AHA：American College of Cardiology/American Heart Association

コラム　SERVE-HF[5]

　LVEF45％以下で内科的最適治療を施され安定状態にあり，中枢性優位のAHI 15以上のSDBを合併する心不全患者1,325例が，対照群とASV治療群に無作為に割り付けられた．一次エンドポイントは総死亡，救命的な心血管介入（心移植，LVAD植込み，心停止後の蘇生，適切な救命的ショック），心不全の悪化による予定外の入院で，time-to event解析を行っている．

　その結果，AHIはASV群で12か月後に6.6まで低下したが，一次エンドポイントについてはASV群54.1％，対照群50.8％で有意差はなく，総死亡と心血管死亡はむしろASV群で有意に増加した（総死亡ハザード比1.28；95％信頼区間，1.06 to 1.55；$p = 0.01$；心血管死亡ハザード比1.34；95％信頼区間，1.09 to 1.65；$p = 0.006$）．この原因については，さまざまな憶測がなされた．共存する閉塞性睡眠時無呼吸も治療するためにASV圧設定が相対的に高くなる，あるいは心不全が改善した患者でも陽圧治療が継続され続け，その結果，左室前負荷が必要以上に減少し低心拍出量となり，交感神経の緊張も招来され不良な予後に至ったのではないか．また，ASV群ではコンプライアンスが不良の患者が多く，ASVの効果が十分に発揮できなかったのではないか（事実，平均使用時間は3.1時間で1時間にも満たない患者が30％以上いた），ASV群，対照群ともにクロスオーバー，つまり治療の切り替えが多かったことが全体に影響を及ぼしたのではないか，ついにはCSRは心拍出量を保持するための代償機序であり（これを支持する報告がある），それを消し去ってしまうことがよくなかったのではないか，などである．

　その後，一次エンドポイントのそれぞれのコンポーネントについての解析[8]や，on-treatment解析[9]などのサブ解析が報告されているが，ASV群でなぜ死亡率が増えたかについての原因は明確にはなっていない．

いる[6]．それによると現時点ではCSAを合併するHFrEFに対するASVの導入継続は禁忌ではないが慎重を期すこと，まずCPAPの導入を試み，忍容性や効果に乏しい場合にASVへの切り替えを考慮すること，ASVを開始してからも経過を慎重に観察し，CPAPへの変更が可能かどうかを考慮することなどがあげられる．

　上記に該当しないが睡眠時無呼吸を有する心不全患者（閉塞型優位の睡眠時無呼吸を伴う心不全患者，睡眠時無呼吸を有する左室収縮能の保持された心不全（HFpEF）患者［LVEF＞45％］など）へのASVの導入・継続は現在のところ制限する理由はない．ただし安全性を考慮して，導入・継続後の経過を慎重に観察する必要があり，また導入に際してはCPAPで治療可能か検討したうえで必要症例に限ってASVを導入することが望ましい（保険適用に関しては，個別に考慮する必要がある）．

　さらに日本ではSDBの程度にかかわらず，心不全の改善を目的としたASVの使用も認められてはいるが，ここでは割愛する．

3 その他の治療

- CPAPに忍容性のないあるいはCPAPの保険適用にならない程度の軽症であるが自覚症状の強いOSA患者に対しては，口腔内装置（oral appliance）が用いられることもある．これはかみ合わせを調整するいわゆるマウスピースであるが，CPAPに比べると効果は弱く，心不全患者

ADVENT-HF：現在進行中のOSA，CSAのいずれかを合併するHFrEFを対象とした大規模臨床試験である[7]．

　ADVENT-HFではLVEF 45％以下でAHI 15以上のSDBを合併するAHA分類のステージB～DのHFrEF患者を対象として行われる．SDBはOSA，CSAのいずれも含まれるが，OSAの場合はEpworth眠気尺度が10以下の患者に限られる．一次エンドポイントは総死亡，心血管入院，入院は要さないが抗凝固療法を必要とする心房細動の新規発症，ICD（植込み型除細動器）の適切作動から成る複合エンドポイントである．患者数は対照群およびASV群それぞれ430例，観察期間は最長5年間に設定されている．

ICD：implantable cardioverter defibrillator

に対する効果も明らかになっていない．

- CSR-CSAを合併するHFrEFに対しては在宅酸素療法（HOT）がある程度の効果を発揮し，LVEFやADL指標を改善することが日本の臨床試験などにより報告され，通常の心不全治療が行われていてもNYHA Ⅲ度以上で，LVEFが45％未満，AHI 20以上のCSAを有する心不全患者には保険適用も認められている．
- その他にはカフェインやアセタゾラミドなどの薬物がCSAに有効であるとの報告もあるが，心不全を対象としたものではない．最近，横隔神経刺激がCSAに有効であることが国外から報告されているが心不全の予後改善効果については明らかとなっていない．

HOT：home oxygen therapy

引用文献

1) 日本循環器学会．循環器病の診断と治療に関するガイドライン（2008-2009年度合同研究班報告）：循環器領域における睡眠呼吸障害の診断・治療に関するガイドライン．2012/11/28-更新版．
http://www.j-circ.or.jp/guideline/pdf/JCS2010_momomura.h.pdf
2) Yumino D, et al. Nocturnal rostral fluid shift：A unifying concept for the pathogenesis of obstructive and central sleep apnea in men with heart failure. Circulation 2010；121：1598-605.
3) Bradley TD, et al. Continuous positive airway pressure for central sleep apnea and heart failure. N Engl J Med 2005；353：2025-33.
4) Arzt M, et al. Suppression of central sleep apnea by continuous positive airway pressure and transplant-free survival in heart failure：A post hoc analysis of the Canadian Continuous Positive Airway Pressure for Patients with Central Sleep Apnea and Heart Failure Trial (CANPAP). Circulation 2007；115：3173-80.
5) Cowie MR, et al. Adaptive Servo-Ventilation for Central Sleep Apnea in Systolic Heart Failure. N Engl J Med 2015；373：1095-105.
6) 日本循環器学会，日本心不全学会．心不全症例におけるASV適正使用に関するステートメント（第2報）．2016年10月19日．http://www.asas.or.jp/jhfs/pdf/info_20161024.pdf
7) ClinicalTrials.gov. Effect of Adaptive Servo Ventilation (ASV) on Survival and Hospital Admissions in Heart Failure (ADVENT-HF).
https://clinicaltrials.gov/ct2/show/NCT01128816
8) Eulenburg C, et al. Mechanisms underlying increased mortality risk in patients with heart failure and reduced ejection fraction randomly assigned to adaptive servoventilation in the SERVE-HF study：Results of a secondary multistate modelling analysis. Lancet Respir Med 2016；4：873-81.
9) Woehrle H, et al. Adaptive servo ventilation for central sleep apnoea in heart failure：SERVE-HF on-treatment analysis. Eur Respir J 2017；50：1601692.

がん治療による心不全

向井幹夫

1. 心毒性における心不全とは

> **Point!**
> - がん治療において出現する心血管系合併症（心毒性）は，分子標的薬の登場によりその頻度が増加し病態も複雑化しており，がんと循環器の両方を診療する専門的な外来（腫瘍循環器外来）が注目されている．
> - 心毒性への対応は症例ごとの病態ならびに治療内容（併用薬，投与量など）を十分考慮し，薬剤ごとに対応する必要があり，循環器専門医と腫瘍専門医との密接な連携が必要である．

- がん治療では外科手術のみならず化学療法や放射線療法が近年目覚ましい進歩を遂げており，がん患者の約半数が治癒し10年生存率が議論される時代となった．そして，生活習慣の欧米化と高齢化に伴う疾病構造の変化により，がんと循環器疾患を合併する症例が増加し，がん患者の長期生存例，がんサバイバーなどに対する診療など，循環器専門医にとって従来は比較的少なかった症例を診療する機会が増している．さらに，分子標的薬の登場により，がん治療によって出現する心血管系合併症（心毒性〈❶〉）の頻度が増加し，専門的な知識をもつ循環器医の関与が必要となっている．その結果，がんと循環器疾患の両方を診療し，専門的に心毒性に対応する腫瘍循環器外来（onco-cardiology unit）の重要性が注目されている．
- 心毒性のなかで，心筋障害・心不全は発症すると重篤な病態を呈することから最も重要な合併症の一つである．心毒性を示す抗がん薬は多岐にわたって存在し，とくに薬剤起因性の心筋障害は薬剤ごとにその病態が大きく異なるため，薬剤の特性，機序ならびに病態を十分理解したうえで，発症早期に対応することが肝要である[1,2]．そのためには，循環器専門医と腫瘍専門医が連携をとりながら診療を行う必要がある．❷に心不全発症に関連する代表的な薬剤を示す．
- がん治療に伴う心不全は，がん治療関連心筋障害（CTRCD〈❸〉）[3]として定義され，心エコー検査より算出される左室駆出率（LVEF）を基本としてトロポニンなどのバイオマーカーやストレインイメージングを活用して診断される．

❶ 心毒性（心血管系合併症）
- 心不全（心機能障害）
- 虚血性心疾患
- 高血圧
- 血栓塞栓症
- 不整脈（徐脈，QT延長など）

CTRCD：cancer therapeutics-related cardiac dysfunction
LVEF：left ventricular ejection fraction

❷ 心不全発症に関連する代表的な抗がん薬 (文献2より改変)

抗がん薬		発症率 (%)
アントラサイクリン系		
ドキソルビシン	アドリアシン®	
550 mg/m^2		7〜26
700 mg/m^2		18〜48
イダルビシン (>90 mg/m^2)	イダマイシン®	5〜18
エピルビシン (>900 mg/m^2)	ファルモルビシン®	0.9〜11.4
ミトキサントロン (>120 mg/m^2)	ノバントロン®	2.6
アルキル化薬		
シクロホスファミド	エンドキサン®	7〜28
イホスファミド	イホマイド®	0.5〜17
代謝拮抗物質		
クロファラビン	エボルトラ®	27
微小管阻害薬		
ドセタキセル	タキソテール®	2.3〜13
パクリタキセル	タキソール®	<1
モノクローナル抗体チロシンキナーゼ阻害薬		
トラスツズマブ	ハーセプチン®	1.7〜20.1
ペルツズマブ	パージェタ®	0.7〜1.2
ベバシズマブ	アバスチン®	1.6〜4
小分子チロシンキナーゼ阻害薬		
スニチニブ	スーテント®	2.7〜19
パゾパニブ	ヴォトリエント®	7〜11
ソラフェニブ	ネクサバール®	4〜8
ダサチニブ	スプリセル®	2〜4
イマチニブ	グリベック®	0.2〜2.7
ラパチニブ	タイケルブ®	0.2〜1.5
ニロチニブ	タシグナ®	1
プロテアソーム阻害薬		
カルフィルゾミブ	カイプロリス®	11〜25
ボルテゾミブ	ベルケイド®	2〜5
miscellaneous		
エベロリムス	アフィニトール®	<1
テムシロリムス	トーリセル®	<1

❸ CTRCD[3]

① LVEF (2D UCG)
　LVEF＜53%*(施設正常下限値)
　ベースラインより10%以上低下
② トロポニン (+)
③ 心筋ストレイン解析 (GLS) 低下

*正常下限値 (ECS 2016 position paper).
UCG：ultrasound cardiography, GLS：global longitudinal strain

❹ 心機能低下 (心不全) に対する臨床的アプローチ

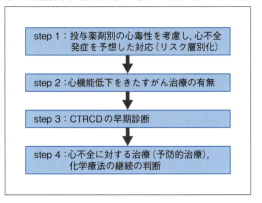

2. 心不全 (心筋障害) の評価と対応

> **Point!**
> - 心毒性発症は，使用する薬剤の特性を考慮して治療開始前のリスク層別化により心不全発症を予想し，軽減可能なリスク因子について治療前に対応することで，がん治療の適正化を図る．
> - 心不全を呈する代表的薬剤は，殺細胞性抗がん薬の代表として「タイプ1心筋障害」，分子標的薬の代表として「タイプ2心筋障害」に分類される．心不全をコントロールするためには抗がん薬の特徴に合った対応を行うことが必要である．

- ❹に示すように段階的に対応することで，がん治療を適正化し，治療

❺ 化学療法開始前にチェックする項目

病歴	年齢，心疾患既往，家族歴の有無，動脈硬化危険因子の有無，がん治療歴（化学療法，放射線療法）
診察	聴診所見（心雑音），下肢浮腫有無，血圧，心拍数，BMI
心機能検査	心電図，胸部X線，心臓エコー（核医学検査）
血液検査	貧血，肝腎機能障害，心筋バイオマーカー（トロポニン，BNP）

BNP：brain natriuretic peptide

❻ CTRCDの危険因子

CTRCD 危険因子	アントラサイクリン系抗がん薬	HER2阻害薬	血管新生阻害薬（抗VEGF薬）
遺伝的素因	●		
総投与量	●		
男性	●		
<15 or <65 歳	●	●	
高血圧	●	●	●
虚血性心疾患	●	●	●
治療前LVEF低下（50〜55％）	●		
心不全/CTRCDの既往	●	●	●
化学療法・胸部放射線療法併用	●	●	
腎機能障害	●		
肥満（BMI>30），活動性低下		●	

VEGF：vascular endothelial growth factor，HER2：human epidermal growth factor receptor type 2

の継続と患者の安全を確保する．

1 step 1：がん治療開始前の心不全発症を予想したリスク層別化

- がん治療開始前に，症例ごとのリスク層別化を行う．全身状態，がんの種類，治療別に異なった病態を考慮し心機能チェックを行い（❺），心不全発症の可能性をあらかじめ予測し，抗がん薬の選択も含めた治療プランニングを行う．代表的な薬剤である，アントラサイクリン系抗がん薬，HER2阻害薬，そして血管新生阻害薬のリスク因子を❻に示す．リスク層別化とともに，高血圧，虚血性心疾患などリスク因子をコントロールすることで心毒性出現の可能性を軽減し，がん治療の適正化を図る．

2 step 2：心機能低下をきたすがん治療の有無

アントラサイクリン心筋症（タイプ1心筋障害）

　心機能低下を示す代表的薬剤であるアントラサイクリン系（ドキソルビシンなど）とトラスツズマブへの対応は，それぞれの心毒性の特徴に合わせた対応で心毒性の発症を最小限にすることが肝要である[4]（❼）．アントラサイクリン系抗がん薬は，その強い抗がん効果ゆえに，支持療法の改善により血液毒性などの主たる副作用が軽減するため，現在なお使用頻度は高く，多くのがん種で投与されている．

　そして，アントラサイクリン心筋症は，用量依存性を有しており1〜数年程度経過した後に出現する慢性期心筋障害が特徴的で，全体の0.4〜9％の症例で認められる．総投与量が450〜550 mg/m^{2}で5％以上，700 mg/m^{2}を超えると20％以上の症例で心不全が出現することから，450〜550 mg/m^{2}に達した時点で投与を終了することが推奨されている．また，治療前の危険因子（心疾患の既往，縦隔に対する放射線療法，生

❼ CTRCDのタイプ別特徴

タイプ1：代表的薬剤 ドキソルビシン
- 不可逆性
- 用量依存性あり
- 病理所見：空胞変性，心筋壊死
- 発症機序：不明な点あり

タイプ2：代表的薬剤 トラスツズマブ
- 可逆性，併用薬により一部遅延
- 用量依存性なし
- 病理所見：著しい心筋障害認めず
- 発症機序：HER2受容体阻害

活習慣病の合併）を有する症例や多剤併用症例では，投与総量が300 mg/m²で心筋障害が出現することが報告されており注意を要する．

トラスツズマブ心筋症（タイプ2心筋障害）

トラスツズマブはHER2受容体に選択的に作用しHER2陽性乳がん，胃がんなどに投与される分子標的薬である．HER2受容体は心筋細胞にも存在し，がん組織とともに心筋にも作用して，トラスツズマブ心筋症を発症する．3〜16％の頻度で出現するが，用量依存性はなく薬剤の中止により回復する．したがって，心エコー検査によるモニタリングを治療開始後定期的に行うことで，CTRCD診断による循環器専門医の早期介入が有効である．その一方で，がん治療において複数の抗がん薬が投与される症例，とくにアントラサイクリン系抗がん薬併用例は，トラスツズマブ投与終了後に心機能低下の改善が遅延する症例が報告されており注意が必要である．

血管新生阻害薬

分子標的治療のなかで，現在最も多く使用される薬剤の一つに血管新生阻害薬（ベバシズマブなど）があげられる．本薬剤は，VEGFに対する阻害作用や血管内皮障害によって抗がん作用を示す．血管新生阻害薬によるVEGFの抑制は，NO，PGI2の低下，ET-1の増加をきたし，血管内皮障害による微小循環系障害（functional rarefaction）をきたす．本薬剤における心筋障害出現の機序は心筋細胞における微小循環系障害に加え，高血圧による圧負荷，腎機能障害（蛋白尿），微小血栓症などの影響も考えられている．

NO：nitric oxide
PGI2：prostacyclin
ET-1：endothelin-1

また，血管新生阻害作用を有する多標的チロシンキナーゼ阻害薬（TKIs）は，VEGFを中心とした複数の血管内皮機能にかかわる標的以外に細胞増殖にかかわる標的にも作用する薬剤があり，虚血性変化に加え直接心筋細胞へ作用し心機能低下を呈する作用も考えられている．

TKIs：tyrosine kinase inhibitors

その他の薬剤による心毒性

近年，がん発症の病態が解明されるにつれ，新しい作用機序による抗がん薬が開発されている．プロテアソーム阻害薬は多発性骨髄腫に用いられる薬剤であり，比較的高率な心不全，不整脈の出現により重篤な心毒性を示す症例が報告されている．ユビキチン-プロテアソーム系の障害によるアポトーシスの関与などが考えられているが詳細は不明である．

難治性のがんに対してエピジェネティックな作用点を有する薬剤が開発されており心毒性を示すことが報告されている．細胞増殖にかかわるエピジェネティックな作用は，喫煙，老化，ウイルス感染などによる発がん機序との関連が注目されているものの，心筋障害に関する機序は不明な点が多い．これらの薬剤における心毒性発症の時期，発症する症例の特徴など詳細は不明である．

また，小分子チロシンキナーゼ阻害薬におけるダブラフェニブ（BRAF阻害薬）やトラメチニブ（MEK阻害薬）など新たな標的に対する薬剤における心毒性も報告されており，今後開発されうる薬剤における心毒性の情報には注意が必要である．

3 step 3：CTRCDの早期診断

- 心毒性は，発症し重篤化するとその対応は困難であるため，いかにその発症を予想し，早期に対応するかが重要である．がん治療は，外来化学療法が主体であり，来院時に心不全を示唆する所見を検出する（❽）．CTRCDは心不全症状の有無，心エコー検査（2D経胸壁エコー）または心筋シンチグラフィーによる左室駆出率を算出し診断する．そしてストレインイメージングやトロポニン，BNPなどの心筋障害に関するバイオマーカーを活用することで早期診断が可能となる[5]．

アントラサイクリン心筋症（タイプ1心筋障害）

総投与量の制限により発症を予防し，発症後3か月以内に対応することで心筋障害を最低限にすることが可能である．高リスク症例や放射線療法併用例は投与量 $300\ mg/m^2$ の時点で中間的なチェックを行う．さらに，心筋障害は晩期に出現することも知られており治療終了後の心エコー検査に加え，数年〜10年以上が経過した後にも心機能チェックを考慮することが望ましい．

トラスツズマブ心筋症（タイプ2心筋障害）

発症時期は予想が困難であるが，投与開始後3〜6か月で発症することが多く，治療開始後3か月ごとに心エコー検査を施行する．心筋障害は可逆性であることから，CTRCDと診断された時点で積極的な休薬と観察期間をおくことでがん治療の継続が可能となる．

血管新生阻害薬

血管内皮障害に伴う高血圧ならびに蛋白尿ががん組織に対する効果と相関があることが知られており，がん治療と心毒性は避けることのできない関係にある．したがって，血圧上昇や蛋白尿の出現を確認しながら，用量依存性に出現する可能性のある心筋障害のチェックを施行する．さらに，長期投与例における重篤な心血管障害（capillary rarefaction）に注意する．自験例で投与4年後に心不全と大動脈解離を発症した症例もあり，投与開始後から投与が長期にわたる場合，定期的なモニタリングが必要である．

- CTRCD出現時には抗がん薬を中断するのみならず，循環器専門医が早期に介入することでがん治療の再開などを含めがん治療を適正化する．実臨床において化学療法を施行する症例すべてに3か月ごとに検査を行うことは施設によっては人的，経済的な問題があり困難な場合も少なくない．より簡便に反復して施行できるバイオマーカーの活用や，症例の病態，治療内容に応じた対応を行う．

---

❽ 化学療法開始後の心不全を示唆する所見

- 自覚症状：息切れ，倦怠感，胸部症状（胸痛・動悸），四肢冷感，不眠，乏尿，夜間多尿，体重増加，浮腫
- 他覚所見：浮腫，頸静脈怒張，聴診所見（心雑音，胸部ラ音），血圧，心拍数，体重，酸素分圧（SpO_2）
- 心機能検査：心電図，胸部X線，心臓エコー（核医学検査）
- 血液検査：心筋バイオマーカー

4 step 4：心不全に対する治療と化学療法継続の判断

- がん治療で出現する心毒性に対する対応は，明確なガイドラインのない日本では，従来の心不全に対するガイドラインに沿って治療を行う．とくにアントラサイクリン心筋症で心筋障害発症後早期にβ遮断薬／ACE阻害薬による治療を開始した症例は，心機能が改善することが報告されており，循環器医の介入はできるだけ早期に開始すべきである．
- CTRCDにおいて重要なことは，あくまでがんの治療が目的であり，抗がん薬継続を目標とする．したがって，左室駆出率が低下を示し始めた時点で治療介入を行うことにより抗がん薬投与を中断することなく治療の継続が可能となる．
- なお，予防的治療について日本ではエビデンスは明確ではないものの，今後検討すべきものと考えられる．また，循環器内科の介入によるがん治療の中断については，治療医ならびに患者とのあいだで十分なコミュニケーションが必要であり，がん症例の病態を十分把握するとともに循環器治療の利益，不利益についての説明，さらには，心毒性出現の原因についてもわかる範囲で説明すべきである．
- 臨床の現場では，治験薬も含め新しい機序による抗がん薬において発症する心毒性については，その対応に苦慮することが多い．治療方法はもちろんのこと予防することすら困難な症例も少なくない．腫瘍循環器医にとって，患者を心毒性から守るためにもできるだけ細かな観察とともに，患者と医療側に十分な理解と情報の共有が必要であることはいうまでもない．

ACE：angiotensin converting enzyme（アンジオテンシン変換酵素）

3. がんサバイバーにおける晩期心毒性

> **Point!**
> - がん治療の晩期合併症として，数年から10年以上経過した後発症する心不全が注目されている．潜在的心筋障害や長期のがん治療により出現する新たな心血管系疾患の発症機序には不明な点が多く，その対応も含め今後の課題である．
> - がん患者の予後が改善するにつれ，がんサバイバーが増加している．がんサバイバーに対するケア，フォローアップ体制はいまだ不十分であり，学問的な面も含め新しい医療体制の確立が望まれる．

■ 晩期心毒性とがんサバイバー

- アントラサイクリン系抗がん薬の心毒性は従来報告されていたがん治療中に出現する心機能障害に加えて，治療後10〜30年経過した後出現する心不全が注目されている．これらの合併症の主因として潜在的心筋障害の存在が考えられているが，その詳細な機序は不明な点が多い．現時点では明確な指標がなく対応も不十分である．
- また，TKIsに関し，長期間の投与で出現する心毒性としての心不全と

ともに心筋梗塞，脳梗塞などの動脈血栓塞栓症が問題となっている．これらの薬剤は複数の標的部位が存在し，長期間の投与により出現する新規心毒性は，発症機序のみならず発症の時期も不明であり，予防的治療も含めその対応がほとんどなされていない．

- がん患者の約半数が治癒する一方で，がん治療が終了した，いわゆるがんサバイバーは着実に増加している．がんと循環器の両方を診療する腫瘍循環器領域においても急性期に出現する心毒性に対する対応が中心となっており，がん治療が終了した後出現する晩期合併症は心不全のみならず医学的なケア全体が不十分な状態である．今後，がん治療終了後のいわゆる，がんサポーティブケアにおいて腫瘍専門医，循環器専門医，一般内科医のみならず人間ドック健診医なども巻き込んだ新しい医療体制の構築が望まれる．

引用文献

1) Yeh ET, Bickford CL. Cardiovascular complication of cancer therapy：Incidence, pathogenesis, diagnosis, and management. J Am Coll Cardiol 2009；53：2231-47.
2) Zamorano JL, et al. 2016 ESC Position Paper on cancer treatments and cardiovascular toxicity developed under the auspices of the ESC Committee for Practice Guidelines. Eur Heart J 2016；37：2768-801.
3) Plana JC, et al. Expert consensus for multimodality imaging evaluation of adult patients during and after cancer therapy：A report from the American Society of Echocardiography and the European Association of Cardiovascular Imaging. J Am Soc Echocardiogr 2014；27：911-39.
4) Ewer MS, Lippman SM. Type II chemotherapy-related cardiac dysfunction：Time to recognize a new entity. J Clin Oncol 2005；23：2900-2.
5) Barac A, et al. Cardiovascular Health of Patients with Cancer and Cancer Survivors：A Roadmap to the Next Level. J Am Coll Cardiol 2015；65：2739-46.

第6章

Current Topics
これから登場する新しい治療薬と治療法

Current Topics

ARNI

■ 心不全の定義と病態

　心不全は「心筋のポンプ機能が低下し，末梢主要臓器の酸素需要に見合うだけの血液量を絶対的または相対的に拍出できない状態にあり，肺または体静脈系にうっ血をきたし，生活機能に障害を生じた病態」と定義される[1]．慢性心不全，とくに収縮不全は高血圧性心疾患，虚血性心疾患，弁膜症，心筋症，特定心筋疾患（心筋炎や二次性心筋症など）といった，ほぼあらゆる心疾患の共通の終末像である．その病態生理は，単なる心臓のポンプ機能不全のみならず，全身臓器が長期間にわたる血行動態不全や虚血に暴露される結果，交感神経系やレニン・アンジオテンシン・アルドステロン系（RAA系），バソプレシン系などの神経体液性因子の活性化などが惹起されることが最大の特徴である．それらの結果，心筋リモデリング，各種不整脈，腎・肝機能障害などの全身の異常を伴う臨床症候群として進展していく[1]．

　従来から心不全の基本病態は，左室収縮機能の障害により，相対的または絶対的な低心拍出状態となることが主たる要因であると考えられてきた（収縮機能不全）．しかしながら近年，収縮機能が保たれていても，さまざまな要因で拡張期の左室への血液充満が妨げられると，左室拡張末期圧の上昇や心拍出量の低下のためにうっ血性心不全をきたすことが明らかにされてきた．このような病態を拡張機能不全という．心不全による入院のおよそ1/3～1/2は，拡張不全が原因であることも明らかになっている．最近では，収縮不全は，駆出率の低下した心不全（HFrEF：heart failure with reduced ejection fraction），拡張不全は，駆出率が保たれた心不全（HFpEF：heart failure with preserved ejection fraction）とよばれている．

■ 心不全の薬物治療—RAA系阻害薬と利尿薬

　心不全の大半は左室収縮機能不全に基づく心不全である．とくにその原因としては非虚血性の拡張型心筋症と，いわゆる虚血性心筋症に大別できる．これらの疾患においては，上述のように交感神経系やRAA系，バソプ

レシン系などが賦活化され，進行性の左室拡大と収縮機能の低下，すなわち左室リモデリングが生じ，死亡，心不全の悪化による入院などのイベントにつながると考えられている．したがって，このような活性化された神経内分泌系を阻害することにより，左室リモデリングを抑制し心不全の予後を改善することが慢性心不全の薬物治療の主たる目的である[1]．

　本項では，新規の薬剤として期待されるARNIについて解説するにあたり，まずは代表的な心不全治療薬剤のなかで，とくにARNIと関係のあるRAA系阻害薬，利尿薬について述べたい．代表的な心不全治療薬であるβ遮断薬については他項を参照されたい．

ACE阻害薬

　アンジオテンシン変換酵素（ACE）阻害薬は当初降圧薬として開発された歴史的な薬剤であり，アンジオテンシンIからIIへの変換酵素をブロックする．このクラスの薬剤の心筋症などの左心機能不全に基づく心不全患者，あるいは心筋梗塞後患者の生命予後や心血管イベントに対する抑制効果は，いくつかの大規模臨床試験によりすでに確立されている．無症候性の左室収縮機能不全についても心不全の入院を抑制し，生命予後を改善することが長期経過観察研究で明らかにされているので，原則すべての左室収縮機能低下患者に用いられるべき薬剤である[1]（❶）．

ARB

　ヒトの血管壁では，アンジオテンシンIからIIへの変換のかなりの部分はACEではなく，キマーゼによるものであると考えられている．したがって，アンジオテンシンIIの作用をより確実に局所でブロックする薬剤として，降圧薬であるアンジオテンシンII受容体拮抗薬（ARB）も心不全治療に試みられるようになった．ACE阻害薬が投与されていないか，もしくは不耐症の心不全患者に対する効果においては，ARBがプラセボと比較して心不全の進行や心血管イベントを抑制することが大

❶ 心不全の重症度からみた薬物治療指針[1]

	無症候性	軽症	中等症～重症	難治性
NYHA 分類	I	II	III	IV
AHA/ACC Stage 分類	Stage A	Stage B	Stage C	Stage D

- ACE 阻害薬
- ARB
- β遮断薬
- 抗アルドステロン薬
- 利尿薬
- ジギタリス
- 経口強心薬
- 静注強心薬 h-ANP

規模臨床試験で確認されている．

ACE 阻害薬と ARB との直接比較試験では，死亡率や心血管イベント改善効果には有意差は得られていない（ARB が ACE 阻害薬に対して非劣性）．急性心筋梗塞患者を対象とした大規模試験でも，ARB の ACE 阻害薬に対する心血管イベント抑制効果の非劣性が確認された．

一方，ARB と ACE 阻害薬との併用の効果を検証する大規模臨床試験も行われたが，利尿薬・強心薬・ACE 阻害薬などの標準的治療薬がすでに投与されている慢性心不全患者への ARB の追加投与は，コントロール群に比して総死亡率を改善しなかった．したがって現状では，ACE 阻害薬が忍容性などの点で投与できない場合に，ARB を代用として用いるべきであり，ARB と ACE 阻害薬との併用は推奨されていない．

利尿薬

心不全患者の体液量増加・うっ血に基づく労作時呼吸困難や浮腫などの症状を軽減するために最も有効な薬剤が利尿薬である．ループ利尿薬を基本に，日本ではフロセミド，トラセミド，アゾセミドなどがよく用いられる．軽症例ではサイアザイド系利尿薬も用いられ，またループ利尿薬で十分な利尿が得られない場合には，サイアザイド系利尿薬との併用を試みてもよい．ただしこれらの利尿薬は，低カリウム血症をきたしやすく，重症心室性不整脈を誘発することもあるので注意を要する．慢性心不全に関する臨床試験の解析結果では，ループ利尿薬の使用自体が予後悪化因子であるとの報告もある．また低ナトリウム血症をきたしている患者では，純粋な水利尿を促進し，電解質異常や RAAS の賦活化・腎機能障害をきたしにくい，バソプレシン V_2 受容体阻害薬のトルバプタンが有効である．

ナトリウム利尿ペプチド

ナトリウム利尿ペプチドには，ANP（心房性ナトリウム利尿ペプチド），BNP（脳性ナトリウム利尿ペプチド），CNP（C 型ナトリウム利尿ペプチド）の 3 種がある．ANP は主として心房で，BNP は主として心室で合成される心臓ホルモンであり血中を循環している．ANP は心房の伸展刺激により，BNP は主として心室筋の負荷や伸展刺激により産生と分泌が亢進し，血中濃度が上昇する．したがって ANP や BNP（とくに BNP や NT-proBNP）は，心臓への負荷の程度（心不全の重症度）を鋭敏に反映する血中バイオマーカーといえる．

ANP・BNP は，細胞表面の受容体型グアニル酸シクラーゼ（NPR-A，NPR-B）を活性化し，細胞内の cGMP 濃度を上昇させ，その結果，利尿・ナトリウム利尿・血管拡張・アルドステロン分泌抑制作用・心筋細胞肥大抑制・心筋線維化抑制作用など多彩な機能を発揮する．これらの機能はとくに，アンジオテンシン II の 1 型（AT1）受容体を介する病的な心血管作用とさまざまな部分で機能的に拮抗しており，利尿・血管拡張作用に加えて ANP・BNP の心保護作用が期待されているゆえんである．

現在，静注でのみ薬剤として使われており，日本では急性心不全治療薬として ANP（hANP；カルペリチド）が，アメリカでは BNP が用いられている（日本未発売）．

ANP・BNP治療による心筋保護作用は，強力な血管拡張薬であるニトログリセリンとの比較で，急性心筋梗塞後の左室リモデリング抑制効果や心血管イベントの改善効果，カテコラミンとの比較で短期予後改善効果などが認められている．

■ 新しい心不全治療薬としてのネプリライシン阻害薬とARNI

ネプリライシン阻害薬（日本未発売）

上記のナトリウム利尿ペプチドは，生体内で中性エンドペプチダーゼ（NEP）であるネプリライシンという酵素で分解され不活性化される．このため，ネプリライシン（中性エンドペプチダーゼ；NEP）阻害薬は，ナトリウム利尿ペプチドなどの代謝分解を抑制し，結果的に血中のANPやBNPを上昇させうるため，心不全の薬剤として有望視されている（❷）．なかでもomapatrilat（2017年現在日本未承認）はネプリライシン阻害作用とともにACE阻害作用も有するため，ANP・BNPなどの作用増強に加え，RAA系の抑制効果を兼ね備えた新しい心不全治療薬として期待されている．

心不全に対する効果をみた臨床試験としてはIMPRESS試験があり，omapatrilatが心不全患者の死亡または入院を減少させたことが報告されている．日本でもomapatrilatは高血圧治療薬としての開発が進んでいる．

ARNI（日本未発売）

本薬剤は，上述したARBとネプリライシン阻害薬（NI：neprilysin inhibitor）の合剤であるため，俗にARNI（angiotensin receptor-neprilysin inhibitor）と呼称されている．ARBの心不全抑制作用とともに，ナトリウム利尿ペプチド（ANP・BNP）の分解酵素であるネプリライシンを阻害する作用を有するため，血中のANP・BNPの増強作用もあわせもっている（❷）[2]．したがって，ARBの効果とhANP様の効果が，一度に期待できる薬剤である．

近年，ARBとしてバルサルタン，NIとしてsacubitril（2017年現在日本未承認）を配合した世界初のARNI「LCZ696」（200 mgを1日2回）の，ACE阻害薬エナラプリル（10 mgを1日2回）との直接比較臨床試験（PARADIGM-HF試験）の結果が発表された[3]．47か国985施設が参加したこの国際共同臨床試験PARADIGM-HFは，NYHA II～IV度，LVEF 40％以下のHFrEF患者8,442例が対象となり，LCZ696群またはエナラプリル群にランダムに割り付けられた．主要複合評価項目である「心血管死または心不全による入院」は，エナラプリル群に比べてLCZ696群で20％有意に低下しており（❸），「心血管死」と「心不全による入院」のそれぞれについても20％有意に低下した[3]．本試験は途中で有意差がついたため，予定よりも早期に試験が打ち切られ，観察期間の中央値は27か月であった．このように大きな結果が得られたため，アメリカ食品医薬品局（FDA）は，左室駆出率が低下した心不全患者の治療薬として新たに「LCZ696」を承認した．現在，日本でも第III相臨床試験であるPARALLEL-HF試験が行われているので，今後のこの薬剤の行方が注目されている[4]．

また海外では，LVEFが保たれた慢性心不全（HFpEF）患者対象のPARAMOUNT試験の成績も報告されており，対照のARBバルサルタン群に比べてLCZ696でのNT-proBNPの有意な低下が示された[5]．現在，同試験の国際共同アウトカム試験PARAGON-HFが進行中で，これには日本も参加している[6]．

一方脳内ネプリライシンは，βアミロイド分解とも関連することから，理論的にはネプリライシン阻害薬は脳内βアミロイドが蓄積する方向，すなわちアルツハイマー病（AD）発症増加の懸念も残る[7]．しかしながらこの事象は，あくまでも薬剤が血液脳関門（BBB）を通過しないと起きない事象である．今後はこのような副作用の可能性についても注意深い検討が必要であろう．

■ おわりに

慢性心不全患者の数は日本でも劇的に増加しており，それに伴い末期像である重症心不全患者も増加し，心臓移植や補助人工心臓を含めて医療経済上の大きな問題の一角になりつつある．このような意味では，できるだけ早い段階から患者を診断し，治療介入することがきわめて重要になる．また，心不全の初期段階では，RAAS阻害薬やβ遮断薬，利尿薬などの内科的治療が主流となるが，この約20年間，心不全に対する既存薬の効果を上回る新薬は登場してこなかった．この流れを止めたのがARNIである．ACE阻害薬との直接比較で20％ものイベント（心血管死や心不全入院）を抑制できたのは特筆に値する．

現状では，HFpEF患者に対する既存薬の効果は，ほぼ「全滅」状態である．HFpEFに対するARNIの介入試験結果も待たれるところである．

（室原豊明）

❷ ARNIの作用機序[2]

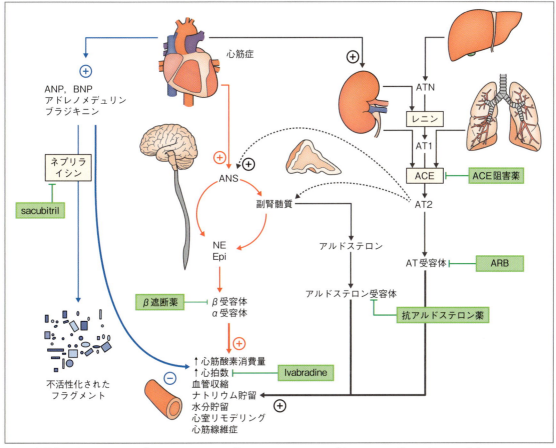

ANS：自律神経系，NE：ノルエピネフリン，Epi：エピネフリン，ATN：アンジオテンシノーゲン，AT：アンジオテンシン．

❸ 慢性心不全患者に対するLCZ696の効果―エナラプリルとの比較試験[3]

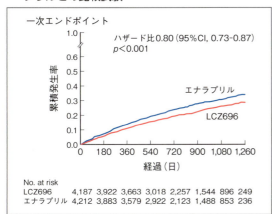

● 引用文献

1) 日本循環器学会．循環器病の診断と治療に関するガイドライン（2009年度合同研究班報告）：慢性心不全治療ガイドライン（2010年改訂版）．http://www.j-circ.or.jp/guideline/pdf/JCS2010_matsuzaki_h.pdf
2) Gordin JS, Fonarow GC. New medications for heart failure. Trends Cardiovasc Med 2016；26：485-92.
3) McMurray JJ, et al；PARADIGM-HF Investigators and Committees. Angiotensin-neprilysin inhibition versus enalapril in heart failure. N Engl J Med 2014；371：993-1004.
4) Tsutsui H, et al. Efficacy and safety of sacubitril/valsartan (LCZ696) in Japanese patients with chronic heart failure and reduced ejection fraction：Rationale for and design of the randomized, double-blind PARALLEL-HF study. J Cardiol 2017；70：225-31.
5) Solomon SD, et al. Prospective comparison of ARNI with ARB on Management Of heart failUre with preserved ejectioN fracTion (PARAMOUNT) Investigators. The angiotensin receptor neprilysin inhibitor LCZ696 in heart failure with preserved ejection fraction：A phase 2 double-blind randomised controlled trial. Lancet 2012；380：1387-95.
6) Solomon SD, et al. Angiotensin receptor neprilysin inhibition in heart failure with preserved ejection fraction：Rationale and design of the PARAGON-HF Trial. JACC Heart Fail 2017；5：471-82.
7) Iwata N, et al. Identification of the major Abeta1-42-degrading catabolic pathway in brain parenchyma：Suppression leads to biochemical and pathological deposition. Nat Med 2000；6：143-50.

Current Topics

If チャネル阻害薬（イバブラジン）

■ イバブラジンの薬理学的効果

イバブラジンは洞結節のペースメーカ細胞の If チャネルに選択的に作用し，心拍数（HR）を低下させる．If（過分極活性化内向き電流）チャネルは房室結節やプルキンエ線維など刺激伝導系や，近年では肺静脈の周りに広がる myocardial sleeves とよばれる心筋線維にも存在するといわれている．しかし，β遮断薬や，非ジヒドロピリジン系のカルシウム（Ca）拮抗薬と異なり臨床用量では心筋収縮，房室伝導，心筋の再分極には影響しないといわれている．

■ 慢性心不全

イバブラジンはヨーロッパでは 2012 年，アメリカでは 2015 年に慢性心不全の治療薬として認可されているが，日本では 2017 年の時点では認可されていない．

HFrEF には HR の減少が重要

β遮断薬は HR を低下させるのみならず，心機能や神経体液性因子に影響を与える．したがって，β遮断薬投与後の HR の低下はβ遮断薬の薬理学的作用と心不全改善の随伴所見の両者が関与している．これまでの慢性心不全（HFrEF：heart failure with reduced ejection fraction）のβ遮断薬の効果をみた試験では，β遮断薬の効果は HR の減少が重要とする報告[1-5]と，β遮断薬の投与量が重要とする報告[6,7]のいずれもある．ペースメーカが植込まれている慢性心不全患者にβ遮断薬を投与し，14 か月後の左室機能を観察している．80 bpm でペーシングした群は 60 bpm でペーシングした群に比し左室機能が悪かった[8]．この結果は心機能の改善には少なくとも HR 低下が関与していることを示している．

イバブラジンの効果は HR 減少が基本

HFrEF 患者において，イバブラジンによる HR の減少がもたらす効果は自律神経の改善，心筋のエネルギーの需要と供給のバランスの改善，心室と大動脈のカップリングの改善，心筋のエナジェティックスの改善などが考えられている．しかし，HR 低下がなぜ心機能や心不全の予後を改善するかは未確立である．

イバブラジンは，心血管系に直接的な作用を及ぼすことなく，心拍数を直接低下させるため，心拍数減少そのものの予後改善効果を調べることができる．SHIFT 試験は，推奨される内科治療のもとで，心拍数が 70 bpm 以上の洞調律の慢性心不全患者（LVEF≦35％）にイバブラジンを投与し，心血管死や心不全入院が減少するか否かを調べた大規模臨床研究である[9]．この研究では，全死亡や心血管死の減少は認められなかったが，心不全による入院が減少することがわかり，直接的な心拍数の減少は一義的に心不全の発症を減少させると考えられる．この試験では，①基礎 HR が高いほど予後が悪いこと，②基礎 HR が高いほど予後改善効果が大きいこと，③基礎 HR が高いほど HR 減少度が大きいこと，④ 28 日後の HR が低いほど予後改善効果が大きいこと，などがわかった．また，これらの効果の大きかった症例はより若く，NYHA 分類による重症度が高く，非虚血性心疾患で，抗アルドステロン薬の服用が多く，β遮断薬の使用が少なかったことなどが指摘されている．

統計的な処理によって慢性心不全の予後規定因子や基礎 HR の効果を除去すれば，イバブラジンの有効性はやはり HR を低下させるところが大きいのではないかと考えられている．しかし，心筋に対する効果[10-12]，血管に対する効果[13]も完全には否定されてはいない．

イバブラジンによる HR 減少の効果―血行動態への影響

繰り返しになるが，β遮断薬は HR 減少作用のみならず，心筋細胞への作用をあわせもつためイバブラジンとβ遮断薬による HR の減少を同列に並べて議論してはいけない．

イバブラジンによる HR の低下は 8 か月後わずかに LVEF を増加させ（4±10％），またプラセボに比し左室拡張末期容積（LVEDV）と収縮末期容積（LVESV）を減少させている．同時に，末梢血管抵抗（SVR）を変える

ことなく実効動脈エラスタンス (Ea) を減少させ，total arterial compliance を増加させている．すなわち左室-大動脈 (V-A) カップリングを改善させている．左室への効果というよりは血管系への効果の可能性が大きいのかもしれない[13, 14]．

イバブラジンの臨床効果

イバブラジンの心不全患者に対する有効性・安全性はこれまでの臨床試験により，次の4つの臨床的側面にまとめられる：①運動能の改善と心不全症状の改善，②QOLの改善，③再入院や死亡の減少，④忍容性が高い．

運動能の改善

イバブラジン 7.5 mg を1日2回投与すると，運動耐容能が増加することが示されている．この改善には LVEF の改善や NT-proBNP の改善を伴う[15]．イバブラジン単独またはカルベジロールと併用すると，カルベジロール単独に比べてより運動耐容能や QOL を改善する[16]．洞調律で虚血性 HFrEF 患者に両者を併用すると，β遮断薬の漸増期間が短縮でき，最終到達量が多く，より HR の減少度が大きく，運動耐容能の改善が大きいことが示されている[17]．

QOL の改善

SHIFT 試験では QOL スコアの改善が大きいほど予後が良いことが示されている．イバブラジンとカルベジロールの併用による QOL の改善は，運動耐容能の改善やβ遮断薬による疲労感の減少と関係することが示されている．

再入院や死亡率の減少

心不全入院は以後の心血管事故の規定因子である．とくに高齢では以後の QOL を低下させる．あらゆる心不全入院は強力な予後の規定因子である[18]．SHIFT 試験では 18% の一次エンドポイント（心血管死または心不全入院）の減少を認めた．背景のβ遮断薬の量によらず，イバブラジンとβ遮断薬併用による HR の減少が予後の改善と関係した．この併用の効果は糖尿病，高血圧，慢性閉塞性肺疾患（COPD）の合併にかかわらず認められている．またイバブラジンによる HR の減少はこれら合併症の数によらず認められている．イバブラジンの有効性や安全性は年齢や腎機能の影響を受けていない．

安全性

イバブラジンの有効性と忍容性を調べた INTENSIFY 試験によればイバブラジンの効果は NYHA クラスが悪いほど顕著であった[19]．SHIFT 試験では徐脈はイバブラジン群のほうが多かったが（11% 対 2%），重篤な副作用はイバブラジン群のほうがプラセボ群に比し少なかった．この試験ではイバブラジンによる眼閃が 3% で報告されている．

どのような患者に投与するか

洞調律で NYHA II〜III 度，HR≧70 bpm，NT-proBNP ≧220 pg/mL（BNP≧80 pg/mL）の HFpEF（LVEF≧ 45%）にイバブラジン（84 例）とプラセボ（84 例）を投与し，E/E'，6 分間歩行距離，NT-proBNP を比較した研究では両群で差を認めなかった．この試験からは HFpEF に対するイバブラジンの使用を勧めるものではない[20]．

SHIFT 試験では慢性心不全に対して一般的な内科的治療がなされていたといえるが，ガイドラインに沿ったβ遮断薬の最適治療がなされていたとはいえない．したがって，SHIFT 試験はβ遮断薬が目標到達量で使用されていても心不全のコントロールが不十分であった患者にイバブラジン投与が有効か否かを示すものではない[21]．現時点では，一般的なβ遮断薬治療が施されたうえで HR>75 bpm の HFrEF 患者にイバブラジンの使用を考慮するものと考えられる．β遮断薬投与量が最高到達量に到達していない患者では，まずβ遮断薬を最高到達量に上げる前にイバブラジンを導入したほうがよいのかもしれない[22]．

心房細動のレートコントロール

イバブラジンは従来，洞結節の伝導のみに影響を与えるものと考えられてきた．したがって，イバブラジンの臨床試験では心房細動の患者は除外されてきた．しかし近年，If 電流の発現の責任遺伝子 HCN4 があらゆる心筋細胞に存在することがわかり，イバブラジンは房室結節の伝導性をも抑える可能性が示唆されてきている．現在，2つのケースレポートと1つの非盲検試験[23]で，イバブラジンが心房細動のレートをコントロールするという報告がある．しかし，心房細動のレート抑制効果の可能性や心房細動を合併した慢性心不全患者に有効か否かは今後の臨床試験を待たねばならない[24]．

■ 虚血性心疾患への効果

安定型狭心症（stable coronary artery disease：SCAD）にはβ遮断薬またはカルシウム拮抗薬に加えて，二次予防の薬（バイアスピリン，スタチン，ACE 阻害薬）の投与が勧められている．ASSOCIATE 試験は SCAD を対象として，β遮断薬にイバブラジンを追加投与した試験である[25, 26]．イバブラジンはトレッドミル

試験で運動時間を延長し，虚血性のECG変化や狭心症症状の出現時間を遅らせている．しかし，日常生活における狭心症の出現回数は減らせていない．この試験はイバブラジンが狭心症患者のクリニカルアウトカムを改善させるかどうかを調べるための基礎となった．

イバブラジンが日常用量では安全にHRを減少させることがわかっていたため，続くBEAUTIFUL試験ではLVEF＜40％のSCAD患者の予後や罹患率を改善するか否かを調べた[27]．一次エンドポイントは心血管死，急性心筋梗塞（AMI）や新規心不全発症または心不全の悪化のための入院である．12か月でイバブラジンはプラセボに比し，HRを約6 bpm減少させた．しかし，イバブラジンは一次エンドポイントを改善させなかった．HR＞70 bpmの患者に限ってみても，一次・二次エンドポイントを改善させなかった．しかし，非致死性心筋梗塞や致死性心筋梗塞の発症，再灌流療法のための入院を有意に減少させた．これらの結果はHRの減少と冠動脈におけるアテロームの発生やプラークの破綻を減少させるかもしれないという仮説を支持するものであった．

BEUATIFUL試験における2つの重要なサブ解析の結果として，①プラセボ群で安静時心拍数＞70 bpmの患者はイベント発生が多かった，②狭心症症状が日常生活の制限となっている患者に限っていえば，一次エンドポイントの減少や心筋梗塞による入院を減少させていた[28]．HR＞70 bpmの患者に限れば，冠動脈再灌流療法の施行が減少していた．

これらの試験の結果を受けて，HR＞70 bpmで心不全がないSCAD患者で，しっかりHRを下げて，死亡や罹患率を改善するか否かを調べたSIGNIFY試験が施行された[29]．一次エンドポイントは総死亡，心血管死または非致死性心筋梗塞の発症である．この試験では，徐脈による症状を避けながら，HRを55〜60 bpmまでしっかり下げるように設計された．イバブラジンの平均投与量は約8 mg bidで，3か月後には平均心拍数はプラセボ群が約70 bpmに対してイバブラジン群は約60 bpmであった．しかし，残念ながら一次エンドポイントや非致死性心筋梗塞を含む二次エンドポイントにおいてもプラセボ群とイバブラジン群のあいだで差は認められなかった．一方で，狭心症症状の改善はイバブラジン群で有意差をもって認められていた．この試験の結果，イバブラジンはSCAD患者の狭心症を改善はするが，予後を改善させないことがわかった．このことはHRは将来の心血管事故の予測指標ではあるが，HRはその減少が予後の改善につながる絶対的な危険因子ではないことを示している．

しかし，SIGNIFY試験でイバブラジンの有効性が認められなかったことについて，以下のような要因が指摘されている．①イバブラジンの用量が多すぎた可能性がある，②CYP3A4を抑制する作用をもつベラパミルやジルチアゼムが4.6％で使用されていた，③イベント発生との因果関係は明らかではないが，有症状の徐脈や心房細動の出現[30]，QT延長がイバブラジン群で多かった点，などである．しかし，いずれもこれらの要因と試験結果との因果関係は，はっきりしない．徐脈を介したQT延長のみならず，イバブラジンは直接QTを延長させることが指摘されている[31]．イバブラジンによる徐脈は中心動脈圧を上昇させており，心筋酸素消費量の観点からは徐脈の効果を打ち消す方向に働いた可能性も指摘されている[32]．

予後を改善することが証明された抗狭心症薬は今のところない．β遮断薬といえども例外ではない[33]．これまでの試験でイバブラジンは忍容性があり，抗狭心症薬であることは間違いない．現在，日本では使用できないが，その使用が認められているヨーロッパではこれまでの試験を受けて，ファーストラインの抗狭心症薬を使用しても有症状でHR＞70 bpmの患者においては，用量に注意し，徐脈や心房細動，不整脈をモニターしながら使用することが可能となっている．

〈安村良男〉

● 引用文献

1) Metra M, et al. Influence of heart rate, blood pressure, and beta-blocker dose on outcome and the differences in outcome between carvedilol and metoprolol tartrate in patients with chronic heart failure：Results from the COMET trial. Eur Heart J 2005；26：2259-68.

2) Gullestad L, et al. What resting heart rate should one aim for when treating patients with heart failure with a beta-blocker? Experiences from the Metoprolol Controlled Release/Extended Release Randomized Intervention Trial in Chronic Heart Failure (MERIT-HF). J Am Coll Cardiol 2005；45：252-9.

3) Simon T, et al. Bisoprolol dose-response relationship in patients with congestive heart failure：A subgroup analysis in the cardiac insufficiency bisoprolol study (CIBIS II). Eur Heart J 2003；24：552-9.

4) Bristow MR, et al. Carvedilol produces dose-related improvements in left ventricular function and survival in subjects with chronic heart failure. Circulation 1996；94：2807-16.

5) Fiuzat M, et al. Heart rate or beta-blocker dose? Association with outcomes in ambulatory heart failure patients with systolic dysfunction：Results from the HF-ACTION

trial. JACC Heart Fail 2016；4：109-15.
6) McAlister FA, et al. Meta-analysis：Beta-blocker dose, heart rate reduction, and death in patients with heart failure. Ann Intern Med 2009；150：784-94.
7) Flannery G, et al. Analysis of randomized controlled trials on the effect of magnitude of heart rate reduction on clinical outcomes in patients with systolic chronic heart failure receiving beta-blockers. Am J Cardiol 2008；101：865-9.
8) Thackray SD, et al. The effect of altering heart rate on ventricular function in patients with heart failure treated with β-blockers. Am Heart J 2006；152：713. e9-13.
9) Böhm M, et al. Heart rate as a risk factor in chronic heart failure (SHIFT)：The association between heart rate and outcomes in a randomised placebo-controlled trial. Lancet 2010；376：886-94.
10) Stillitano F, et al. Molecular basis of funny current (If) in normal and failing human heart. J Mol Cell Cardiol 2008；45：289-99.
11) Cerbai E, et al. Characterization of the hyperpolarization-activated current, I(f), in ventricular myocytes from human failing heart. Circulation 1997；95：568-71.
12) Hoppe UC, et al. Hyperpolarization-activated inward current in ventricular myocytes from normal and failing human hearts. Circulation 1998；97：55-65.
13) Reil JC, et al. Selective heart rate reduction with ivabradine unloads the left ventricle in heart failure patients. J Am Coll Cardiol 2013；62：1977-85.
14) Tardif JC, et al. Effects of selective heart rate reduction with ivabradine on left ventricular remodelling and function：Results from the SHIFT echocardiography substudy. Eur Heart J 2011；32：2507-15.
15) Sarullo FM, et al. Impact of "off-label" use of ivabradine on exercise capacity, gas exchange, functional class, quality of life, and neurohormonal modulation in patients with ischemic chronic heart failure. J Cardiovasc Pharmacol Ther 2010；15：349-55.
16) Volterrani M, et al. Effect of Carvedilol, Ivabradine or their combination on exercise capacity in patients with Heart Failure (the CARVIVA HF trial). Int J Cardiol 2011；151：218-24.
17) Bagriy AE, et al. Addition of ivabradine to β-blocker improves exercise capacity in systolic heart failure patients in a prospective, open-label study. Adv Ther 2015；32：108-19.
18) Setoguchi S, et al. Repeated hospitalizations predict mortality in the community population with heart failure. Am Heart J 2007；154：260-6.
19) Zugck C, et al. Ivabradine treatment in a chronic heart failure patient cohort：Symptom reduction and improvement in quality of life in clinical practice. Adv Ther 2014；31：961-74.
20) Komajda M, et al. Effect of ivabradine in patients with heart failure with preserved ejection fraction：The EDIFY randomized placebo-controlled trial. Eur J Heart Fail 2017；30：Apr 30.
21) Teerling JR. Ivabradine in heart failure-no paradigm SHIFT…yet. Lancet 2010；376：847-9.
22) Swedberg K, et al. Effects on outcomes of heart rate reduction by ivabradine in patients with congestive heart failure：Is there an influence of beta-blocker dose？：Findings from the SHIFT study. J Am Coll Cardiol 2012；59：1938-45.
23) Giuseppe C, et al. Addition of ivabradine to betablockers in patients with atrial fibrillation：Effects on heart rate and exercise tolerance. Int J Cardiol 2016；202：73-4.
24) Turley SL. Emerging role of ivabradine for rate control in atrial fibrillation. Ther Adv Cardiovasc Dis 2006；10：348-52.
25) Tardif JC, et al. Efficacy of the I(f) current inhibitor ivabradine in patients with chronic stable angina receiving beta-blocker therapy：A 4-month, randomized, placebo-controlled trial. Eur Heart J 2009；30：540-8.
26) Tardif JC, et al. Effects of ivabradine in patients with stable angina receiving β-blockers according to baseline heart rate：An analysis of the ASSOCIATE study. Int J Cardiol 2013；168：789-94.
27) Fox K, et al. Ivabradine for patients with stable coronary artery disease and left-ventricular systolic dysfunction (BEAUTIFUL)：A randomised, double-blind, placebo-controlled trial. Lancet 2008；372：807-16.
28) Fox K, et al. Relationship between ivabradine treatment and cardiovascular outcomes in patients with stable coronary artery disease and left ventricular systolic dysfunction with limiting angina：A subgroup analysis of the randomized, controlled BEAUTIFUL trial. Eur Heart J 2009；30：2337-45.
29) Fox K, et al. Ivabradine in stable coronary artery disease without clinical heart failure. N Engl J Med 2014；371：1091-9.
30) Lu Y, et al. Ivabradine and atrial fibrillation：A double-edged sword. Int J Cardiol 2016；223：182-5.
31) Melgari D, et al. Letter by Melgari et al regarding article, "Ivabradine：Role in the Chronic Heart Failure Armamentarium". Circulation 2016；134：e296-7.
32) Messerli FH, et al. Ivabradine in coronary heart disease-The emperor has no clothes. Am J Cardiol 2017；120：e15.
33) Steg PG, De Silva R. Beta-blockers in asymptomatic coronary artery disease：No benefit or no evidence？ J Am Coll Cardiol 2014；64：253-5.

Current Topics

経皮的僧帽弁接合不全修復システム (MitraClip®)

■ 僧帽弁閉鎖不全に対する治療の実態

僧帽弁閉鎖不全は僧帽弁逸脱症や腱索断裂などのように僧帽弁およびその支持組織の器質的異常に基づく器質的僧帽弁閉鎖不全と，僧帽弁には器質的異常を認めず左室拡大に伴う tethering や僧帽弁輪拡大などに基づく機能性僧帽弁閉鎖不全に大別される．

僧帽弁の器質的異常による重度の僧帽弁閉鎖不全症は，症状が出現すれば弁形成/弁置換術を行うべきとガイドラインに明記されている．さらに，たとえ無症状であっても左室拡大や左室収縮性低下がある一定レベルまで進行していれば，やはり弁形成/弁置換術を行うべきとされている．しかしながら，現実の臨床現場でそのとおりに治療を実践することは容易ではない．たとえば，器質的僧帽弁閉鎖不全症が長年の左室容量負荷を通じて左室拡大，左室駆出率低下をきたし，自覚症状が出現して医療機関を受診した段階ですでに高度の左室駆出率低下を認める症例もある．2001年に欧州で実施された調査によると，高度の僧帽弁閉鎖不全によりNYHA II度以上の心不全症状を自覚している患者のうち49%，つまり半数近い患者において手術が施行されていなかった[1]．左室収縮機能障害は手術リスクを大きく上昇させることを反映し，❶に示すように，左室駆出率が低下している患者で，手術が避けられる傾向はより顕著である．その一方で，左室駆出率が低下している心不全患者では，僧帽弁閉鎖不全の程度が高度であるほど予後が悪い(❷)[2]．

高度の僧帽弁閉鎖不全は，左房圧上昇，左室拡大および左室拡張期圧上昇を促進してしまい，心不全増悪の負の連鎖をもたらす．機能性僧帽弁閉鎖不全は左心室の疾患が主原因である二次性僧帽弁閉鎖不全なので，僧帽弁逆流の軽減は根本的な治療とはならないが，このような負の連鎖を断ち切り左室の容量負荷と左房圧上昇を軽減するという対症療法にはなりうることが期待される．

■ 僧帽弁閉鎖不全に対する MitraClip®

左室駆出率が低下している重症僧帽弁閉鎖不全患者など手術リスクの高い高度僧帽弁閉鎖不全に対する低侵襲の治療法としてカテーテルを用いた治療法が開発されてきた．そのなかで，日本において最も早く導入されるのが MitraClip® である．MitraClip® は大腿静脈からデバイスを挿入し，心房中隔穿刺を行って右房から左房に進める．さらに左室までデバイスを進め，少しずつ左房側

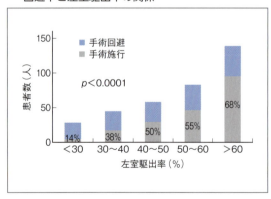

❶ 高度僧帽弁閉鎖不全症を有する患者における手術回避率と左室駆出率の関係[1]

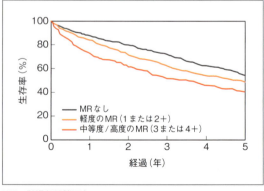

❷ 左室駆出率が低下している心不全患者の予後に対する僧帽弁閉鎖不全の影響[2]

MR：僧帽弁閉鎖不全

❸ MitraClip® の手順の概略

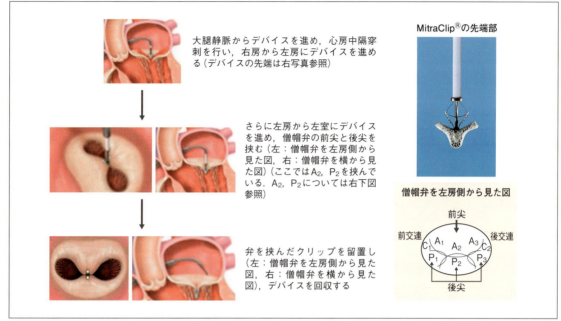

（写真と図：アボットバスキュラー ジャパン株式会社より提供）

に引きながら僧帽弁逆流が認められる部位の僧帽弁の前尖と後尖をデバイスの先端に付いているクリップでつまみ，このクリップを留置してデバイスを抜去するedge-to-edge repair を行うものである（❸）．

MitraClip® は 2008 年に EU において CE マークを取得し，その後，欧米あるいは日本以外のアジアの国々で承認され，これまでに 4 万人以上の患者に用いられているが，まだその位置づけは確立していない．2012 年に発表された European Society of Cardiology (ESC) と European Association for Cardio-Thoracic Surgery (ESCTS) のガイドラインでは，手術リスクが高く解剖学的に MitraClip® に適した器質的異常を有し 1 年以上の余命が期待される器質的僧帽弁閉鎖不全，あるいはβ遮断薬などの薬物療法や心臓再同期療法（CRT）を含め左室駆出率の低下した心不全（HFrEF）にガイドラインで求められている治療を十分に行っているにもかかわらず，心不全症状を有し解剖学的に MitraClip® に適しており 1 年以上の余命が期待される機能性僧帽弁閉鎖不全に対して，MitraClip® を用いた治療を行うことは Class IIb（有用性／効果が十分にエビデンスや見解により支持されていない）という位置づけにある．

MitraClip® 施術に適した，あるいは不適と考えられる構造的特徴を❹にまとめた．機能性僧帽弁閉鎖不全で

❹ MitraClip® に適した／不適な形態的特徴

適した形態
・A_2〜P_2 からの僧帽弁逆流
・把持予定部位の弁尖に石灰化を認めない
・僧帽弁口面積 > 4.0 cm^2
・後尖長 ≧ 10 mm
・器質性僧帽弁逆流の場合：flail ギャップ (flail gap) ≦ 10 mm，flail 幅 (flail width) ≦ 15 mm
・機能性僧帽弁逆流の場合：接合部長 (coaptation length) ≧ 2 mm，接合部の深さ (coaptation depth) ≦ 11 mm

不適な形態
・リウマチ性僧帽弁疾患あるいは心内膜炎
・把持予定部位の弁尖に高度な石灰化
・弁尖の穿孔
・把持予定部位の一次腱索および二次腱索ともにサポートが不十分
・血行動態的な僧帽弁狭窄の存在
・後尖長 < 7 mm
・僧帽弁口面積 ≦ 3.0 cm^2
・前尖と後尖のギャップ > 2 mm

は，僧帽弁閉鎖不全は二次的な現象であり疾患の本質ではないことから，僧帽弁閉鎖不全を招いている左室機能障害に対する十分な治療が先行して行われることなく MitraClip® の適否を考えることは許容されない．

❺ 現在行われている介入研究

MitraClip® vs 至適薬物療法
COAPT（機能性僧帽弁閉鎖不全，アメリカ）
RESHAPE-HF（機能性僧帽弁閉鎖不全，欧州）
MITRA-FR（機能性僧帽弁閉鎖不全，フランス）
MitraClip® vs 外科治療
MATTERHORN trial（機能性僧帽弁閉鎖不全，ドイツ）
HiRiDe trial（器質的僧帽弁閉鎖不全，欧州）

（　）内は試験の対象となる病態と実施国．

■ MitraClip® の成績

　臨床イベントという観点に立つとMitraClip®が薬物治療や手術など既存の治療法に勝るというデータはない．2011年に発表された介入研究であるEVEREST II（Endovascular Valve Edge-to-Edge Repair Study II）の結果をみると，MitraClip®施術後は早期の離床が可能であり，施術後30日時点での患者の自覚症状の改善度は開心術に比べ優れている．この点はカテーテル治療の利点である．しかしながら，12か月経過すると自覚症状の点における優越性は消失し，逆に12か月後の僧帽弁逆流の重症度は開心術群に比べ劣るとするデータである[3]．つまり施術直後には僧帽弁逆流は軽減しても12か月のあいだに再増悪する傾向にあり，本治療の長期的な有効性は確立しているとはいえない．ただし，EVEREST II対象患者の長期追跡調査によると，施術後1年目を経過すると，その後の増悪はほとんど認められないことが明らかとなった．さらに施術の初期成功率をみると，EVEREST IIでは77％であったが，近年の実臨床のデータを用いた登録研究では90％を超えており，経験が積まれたことにより，今では実臨床においてEVEREST IIの結果よりも長期的に良好な成績をもたらしていることが十分に推察される．日本でもすでに治験が終了し，良好な初期成績が収められている．ただし，MitraClip®が手術を含め既存の治療法に比べ有用であるか否かを検討する介入研究が現在行われているところであり（❺），これらの結果が明らかとなることによって初めてMitraClip®の位置づけが定められることになる．

　MitraClip®施行において急性効果（僧帽弁逆流の十分な軽減）が得られないという事象は，クリップ留置にもかかわらず僧帽弁逆流がII度以下に減弱しえない場合と，クリップを留置できない場合に分けられる．前者のリスクの一つは有効逆流弁口面積が大きいこととされている．Lubosらの報告では70.8 mm^{2}が目安としてあげられている[4]．後者はクリッピングにより僧帽弁狭窄が生じてしまうことが主な原因となる．このデバイスは，僧帽弁弁尖を挟んで，僧帽弁逆流の程度や血行動態を評価したうえでクリップ留置を行うことができるため，もしも挟んだ段階で左房–左室圧較差が異常に上昇する場合は施術を中断することができる．Lubosらは術前の僧帽弁口面積が小さいこと，術前の拡張期左房–左室平均圧較差が高いことをリスクとしてあげている（❻）．

　開心術のリスクを高める要素として左室駆出率の高度低下があげられ，そのような患者はMitraClip®の適応と考えられやすいが，左室駆出率＜30％はMitraClip®施術後1年以内の死亡リスクとされている[5]．EVEREST II試験の患者選択基準の一つは左室駆出率＞25％であり，左室駆出率が25％以下の患者は除外されたうえで試験が実施された．高度な左室駆出率低下例におけるMitraClip®施行の決定は慎重な議論のうえでなされなければならない．

■ MitraClip® 実施における最重要ポイント

　現在までのエビデンスに基づけば，MitraClip®はすでに確立している治療法に比べ明らかに優れているという位置づけにはない．したがって，この治療が適している患者を厳密に識別し「適切な施行」を心がけることが求められる．とくに，左室機能障害が疾患の主体である機能性僧帽弁閉鎖不全においては，十分な標準的心不全薬物治療がMitraClip®実施を考える前に行われていなければならない．たとえば左室駆出率の低下している心不全患者では禁忌がなければβ遮断薬を導入することは当然であり，加えてこれまでのエビデンスからはできるだけ増量することが求められる．しかしながら，日本における治療実態をみると，β遮断薬のunderuse, underdoseが非常に目立つ．つまり，十分な心不全薬物治療が行われていない患者が多いのである．このような患者において機能性僧帽弁逆流が病態の悪化に寄与していると判断された場合でも，MitraClip®実施の前にβ遮断薬の導入および増量が優先されるべきである．β遮断薬のレスポンダーであればreverse remodelingが起きて僧帽弁逆流も軽減することが期待される．

　このようにMitraClip®は施術前に慎重に適応を判断することが求められる．当然のことであるが，適応となる患者に対しては安全かつ有効な施術を実施しなければならない．これらを実践するためには，循環器内科医，心臓血管外科医，麻酔科医などから構成されるハートチームを組み，さらに心エコーの専門医，心不全専門

❻ MitraClip® 施術前のエコーデータによる患者層別化[4]

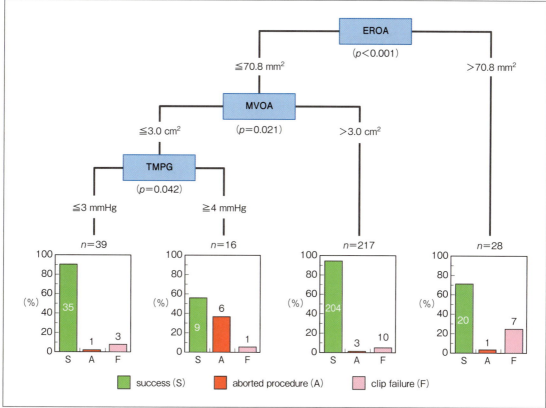

有効逆流弁口面積（EROA）が 70.8 mm² より大きい場合は，Clip Failure（クリップ留置にもかかわらず十分な僧帽弁逆流軽減を得られない）となるリスクが高い．EROA が 70.8 mm² 以下の場合，僧帽弁口面積（MVOA）が 3.0 cm² より大であれば，施術はほぼ成功する．MVOA が 3.0 cm² 以下の場合，術前の左房 - 左室平均圧較差（TMPG）が 3 mmHg 以下であれば施術はほぼ成功する．しかし TMPG が 4 mmHg 以上であれば，aborted procedure（クリップを留置しえなかった）となるリスクが高い．aborted procedure の主たる理由は，弁尖を挟むと TMPG が過度に上昇したことによる．

医，インターベンション専門医がこのチームに含まれなければならない．とくに僧帽弁は透視では確認できないので，術前評価のみならず術中ナビゲーションとして心エコーの役割が大である．したがって，施術を行うインターベンション医も心エコーを理解する能力を有していることが必須とされる．

以上，日本で導入される MitraClip® について概説した．この治療法の有効かつ安全な実施には，ハートチームによる術前，術中，術後の綿密な協力が必須である．MitraClip® が本当に社会に役立つ治療選択肢となるためには，「デバイスの挿入方法」に傾注する前に「どのような患者に適応があるか」を正しく評価できる体制の構築に腐心することが重要であると，最後に改めて強調しておきたい．

（山本一博）

● 引用文献

1) Mirabel M, et al. What are the characteristics of patients with severe, symptomatic, mitral regurgitation who are denied surgery? Eur Heart J 2007；28：1358-65.
2) Trichon BH, et al. Relation of frequency and severity of mitral regurgitation to survival among patients with left ventricular systolic dysfunction and heart failure. Am J Cardiol 2003；91：538-43.
3) Feldman T, et al. Percutaneous repair or surgery for mitral regurgitation. N Engl J Med 2011；364：1395-406.
4) Lubos E, et al. MitraClip therapy in surgical high-risk patients：Identification of echocardiographic variables affecting acute procedural outcome. JACC Cardiovasc Interv 2014；7：394-402.
5) Puls M, et al. One-year outcomes and predictors of mortality after MitraClip therapy in contemporary clinical practice：Results from the German transcatheter mitral valve interventions registry. Eur Heart J 2016；37：703-12.

Current Topics

循環補助用心内留置型ポンプカテーテル (IMPELLA®)

■ IMPELLA® とは？

循環補助用心内留置型ポンプカテーテル IMPELLA® (Abiomed Inc., Danvers, MA) は短期使用型の経皮的左心補助デバイスであり，大腿動脈あるいは鎖骨下動脈よりアクセスする（❶）[1]．定常流が得られる軸流型ポンプであり，左室内に留置し，内部のプロペラを高速回転させることで，inlet area より左室内血液を脱血し，outlet area（吐出部）より血液を上行大動脈へ駆出するデバイス（❷）[2]である．これにより，①左室後負荷の軽減，②冠血流の増加，③大動脈血流の増加，が得られる．欧米では開心術後の人工心肺離脱困難例，ハイリスク PCI，心原性ショック併存急性心筋梗塞における循環補助として用いられている．

留置方法としては，経皮的に大腿動脈から pig tail カテーテルと同様の手法で左室内へ導入していく．inlet area が左室内腔にあり僧帽弁前尖や腱索にかからない位置とし，outlet area が上行大動脈にあれば適切な位置である（❸）[3]．軸流ポンプのサイズは IMPELLA® 2.5 が 13 Fr，IMPELLA® 5.0 が 20 Fr である．左室から上行大動脈方向へ順行性に送血することから，生理的な循環様式を維持しつつ，冠血流増加と後負荷軽減左室拡張末期圧を軽減し，そしてポンプ機能を有している．IMPELLA® は効果的な心補助が可能であり欧米では使用され，大動脈内バルーンパンピング（IABP）と比較しても心負荷の減少は大きいと考えられている．

IMPELLA® の最も重要と考えられる効果として心負荷改善（LV unloading）があげられる（❹）．心仕事量は心室圧 - 心室容積（P-V loop）で表せるが，心筋酸素需要消費と最も相関している．IMPELLA® はほかのデバイスと比較して，最も心臓仕事量の軽減につながると考えられている（❺）[4]．

■ IMPELLA® の適応

適応

欧米での適応は，構造上からも長期間の留置は困難なデバイスでありハイリスク経皮的冠動脈インターベン

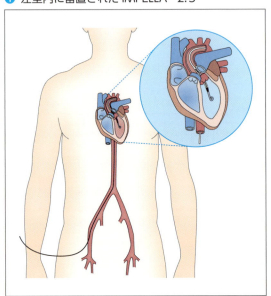

❶ 左室内に留置された IMPELLA® 2.5 [1]

ション（PCI）における循環補助や心原性ショック併存急性心筋梗塞がよい適応と考えられている．重症心不全や心原性ショックに対しては，次の治療オプションを見据えたうえでの bridge to decision デバイスとしての使用が好ましい．この用途で従来用いられてきた経皮的心肺補助装置（percutaneous cardiopulmonary support：PCPS）に比べて循環様式が生理的であり，左室減負荷が得られる（❻）．日本においては，先述したように，心原性ショック例のうち，あらゆる内科的治療抵抗性の急性左心不全を主体とする循環不全が遷延する症例が適応となっている．日本で❼[5]のような状況下に，今後，IMPELLA® の使用が可能となる．

IABP との比較

現在 IABP と IMPELLA® を比較したさまざまな検討が行われている．

PROTECT II study[6] ではハイリスク PCI 症例を

❷ IMPELLA®2.5の全体図（左）と先端部（右）[2]

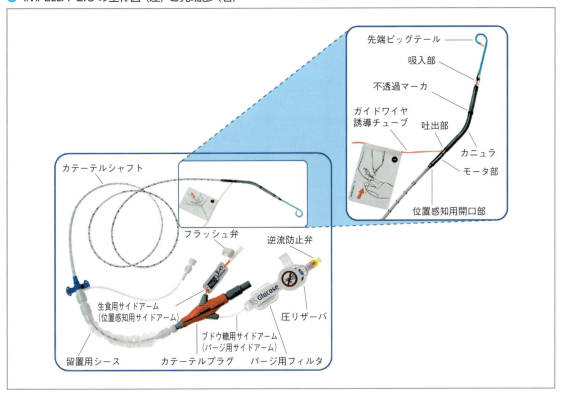

❸ IMPELLA®5.0の正しい留置位置（経食道心エコー）[3]

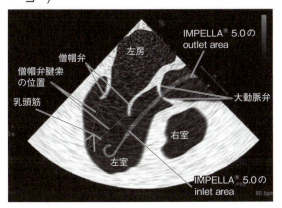

❹ P-V loop

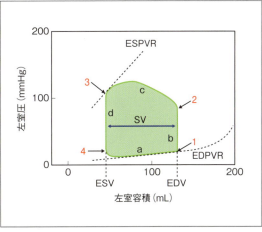

1：拡張末期（僧帽弁閉鎖），2：大動脈弁開放，3：収縮末期，4：僧帽弁開放．

SV：stroke volume, ESV：end systolic volume, EDV：end diastolic volume, ESPVR：end-systolic pressure-volume relationship, EDPVR：end-diastolic pressure-volume relationship

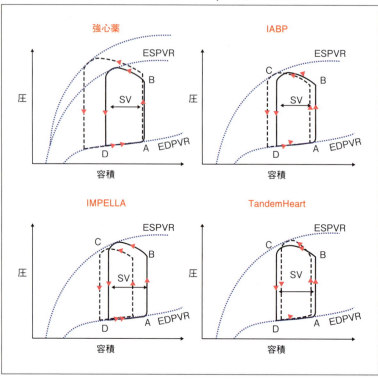

❺ IMPELLA® とその他デバイスの P-V loop に対する効果[4]

SV：stroke volume, ESPVR：end-systolic pressure-volume relationship, EDPVR：end-diastolic pressure-volume relationship

IABP 群，IMPELLA® 2.5 群に無作為に分けて検討している．結果としては 30 日後では一次エンドポイントである主要有害事象には差を認めなかったが，90 日後では有意差をもって IMPELLA® 群で低値を認めた（❽, ❾）[6]．

心原性ショック併存急性心筋梗塞症例での IMPELLA® と IABP の比較検討は，ISAR-SHOCK trial[7] で行われており，cardiac index（CI）の改善（$0.49±0.46$ L/分/m^2 vs $0.11±0.31$ L/分/m^2, $p = 0.02$）が IMPELLA® 群にて優れていた．しかしながら，留置後最初の 60 分の CI の改善において，IABP に対する統計学的な優位性は示されなかった（$p = 0.052$）．30 日後の死亡率は 46% と IABP と同等であった．

心原性ショック併存急性心筋梗塞においての IMPELLA® の留置タイミングに関しても検討がなされている．USpella registry[8] において PCI 治療前に IMPELLA® を留置した群が後に留置した群よりも 30 日生存率が有意に高かった．そして IABP と IMPELLA® での主要合併症（major adverse complicated events：MACE）に関しては大きな差は認めなかったと USpella registry において報告されている[9]．

このように IMPELLA® を併用することで，ハイリスク PCI 症例や心原性ショック併発急性心筋梗塞に対してより安全な治療が可能となり，導入する場合は PCI 治療前に留置するほうが大きな有益性を得られると考えられる．そして重症心不全例などでは IMPELLA® の使用により全身状態の改善と心原性臓器不全の改善が得られた場合，心臓移植などといったさらにステップアップした治療への重要な治療基準になりうると考えられる．しかしながらまだ現段階では，長期的な IMPELLA® の使用による効果に関しては未知な部分もあるため，さらなる解析を待ちたい．そして日本においては心原性ショック例での使用が可能となる．今まで救命しえなかった心原性ショック例の多くに対して IMPELLA® を使用することで，救命可能となることをわれわれは期待している．

（深町大介，平山篤志）

❻ IABP，PCPS，IMPELLA® 2.5 の比較

	IABP	PCPS	IMPELLA® 2.5
適応	・急性心筋梗塞により発症した心原性ショック ・急性心筋梗塞に合併した急性僧帽弁逆流，乳頭筋断裂，心室中隔穿孔 ・不安定狭心症に対する心臓バイパス手術の待機状態 ・心臓手術の際の人工心肺離脱時の補助 ・急性心筋炎 ・PCI 施行時の slow flow や no reflow 現象 ・ハイリスク PCI ・難治性不整脈	・急性心筋梗塞や急性心筋炎などの心原性ショック，心停止 ・人工心肺離脱困難，開心術後の急性心肺不全 ・難治性不整脈 ・ハイリスク PCI ・急性肺塞栓症に伴う循環虚脱	・心原性ショック例（あらゆる内科的治療抵抗性の急性左心不全を主体とする循環不全が遷延する症例）
禁忌	・重症の大動脈弁閉鎖不全症 ・大動脈解離，大動脈瘤（胸部下行，腹部），重症の大動脈〜腸骨動脈閉塞性疾患 ・大動脈内の人工血管やステントグラフト ・重篤な動静脈シャント ・敗血症 ・コントロールのつかない出血	・重症の大動脈弁閉鎖不全症 ・最近の脳血管障害 ・外傷性心障害 ・コントロールされていない敗血症 ・高度の末梢動脈疾患 ・コントロールのつかない出血	・大動脈弁狭窄症（中等度以上） ・大動脈弁閉鎖不全（中等度以上） ・大動脈機械弁や心収縮補助装置を植え込んだ患者 ・左室内血栓 ・閉塞性肥大型心筋症 ・上行大動脈瘤
サイズ	7〜8 Fr	4〜19 Fr	13 Fr
CO の増加（心拍出量）	0.3〜0.5 L/分	>4 L/分	2.5 L/分
ポンプメカニズム	拍動流	遠心ポンプ	軸流ポンプ
血行動態への影響	AL↓，SV↑，CP↑，TP−，PCWP↓，LVEDP↓，MAP↑	AL↑，SV↓，CP−，TP↑，PCWP↓，LVEDP−，MAP↑	AL→，SV↓，CP↑，TP↑，PCWP↓，LVEDP↓，MAP↑

↑：上昇，↓：低下，→：変化なし，−：不明．
AL：afterload，SV：stroke volume，CP：coronary perfusion，PCWP：pulmonary capillary wedge pressure，LVEDP：Left ventricular end diastolic pressure，MAP：mean aortic pressure，TP：tissue perfusion

❼ 補助循環用ポンプカテーテルの適正使用指針（抜粋）[5]

心原性ショック例のうち，あらゆる内科的治療抵抗性の急性左心不全を主体とする循環不全が遷延する症例であって，従来のIABPまたはPCPSによる補助循環のみでは救命困難が想定される病態にあるもの．

補助循環用ポンプカテーテル
・左室内に留置されて左室の血液を汲み出し大動脈から全身に拍出する補助循環装置（VAD）と同等の機能を持つ流量補助装置．
・心負荷軽減と心筋循環改善による心機能改善効果が期待され，カテーテルVADであるため，ショック時の対応が迅速かつ低侵襲に装着可能．
・一時的な補助装置であるため，離脱不可能な場合は，中長期VADへの移行も考慮する．
・PCI中のみの補助には使用しないこと．

◉ 引用文献

1) ABIOMED. Impella® 2.5 with the Automated Impella® Controller. Instructions for Use & Clinical Reference Manual (United States only). http://www.abiomed.com/assets/files/impella/14773283833b63609ecdc10b9bac7d26b76db76940.pdf
2) 日本アビオメッド株式会社．IMPELLA 2.5. http://abiomed.co.jp/impella-2-5/
3) ABIOMED. Echocardiography for Evaluating Impella® Catheter Position Following Placement. www.abiomed.com
4) Kern MJ. The changing paradigm of hemodynamic support device selection for high-risk percutaneous coronary interventions. J Invasive Cardiol 2011；23：439-46.
5) 補助人工心臓治療関連学会協議会 インペラ部会．I．適正使用指針（2017年7月4日施行）．http://j-pvad.jp/guideline/
6) O'Neill WW, et al. A prospective, randomized clinical trial of hemodynamic support with Impella 2.5 versus intra-aortic balloon pump in patients undergoing high-risk

❽ ハイリスクPCI症例におけるIABP群とIMPELLA®2.5群の予後の比較—PROTECT II[6]

	30日後			90日後		
	IABP ($n=211$) (%)	IMPELLA® 2.5 ($n=216$) (%)	p	IABP ($n=210$) (%)	IMPELLA® 2.5 ($n=215$) (%)	p
主要有害事象の複合	42.2	34.3	0.092	51.0	40.0	0.023
死亡	6.2	6.9	0.744	9.0	11.6	0.383
脳卒中/一過性脳虚血発作	1.9	0.0	0.042	2.4	0.9	0.240
心筋梗塞	10.9	13.4	0.425	14.8	11.6	0.340
再血行再建術	4.3	1.4	0.072	8.1	3.7	0.055
心臓血管手術*が必要な病態	1.4	0.9	0.634	1.9	1.4	0.680
急性腎不全	4.7	4.2	0.774	4.8	4.2	0.774
心肺蘇生/心室性不整脈†	3.3	2.3	0.531	4.3	2.3	0.258
大動脈弁の損傷/大動脈弁閉鎖不全の増加	0.0	0.0	-	0.0	0.0	-
治療を必要とする重度の低血圧	9.0	4.6	0.072	5.7	3.7	0.332
造影上の不成功	0.5	0.5	0.987	0.0	0.5	0.322

*心臓,胸部,腹部手術,または下肢虚血の血管内手術.
†心室性不整脈にはカルディオバージョンが必要となる.

❾ IABP群とIMPELLA® 2.5群の主要有害事象発生率の比較—PROTECT II[6]

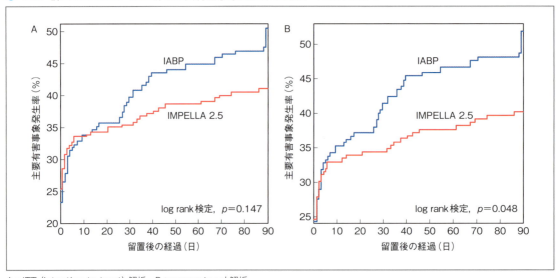

A:ITT (intention to treat) 解析,B:per protocol 解析.

percutaneous coronary intervention：The PROTECT II study. Circulation 2012；126：1717-27.
7) Seyfarth M, et al. A randomized clinical trial to evaluate the safety and efficacy of a percutaneous left ventricular assist device versus intra-aortic balloon pumping for treatment of cardiogenic shock caused by myocardial infarction. J Am Coll Cardiol 2008；52：1584-8.
8) O'Neill WW, et al. The current use of Impella 2.5 in acute myocardial infarction complicated by cardiogenic shock：Results from the USpella Registry. J Interv Cardiol 2014；27：1-11.
9) Maini B, et al. Real-world use of the Impella 2.5 circulatory support system in complex high-risk percutaneous coronary intervention：The USpella Registry. Catheter Cardiovasc Interv 2012；80：717-25.

Current Topics

重症心不全に対する細胞シートを用いた心筋再生治療

　日本の心不全による年間死亡数は約4万3,000人，とくにend-stage心不全では1年死亡率が75％とされる．高齢化，虚血性心疾患の増加に伴い，今後，心不全患者数の増大およびそれに伴う治療費の増加が予想される．重症心不全に対する現在の最終的な治療法は，補助人工心臓や，心臓移植などの置換型治療であるが，現段階では前者はその耐久性や合併症，後者はドナーの確保や免疫抑制薬などに問題があり，普遍的治療とは言い難いのが現状である．

　また，小児心不全においては，WHOの勧告により海外渡航移植は禁止されようとしているにもかかわらず，日本の小児心臓移植における法整備は依然整っておらず，成人の移植よりも深刻なドナー不足が予想される．

　われわれの施設（大阪大学病院）は，90例に及ぶ心臓移植と200例を超える補助人工心臓治療を経験する重症心不全治療の拠点であるが，多数の重症心不全患者を目の前に置換型治療の限界と再生型治療の必要性を痛感し，自己骨格筋由来の筋芽細胞シートによる心筋再生療法を開発して，補助人工心臓離脱成功例を世界で初めて報告した．さらに20例以上の臨床例の経験から細胞シート移植技術を確立し，企業治験が開始され橋渡し研究を成功させるに至った（❶）．また，本細胞シートによる心不全治療は，シートから分泌されるさまざまなサイトカインによる血管新生，抗線維化作用を介していることを突き止めた．

　本項では，ヒト幹細胞臨床研究指針に適合した臨床研究および企業治験として実施されるに至るまでのわれわれの橋渡し研究について紹介し，今後の展望についても述べたい．（本項は第14回再生医療学会総会（2015〈平成27〉年3月）での学会賞受賞講演をもとに記述したものである．）

■ 心不全に対する細胞治療の開拓— injection法による混合細胞移植

　細胞治療においては，①自己由来の移植細胞源の獲得，②梗塞領域への効率的な細胞供給，③移植細胞への血液供給不足・アポトーシス・ネクローシスによる脱落の阻止，が重要な課題である．われわれは，これらをクリアする細胞源と供給方法を2000年代より模索してきた．

　まず細胞源として，自己骨格筋より採取可能な筋芽細胞と，HGF (hepatocyte growth factor) などの心筋再生にかかわるサイトカインを分泌する骨髄単核球細胞を混合した細胞集団を用い，不全心への直接的 injection法により，心機能回復の基礎研究を行った．

　イヌ慢性期梗塞モデルを作成し，自己由来筋芽細胞を培養し，自己骨髄単核球細胞を採取し，両細胞を同時に梗塞心に移植したところ，単独細胞の治療群と比較して，有意な心機能向上効果を示し，血管新生も豊富であった．この機序解明のため，骨髄単核球細胞と筋芽細胞を共培養したところ，単独細胞の培養と比較して，共培養群では，HGFなどの心筋再生因子の発現が向上していた[1]．これら基礎実験に基づき，人工心臓を装着した虚血性心筋症患者4例に対し，自己筋芽細胞と自己骨髄単核球細胞を開胸下に注射針を用いて移植し，術後その臨床経過を観察した[2,3]．当時，ヒトに用いることのできる細胞を培養するCell Processing Center (CPC) を当院未来医療センターに増設したばかりであり，GMP (good manufacturing practice)，GCP (good clinical practice) 基準を満たす細胞を大量に培養できるかが重要な問題であった．臨床研究に踏み切る前に，さまざまな骨格筋検体を得，CPCにて細胞単離・培養を行い，GMP，GCP基準を満たす，質の高い細胞を所定量培養することができた．このプロセスで得た細胞を，患者4例に移植したところ，手術中あるいは術後においても重篤な不整脈を認めず，エンドポイントであったsafety and feasibility studyを終えることができた．当臨床研究はsafety and feasibility studyであるため，有効性を解析することはできないが，4例中2例で術前と比較して，心機能と血流の向上を認めることができた．残念ながら，4例とも人工心臓からの離脱は不可能であり，さらなる基礎技術の発展が期待さ

❶ これまでの本研究の成果

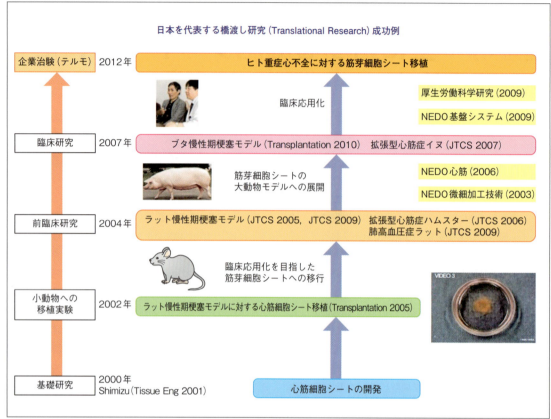

NEDO：New Energy and Industrial Technology Development Organization（国立研究開発法人新エネルギー・産業技術総合開発機構）

れる結果となった．

■ 心不全に対する細胞治療の発展─細胞シート技術の開発

これまでの結果をふまえ，重症心不全の治癒という目標を達成するためには，細胞治療の基礎技術をさらに発展させる必要があることを痛感した．課題②にあげた不全心への細胞供給システムの問題を解決すべく，われわれは温度応答性培養皿[4]を用いて，細胞シートを作成し，この組織体を心臓へ移植することにより，細胞を供給するという新しい供給システムを開発した．

これまで，細胞を組織化して移植する方法は主に，人工的なscaffoldに細胞を組み込む方法が考案されていたが，温度応答性培養皿による本法は，人工的scaffoldを用いない唯一の方法であり，組織を構築している細胞・細胞外基質はすべて自己生体組織由来であり，細胞と細胞間，移植組織とレシピエント間の接着蛋白の

発現は維持されており，生体適合性の高い組織体であることが種々の基礎研究から証明されている．

われわれはまず，ラット新生仔より単離した心筋細胞を，温度応答性培養皿を用いて培養し，細胞シートを作成した．シート状になった心筋細胞を20℃にて剥がし，これを二枚重ねて重層化し，障害心の心外膜側に移植した．重層化した心筋細胞シートはhomogeneousな三次元構造をもち，connexin43の発現および心筋細胞シート間の電気的結合を有し，自己拍動能を示した．この心筋細胞シートをラット梗塞心の心臓表面に貼付したところ，心筋細胞シートは心臓表面に接着し，梗塞心の機能改善を認めた[5]．

われわれはさらにヒト臨床に応用可能な細胞源として，新生仔由来ではなく，自己骨格筋由来の筋芽細胞を用いた筋芽細胞シートの作成と評価を行った．ラットを用いて，骨格筋由来筋芽細胞を単離し，筋芽細胞シートを作成して，ラット梗塞心[6]と拡張型心筋症ハムス

ター[7]に移植した．その結果，従来の注射針を用いた細胞移植法と比較して，組織・機能において，有意な改善が起こることを報告した．さらに，大動物心不全モデルとして，イヌ拡張型心筋症モデル[8]，およびブタ慢性期心筋梗塞モデル[9]を作成し，筋芽細胞シートを移植して，長期にわたる心機能改善効果を確認するとともに，本治療法の安全性を確認した．本研究にあたっては，死亡率が少なく重症のブタ慢性期心筋梗塞モデルを開発・作成した[10]．また，細胞シート移植治療は左心不全のみならず，右心不全にも有効性があることが示唆された[11]と同時に，心不全治療における既存の外科術式である左室形成術と組み合わせることにより，左室の再拡大が抑制されることが小動物モデルによって証明された[12]．また筋芽細胞シートで治療した心不全には，弾性の高いエラスチンが豊富に産生されており，これらの弾性線維が心機能を改善させることが予測されたため，筋芽細胞にエラスチンを遺伝子導入し，シート化・移植したところ，同遺伝子導入細胞シートにはより有効な心機能改善効果があることも示された[13]．

■ 筋芽細胞シートの心不全に対する機能改善のメカニズム

上記の動物実験と並行して，われわれは筋芽細胞シートの心不全に対する心機能向上効果に関するメカニズムを解明すべく，基礎的研究を行った．元来筋芽細胞は，骨格筋が損傷した際に，基底膜に存在する筋芽細胞が活性化され，細胞が増殖・分化し，最終的には，欠損した骨格筋を補うことが知られている．筋芽細胞を心臓に移植した際，筋芽細胞は心筋新生仔由来の心筋細胞とは異なり，心筋特有の収縮蛋白を発現することはなく，またconnexin43も発現しないため，電気的にレシピエント心と隔絶されて心臓内に存在し，レシピエント心と同期して拍動することはない．

われわれは，筋芽細胞シートの効果のメカニズムは，移植した細胞より遊離されるさまざまなサイトカインによる作用であると考え，ラット慢性期心筋梗塞モデルに筋芽細胞シートを移植し，移植された心臓組織のgrowth factorの発現を網羅的に解析したところ，HGF，vascular endothelial growth factor (VEGF)，stromal derived factor-1 (SDF-1)，insulin growth factor-1 (IGF-1) の発現がとくに向上していることを見出した[6]．この蛋白の発現は，移植される筋芽細胞シートの枚数に比例して，向上することを確認している[14]．さらに，本蛋白がどこから産生されているか検討したところ，外来より移植された筋芽細胞よりこれらの蛋白が分泌されていることが判明した．また，組織学的検討の結果，シート移植された心臓では，α-平滑筋アクチン陽性の細胞が多量に移植部位に存在し，同細胞はミオシン重鎖陰性の細胞で，筋芽細胞の特徴を有していないことが判明している[9]．また，HGF，VEGFなどの作用だけではなく，シートを移植した部位に，residual stem cellとよばれる心筋幹細胞が多数集積していることが観察された[6]．同細胞は，心筋がダメージを受けた際に，損傷部位に集積し，分化して心筋細胞特有骨格蛋白を発現し，損失した心筋細胞補填にあたっていることが知られている．細胞シートは，このように内因性の心筋再生メカニズムを惹起していることが，心機能向上効果の一因と考えている（❷）．

■ 細胞シート治療法の臨床研究および医師主導型治験への発展

人工心臓を装着した拡張型心筋症患者に対する筋芽細胞シート移植治療

これらの基礎実験をもとに，左室人工心臓を装着している拡張型心筋症患者に対する自己筋芽細胞シート移植の臨床研究について，本学倫理委員会・未来医療センターに承認を受け，2007年に臨床研究を開始した（❸）．

1例目において，人工心臓や筋芽細胞シートによる集学的治療により，心機能の改善を認め，最終的には左室補助人工心臓からの離脱に成功し，元気に退院した[15]．本症例においては，人工心臓のもつ"bridge to recovery"効果と筋芽細胞シートのもつ心筋賦活効果の両者の作用であると考えている．また，人工心臓を装着した3人の患者に筋芽細胞シートを移植したところ，うち2人において，左室収縮能の改善，左室のリバースリモデリングを認め，最終的に内1人が人工心臓から離脱した．本治療法にて人工心臓から離脱した患者は2人であるが，離脱後6年を経過した時点で，心不全兆候を認めず，自宅にて療養しており，仕事に復帰している．離脱できなかった2症例は，最終的に心臓移植を行ったが，本治療を行った4症例の心筋組織を用いて，血管密度を解析したところ，いずれの症例の血管密度も向上しており，非臨床研究で得た結果との相同性が認められた．

人工心臓を装着していない拡張型心筋症患者，虚血性心筋症患者に対する筋芽細胞シート移植治療

われわれは，人工心臓を装着していない拡張型心筋症患者8人，虚血性心筋症患者8人に対して，自己筋芽

❷ 予測される心筋組織修復のメカニズム

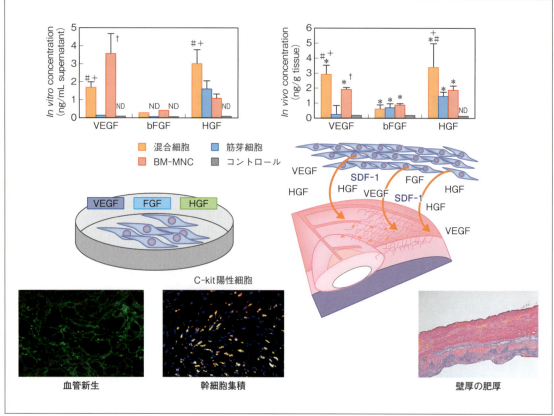

VEGF：vascular endothelial growth factor, bFGF：basic fibroblast growth factor, HGF：hepatocyte growth factor, FGF：fibroblast growth factors, SDF-1：stromal cell-derived factor-1, BM-MNC：bone marrow-derived mononuclear cell

細胞シートを移植し，本治療法の安全性・認容性を確認した．現在のところ，筋芽細胞シートに関連した重篤な有害事象を認めず，安全性を確認できている．また，一部の患者において，左室収縮能の改善，臨床症状の改善が得られており，シートを移植した患者の予測生命予後は，左室形成術を受けた患者と比較して良好であった（❹）．また，本治療法は，多施設にて企業治験を7例行い，安全性が検証された[16]．今後，これらのデータをもとに，薬事申請が行われ，市販化されることが期待される．

小児拡張型心筋症患者に対する筋芽細胞シート移植治療

成人の筋芽細胞シートの臨床応用に続いて，小児拡張型心筋症患者に対する筋芽細胞シートの臨床応用を開始しており，2014年に1例目の筋芽細胞シート移植を行い，現在経過観察中である．小児における心不全治療においては，現在，小児用の小型人工心臓は存在せず，心臓移植もドナー不足のため，ほとんど行われていないのが現状であり，本治療法により，症状の緩和，病状の進行を遅らせ，体を大きくして，将来成人の人工心臓を装着し，最終的には成人期に心臓移植を行うことを目標としている．筋芽細胞シートの適応拡大のため，小児重症心不全患者に対する筋芽細胞シートの医師主導型治験を計画している．

細胞シート法の発展性
移植方法の開発

これまで，基礎的・臨床的研究において，細胞を組織化することで移植を効率化してきたが，血管新生および移植組織の生着を向上させるために，細胞シートに血管を付与する臨床的手段として，大網に着目した．大網は元来，微細血管網に富む脂肪組織体であり，臨床では炎症を起こしている盲腸に集積し，炎症を抑制することが

❸ 左室補助人工心臓装着患者に対する筋芽細胞シートによる心筋再生治療の臨床研究（大阪大学病院）

目的	
左室補助人工心臓を装着した末期的拡張型心筋症に対し，自己筋芽細胞シートを移植することにより，細胞シート移植の安全性を検討するとともに，心機能の改善の可能性を検討することを目的とする	
エンドポイント	
本治療による有害事象の種類と発現率を検討し，本治療法における安全性を評価する	
被験者の心機能の経過を観察する	
予定症例数	
6例	
予定研究実施期間	
2年間	

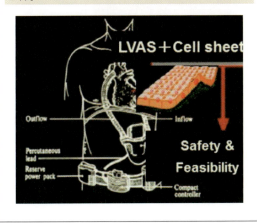

知られている．また，大網にはさまざまな間葉系幹細胞の存在が報告され，これらの細胞が障害組織の修復に良い影響を与えることが予測される．

われわれは，大網と細胞シート法を併用した場合，血管網を付与しつつ，細胞シートを効率的に心臓に供給できると推測し，30枚もの筋芽細胞シートを大網の上に移植し，この混合組織体をブタ慢性期梗塞モデルに移植した．同混合組織体は，梗塞心に良好に生着し，心機能の向上効果，growth factorの分泌能の増幅，多量の移植細胞の生着を観察した．また移植した筋芽細胞シートにより，大網の微小血管が虚血心筋に迷入し，レシピエント心筋の冠動脈と結合することを示した[17, 18]．細胞シートと大網との同時移植は，いわゆる「バイオバイパス手術」として，将来施行される可能性があるものと思われる（❺）．

新しい細胞源の探索― iPS細胞の臨床応用を目指して

細胞治療の臨床的有効性を向上させるため，心臓と電気的に結合する能力を有し，筋芽細胞より有効性の高い収縮弛緩運動を行う細胞として，われわれはiPS細胞の臨床応用に着手することになった．induced pluripotent stem cell (iPS cell) 細胞に，心筋細胞への分化誘導剤を添加すると，拍動する細胞へ分化誘導することが判明した．これらの細胞の心筋骨格蛋白，受容体，転写因子を検討すると，心筋細胞にもともと備わった骨格蛋白，受容体，転写因子を有しており，また，組織学的に

❹ 重症心不全に対する各種治療成績

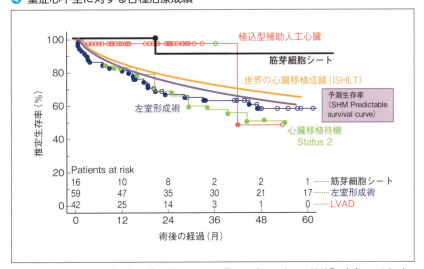

ISHLT：International Society for Heart Lung Transplantation, LVAD：left ventricular assist device

❺ 虚血性心筋症に対する筋芽細胞シートと大網を用いたバイオバイパスの試み（非臨床研究）

筋芽細胞シートに大網を同時移植すると，大量に細胞が残存し，血流改善効果が高い．
MI：myocardial infarction, ICM：ischemic cardiomyopathy

観察しても，サルコメア構造，ミトコンドリアを有しており，心筋細胞と形態的・分子生物学的に相同性が高いことが判明した[19]．この細胞をシート化し，ラット慢性期心筋梗塞モデルに移植したところ，iPS細胞由来心筋細胞シートにより心機能は向上し，移植されたiPS細胞は，in vivoにおいても心筋骨格蛋白を有していた[20]．また，ブタ慢性期心筋梗塞モデルを作成し，免疫抑制下にヒトiPS細胞由来心筋細胞シートを移植したところ，同細胞が生着し，心機能を向上させ，不整脈や腫瘍の発生は認められなかった[21]．さらに，iPS細胞由来心筋細胞シートは，大網と同時移植することにより，多数の心筋細胞がブタ虚血心に生着し，心機能向上効果を増幅することを報告した[22]．また，移植したiPS細胞由来心筋細胞が作業心筋として in vivo にて機能しているか検証したところ，in vivo において，心筋細胞はミオシン‐アクチンが相互作用してクロスブリッジを形成しており，このクロスブリッジ形成はレシピエント心筋と同期して起こっていることがSPring-8の放射光を用いて示された[23]．

細胞を用いた治療法を臨床的に流布させるためには，自己細胞のみに固執するのではなく，allogeneicな細胞をどう用いるかが重要である．allogeneicな細胞を用いるためには，免疫抑制薬を用いることが予測できるが，免疫抑制薬にはさまざまな副作用もあり，万人に用いることはできない．われわれは，allogeneicな細胞を臨床の現場で用いることを考え，さまざまな細胞の免疫原性を検討した．骨髄細胞は，もともとMHC（主要組織適合複合体）クラスIを発現しており，allogeneicな骨髄細胞を心臓に移植したところ，移植細胞は拒絶を免れることができ，心機能改善効果をもたらすことができると報告した．一方allogeneicな筋芽細胞を心筋に移植すると，筋芽細胞はホストより強力な拒絶を受

❻ 重症心不全に対する自己 iPS 細胞由来心筋細胞シート移植法の確立（文部科学省 iPS 細胞拠点事業）

け，細胞はすぐに脱落した．しかし，免疫寛容を惹起することが可能な骨髄間葉系幹細胞とアロ iPS 細胞由来心筋細胞を共培養すると，アロ iPS 細胞の抗原性が減弱することを見いだしており，今後，アロ iPS 細胞を臨床応用する際には，同細胞との共移植などの可能性を検討できる．

　上記をふまえつつ，本細胞を臨床応用する際には，細胞の安全性をいかにして担保し，心筋細胞への分化誘導効率を維持するかが重要である．現在われわれは，移植後腫瘍形成を抑制するための未分化細胞の除去法の開発，大量培養法の開発，小動物および大動物による安全性・有効性試験を精力的に進めている（❻）．本課題は，文部科学省が行っている iPS 細胞の臨床応用を目指した「再生医療実現拠点ネットワークプログラム；拠点 A」に採択されており，iPS 細胞の臨床応用に向かって研究を進めており，First in Human が射程距離に入っているといえよう．

（澤　芳樹）

● 引用文献

1) Memon IA, et al. Combined autologous cellular cardiomyoplasty with skeletal myoblasts and bone marrow cells in canine hearts for ischemic cardiomyopathy. J Thorac Cardiovasc Surg 2005；130：646-53.
2) Fujita T, et al. Clinical impact of combined transplantation of autologous skeletal myoblasts and bone marrow mononuclear cells in patients with severely deteriorated ischemic cardiomyopathy. Surg Today 2011；41：1029-36.
3) Miyagawa S, et al. Combined autologous cellular cardiomyoplasty using skeletal myoblasts and bone marrow cells for human ischemic cardiomyopathy with left ventricular assist system implantation：Report of a case. Surg Today 2009；39：133-6.
4) Shimizu T, et al. Two-dimensional manipulation of cardiac myocyte sheets utilizing temperature-responsive culture dishes augments the pulsatile amplitude. Tissue Eng 2001；7：141-51.
5) Miyagawa S, et al. Tissue cardiomyoplasty using bioengineered contractile cardiomyocyte sheets to repair damaged myocardium：Their integration with recipient myocardium. Transplantation 2005；80：1586-95.
6) Memon IA, et al. Repair of impaired myocardium by means of implantation of engineered autologous myoblast sheets. J Thorac Cardiovasc Surg 2005；130：1333-41.
7) Kondoh H, et al. Longer preservation of cardiac performance by sheet-shaped myoblast implantation in dilated cardiomyopathic hamsters. Cardiovasc Res 2006；69：466-75.
8) Hata H, et al. Grafted skeletal myoblast sheets attenuate myocardial remodeling in pacing-induced canine heart failure model. J Thorac Cardiovasc Surg 2006；132：918-24.
9) Miyagawa S, et al. Impaired myocardium regeneration with skeletal cell sheets--A preclinical trial for tissue-engineered regeneration therapy. Transplantation 2010；90：364-72.
10) Shudo Y, et al. Establishing new porcine ischemic

cardiomyopathy model by transcatheter ischemia-reperfusion of the entire left coronary artery system for preclinical experimental studies. Transplantation 2011；92：e34-5.

11) Hoashi T, et al. Skeletal myoblast sheet transplantation improves the diastolic function of a pressure-overloaded right heart. J Thorac Cardiovasc Surg 2009；138：460-7.

12) Saito S, et al. Myoblast sheet can prevent the impairment of cardiac diastolic function and late remodeling after left ventricular restoration in ischemic cardiomyopathy. Transplantation 2012；93：1108-15.

13) Uchinaka A, et al. Transplantation of elastin-secreting myoblast sheets improves cardiac function in infarcted rat heart. Mol Cell Biochem 2012；368：203-14.

14) Sekiya N, et al. Layered implantation of myoblast sheets attenuates adverse cardiac remodeling of the infarcted heart. J Thorac Cardiovasc Surg 2009；138：985-93.

15) Sawa Y, et al. Tissue engineered myoblast sheets improved cardiac function sufficiently to discontinue LVAS in a patient with DCM：Report of a case. Surg Today 42：181-4.

16) Sawa Y, et al. Safety and efficacy of autologous skeletal myoblast sheets (TCD-51073) for the treatment of severe chronic heart failure due to ischemic heart disease. Circ J 2015；79：991-9.

17) Shudo Y, et al. Novel regenerative therapy using cell-sheet covered with omentum flap delivers a huge number of cells in a porcine myocardial infarction model. J Thorac Cardiovasc Surg 2011；142：1188-96.

18) Kainuma S, et al. Cell-sheet therapy with omentopexy promotes arteriogenesis and improves coronary circulation physiology in failing heart. Mol Ther 2015；23：374-86.

19) Yu T, et al. In vivo differentiation of induced pluripotent stem cell-derived cardiomyocytes. Circ J 2013；77：1297-306.

20) Miki K, et al. Bioengineered myocardium derived from induced pluripotent stem cells improves cardiac function and attenuates cardiac remodeling following chronic myocardial infarction in rats. Stem Cells Transl Med 2012；1：430-7.

21) Kawamura M, et al. Feasibility, safety, and therapeutic efficacy of human induced pluripotent stem cell-derived cardiomyocyte sheets in a porcine ischemic cardiomyopathy model. Circulation 2012；126 (11 suppl 1)：S29-37.

22) Kawamura M, et al. Enhanced survival of transplanted human induced pluripotent stem cell-derived cardiomyocytes by the combination of cell sheets with the pedicled omental flap technique in a porcine heart. Circulation 2013；128 (11 Suppl 1)：S87-94.

23) Higuchi T, et al. Functional and electrical integration of induced pluripotent stem cell-derived cardiomyocytes in a myocardial infarction rat heart. Cell Transplant 2015；24：2479-89.

略語一覧

[ ]内は省略可，( )は直前の語と置き換え可．

ACC	American College of Cardiology	アメリカ心臓病学会
ACE	angiotensin converting enzyme	アンジオテンシン変換酵素
ACHD	adult congenital heart disease	成人先天性心疾患
ACLS	advanced cardiac (cardiovascular) life support	二次救命処置
ACT	activated coagulation time	活性[化]凝固時間
ADH	antidiuretic hormone	抗利尿ホルモン
ADHF	acute decompensated heart failure	急性非代償性心不全
AF	atrial fibrillation	心房細動
AHA	American Heart Association	アメリカ心臓協会
AHI	apnea hypopnea index	無呼吸低呼吸(低換気)指数
ANP	atrial natriuretic peptide	心房性ナトリウム利尿ペプチド
APTT	activated partial thromboplastin time	活性化部分トロンボプラスチン時間
AR	aortic [valve] regurgitation	大動脈弁逆流症，大動脈弁閉鎖不全症
ARB	angiotensin II receptor blocker	アンジオテンシンII受容体拮抗薬
ARNI	angiotensin receptor-neprilysin inhibitor	アンジオテンシン受容体ネプリライシン阻害薬
ARVC	arrhythmogenic right ventricular cardiomyopathy	不整脈原(源)性右室心筋症，催不整脈性右室心筋症
AS	aortic [valve] stenosis	大動脈弁狭窄症
ASH	asymmetric septal hypertrophy	非対称性中隔肥大
ASV	adaptive servo (support) ventilation	サーボ制御圧感知型人工呼吸器，順応性自動制御換気，適応補助換気
AT	anaerobic [metabolic] threshold	嫌気性[代謝]閾値，無酸素[代謝]閾値
ATP	anti [-] tachycardia pacing	抗頻拍ペーシング
AVD	atrioventricular [conduction] delay	房室[伝導]遅延
AVR	aortic valve replacement	大動脈弁置換術
BNP	brain (B-type) natriuretic peptide	脳性(B型)ナトリウム利尿ペプチド
BSA	body surface area	体表面積
BTC	bridge to candidacy	
BTD	bridge to decision	
BTR	bridge to recovery	
BTT	bridge to transplantation	
CHD	congenital heart disease	先天性心疾患
CI	cardiac index	心係数
CKD	chronic kidney disease	慢性腎臓病
CMR	cardiac magnetic resonance	心臓MRI
CNP	C-type natriuretic peptide	C型ナトリウム利尿ペプチド
CO	cardiac output	心拍出量
COPD	chronic obstructive pulmonary disease	慢性閉塞性肺疾患
CPAP	continuous positive airway pressure	持続的気道陽圧法,持続陽圧呼吸
CPX	cardiopulmonary exercise testing	心肺運動負荷試験

略語一覧

CRT	cardiac resynchronization therapy	心臓再同期療法
CRT-D	cardiac resynchronization therapy-defibrillator	両室ペーシング機能付き植込み型除細動器
CRT-P	cardiac resynchronization therapy-pacemaker	ペーシング機能のみのCRT
CSA	central sleep apnea	中枢性睡眠時無呼吸
CSR	Cheyne-Stokes respiration	チェーン・ストークス呼吸
CSR-CSA	central sleep apnea with Cheyne-Stokes respiration	チェーン・ストークス呼吸を伴う中枢性睡眠時無呼吸
CTEPH	chronic thromboembolic pulmonary hypertension	慢性血栓塞栓性肺高血圧症
CTRCD	cancer therapeutics-related cardiac dysfunction	がん治療関連心筋障害
CVP	central venous pressure	中心静脈圧
DAMPs	damage-associated molecular pattern molecules	損傷関連分子パターン
DCM	dilated cardiomyopathy	拡張型心筋症
DHA	docosahexaenoic acid	ドコサヘキサエン酸
DOAC	direct oral anticoagulant	直接経口抗凝固薬
DT	destination therapy	
ECMO	extracorporeal membrane oxygenation	体外 [式] 膜型人工肺
ECV	extracellular volume fraction	細胞外容積分画
EF	ejection fraction	駆出分画, 駆出率
eGFR	estimate glomerular filtration rate	推算糸球体濾過量
EPA	eicosapentaenoic acid	エイコサペンタエン酸
ERK	extracellular signal-regulated kinase	細胞外シグナル調節キナーゼ
ESC	European Society of Cardiology	ヨーロッパ心臓病学会
FDA	Food and Drug Administration	アメリカ食品医薬品局
FDG	fluorodeoxyglucose	フルオロデオキシグルコース
GLS	global longitudinal strain	
GLUT	glucose transporter	ブドウ糖 (グルコース) 輸送担体
hANP	human atrial natriuretic peptide	ヒト心房性ナトリウム利尿ペプチド
HAT	histone acetyltransferase	ヒストンアセチル化酵素
HCM	hypertrophic cardiomyopathy	肥大型心筋症
HDAC	histone deacetylase	ヒストン脱アセチル化酵素
HFmrEF	heart failure with mildly reduced ejection fraction heart failure with mid [-] range [left ventricular] ejection fraction	[左室] 収縮力 (左室駆出率) が40％以上50％未満の心不全
HFpEF	heart failure with preserved ejection fraction	[左室] 収縮力 (左室駆出率) の保たれた心不全 (左室駆出率50％以上の心不全)
HFrEF	heart failure with reduced ejection fraction	[左室] 収縮力 (左室駆出率) の低下した心不全 (左室駆出率40％未満の心不全)
HLHS	hypoplastic left heart syndrome	左心低形成症候群
HOT	home oxygen therapy	在宅酸素療法
HR	heart rate	心拍数
IABP	intra [-] aortic balloon pump (pumping)	大動脈内バルーンポンプ (バルーンパンピング)
ICD	implantable cardioverter defibrillator	植込み型除細動器

ICM	ischemic cardiomyopathy	虚血性心筋症
ICT	isovolumic contraction time	等容[性]収縮時間
IMiDs	immunomodulatory drugs	免疫調整薬
IPAH	idiopathic pulmonary arterial hypertension	特発性肺動脈性肺高血圧症
iPS	induced pluripotent stem cell	人工多能性幹細胞
IRT	isovolumic relaxation time	等容[性]弛緩時間
LGE	late gadolinium enhancement	遅延造影
LOS	low cardiac output syndrome	低心拍出量症候群
LVAD	left ventricular assist device	左心補助装置
LVEDP	left ventricular end-diastolic pressure	左室拡張終期(末期)圧
LVEDV	left ventricular end-diastolic volume	左室拡張終期(末期)容積
LVEF	left ventricular ejection fraction	左室駆出分画,左室駆出率
MAP	mitogen-activated protein	分裂促進因子活性化蛋白,ミトーゲン活性化蛋白
MCI	mild cognitive impairment	軽度認知障害
METs	metabolic equivalents	メッツ,代謝率,代謝平衡,代謝当量
mPAP	mean PAP (pulmonary artery pressure)	平均肺動脈圧
MR	mitral [valve] regurgitation	僧帽弁逆流症,僧帽弁閉鎖不全症
MRA	mineralocorticoid receptor antagonists	鉱質コルチコイド受容体拮抗薬(アルドステロン受容体拮抗薬,抗アルドステロン薬)
mRS	modified Rankin Scale (Score)	
MS	mitral [valve] stenosis	僧帽弁狭窄症
MVR	mitral valve replacement	僧帽弁置換術
NAD	nicotinamide adenine dinucleotide	ニコチン酸アデニンジヌクレオチド
NGS	next generation sequencer	次世代シーケンス(シーケンサー)
NLR	nucleotide-binding oligomerization domain-like receptor	Nod (NOD) 様受容体,ヌクレオチド結合性多量体ドメイン様受容体
NO	nitric oxide	一酸化窒素
NPPV	non-invasive positive pressure ventilation	非侵襲的陽圧呼吸(陽圧換気)
NSAID [s]	non [-] steroidal anti [-] inflammatory drug [s]	非ステロイド系抗炎症薬
NT-proBNP	N-terminal pro-BNP (brain natriuretic peptide)	N末端プロBNP,ヒト脳性ナトリウム利尿ペプチド前駆体N端フラグメント
NYHA	New York Heart Association	ニューヨーク心臓協会
OMC	open mitral commissurotomy	僧帽弁直視下交連切開術
OSAS	obstructive sleep apnea syndrome	閉塞性睡眠時無呼吸症候群
PAH	pulmonary arterial hypertension	肺動脈高血圧症,肺動脈性肺高血圧症
PAP	pulmonary artery pressure	肺動脈圧
PAWP	pulmonary artery wedge pressure	肺動脈楔入圧
PCI	percutaneous coronary intervention	経皮的冠動脈インターベンション
PCPS	percutaneous cardiopulmonary support	経皮的心肺補助装置
PCR	polymerase chain reaction	ポリメラーゼ連鎖反応

略語一覧

PCWP	pulmonary capillary wedge pressure = PAWP (pulmonary arterial wedge pressure)	肺毛細[血]管楔入圧 ＝肺動脈楔入圧
PET	positron emission tomography	ポジトロン[放出型]断層撮影
PH	pulmonary hypertension	肺高血圧症
PH-LHD	pulmonary hypertension owing to left heart disease	左心不全に伴う肺高血圧症
PHT	pressure half time	圧半減時間
PIs	proteasome inhibitors	プロテアソーム阻害薬
PPS	Palliative Performance Scale	
PR	pulmonary [valve] regurgitation	肺動脈弁逆流症
PTMC	percutaneous transvenous mitral commissurotomy	経皮経静脈的僧帽弁交連裂開術
PVR	pulmonary vascular resistance	肺血管抵抗
RAA	renin-angiotensin-aldosterone	レニン・アンジオテンシン・アルドステロン
RAGE	receptor for advanced glycation end products	糖化蛋白受容体，終末糖化産物受容体
RAP	right atrial pressure	右房圧
RAS	renin-angiotensin system = RAAS (renin-angiotensin-aldosterone system)	レニン・アンジオテンシン[・アルドステロン]系
RCM	restrictive cardiomyopathy	拘束型心筋症
RMS	remote monitoring system	遠隔モニタリングシステム
RV MPI	right ventricular myocardial performannce index	右室心筋パフォーマンス指標
RVEDA	right ventricular end-diastolic area	右室拡張終期(末期)面積
RVEDP	right ventricular end-diastolic pressure	右室拡張終期(末期)圧
RVEDV	right ventricular end-diastolic volume	右室拡張終期(末期)容積
RVEF	right ventricular ejection fraction	右室駆出分画，右室駆出率
RVESA	right ventricular end-systolic area	右室収縮終期(末期)面積
RVFAC	right ventricular fractional area change	右室面積変化率
RVP	right ventricular pressure	右室圧
SAS	sleep apnea syndrome	睡眠時無呼吸症候群
SAS	specific activity scale	身体活動指数
SBP	systolic blood pressure	最大(収縮期)血圧
SCAD	stable coronary artery disease	安定型冠動脈疾患
SCD	sudden cardiac death	心臓突然死
SDB	sleep disordered breathing	睡眠呼吸障害
SI	stroke index	1回拍出係数
S-ICD	subcutaneous implantable cardioverter defibrillator	皮下植込み型除細動器
SPE	speckle-tracking echocardiography	スペックルトラッキング心エコー図
SPECT	single photon emission computed tomography	単光子放出型コンピュータ断層撮影
SV	stroke volume	1回拍出量
SVRI	systemic vascular resistance index	体血管抵抗係数
TAH	total artificial heart	完全置換型人工心臓
TAPSE	tricuspid annular plane systolic excursion	三尖弁輪部収縮期移動距離

TAVI	transcatheter aortic valve implantation	経カテーテル[的]大動脈弁留置術
TAVR	transcatheter aortic valve replacement	経カテーテル[的]大動脈弁置換術
TGF	transforming growth factor	形質転換増殖(成長)因子
TLR	Toll-like receptor	Toll様受容体
TNF	tumor necrosis factor	腫瘍壊死因子
TR	tricuspid [valve] regurgitation	三尖弁逆流症,三尖弁閉鎖不全症
VAD	ventricular assist device	心室補助人工心臓,心室補助装置
VF	ventricular fibrillation	心室細動
VT	ventricular tachycardia	心室頻拍
WCD	wearable cardioverter defibrillator	着用型除細動器
WRF	worsening renal function	腎機能増悪

索　引

和文索引

あ

アザチオプリン	286
アセタゾラミド	322
アゾセミド	19, 336
アドバンスケアプランニング	174
アドリアマイシン心筋症	111
アブレーション治療	253, 257
アミオダロン	143, 240, 246, 251, 256, 294
アメジニウムメチル硫酸塩	298
アメリカ食品医薬品局	334
アメリカ心臓病学会	320
アメリカ心不全学会	15
アリスキレン	142
アルドステロン	44, 192
アルドステロン受容体拮抗薬	8, 44, 260
アンジオテンシンⅡ受容体拮抗薬	190, 244, 248, 294, 304, 332
アンジオテンシン変換酵素	99
アンジオテンシン変換酵素阻害薬	41, 190, 294, 304, 332
安定型狭心症	337
アントラサイクリン系抗がん薬	325
アントラサイクリン心筋症	325, 327

い

イオンチャネル	116
息切れ感	147
意思決定支援	153, 174
一酸化窒素	52, 191, 207
遺伝子異常	32
遺伝子診断	114
遺伝子表現型相関	115
イバブラジン	45, 141, 336
易疲労感	51, 147
イリゲーションカテーテル	253
イルベサルタン	143
陰性T波	74
インセサント型	246
インバージョンリカバリ法	84
インフラマソーム	37

う

植込み型LVAD	168
植込み型除細動器	211
植込型補助人工心臓	228
右室圧	101
右室梗塞	105
右室パフォーマンス指標	275
右室不全	274
右室面積変化率	275
右室流出路筋肉切除	312
右心カテーテル	105
右心不全	50, 274, 277
うっ血	25, 201, 274
うっ血解除	196
右房圧	101
運動耐容能	146
運動療法	145, 150

え

エナラプリル	192, 334
エピノゲノム変化	34
エプレレノン	44, 192, 196, 244
エベロリムス	234
エリアストレイン	82
遠隔モニタリングシステム	210
エントリー回路	253
エンパグリフロジン	144

お

オートファジー空胞	111
オルプリノン	277

か

介護負担軽減	153
核医学	91
核酸合成阻害薬	234
拡張型心筋症	32, 110, 114, 117, 120, 233, 351
拡張機能不全	332
拡張障害	129
拡張相肥大型心筋症	303
核膜	116
核膜蛋白	116
下肢虚血	216
家族性DCM	117
家族性アミロイドーシス	293, 297
カテーテルアブレーション	241, 288
カテーテルインターベンション	214
カテーテル検査	101
カテコラミン	8, 179, 201
カフェイン	322
カヘキシー	53, 180
ガリウムシンチグラフィ	98
カリクレイン	190
カルシウム拮抗薬	240, 294
カルシウムチャネル	116
カルシウム調節関連分子	116
カルシニューリン	33
カルシニューリン阻害薬	234
カルフィルゾミブ	296
カルベジロール	184, 185, 203, 337
カルペリチド	8, 64, 66, 136, 179, 197, 204, 205, 333
ガレクチン3	64
肝頸静脈逆流	60
がんサバイバー	328
患者携帯型連携パス手帳	163
環状RNA	33
肝障害	131
環状グアノシン一リン酸	193
完全冠血行再建	270
完全皮下植込み型除細動器	250
肝臓移植	298
がん治療関連心筋障害	323
カンデサルタン	143, 144, 192
冠動脈CT	85
冠動脈疾患	214
冠動脈造影検査	103
鑑別診断	120
緩和ケア	154, 180

き

器質的MR（僧帽弁閉鎖不全〈症〉）	258, 340
機能性MR（僧帽弁閉鎖不全〈症〉）	258, 340, 342
急性冠症候群	214
急性心不全	59, 126, 133, 205
急性肺血管反応試験	281
急性肺水腫	126
急性肺塞栓	72
強心血管拡張薬	203
狭心症	338
強心薬	136, 202, 277

胸部X線写真	70
虚血性心筋症	85, 349
虚血性心疾患	120, 270
虚血性心不全	92, 203
筋芽細胞	349
筋小胞体	116

く

| クリニカルシナリオ | 23 |
| クレアチンキナーゼ | 122 |

け

経カテーテル大動脈弁留置術	171
経カテーテル的大動脈弁置換術	263
経口強心薬	142
頸静脈圧	60
軽度認知障害	172
経皮経静脈的僧帽弁交連裂開術	261
経皮的カテーテルアブレーション	255
経皮的左心補助デバイス	344
経皮的心肺補助法	215
経皮的僧帽弁接合不全修復システム	340
外科的アブレーション	255
血液学的反応	296
血液灌流障害	127
血液検査	62
血管拡張薬	136, 205
血管新生阻害薬	325, 326, 327
血漿BNP濃度	185
血清クレアチニン	66
血清ナトリウム	66
血中尿素窒素	195
原発性アミロイドーシス	293, 295
減負荷療法	159

こ

抗アルドステロン薬	
	139, 173, 190, 196, 244, 248, 269, 310
光学顕微鏡標本	110
抗がん薬	324
恒久ペースメーカ	287
抗凝固薬	142
抗凝固療法	215, 239, 261, 294
高強度インターバルトレーニング	151
高血圧	27, 120, 144, 191
抗血小板薬	142
膠原線維	108
拘束型心筋症	107, 114
酵素補充療法	304
抗頻拍ペーシング	212
後負荷軽減	278

抗不整脈薬	143, 239, 240
高齢化社会	26
高齢者心不全患者の治療に関する	
ステートメント	177
高レニン性本態性高血圧	191
呼吸困難	50, 56
呼吸障害指数	317
骨髄単核球細胞	349
古典的Fabry病	300
コネキシン	36
コハク酸メトプロロール	184
混合静脈血酸素飽和度	102, 201
コンタクトフォース	253

さ

サーボ制御圧感知型人工呼吸器	319
サイアザイド系利尿薬	8, 140, 333
採血検査	122
最高酸素脈	148
再生医療	11, 37
在宅医療	153
在宅酸素療法	322
サイトカイン	116
催不整脈作用	238
再分極異常	122
細胞外容積分画	86
細胞骨格	116
細胞骨格蛋白	116
細胞シート	349
細胞質分子	116
左室拡張機能	78
左室拡張障害	267
左室機能低下	216
左室機能不全	107
左室駆出率	20, 76, 249, 340
左室形成術	289, 290
左室収縮不全	242
左室収縮末期容積	208
左室充満圧	79
左室造影検査	103
左室内伝導遅延	209
左室非同期	80
左室補助人工心臓	278
左室リード	208
左心カテーテル検査	103
左心不全	50
サブストレイトマップ	253
サリドマイド	286, 296
サルコイドーシス	93, 282
サルコペニア	174
サルコメア	116
サンガー法シーケンス	119

酸化ストレスマーカー	65
三次元心エコー	76, 275
三次元スペックルトラッキング法	82
三尖弁逆流症	277
三尖弁閉鎖不全	312
三尖弁輪部移動距離	275
酸素飽和度低下指数	317

し

ジギタリス	7, 294
シクロスポリン	234, 284
シクロホスファミド	284
ジゴキシン	141, 143, 144, 240
自己末梢血幹細胞移植	295
ジストロフィン異常	122
次世代シーケンス(シーケンサー)	
	32, 119
自然免疫機構	36
持続陽圧呼吸	318
シネCT	88
シネMRI	84, 275
瀉血	7
収縮機能不全	332
収縮性心膜炎	107
重症心不全	165, 349
修正大血管転位	312
受動性PH	280
腫瘍循環器外来	323
循環の概念	2
循環補助用心内留置型ポンプ	
カテーテル	344
症候性HFpEF	143
症候性HFrEF	139
症候性心不全	138
症候性ヘテロ接合体	304
硝酸イソソルビド	141
硝酸薬	136, 205, 294
小児拡張型心筋症	352
小児心不全	349
小分子チロシンキナーゼ阻害薬	327
情報共有	153
初期対応連携体制	134
食事療法	151
ショックリダクション	212
ジルチアゼム	142
シルデナフィル	143, 280, 298
心亜型Fabry病	300
心エコー(図)	76, 122, 259, 264
心エコードプラ法	267
心音	60
腎機能増悪	196, 199
心筋虚血	145

索引

心筋血流 SPECT	96
心筋再生治療	349
心筋細胞	108
心筋症	32, 108
心筋傷害	50
心筋生検	106
心筋トロポニン I	115
心筋トロポニン T	115
心筋バイアビリティ評価	96
心筋肥大	239
心筋ミオシン結合蛋白 C	115
心筋ミオシン重鎖	115
心係数	102
神経体液性因子	5, 40, 191
心血管系合併症	323
心原性ショック	202, 214, 264, 344
心原性肺水腫	135
人工肛門	298
人工呼吸器	215, 257
人工心臓	289, 351
心室型ミオシン必須軽鎖	115
心室間相互作用	276
心室細動	246
心室性不整脈	107
心室中隔欠損	307
心室頻拍	246, 253
心室補助循環装置	11
心室補助人工心臓	217, 219
心臓 MRI	123
心臓アミロイドーシス	293
心臓いきいき推進事業	160
心臓移植	11, 228, 234, 278, 289
心臓移植適応基準	230
心臓移植レシピエント	230
心臓限局性サルコイドーシス	283
心臓再同期療法	10, 208, 260, 310, 318, 341
心臓サルコイドーシス	97, 122, 282
心臓突然死	43
心臓リハビリテーション	146
心電図	70, 121
心毒性	323
心内膜心筋生検	104
心肺運動負荷試験	148
心拍出量	55, 59, 102
心不全終末期	157
心不全地域連携サポート	160
心不全手帳	177
心不全発症率	26
心房アミロイドーシス	293
心房細動	139, 238
心房細動アブレーション	241
心房細動合併心不全	187
心房性ナトリウム利尿ペプチド	193
心房中隔欠損	307, 311

す

睡眠呼吸障害	57, 130, 314
睡眠時無呼吸	314
睡眠時無呼吸症候群	315
睡眠ポリグラフ	317
スタチン	142, 269
ステージ分類	21
ステロイド製剤	234
ストレイン	80
スピロノラクトン	44, 143, 144, 192, 196, 270, 273
スフィンゴ糖脂質	300
スプライソソーム	116
スペックルトラッキング法	79, 86
スワン・ガンツカテーテル	201

せ

成人型 Pompe 病	111
精神神経症状	52
全身倦怠感	51
先天性心疾患	307
前負荷のコントロール	278

そ

臓器灌流	59
臓器反応	296
僧帽弁狭窄症	261
僧帽弁逆流	202, 342
僧帽弁形成術	289
僧帽弁口血流速波形	267
僧帽弁置換術	261
僧帽弁直視下交連切開術	261
僧帽弁閉鎖不全(症)	258, 340
組織在住性マクロファジー	36
ソタロール	252

た

体液貯留	55, 126
体外式 Nipro VAD	230
体外設置型 VAD	168
体外模型人工肺	277
体血管抵抗係数	103
タイチン	117
大動脈内バルーンパンピング	105, 214
大動脈弁狭窄症	262
大動脈弁置換術	263
大動脈弁閉鎖不全症	264
ダイナミック負荷心筋パーフュージョン CT	89
タイプ 1 心筋障害	325, 327
タイプ 2 心筋障害	326, 327
ダイレクトリプログラミング	37
多職種協働	163
多臓器障害	300
多臓器不全	217
多発性骨髄腫	296
多標的チロシンキナーゼ	326
タファミジス メグルミン	293, 298, 299
ダブラフェニブ	327
弾性繊維	109

ち

地域連携	159
チーム医療	176
チェーン・ストークス呼吸	314
遅延造影	275
遅延造影 CT	89
遅延造影 MRI	84
着用型除細動器	211, 255
中間径フィラメント	116
中枢性睡眠時無呼吸	314
中性エンドペプチダーゼ	334
超高齢者	170
腸内細菌叢	131
超微形態の心筋収縮不全度	113
直接経口抗凝固薬	142, 240
鎮静	157

て

低栄養	171
低灌流	25
低強度インターバルトレーニング	151
定常流型植込み型 VAD	230
低心拍出	50, 274
低心拍出量症候群	201
低ナトリウム血症	66
低レニン性本態性高血圧	191
デクスメデトミジン	157
デスモグレイン	118
デスモコリン	118
デスモゾーム	116, 118
デスモプラキン	118
デノパミン	142
典型的 Fabry 病	300
転写制御	34

と

動悸	52, 147

透析		187
糖尿病		27, 144, 187
ドカルパミン		142
ドキシサイクリン		297
ドキソルビシン		325
特定心筋症		305
特発性拡張型心筋症		96, 117
特発性心筋症		93, 114
特発性肺動脈性肺高血圧症		276
ドパミン		202, 277
ドブタミン		136, 202, 205, 277
トラスツズマブ		325
トラスツズマブ心筋症		326, 327
トラセミド		196, 333
トラメニチブ		327
トランスサイレチン		271, 298
トリアージ		128
トルバプタン		8, 66, 136, 141, 198, 333
ドロキシドパ		298
トロポニン		64

な

ナトリウムチャネル		116
ナトリウム利尿ペプチド		62, 333

に

ニコランジル		136
二次元心エコー		76, 275
二次元スペックルトラッキング法		81
二次性アミロイドーシス		293
二次性心筋症		93, 305
二次性僧帽弁閉鎖不全		340
ニフェカラント		247, 256
日本循環器学会　循環器疾患診療実態調査		26
日本心不全学会		14
日本臓器移植ネットワーク		231

ね

熱希釈法		102
ネプリライシン阻害薬		46, 270, 334

の

脳性ナトリウム利尿ペプチド		193
脳卒中と循環器病克服5ヵ年計画		18, 176
ノルアドレナリン		202, 277
ノルエピネフリン		40

は

肺うっ血		50, 54, 203, 205, 216, 264
肺血管抵抗係数		103
肺高血圧（症）		276, 280, 311
肺静脈隔離		242
肺動脈圧		101
肺動脈カテーテル		101
肺動脈性肺高血圧症		148, 277
肺動脈楔入圧		101
肺動脈弁逆流		312
肺動脈弁交連切開術		312
バソプレシン V_2 受容体拮抗薬（阻害薬）		141, 333
バソプレシン受容体		198
パッチ拡大		312
パラクライン効果		37
バルサルタン		334
晩期心毒性		328
反応性 PH		280

ひ

非 ST 上昇型急性冠症候群		71
皮下植込み型除細動器		211
非虚血性心不全		93, 120
非ジヒドロピリジン系カルシウム拮抗薬		142
微小循環系障害		326
非心筋細胞		36
ヒストンアセチル化酵素		34
ヒストン脱アセチル化酵素		34
ビソプロロール		184, 185
肥大型心筋症		32, 110, 114, 120, 233
非対称性中隔肥大		123
ヒト心房性ナトリウム利尿ペプチド		204
ヒドララジン		141
ヒドロキシクロロキン		286
ピモベンダン		142, 186
病理組織学的心筋収縮不全度		113
貧血		28, 65, 130

ふ

ファーストピーク法		81
不安定呼吸		149, 152
フィラミン		118
フェノタイプ		33
複合ヘテロ接合体変異		118
副腎皮質ステロイド		283, 284
浮腫		52, 55
不整脈		129, 238, 246, 285
不整脈源性右室心筋症		114, 118
不全心筋		107
ブドウ糖輸送担体		94
プラコグロビン		118
プラコフィリン		118
ブラジキニン		191
フラミンガム研究（基準）		53, 55, 126
プレ・フレイル		172
フレイル		171
フレイルサイクル		172
プレドニゾロン		284
フロセミド		136, 179, 195, 198, 199, 333
プロテアソーム阻害薬		296
プロポフォール		157
分子イメージング		98
分子標的治療		326
吻側への体液シフト		316
分類不能心筋症		114

へ

閉塞性睡眠時無呼吸		314
閉塞性睡眠時無呼吸症候群		317
閉塞性肺疾患		131
併存症		171
ペースメーカ		285, 293
ヘテロ接合体		301
ベバシズマブ		326
ヘミ接合体		301
ベラパミル		142
ペリンドプリル		143
ペントキシフィリン		286
弁膜症		50, 258
弁輪拡大		312

ほ

乏尿		52
補助人工心臓		219
ホスホジエステラーゼ阻害薬		136
ホスホランバン		118
ポマリドミド		296
ポリカルボフィルカルシウム		298
ボルテゾミブ		296, 297
ポンプ機能障害		277

ま

マイトファジー		35
膜貫通蛋白		116
膜受容体		116
マクロファージ		36
マルチプルスコアリング		67
マルチポイントペーシング		210
慢性血栓塞栓性肺高血圧症		148, 277
慢性腎臓病		28

索引

慢性心不全   55, 58, 138, 146, 153, 159, 336
慢性心不全の急性増悪期   204

み

ミオシン結合蛋白   33
ミコフェノール酸   286
ミコフェノール酸モフェチル   234
ミダゾラム   157
ミトコンドリア   35, 116
ミトコンドリア心筋症   111, 122
ミネラルコルチコイド受容体拮抗薬   190
ミルリノン   277

め

メタアナリシス   269
メタボリックシンドローム   131
メトトレキサート   286
メルファラン療法   295
免疫調整薬   296
免疫抑制薬   286

免疫抑制療法   234, 283

や

夜間多尿   52

よ

陽圧呼吸   135
溶血   217
ヨーロッパ心臓病学会   320

ら

ラミン A/C   118

り

リアノジン受容体   119
リシノプリル   192
リズムコントロール   240
リドカイン   246, 256
利尿薬   8, 136, 140, 165, 195, 204, 293, 305, 318, 333
リバースモデリング   208
リビングウィル   156

臨床的フランク・スターリング曲線   201

る

ループ利尿薬   8, 140, 165, 195, 199, 333
ループ利尿薬抵抗性   196, 199

れ

レートコントロール   240
レナリドミド   296
レニン・アンジオテンシン・アルドステロン（系）   5
レニン・アンジオテンシン阻害薬   310
レニン阻害薬   142, 190

ろ

老化分子 p53   35
老人性アミロイドーシス   293, 299
ロペラミド塩酸塩   298

欧文索引

A

AA   293
AANP   293
ACC   320
ACCF/AHA ガイドライン   21, 63, 138
ACE   99
ACE-1   99
ACE 阻害薬   41, 139, 143, 165, 173, 190, 244, 248, 260, 294, 304, 332, 334
ACHD   310
ACLS   246
ACP   156, 174
ADHF   204
ADVENT-HF   320
AGE   65
AHA ガイドライン   166
AHI   317, 321
AL   293, 295
Anderson-Fabry 病   123
ANP   62, 193, 333
apical shuffle   81
AR   264
ARB   41, 46, 139, 143, 165, 173, 190, 244, 260, 294, 305, 332, 334

ARNI   46, 141, 193, 332, 334
ARVC   114, 118
AS   262
ASE/EACVI ガイドライン   267
ASH   123
ASV   152, 260, 319, 321
AT   148
ATP   212
ATTEND registry   27
ATTRm   293
ATTRwt   293
AVD   208
AVR   263, 264
aV_R 誘導   72

B

Becker 型筋ジストロフィー   234
BET ブロモドメイン蛋白質   34
biatrial technique   234
bicaval technique   234
BNP   62, 129, 193, 266, 307, 333
BRAF 阻害薬   327
BTB   168, 224
BTC   168, 224
BTD   168, 224
BTR   168, 224

BTT   168, 229

C

Cabrera 配列   72
CANPAP   319
cardio-renal-anemia syndrome   130
central (differential) hypoxia   216
central ECMO   279
cGMP   35, 193
$CHADS_2$ スコア   239
CHART 研究   27, 29
CHD   307
chronotropic incompetence   149
circRNA   33
CKD   28, 172
CNP   62, 333
CPAP   318, 319
CPHCP   296
CPX   148, 309
CRP   65
CRT   10, 143, 208, 260, 287, 310, 318, 341
CRT-D   212, 250, 287, 288
CRT-P   212
CSA   314

CSR		314
CSR-CSA		314
CT		84
CTEPH		148, 277
CTRCD		323

D

DAMPs		37
Danon 病		111
DCM		32, 114, 117, 120
de novo		58
decongestion		196
diflunisal		298
DOAC		142, 240
door-to-diuretic time		134
door-to-vasoactive drug time		134
DT		168, 224
Duchenne 型筋ジストロフィー		121, 122

E

EBM		39
ECMO		216, 277
ECS（ガイドライン）		20, 63, 114, 139, 267, 320, 341
ECV		86
EF		5, 249
electrical storm		256
E max		4
Emery-Dreifuss 型筋ジストロフィー		118
ERK		33
ERT		304, 305
ES		256
ES 細胞		37
$ETCO_2$		148
EVAHEART		219

F

Fabry 病		111, 300
Fallot 四徴症術後		312
FAP		293, 297
FDA		221, 334
FDG		93
FDG-PET		93
feature tracking		86
Fick 法		102
Fontan 術後		312
Forrester 分類		24
FS 曲線		201

G

GLA		300
GLS		80
GLUT		94
GWTG-HF リスクスコア		67

H

hANP		64, 204, 333
HAT		34
HCM		32, 114, 120
HCN4		337
HDAC		34
Heart Failure Society of America		15
HeartMate3		221
HeartMate II		220
HER2 阻害薬		325
HFmrEF		20, 129, 271
HFpEF		6, 20, 29, 31, 39, 120, 138, 143, 165, 171, 184, 243, 266, 332, 334
HFrEF		6, 20, 29, 31, 39, 120, 129, 138, 165, 184, 202, 266, 271, 319, 336
HFSS		67
HITT		151
HOT		322
HVAD		221

I

IABP		11, 105, 214, 215, 257, 344, 347
ICD		142, 208, 211, 248, 287
If チャネル阻害薬		141, 336
IGF-1		351
IMiDs		296
IMPELLA®		134, 344
inodilator		203
INTERMACS		166, 225
IPAH		276
iPS 細胞		37, 353
IPW		163
ivabradine		45, 141

J

Jarvik 2000		221
JCARE-CARD 研究		28, 29, 30
J-MACS		225
JMJD2A		34
JQ1		34
JROAD		26

K

Killip 分類		127

L

LCZ696		46, 141, 143, 193, 334
LGE		275
LIIT		151
LOS		201
LVAD		11, 278
LVEF		20, 76, 267
LVESV		208

M

MCI		172
MEK 阻害薬		327
MELD-XI スコア		67
METs		142
microRNA		34
mid-wall fibrosis		85
MitraClip®		340
MOCHA 試験		44
modified bicaval technique		234
modified Simpson 法		76
MOMENTUM3 臨床試験		222
MPP		210
MR		202, 258
MRA		8, 44, 139, 143, 165
MRI		84, 275, 313
MR-proANP		64
MS		261
MVR		261

N

nebivolol		144
NEOD001		297
NEP		334
nesiritide		197, 205
NGS		119
NI		334
NLR		36
NO		52, 191, 207, 270
NO-cGMP-PKG 系		270
Nod 様受容体		36
Nohira-Stevenson 分類		25
non-codingRNA		34
NPPV		135
NSAID		59
NT-proBNP		129, 143, 266, 307
NYHA 分類		23, 139, 242

O

ODI		317
omapatrilat		334
OMC		261

onset-to-treatment time	134	RASブロッカー	190, 192	through plane 現象	76
OSA	314	RBM20	33	TKIs	326
OSAS	317	RCM	114	TLR	36
oscillatory ventilation	149	RDI	317	TMEM43	119
		residual stem cell	351	Toll 様受容体	36
P		RHF	274	TPASE	275
PAH	148, 277	RMS	210	TR	277
PAP	101	RNA 結合モチーフ蛋白	33	TTR	297
PARAMOUNT 研究	143	RV MPI	275	TV-ICD	250
PCI	214	RVF	274, 277	TV-RR slope	150
PCPS	11, 214, 215, 257, 347	RVFAC	275		
PCWP	101	RVP	101	**U**	
PDE5 阻害薬	143			ularitide	137
PDE III 阻害薬	8, 186, 201, 203, 277	**S**			
peak$\dot{V}O_2$	148, 309	sacubitril	334	**V**	
peak$\dot{V}O_2$/HR	148, 149	SAM	35	V max	4
PET	91	SAP 抗体	296	VAD	167, 217, 219, 228, 279
PGC1 α	35	SAS	315	$\dot{V}E/\dot{V}CO_2$	148
PGC1 β	35	SCAD	337	VEGF	326, 351
PH	280	SCD	43	Volumetric 法	259
PH-LHD	280	SDB	57, 314	VT	246
PHT 法	261	SDF-1	351		
Planimetry 法	261	septal flash	81	**W**	
PISA 法	259	SERVE-HF	319, 321	WCD	211, 255
pitting edema	56	SGLT2 阻害薬	144, 270	WRF	66, 173, 196
Pls	296	S-ICD	211, 250		
PQ 時間	121	SPE	86	**Z**	
PR	312	SSA	293, 299	Z ディスク	116
precision medicine	32	Starling 則	3		
propensity score	269	SV	103	**数字・ギリシャ文字**	
PSG	317	SVI	103	1 回拍出係数	103
PTMC	261	SvO_2	102, 201	1 回拍出量	103
PTX3	65	SVRI	103	3D TEE	313
PVRI	103	Swan-Ganz カテーテル	101, 214	8-OHdG	65
		S アデノシルメチオニン	35	^{18}F-FDG PET	284, 290
Q				$α_1$ 遮断薬	298
QRS	121	**T**		α- ガラクトシダーゼ A	300
		T1 マッピング	86	α トロポミオシン	115
R		TAVI	171	β 遮断薬	5, 10, 40, 43, 139, 165, 173, 184, 240, 244, 248, 260, 269, 294, 305, 310, 318, 336, 341
RAA 系	5	TAVR	263		
RAA 系阻害薬	10, 332	tension 仮説	33		
RAGE	65	tethering	258	β ミオシン重鎖	33
RAP	101	TGFB3	119	ω-3 脂肪酸	141

中山書店の出版物に関する情報は，小社サポートページを御覧ください．
https://www.nakayamashoten.jp/support.html

循環器内科専門医バイブル　1

心不全　識る・診る・治す

2018年4月1日　初版第1刷発行 ©
〔検印省略〕

総 編 集	———	小 室 一 成
専門編集	———	小 室 一 成
発 行 者	———	平 田 　 直
発 行 所	———	株式会社 中山書店

　　　　　　　　　〒112-0006 東京都文京区小日向 4-2-6
　　　　　　　　　TEL 03-3813-1100（代表）
　　　　　　　　　振替 00130-5-196565
　　　　　　　　　https://www.nakayamashoten.jp/

装丁 ——————— 株式会社プレゼンツ

印刷・製本　　株式会社 真興社

Published by Nakayama Shoten Co.,Ltd.
ISBN 978-4-521-74583-1　　　　　　　　　　　　Printed in Japan
落丁・乱丁の場合はお取り替え致します．

・本書の複製権・上映権・譲渡権・公衆送信権（送信可能化権を含む）は株式会社中山書店が保有します．

JCOPY 〈(社) 出版者著作権管理機構 委託出版物〉
本書の無断複写は著作権法上での例外を除き禁じられています．複写される場合は，そのつど事前に，(社) 出版者著作権管理機構（電話 03-3513-6969，FAX 03-3513-6979，e-mail: info@jcopy.or.jp）の許諾を得てください．

本書をスキャン・デジタルデータ化するなどの複製を無許諾で行う行為は，著作権法上での限られた例外（「私的使用のための複製」など）を除き著作権法違反となります．なお，大学・病院・企業などにおいて，内部的に業務上使用する目的で上記の行為を行うことは，私的使用には該当せず違法です．また私的使用のためであっても，代行業者等の第三者に依頼して使用する本人以外の者が上記の行為を行うことは違法です．

心エコーのエキスパートが撮像と読解のコツを伝授!

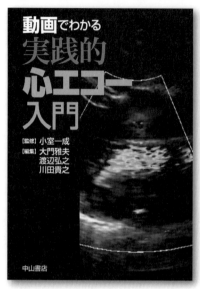

100点以上の連動した動画をwebにアップ!

動画でわかる 実践的 心エコー入門

A5判/312頁/並製/4色刷/定価(**本体5,000円+税**)

ISBN 978-4-521-74264-9

監修◎**小室一成**
(東京大学医学部附属病院循環器内科)

編集◎**大門雅夫**
(東京大学医学部附属病院検査部/循環器内科)

渡辺弘之
(東京ベイ・浦安市川医療センター循環器内科)

川田貴之
(東京大学医学部附属病院循環器内科)

☆どうすればきれいな画像が撮れるのか?
☆画像を読み解くにはどうしたらよいか?
☆初心者の疑問はこの1冊ですべて解決!

POINT

①初心者が心エコーの基本的知識と技術を効率よく習得できる入門書.

②実際の診断と治療の流れのなかで心エコーを活用するための実践的内容.

③各疾患に特徴的なわかりやすいエコー画像を多数掲載.

④画像と連動した多数の動画をwebで閲覧できる.

⑤心エコーの基本を身につけ,現場で活用するのに最適.

中山書店 〒112-0006 東京都文京区小日向4-2-6 TEL 03-3813-1100 FAX 03-3816-1015
https://www.nakayamashoten.jp/

現場で困ったとき直ちに役立つ価値ある一冊!

The Pocket Bible of Cardiovascular Medicine
循環器内科 ポケットバイブル

監修：小室 一成（東京大学医学部附属病院循環器内科）

編著：候 聡志・渡辺 昌文・眞鍋 一郎・波多野 将
（東京大学医学部附属病院循環器内科）

東大循環器内科が総力を挙げて編集!

☆ 循環器内科の幅広い領域をカバーしつつも，難解な理論は前面に出さずに，現場で実際に役立つことを主眼として作成されたポケットマニュアル．
☆ 第一線で活躍中の若手を中心に，東大循環器内科が総力を挙げて編集した決定版．
☆ 若手内科医，レジデントはもちろん，ベテランにもお薦めしたい真に価値ある一冊．

《 診断編，治療編，検査・手技編，薬剤編の4部構成 》
診断編：正確な診断に容易に到達できるフローチャートを示し，ガイドラインにはない診察の「コツ」も解説．
治療編：病態の考えから具体的な治療までを簡潔に解説．
検査・手技編：専門的検査と治療的手技について解説．
薬剤編：東大循環器内科で頻用されている薬剤を解説．

- 図表を多用し，すっきりしたレイアウトで読みやすい．
- 各項目冒頭の「Key point!」欄で，要点が一目でわかる．
- 知っていると差がつく豆知識「Tips」を随所に挿入．
- 特殊な疾患や病態は「コラム」で解説．

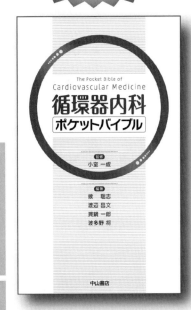

新書判・512頁・2色刷
定価（本体 5,000 円+税）
ISBN978-4-521-74266-3

中山書店 〒112-0006 東京都文京区小日向4-2-6　TEL 03-3813-1100　FAX 03-3816-1015
https://www.nakayamashoten.jp/

**循環器疾患の基礎から診断・治療の全般を
エキスパートが解説した新しいシリーズ!**

循環器内科専門医バイブル

刊行スタート!

シリーズ総編集●**小室一成**（東京大学教授）

●B5判／並製／4色刷／各巻300〜400頁／本体予価11,000〜13,000円

シリーズ特色

▶ 循環器領域を網羅的に扱うのではなく，専門医が関心の高いテーマや重要な領域を取り上げ，第一線で活躍するエキスパートが解説．

▶ 各巻のテーマは疾患をベースとし，関連する診断・検査・手技・薬物治療・非薬物治療を盛り込む．役に立つ「コラム」を随所に挿入．

▶ 臨床に重点を置きつつ基礎研究にも触れ，病態の深い理解を実臨床に活かす．

▶ 冒頭に「オーバービュー」を置き，治療の歴史的変遷や領域の拡大を概説．

▶ 「Expert Advice」では治療薬やデバイスの一歩進んだ使い方・使いこなし方，特殊な症例の管理などを伝授．

▶ 「Current Topics」では新しい治療薬など，診断と治療の最新動向を解説．

1 心不全 識る・診る・治す

専門編集●**小室一成**（東京大学教授）

日本の循環器病学の第一人者である小室一成先生の専門編集．綺羅星のようなエキスパートばかりを揃えた豪華な執筆陣．シリーズ第1弾として「心不全」を取り上げ，分類や疫学から，診断・検査，さまざまな病態に応じた治療，治療薬やデバイスの一歩進んだ使い方，新しい治療薬や治療法まで詳しく解説．常に座右に置いて指針を仰ぐにふさわしい，「バイブル」の名に値する実践書．

B5判／並製／4色刷／384頁／定価（本体12,000円+税）　ISBN978-4-521-74583-1

●シリーズの構成と専門編集者●

1	心不全	小室一成（東京大学教授）	定価（本体12,000円+税）
2	虚血性心疾患	中村正人（東邦大学教授）	予価12,000円
3	不整脈	平尾見三（東京医科歯科大学教授）	予価12,000円

中山書店　〒112-0006 東京都文京区小日向4-2-6　TEL 03-3813-1100　FAX 03-3816-1015
https://www.nakayamashoten.jp/